本教材第1版为"十四五"职业教育国家规划教材
国家卫生健康委员会"十四五"规划教材
全国高等职业教育专科教材

U0658848

供护理、助产专业用

老年健康照护与促进

第2版

主 编 周郁秋 张会君
副主编 何 敏 贾红红 孙 宁
编 者（以姓氏笔画为序）

王伟梁（徐州医科大学）　　　　　　张春梅（温州医科大学附属第二医院）

王丽娜（湖州师范学院医学院）　　　岳一婷（山西医科大学汾阳学院）

朱 波（黑龙江护理高等专科学校）　周郁秋（哈尔滨医科大学大庆校区）

刘 君（辽宁医药职业学院）　　　　段 莉（承德医学院）

孙 宁（宁波卫生职业技术学院）　　姜桐桐（大连医科大学附属第一医院）

何 敏（河南护理职业学院）　　　　贾红红（哈尔滨医科大学大庆校区）

邹立琴（肇庆医学院）　　　　　　　康佳迅（郑州大学护理与健康学院）

张会君（辽宁理工职业大学健康文旅学院）

新形态教材

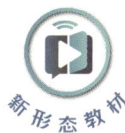

人民卫生出版社
·北京·

图书在版编目（CIP）数据

老年健康照护与促进 / 周郁秋，张会君主编.
2 版. -- 北京 ：人民卫生出版社，2024. 11（2025. 5重印）.
（高等职业教育专科护理类专业教材）. -- ISBN 978-7-117-
37216-9

Ⅰ. R161. 7；R473
中国国家版本馆 CIP 数据核字第 2024A3S398 号

人卫智网	www.ipmph.com	医学教育、学术、考试、健康，购书智慧智能综合服务平台
人卫官网	www.pmph.com	人卫官方资讯发布平台

老年健康照护与促进
Laonian Jiankang Zhaohu yu Cujin
第 2 版

主　　编：周郁秋　　张会君
出版发行：人民卫生出版社（中继线 010-59780011）
地　　址：北京市朝阳区潘家园南里 19 号
邮　　编：100021
E - mail：pmph @ pmph.com
购书热线：010-59787592　010-59787584　010-65264830
印　　刷：人卫印务（北京）有限公司
经　　销：新华书店
开　　本：850×1168　1/16　印张：17
字　　数：480 千字
版　　次：2019 年 1 月第 1 版　2024 年 11 月第 2 版
印　　次：2025 年 5 月第 2 次印刷
标准书号：ISBN 978-7-117-37216-9
定　　价：59.00 元
打击盗版举报电话：010-59787491　E-mail：WQ @ pmph.com
质量问题联系电话：010-59787234　E-mail：zhiliang @ pmph.com
数字融合服务电话：4001118166　E-mail：zengzhi @ pmph.com

高等职业教育专科护理类专业教材是由原卫生部教材办公室依据原国家教育委员会"面向21世纪高等教育教学内容和课程体系改革"课题研究成果规划并组织全国高等医药院校专家编写的"面向21世纪课程教材"。本套教材是我国高等职业教育专科护理类专业的第一套规划教材,于1999年出版后,分别于2005年、2012年和2017年进行了修订。

随着《国家职业教育改革实施方案》《关于深化现代职业教育体系建设改革的意见》《关于加快医学教育创新发展的指导意见》等文件的实施,我国卫生健康职业教育迈入高质量发展的新阶段。为更好地发挥教材作为新时代护理类专业技术技能人才培养的重要支撑作用,在全国卫生健康职业教育教学指导委员会指导下,经广泛调研启动了第五轮修订工作。

第五轮修订以习近平新时代中国特色社会主义思想为指导,全面落实党的二十大精神,紧紧围绕立德树人根本任务,以打造"培根铸魂、启智增慧"的精品教材为目标,满足服务健康中国和积极应对人口老龄化国家战略对高素质护理类专业技术技能人才的培养需求。本轮修订重点:

1. **强化全流程管理**。履行"尺寸教材、国之大者"职责,成立由行业、院校等参与的第五届教材建设评审委员会,在加强顶层设计的同时,积极协同和发挥多方面力量。严格执行人民卫生出版社关于医学教材修订编写的系列管理规定,加强编写人员资质审核,强化编写人员培训和编写全流程管理。

2. **秉承三基五性**。本轮修订秉承医学教材编写的优良传统,以专业教学标准等为依据,基于护理类专业学生需要掌握的基本理论、基本知识和基本技能精选素材,体现思想性、科学性、先进性、启发性和适用性,注重理论与实践相结合,适应"三教"改革的需要。各教材传承白求恩精神、红医精神、伟大抗疫精神等,弘扬"敬佑生命、救死扶伤、甘于奉献、大爱无疆"的崇高精神,契合以人的健康为中心的优质护理服务理念,强调团队合作和个性化服务,注重人文关怀。

3. **顺应数字化转型**。进入数字时代,国家大力推进教育数字化转型,探索智慧教育。近年来,医学技术飞速发展,包括电子病历、远程监护、智能医疗设备等的普及,护理在技术、理念、模式等方面发生了显著的变化。本轮修订整合优质数字资源,形成更多可听、可视、可练、可互动的数字资源,通过教学课件、思维导图、线上练习等引导学生主动学习和思考,提升护理类专业师生的数字化技能和数字素养。

第五轮教材全部为新形态教材,探索开发了活页式教材《助产综合实训》,供高等职业教育专科护理类专业选用。

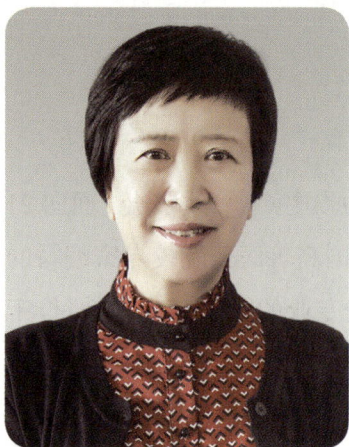

周郁秋

教授

现任哈尔滨医科大学护理学院名誉院长、博士研究生导师，心理学家，黑龙江省劳动模范、学科带头人，哈尔滨医科大学"教学名师"、学科带头人。担任中华护理学会护理教育专业委员会理事、中国心理学会护理心理学专业委员会副主任委员、全国高等职业教育护理类专业教材评审委员会委员、黑龙江省高等教育学会常务理事等社会和学术兼职。

近年来，获国家自然科学基金资助课题 4 项，主持省级教科研课题 8 项，获教学、科研成果奖 7 项。近五年在《中华护理杂志》《中国心理卫生杂志》等核心期刊发表学术论文 70 余篇、SCI 论文 23 篇；主编国家级规划教材《护理心理学》《医学心理学》《心理学基础》《康复心理学》等 16 部，撰写出版《现代心身医学》等著作 3 部。

我们牵着祖父母和父母的手长大了，可他们却日渐衰老，健康不再。为了年迈的亲人，也为了无数与亲人一样需要照护的老年人，努力学习并掌握老年健康照护与健康促进知识和技能，让老年人的晚年舒适、快乐、幸福！

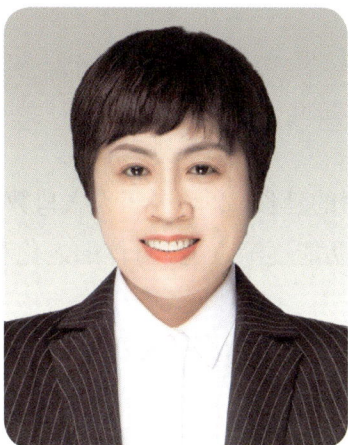

张会君
教授、主任护师

现任辽宁理工职业大学健康文旅学院副院长，硕士研究生导师，美国护理科学院院士，辽宁省教学名师，国家一流专业建设点负责人。

主要研究方向为：养老护理、老年慢性病管理。先后主持国家级、省部级科研项目 20 项，指导大学生科技创新项目 10 项。编写教材和专著 12 部。获辽宁省科技进步奖 2 项，获省级教学成果奖 5 项；发表 SCI 论文 20 余篇，核心期刊论文 100 余篇。中国大学慕课"老年护理学"课程负责人，辽宁省省级精品课"内科护理学"负责人，辽宁省一流课程"老年护理学"和"护理公司设计"课程负责人。曾先后获得辽宁省"五一巾帼标兵"、锦州市科普先进工作者等称号。

随着人口老龄化的加剧，老年人对健康照护的需求日益增长。为提高对老年人的健康服务能力，增强主动参与健康促进的积极性，我们编写了此教材，希望它能成为养老服务的助推者、老年健康的促进者与"健康中国"建设的贡献者。

随着社会经济和医疗科技的快速发展，人均预期寿命的延长，高龄老年人人口数逐年递增，人口结构老龄化已成为世界趋势。老年人随年龄增长生理功能逐渐衰退，身体的老化和慢性疾病并存，致使长期慢性疾病照护的需求和难度剧增。

本教材的编写参考了国内外相关教材的内容架构，结合我国当前国情和现状，在对居家、社区及机构养老服务状况调查的基础上，重新构建了教材内容体系。全书着眼于老年健康，以老年健康为目标，以老年人群为对象，以老年人健康需求为主线，结合临床医学、护理、康复、营养、心理学、健康管理、健康促进等学科理论和实用技术，对不同场所老年人健康需求进行综合评估，制定健康照护和健康促进目标，为老年人提供完整的健康照护与健康促进服务；针对不同养老情境下（居家、社区和养老机构）老年人的健康问题及需求实施健康照护与促进，不同于已有的护理教材基于"以器官系统为中心"模式，较多偏重护理技术，侧重于老年患者、老年疾病的护理；本教材融合临床医学、护理学、社会学、心理学等多学科的理论、方法、技术，针对老年人健康需求实施健康照护和健康促进策略，以促进老年健康照护水平与老年人生活质量的提高。

全书共十二章，内容包括：绪论、老年人健康评估、老年人常见症状的健康照护与促进、居家老年健康照护与促进、社区老年健康照护与促进、养老机构老年健康照护与促进、老年人常见疾病的健康照护与促进、老年人常见心理行为问题的健康照护与促进、老年人社会参与和健康促进、特殊老年人的健康照护与促进、老年人健康照护风险及老年人健康促进信息技术。

本教材主要供高等职业教育专科护理、老年保健与管理、老年服务与管理专业使用，也可供临床护理人员继续教育、老年护理岗位培训、养老护理员培训及老年护理机构工作人员参考。

本书在编写过程中得到了各位编者所在单位的大力支持，在此一并表示诚挚的谢意！受编者的知识水平和能力经验及学科的发展状况等方面限制，本教材在整体框架、内容体系的构建等方面仍存在不足，难免会有错误、疏漏和不当之处，恳请各位读者批评指正。

教学大纲
（参考）

周郁秋　张会君

2024 年 12 月

第一章 | 绪 论

ER1-1 教学课件　ER1-2 思维导图

学习目标

1. 掌握老年健康照护与促进的概念、对象和内容；老年健康照护与促进的资源。
2. 熟悉老年健康照护与促进的发展现况、健康照护与促进理论、健康老龄化的理念。
3. 了解老年健康照护与促进人员的素质要求。
4. 具备全面准确地评估健康老龄化的能力。

随着社会的进步和经济的快速发展，人们生活水平不断提高，人类平均寿命普遍延长，人口老龄化已成为世界各国普遍存在的社会问题。我国自 2000 年进入人口老龄化社会（2000 年中国 60 岁及以上人口达到总人口的 10.45%），老年人口数量逐年上升，并呈加速态势。依据 2020 年第七次人口普查数据显示，截至 2020 年 11 月 1 日，我国 60 岁及以上老年人口的总数已经达到 2.64 亿，占比 18.70%，65 岁及以上的老年人口达到 1.91 亿，占比 13.50%。与 2010 年第六次人口普查数据相比，中国 60 岁及以上的老年人口比重上升了 5.44%，人口老龄化程度持续加深。随着我国人口老龄化程度的不断加深，老年人的心理、生理功能逐渐衰退，可诱发多种慢性疾病。老年人生活照护、康复护理、医疗保健、心理慰藉等需求不断增长。同时，老龄化加深又伴随着家庭小型化、空巢化趋势，医疗卫生服务需求急剧增加。因此，研究老年人的健康问题，满足老年人的健康需求，提供优质的老年健康照护与促进服务，提高老年人的生活质量，已成为人口、卫生和健康领域的重要课题。

第一节　老年健康照护与促进概述

情景导入

据中国老龄科学研究中心发布的《中国老龄产业发展报告（2021—2022）》显示，截至 2022 年末，我国 60 岁及以上老年人达 2.8 亿，其中失能老年人数大约有 4 400 万。按照国际标准每 3 个失能老年人配备 1 名护理人员推算，我国至少需要 1 466 万名护理员。

工作任务：
1. 简述对我国老年健康照护与促进发展现况的认识。
2. 老年健康照护与促进的方法与策略有哪些？

一、老年健康照护与促进的相关概念

（一）健康照护

健康照护（health care）是研究、处理研究对象对现存的和潜在的健康问题反应的一门学科，即从生理、心理、社会文化等方面对研究对象的健康进行评估，针对其健康问题给予照护，是适应老

龄化社会和健康观念转变而诞生的一门综合性课程。

老年健康照护是老年人由于其生理、心理受损，生活不能自理，因而在一个相对较长的时期，甚至在生命存续期内都需要他人给予的各种帮助的总称。主要内容包括日常生活照料和医疗护理照料，包括在医院临床照护、愈后的医疗照护、康复照护和训练等。

（二）健康促进

健康促进（health promotion）是一种融合自然科学、健康科学和行为科学知识，通过改善身体活动、饮食习惯和心理状态等生活方式，寻求与整个环境的和谐统一，以提升生活质量的整体策略。

ER 1-3
简明健康
状况量表

老年健康促进是融合饮食、运动休闲、压力处理、发展社会支持系统及自我实现等落实到各个生活层面的一种行为模式。

二、老年健康照护与促进的国内外发展现况

（一）老年健康照护的国内外发展现况

世界各国老年健康照护发展状况不尽相同，这与人口老龄化程度、国家经济水平、各国国情及护理教育水平等有关。老年健康照护作为一门学科最早出现于美国。

在美国老年护理发展的影响下，许多国家的护理院校开设了老年健康照护的课程，并培养了一批老年护理学硕士和博士。

我国的老年健康照护于 20 世纪 80 年代后逐渐发展，其主要任务为研究老年人的健康问题，满足老年人的健康需要，提供优质老年健康照护，提高老年人的生活质量。老年健康照护的最高目标是提供保持老年人人生的连续性和个体特征性的健康照护，最大限度地发挥老年人生理、心理、社会方面的潜在能力，尽量以能自理状态，保持其人性的尊严，走向人生终点。

（二）老年健康促进的国内外发展现况

1920 年温斯洛（Winslow）便首次提出了健康促进的概念。1945 年亨利·西格里斯（Henry E. Sigerist）将健康促进阐释为医疗环节中的重要步骤，即分为"健康促进""疾病预防""疾病恢复"和"身体康健"四步。1986 年将"健康促进"的概念正式从学术界引入公众的视野。奥唐纳（O'Donnell）将健康促进阐释为"帮助人们改变其生活习惯以达到理想健康状况的一门科学与艺术，理想的健康状况应是实现身体、情感、社会适应、精神和智力的平衡"。

三、老年健康照护与促进的理论及策略

（一）相关理论

1. 老年健康学　机体的衰老是一个不可逆的渐进过程，在不同阶段对环境的适应能力、生理与心理需求有所差异。随着人口预期寿命的延长，这种差异的层次性愈发显著。老年健康照护服务体系的构建可以将养老服务资源进行合理的整合与使用，以满足老年人的养老服务需求。

2. 马斯洛需要层次论　1943 年美国心理学家亚伯拉罕·马斯洛首次提出需要层次理论，这一理论将人类的需要像梯形阶梯一样从低到高按层次分为五种，分别是：生理需要、安全需要、社交需要、尊重需要和自我实现需要。随着该理论的不断应用，在马斯洛理论的基础上又增加了两个层次，就是求知和理解的需要和美的需要。马斯洛认为这七种需要是具有层次的，层次的排列就像一个金字塔状，底层的需要是最基本的，满足了低层次的需要，才会想着去满足更高层次的需要。老年人的生理需要、安全需要已基本得到满足之后，其进一步需求是来自家庭、社会的情感支持，以及对自身尊严与价值的认同。因此，对老年健康照护与促进的服务也从对物质的需要上升到对个人人性化服务的需求，所以，提供老年服务也理应是多元化和持续性的。

ER 1-4
马斯洛需要
层次论

3. 福利多元主义 福利多元主义是在西方福利国家遭遇危机以后,对传统福利模式进行改革的一种替代方案。福利多元主义认为社会福利可以由公共部门、社区、家庭以及非营利组织四个部门共同承担,分权化和民营化是福利多元主义理念的核心内涵。福利多元主义正是通过福利提供的多元化途径实现社会团结和社会资源的整合,以此提高福利的供给效率。老年健康照护在福利多元主义的影响下,提倡由个人、家庭、社会、政府不同主体共同承担养老责任,化解单一压力,实现老年人获得健康照护服务的需求。

4. Pender 健康促进模式 1982 年,美国护理学家 Pender 参考期望价值理论和社会认知理论的架构,首次提出 Pender 健康促进模式,该模式介绍了 3 方面共 10 个可影响健康行为的因素,即个人特征及经验(曾经相关行为、个人因素),特定行为认知及情感(自觉行动的好处、自觉行动的障碍、自我效能、行为相关情感、他人影响、情境影响),行为结果(允诺行动、临时需求和喜好)。这些因素可通过直接或者间接的方式影响健康行为。老年健康照护与促进人员可通过健康教育等方式来干预这些因素,激发个体对于健康行为的追求,从而促进健康行为的实现。

Pender 健康
促进模式

5. 健康信念模式 健康信念模式是由霍克巴姆(Hochbaum)于 1958 年在研究人的健康行为与其健康信念之间的关系后提出的,其后经贝克(Becker)等社会心理学家修订逐步完善而成为健康信念模式。健康信念模式由 3 部分组成,分别为个体的健康信念、行为的线索或意向以及行为的制约因素,此模式主要用于预测人的预防性健康行为和实施健康教育。

健康信念模式以心理学为基础,由需要动机理论、认知理论和期望价值理论综合而成,并在预防医学领域中得到应用和发展。健康信念模式遵循认知理论原则,强调个体的主观心理过程,即期望、思维、推理、信念等对行为的主导作用。因此,健康信念形成是人们接受劝导、改变不良行为、采纳健康行为的关键。

6. 计划行为理论 计划行为理论是由 Icek Ajzen 提出的,是 Ajzen 和 Fishbein 共同提出的理性行为理论(theory of reasoned action, TRA)的继承者,Ajzen 研究发现,人的行为并不是百分之百地出于自愿,而是处在控制之下,因此,他将 TRA 予以扩充,增加了一项对自我"行为控制认知"(perceived behavior control)的新概念,从而发展成为新的行为理论研究模式——计划行为理论(theory of planned behavior, TPB)。它包括的五要素分别为态度、主观规范、知觉行为控制、行为意向和行为。

Ajzen 认为所有可能影响行为的因素都是经由行为意向来间接影响行为的表现。而行为意向受到三项相关因素的影响,其一是源自个人本身的态度,即对于采取某项特定行为所抱持的"态度";其二是源自外在的"主观规范",即会影响个人采取某项特定行为的"主观规范";最后是源自"知觉行为控制"。

一般而言,个人对于某项行为的态度愈正向时,个人的行为意向愈强;对于某项行为的主观规范愈正向时,同样个人的行为意向也会愈强;而当态度与主观规范愈正向且知觉行为控制愈强的话,则个人的行为意向也会愈强。

> **知识链接**
>
> ## 期望价值理论
>
> 期望价值理论经历了不断成熟与完善的发展过程。早期的期望价值理论由 John William Atkinson 在 21 世纪 50—60 年代提出和完善。他在之前 Murray、Lewin 和 Tolman 等学者的研究基础上,提出了两种成就动机,即追求成功的动机和避免失败的动机。
>
> 21 世纪 80 年代,Eccles 等学者经过对学生学业成就的研究,提出学生成就和成就选择主要取决于两种信念,即学生对成功的期望(expectancy of success)和对工作价值(task value)的

认识，也被称为期望信念和价值信念。Eccles 分析个体作出的选择主要取决于成功期望和相关的价值，而且阐述并验证了成就相关选择的期望价值理论模型，认为期望和价值对行动表现、持续性和任务选择产生了直接的影响。

Bandura 对期望价值理论中的个人期望进行了研究，在他的自我效能理论中区分了两种类型的期望：一种是效能期望，即个人对成功完成任务的信念；一种是结果期望，即特定的行为能够带来特定的结果。之后，Heinz Heckhausen 对期望价值理论进行了精细化，他将事件发展分为初始状态、个人行为、行为结果和结果影响等四级，并对应四种不同的期望类型：情境 - 结果，活动 - 结果，经由情境的活动 - 结果，结果 - 影响。

（二）方法及策略

1. 明确照护理念，拓宽老年健康照护与促进的覆盖面 西方发达国家较早进入老龄化社会，在应对老龄化问题方面积累了很多经验，故借鉴其经验，发展以"居家照护，社区养老"为主的老年健康照护与促进服务体系，利于解决当下我国老年人的健康照护与促进问题。帮助老年人在患病和功能缺失状态下适应生活，提高老年人的自理能力及心理适应力。

2. 取得政府支持，促使老年健康照护与促进制度化 老年健康照护与促进服务是一项社会系统工程，不能只局限于内部的服务资源，需要政府出面组织实施，各有关部门如民政部、财政部、国家卫生健康委员会以及文化体育等部门共同参与，有计划、有步骤地从整体上协调推进，在基层层面搞好与民政福利服务资源和国有卫生保健服务资源的整合，完善老年人健康照护与促进相关的法律、法规和国家社会保障体系，使有限的老年健康照护与促进资源发挥最大的社会效益。此外，以政府购买养老服务为杠杆，动员社会力量投入老年健康照护与促进，通过地方财政预算，将其资金进行整合，建立"老年健康照护与促进"的专用基金。政府应结合我国国情尽快建立健全社区卫生服务体系，完善相应机制，加大经费投入，合理利用医疗卫生资源，形成有中国特色的老年健康照护与促进服务体系。

3. 明确照护重点，构建老年健康照护与促进模式 我国正处于社会转型期，面对迅速发展的人口老龄化和"未富先老"的主要特征，我国必须建立一个以居家健康照护与促进为基础、以社区健康照护与促进为依托和以社会机构健康照护与促进为补充的多元化的老年健康照护与促进服务模式。该模式从服务内容上可以分为生活照护与促进和医学照护与促进，前者主要包括日常生活照护和家政服务，如帮助配膳、喂饭、洗澡、看病、洗衣、聊天和读报等服务；后者主要包括专业性的医疗、康复、护理和精神慰藉等服务，如常见老年慢性病的治疗、各种留置管道的护理、预防性的老年康复训练、常规的医疗照护和排解孤独与烦恼等。要进行老年健康照护与促进服务模式的建设，必须全面构建老年健康照护与促进服务的智能管理与监督、服务机构、人才队伍、信息化管理和保障支撑五大网络。

4. 注重人才培养，确保老年健康照护与促进专业化

（1）**专业教育**：在高等医学院校增设老年护理、长期照护及老年保健与管理等专业，培养高学历、高层次的老年健康照护与促进专业人才，使我国的老年健康照护与促进教育与国际接轨。

（2）**继续教育**：对现有的老年健康照护与促进人员进行有关老年知识的系统培训，使其掌握老年照护的基本理论、知识和技能，加强其从业能力，以适应老年人多种照护需求。

（3）**社会参与**：积极鼓励社会志愿者参与，加强培训专业与非专业照护与促进人力资源，强调正式与非正式照护与促进互补、专业与非专业人才协同发展。鉴于我国老年健康照护与促进处于起步阶段，应不断总结和借鉴国外先进经验，探索适合我国老年人的健康照护与促进模式。

5. 发挥市场调控，健全老年健康照护与促进市场发展机制 以国家政府出台相关法律、法规的形式使老年健康照护与促进工作的经费保障制度化，形成对相关部门的约束机制。完善医疗体制，引入市场竞争机制,使老年健康照护与促进朝民营化和产业化方向发展。充分发挥市场在资源配置中的基础性作用,逐步使社会力量成为发展养老服务业的主体,营造平等参与、公平竞争的市场环境,大力发展养老服务业,提供方便可及、价格合理的各类养老服务和产品,满足养老服务多样化、多层次需求。应根据市场需求对老年健康照护与促进的项目进行指标量化,建立统一的收费标准,建立老年健康照护与促进服务的价格体系。其价格要素要涵盖治疗价格、整体化照护、心理慰藉、社会支持等内容。同时,客观地评价老年健康照护与促进的水平,制定完善措施、确定下一步的工作目标,不断提升老年健康照护与促进的质量和老年人对健康照护与促进的满意度。

6. 开展宣传工作,加强老年健康照护与促进的自我管理 国家应从老年发展战略的角度制定老年健康照护与促进服务体系建设的政策和规划,出台相应的法律、法规或条例;各级政府部门应明确职责,充分发挥主导作用,将构建老年健康照护与促进服务体系作为《"健康中国2030"规划纲要》和未来社会应对人口老龄化的重要举措,更好地服务于老年人群和社会,有力保障有健康照护需求的老年人群得到日常生活照料服务和医疗、康复及照护服务。

根据老年人的需求对其进行相关健康保健知识的教育宣传,指导其开展有助于机体功能改善和增强日常生活自理能力的康复训练。另外,要在日常工作中注重老年健康照护与促进工作的宣传,如定期向照护者讲解老年人所患疾病的相关知识、照护知识和技能,举办照护者联谊会、电话咨询、发放科普手册等社会支持性服务,以提高照护者的照护水平和技能,缓解照护压力,从而提高照护者及被照护老年人的健康水平。

知识链接

《渥太华宣言》

《渥太华宣言》明确了健康促进的3个基本策略,即倡导、赋权与协调。

1. 倡导　倡导政策支持、社会各界对健康措施的认同和卫生部门调整服务方向,激发社会关注和群众参与,从而创造有利健康的社会经济、文化与环境条件。

2. 赋权　使群众获得控制影响自身健康决策和行为的能力,从而有助于保障人人享有卫生保健及资源的平等机会;使社区的集体行动能更大程度地影响、控制与社区健康和生活质量有关的因素。

3. 协调　协调个人、社区、卫生机构、社会经济部门、政府和非政府组织等在健康促进中的利益和行动,组成强大的联盟与社会支持体系,共同努力实现健康目标。

四、老年健康照护与促进的研究对象

1. 按老年人的身体状况,将老年健康照护与促进的研究对象划分为:①生活完全自理的健康老年人;②听力障碍老年人;③视力障碍老年人;④运动障碍老年人;⑤触觉、嗅觉、味觉衰退老年人;⑥神经系统障碍老年人;⑦体力、智力均衰退老年人。

2. 按老年人的生活自理能力程度,将老年健康照护与促进的研究对象划分为:①自理老年人;②介助老年人;③介护老年人。

3. 按老年人的养老模式不同,将老年健康照护与促进研究对象划分为:①居家养老老年人;②社区养老老年人;③机构养老老年人。

老年人类型

随着增龄衰老和疾病的影响，老年人生活自理能力将逐渐衰退，因此，从生活照料的角度，我国一般将老年人划分为以下三种类型：

1. 自理老年人（self-care elderly），指日常生活行为完全自理，不依赖他人护理的老年人。
2. 介助老年人（device-aided elderly），指日常生活行为依赖扶手、拐杖、轮椅和升降等设施帮助的老年人。
3. 介护老年人（nursing-cared elderly），指日常生活行为依赖他人护理的老年人。

五、老年健康照护与促进的研究内容

老年健康照护与促进以老年人健康需求为主线，结合护理、康复、营养、心理学、健康促进等学科知识研究居家老年人、社区老年人、养老机构老年人、老年人常见疾病的健康问题及需求，开展健康促进及应用，使老年人健康照护更具可操作性，以提高老年人照护质量及专业照护能力和水平。

老年健康照护与促进的研究内容具体包括：

1. 老年健康照护与促进的基本理论、核心概念，研究对象与内容，常用方法与技术。
2. 老年人健康评估。
3. 老年人常见症状健康照护及促进。
4. 居家老年健康照护与促进。
5. 社区老年健康照护与促进。
6. 养老机构老年健康照护与促进。
7. 老年人常见疾病的健康照护与促进。
8. 老年人常见心理行为问题健康照护与促进。
9. 老年人社会参与和健康促进。
10. 特殊老年人的健康照护与促进。
11. 老年人健康照护风险。
12. 老年人健康促进信息技术。

六、老年健康照护与促进人员的职业素质要求与专业培训

老年健康照护与促进人员是对老年人进行生活照料、护理的服务人员，包括护士和养老护理员。老年健康照护与促进人员的素质对老年人的生活质量有直接影响，要大力加强老年健康照护与促进人员职业素质与专业培训。为建设一支正规化、优质化、专业化的老年健康照护与促进的人才队伍，应积极开展老年健康照护与促进人员的教育与培训，使人才队伍的数量与结构、能力与素质适应人口老龄化社会的需要。

（一）职业素质

1. 基本素质

（1）热爱老年健康照护与促进事业，热爱本职工作，不断学习、积累，不断提高服务质量。具有为老年健康服务的敬业精神和娴熟的照护技能。

（2）有良好的职业道德与职业素养。工作中具有爱心、细心、耐心、热心、诚心。不做违反道德的不合法操作或有悖职业操守任何行为，以维护职业的声誉。

（3）具有诚实的品格、高尚的道德修养及思想情操。对老年人以诚相待、以爱相待，尊重人格和尊严、维护个人隐私，保护老年人的合法权益，全心全意为老年人服务。

（4）照护者应与同行及其他人员保持良好的合作关系，相互尊重、友爱、团结、协作。

（5）具有健康的心理，热情开朗的性格、稳定的情绪、宽容豁达的胸怀，健壮的体魄。工作作风严谨细微、主动、果断、敏捷、实事求是。

（6）文明礼貌，用语规范，态度和蔼，稳重端庄，服装整洁，仪表大方。

2. 业务素质　老年健康照护与促进人员必须通过学校教育、在职教育、继续教育和岗前培训等方式学习和掌握老年健康照护与促进的知识与技能，使其具有健康照护与促进的基本知识和精湛的健康照护与促进操作技能，应具备的业务素质为：

（1）居家、社区及机构老年人营养与饮食保健、运动及康复照护与促进的基本知识。

（2）居家、社区及机构老年人生活照护与促进的基本理论、基本知识。

（3）老年人常见疾病预防及照护的基本理论、基本知识。

（4）老年人心理照护与促进的基本理论、基本知识。

（5）老年健康照护与促进有关政策法规的基本知识。

（6）老年健康照护与促进相关的行政管理、照护管理及档案管理等基本知识。

3. 能力素质　老年人健康状况复杂多变，因此，要求老年健康照护与促进人员具有准确敏锐的观察力、正确的判断力和良好的沟通能力，能及时发现老年人的健康问题和病情的变化，对老年人的健康问题及时作出准确的判断，以便尽早进行干预及处理，应具备的能力为：

（1）居家、社区及机构老年人营养与饮食保健、运动及康复照护与促进的基本能力。

（2）居家、社区及机构老年人生活照护与促进的基本能力。

（3）老年人常见疾病照护与促进的基本能力。

（4）老年人心理照护与促进的基本能力。

（5）与老年人人际沟通的基本能力。

（6）老年健康照护与促进相关的行政管理、照护管理及档案管理等能力。

（7）一定的英语和计算机应用能力。

（二）专业培训

1. 护士　通过对护士的工作指导、教育和业务技能训练，使其在职业素质、知识水平及工作能力等方面不断提高和发展，包括护士岗前培训和继续教育等。

（1）**岗前培训**：是指护士上岗前的基础培训，培训内容包括公共部分与老年照护专科部分。通过岗前培训可帮助新入职护士转换角色，尽快适应老年照护的工作要求，培训对象为将要在医疗、社区及养老机构任职的新护士。

（2）**继续教育**：是指继规范化专业培训后，以新理论、新知识、新技术和新方法为主的一种终身性护理学教育。主要目的是使护士在整个职业生涯中，不断跟上护理学科的发展要求，是护士的再注册、晋升高一级专业职称和职务的必要条件。

2. 养老护理员　专业的养老护理员通过职业技能培训，能胜任对老年人的生活照护和基本康复训练，辅助专业照护人员对老年人实施照护服务，以补充我国专业照护人员不足，满足日益多样化的养老护理需求。因此，有效、科学地开展适合各地区情况的养老护理员职业培训是提高养老照护质量的关键，更是满足老年照护人才市场需求及养老行业规范化发展的迫切需求。

ER 1-6

养老护理员
职业培训内容

第二节 老年健康照护与促进的资源

从老龄化程度较高的发达国家的发展历程来看,解决好老年人的健康照护与促进问题是重中之中,也是一项老年卫生服务的系统工程,既需要从国家行政管理层面宏观调控和统筹解决,也需要养老服务机构、社区、家庭及社会福利、慈善机构的广泛参与。

一、服务机构

老年健康照护与促进的服务主要为居家、社区和机构三种模式,老年健康照护与促进机构的网络主要包括居家健康照护与促进机构、社区卫生服务机构及养老机构三类。

(一)居家健康照护与促进机构

居家健康照护与促进并不等同于家庭健康照护与促进,家庭健康照护与促进仅仅是由家庭成员利用家中人力、财力、物力等实施家庭养老的传统养老方式,不利方面在于照护者的照护能力参差不齐,相关知识和技巧缺乏,提供的照护有限。居家健康照护与促进是指在老年人居住地为其提供社会支持及健康服务,目的在于促进老年人健康,最大限度地提高其独立生活的能力,同时将疾病的危害降至最低。其内涵包括两个方面:一方面指由家人或其他非专业人员提供的非正式照护,如日常生活照料、家政服务等;另一方面当有医疗需求时,老年人在家中接受由医疗人员提供的专业服务,包括健康指导、技术性护理、康复护理、紧急救援等。可见,居家照护与促进是家庭照护与促进的一种延伸,并且具有以下优点:老年人不需要离开家人和熟悉的环境,易于接受;可以减少疾病或失能带来的消极影响,为老年人及家庭提供所需的多层次的服务和需求,帮助其更好地适应社会环境。

我国可学习和借鉴国外先进经验,建立统一、标准化的失能老年人居家健康照护服务流程、质量控制体系及本土化的照护需求专业评估体系。此外,在当前精准医学和大数据时代、人工智能的背景下,可进一步探索利用信息化技术,实现失能老年人居家智慧照护的现代化照护模式。

(二)社区卫生服务机构

社区老年健康照护与促进模式是以社区卫生服务中心为依托,或在社区卫生服务中心开设老年长期照护病床,或是为居家的老年人提供老年健康照护与促进服务,便于与区域卫生规划协调发展,并可节约医疗卫生资源。社区作为老年人日常活动的主要场所,社区卫生服务中心可以依据本社区老年人的年龄分布、生理特征、居住特征和照顾来源针对性地设计不同层次、不同生活维度、不同专业程度的长期照护服务。社区老年健康照护与促进服务内容既包括对失能老年人个体的日常生活照料、医疗护理服务和精神慰藉,也包括对社区失能老年人的统一管理;服务提供者可分为专业和非专业人员,分别负责解决老年人不同的服务需求。

社区老年健康照护与促进是“一站式”连续照护,社区卫生服务机构和社区内的养老设施联合协作,将居家老年健康照护与促进纳入其中,为社区老年人提供慢病防控、急危重症救治、康复护理、长期照护和临终关怀等连续性的服务。社区卫生服务机构可以根据失能老年人的具体情况进行个案管理,科学地为其提供更加综合性和专业化的老年健康照护与促进服务。因此,社区老年健康照护与促进服务将成为家庭照护最有力的补充和后援支持,是老年健康照护与促进的重要依托。

(三)养老机构

在国家和地方有关政策的支持下,应大力发展以政府为主导、以民营为补充的养老机构,目前我国养老机构包括以下几种类型:

1.养老院 主要是为老年人提供集体居住,并具有相对完整的配套服务设施,是专为接待自理老年人或综合接待自理老年人、介助老年人、介护老年人安度晚年而设置的社会养老服务机构,设有生活起居、文化娱乐、康复训练、医疗保健等多项服务设施。

你知道中国第一个"养老院"诞生在什么地方吗?

老有所养是儒家所推崇的理想社会的模样。"养儿防老"是中国传统社会的普遍观念,古代社会一直以家庭养老为主,子女赡养老年人被认为是责无旁贷的。然而,你是否想过,在家庭养老之外,那些没有子女或子女早逝或子女无力赡养的老年人,要怎么度过晚年呢?

中国从西周到魏晋,尽管各朝都有一些社会救济措施,却没有专门的慈善机构。但养老机构并非现代社会才产生,早在南北朝时期,梁武帝就在都城建康(今南京)建立了中国古代第一个官方创设的正式救济赡养机构——"孤独园"。

2. 老年公寓 是专供老年人集中居住,符合老年体能心态特征的公寓式老年住宅,具备餐饮、清洁卫生、文化娱乐、医疗保健服务体系,是综合管理的住宅类型。老年公寓是指既体现老年人居家养老,又能享受到社会提供的各种服务的老年住宅,属于机构养老的范畴。

3. 护理院 又称之为"护理养老机构",或"护养院",专为接待介助老年人安度晚年而设置的社会养老服务机构,设有生活起居、文化娱乐、康复训练、医疗保健等多项服务设施。由医护人员组成,在一定范围内为长期卧床老年患者、残疾人、临终患者、癌症晚期和其他需要医疗护理的老年患者提供基础护理及专科护理,根据医嘱进行支持治疗、姑息治疗及安宁护理、消毒隔离技术指导、社区老年保健、营养指导、心理咨询、卫生宣教和其他老年医疗护理服务的医疗机构。

二、福利机构/慈善机构

(一)敬老院

在城市街道、农村乡镇、村组设置的供养"三无""五保"老年人、残疾人员和接待社会寄养老年人安度晚年的养老服务机构,设有生活起居、文化娱乐、康复训练、医疗保健等多项服务设施。

(二)福利院

福利院是国家、社会及团体为救助社会困难人员、患病的患者而创建的用于为他们提供衣食住宿或医疗条件的爱心福利院场所。

1. 社会福利院 社会福利院主要任务是收养市区"三无"老年人、孤残儿童、弃婴,实行养、治、教并举的工作方针,保障弱势群体的合法权益,维护社会稳定。

2. 老年社会福利院 享受国家一定数额的经济补助,接待老年人安度晚年而设置的社会养老服务机构,设有起居生活、文化娱乐、医疗保健等多项服务设施。

根据老年人社会经济状况、家庭结构以及居住环境等不同,其养老支持照护模式会有不同的选择(表1-1)。

表1-1 不同照护支持模式的特点比较

照护模式	照护方式	适宜对象	服务内容	特点	优点	缺点
居家养老	居家养老	自理老年人	上门或电话问安服务、咨询服务、心理调适	生活能自理,有条件保障有尊严的高质量生活	1. 在自己熟悉的社区及居家环境中生活 2. 养老费用相对较低	独居老年人存在意外等风险
	居家照护	半自理老年人,介助老年人,介护老年人	上门护理、康复、医疗、精神慰藉以及家庭成员的喘息服务等	1. 在家中接受一般日常生活护理以及康复等 2. 但是家中必须有人全年专门照护	1. 在居家中获得照护服务 2. 减少疾病合并症与再住院	主要照护责任落在家庭成员身上,或照护人身上

照护模式	照护方式	适宜对象	服务内容	特点	优点	缺点
社区养老	社区老年人服务中心	自理老年人、半自理老年人、介助老年人	为社区老年人提供文化娱乐、康复训练、医疗保健等多项或单项服务	1. 白天能在社区中获得照护服务 2. 在中心内需要社工或相对专业照护人员	1. 白天到机构,晚上回家 2. 能增加老年人与其他人接触机会 3. 获得所需服务 4. 子女安心上班	社区要有一定的投入,个人要有一些费用
	日托、全托(含临时托等)	半自理老年人、介助老年人或轻中度介护老年人	为社区老年人提供文化娱乐、康复训练、医疗保健等多项或单项服务	1. 短期接待老年人托管服务的社区养老服务场所,满足子女因上班而无法照顾家中老年人或照护者的喘息服务需求 2. 需要足够专业的照护人员	1. 白天到机构,晚上回家由家人照护 2. 能增加老年人与其他人接触机会 3. 获得所需的服务 4. 照护者可以安心喘息	社区、个人都要投入一定的费用
机构养老	老年公寓	自理老年人、介助老年人	专供老年人集中居住,具备餐饮、清洁卫生、文化娱乐、医疗保健等多项服务设施	在机构中可接受全天候照护,也可自行安排生活	1. 有专职人员照护 2. 能增加老年人与其他人接触机会	1. 离开自己熟悉的社区及居家环境 2. 个人投入费用相对较高
	养老院、敬老院及老年社会福利院等	自理老年人、介助老年人、介护老年人	为老年人提供各种综合性服务的社区服务场所,设有生活起居、文化娱乐、康复训练、医疗保健等多项服务设施	在机构中接受全天候照护	1. 有专职人员照护 2. 能增加老年人与其他人接触的机会	1. 离开自己熟悉的社区及居家环境 2. 政府、个人投入费用相对较高

第三节　健康老龄化的理念与实践

面对世界范围内日益严重的人口老龄化问题,针对健康老年人群,先后提出成功老龄化、生产性老龄化、健康老龄化和积极老龄化概念。

一、成功老龄化

(一)概念

1. 成功老龄化(successful aging)　提出于20世纪60年代,是指在老龄化过程中,外在因素只起中性作用甚至于抵消内在老龄化进程的作用,从而使老年人的各方面功能没有下降或只有很少下降。如试图精确地找到造成一个80岁的老年人越野滑雪而另外一个老年人却只能坐在轮椅上的众多因素。受到功能局限最少的老年人被看作是实现了成功老龄化的老年人。

2. 老年发展　老年发展是指老年人积极的社会发展,老年期的继续社会化,老年生活的学习化和工作化倾向,具体包括老年期的健康发展、知识发展、角色发展、心理发展、婚姻发展和价值发展等。老年发展试图从另一个角度来认识老龄化内在的积极力量并开拓促进老年人以及老龄社会实现成功老龄化目标的路径。

（二）文化养老

文化养老是增进老年人自我实现的一种基本途径。随着社会经济发展和生活水平的不断提高，老年群体（特别是城市老年群体）对"文化养老"的需求不断增长，文化品位和需求层次的提升使休闲、学习和享受生活成为老年人生活方式的重要组成部分。

（三）实践活动

针对这些需求，杭州市某街道积极开展"文化养老"项目，建立了"颐乐养老"服务工程，形成了"品质养老""文化养老""科学养老"三位一体的养老服务新模式。当地社区积极组织文化学习课程，使老年人老有所学；同时组织各种唱歌、跳舞、摄影、书法、健体等娱乐活动，使老年人保持积极的心态，乐观面对晚年生活，将追求幸福感作为其晚年生活目标，实现成功的人生。这一养老项目既丰富了当地老年人的生活，又回应了成功老龄化的理念。

> **知识拓展**
>
> ### 参与学习活动有助于老年人实现成功老龄化
>
> 参与学习活动有助于老年人实现成功老龄化，具体体现为：
>
> 1. 拓展知识面　老年人通过养生、中医保健及老年疾病护理知识的学习，延缓老年人生理功能的衰退，提升其防病治病及自我保健能力；通过书法、绘画、摄影、戏剧、音乐等文化和艺术课程的学习，充实老年人的精神生活的同时，发展其兴趣和爱好；通过开设烹饪、家电维修等家政类实用性课程，提高其动手能力，丰富其生活情趣；通过开设时事论坛等课程，帮助老年人实时了解国内外动态，与时俱进。
>
> 2. 提升家庭生活满意度　老年人通过学习老年伦理学和家庭伦理学等课程，提升其自尊心和自信心，更好地处理各种社会关系，提高家庭生活的满意度。老年人自身文化修养的提升，赢得子女和孙辈的尊重、理解和认可。
>
> 3. 积极正面应对晚年生活　通过开设老年学、老年心理学等课程，使其正确看待老化现象，能够运用心理规律调节自己的精神状态，养成良好的心理卫生习惯，减少其内心的冲突，排解烦恼，促进其身心的健康。
>
> 4. 提高日常生活质量　老年人通过学习可以延缓其行动迟缓、记忆力减退、注意力无法集中、判断力丧失等生理及心理层面的老化，进而提高其日常生活质量。
>
> 5. 扩大社会交际圈　深感孤独和无所依靠老年人，特别是由于丧偶带来沉重打击的老年人，通过参与教育活动，从封闭的家庭小圈子里走出来，拓展其社会交际圈。

二、生产性老龄化

（一）概念

生产性老龄化（productive aging）的概念由美国学者 Robert 于 1983 年首次提出，他认为老年人仍然能够从事一些适应性活动，其人力资本的生产性参与十分必要。如果不是因为疾病和社会不利环境的影响，老年人能够、也确实有生产力，并且可以积极参与社会活动。"生产性老龄化"概念引起对工业社会老年人角色变迁的辩论。Matilda 等于 1994 年指出工业化社会的经济增长为国家提供了重新分配日益增加的所有年龄的人休闲时间的机会。认为随着产出和休闲的增加，老年人可以承担一些中年人的工作，这样，年轻人可以从劳动力和家庭角色的巨大压力中解脱出来。

（二）互助养老

生产性老龄化理念倡导老年群体对社会发展作出贡献。这种贡献既可以发生在劳动力市场中，也可以发生在服务领域中。随着老龄化社会的到来，服务市场的劳动力缺口日益增大。低龄老年人照顾高龄老年人已经成为应对老龄化压力的一个基本出路，这为老年人发挥其生产性功能提供了广泛的空间。

（三）实践活动

为了激励老年人进入服务市场提供劳动，并确保他们的劳动能够得到相应的回报，用"时间银行"来储存服务时间。为此，浙江金华市乐福社会工作服务中心在 2013 年底创办了"时间银行"项目，有 1 300 多位老年人参加。该机构记录或存储老年人提供服务的时间，以便他们在需要服务时能够"消费"这些时间。这一机制促使老年人成为当地社区养老服务的重要人力资源，从而实践了生产性老龄化的理念。当地社工机构也为该中心指派有经验的援助人员进行管理，专业社会工作者采取周访或月访的形式回访老年人，以核实"存储"和"支取"的具体情况，确保该项目的有效运作。

ER 1-7

时间银行

三、健康老龄化

（一）概念

为应对人口老龄化的全球挑战，20 世纪 90 年代末，基于老年人的自身需求理论及对健康的科学认识，WHO 提出了健康老龄化（healthy aging）的全球性发展战略目标。而这一概念最早出现于 1987 年 5 月召开的世界卫生大会，大会把"健康老龄化的决定因素"列为老龄研究项目的主要课题。此后，各国在该领域的研究逐渐活跃。健康老龄化国际倡议为"将健康的概念延伸到老龄化过程中，从医疗保健和老龄化过程中的健康问题着眼，将重点放在提高大多数老年人生命质量，缩短生命带病期，使老年人以正常的功能健康地存活到生命的终点"。

（二）医养结合

在此背景下，以健康老龄化为最终目标而适时提出的"医养结合，健康养老"与我国老龄工作政策"五有"方针中的"老有所养，老有所医"这一理念不谋而合。可见，医养结合新型养老模式在健康老龄化的全球发展战略下更具有中国特色和实践意义。

医养结合养老服务模式的特质结合《国务院办公厅转发卫生计生委等部门关于推进医疗卫生与养老服务相结合指导意见的通知》（国办发〔2015〕84 号），鼓励推进医养结合养老服务模式更倾向于从"合"的角度看问题。2022 年 4 月 27 日，国务院办公厅印发《"十四五"国民健康规划》，指出提升医养结合发展水平。健全医疗卫生机构和养老服务机构合作机制，为老年人提供治疗期住院、康复期护理、稳定期生活照料、安宁疗护一体化的服务。进一步增加居家、社区、机构等医养结合服务供给。鼓励农村地区通过托管运营、毗邻建设、签约合作等多种方式实现医养资源共享。开展医养结合示范项目，提升服务质量和水平。

（三）实践活动

健康老龄化的理念要求我们构建老年人日常生活照料服务和医疗服务体系，以提升老年群体的生活质量。为了老年人获得各种养老服务资源，浙江省兰溪市在 2015 年初依托 96 345 家社会公共服务中心建立了"网络养老院"。这既是一个养老服务中心，又是一个信息交流平台，被称为"没有围墙的养老院"。该平台将老年人的个人信息、健康状况、服务需求以及家庭主要联系人等信息输入平台数据库，并且与有关医疗机构衔接。在收到老年人的服务需求后，该平台会指派就近的加盟商为其提供上门服务。平台的服务项目涉及 14 大类 137 个小项，包括为有特殊福利服务需求的老年人开通 GPS 定位服务，防止失智或半失智老年人走失。这一虚拟养老院利用现代通信、网络技术打造了智能化的养老服务模式，整合当地各种社会资源，将线下服务与互联网相结合，将日常照顾与医疗服务相结合，使老年人通过这个平台得到相应的服务。

四、积极老龄化

（一）概念

积极老龄化（active aging）是指老年人在身体层面、心理层面、社会层面和社会福利保障方面处于完美，并能够参与社会、经济、文化、精神和相关公民事务的良好状态。自 21 世纪以来，心理学和老年科学的研究浪潮中出现了积极的观念，以扭转人类心理和老龄化的悲观情绪。2002 年正式提出的"积极老龄化"是"成功老龄化""生产性老龄化"和"健康老龄化"等概念的综合和升华。

（二）社会参与

2002 年 WHO 年度报告指出，积极老龄化的三大支柱是"健康""参与"和"保障"，重点强调人在老龄化阶段尽可能较长时期地保持良好的状态。"健康"是指人在进入老年期之后，可以保持身体和心理的健康，以及可以很好地适应社会。"参与"是指老年人要积极地面对老年生活，主动融入社会，积极参与社会发展，分享经济社会发展成果，实现老有所学、老有所为、老有所用。"保障"是指从社会公正的角度保障老年人的合法权益，建立健全老年人的社会保障制度，包括政策保障、资金保障、监管评估保障等，以满足老年人的健康需要、经济保障需要、精神文化需要、生活照料需要等。"积极"强调的是继续参与社会、经济、文化、精神和公益事务。

（三）实践活动

自 2003 年起，全国老龄委组织东部城市的退休知识分子向西部地区或经济欠发达地区开展智力援助行动。在此活动中，浙江省老龄办组织各行业的退休专家和知识分子开展"送医、送文化体育、送服务技能下乡"的活动。在当地，2014 年杭州市志愿者协会组织"银龄互助"分会，组织低龄老年人在街道、社区或社会组织中开展帮扶活动。这些活动为许多老年人提供了帮助他人的机会，使这些老年人能够发挥余热继续为社会作贡献，也使其在参与过程中形成社会影响并保持活力。这些活动也改善了当地的生活环境，促进了经济发展。

（周郁秋　贾红红）

思考题

张爷爷和王奶奶夫妇是某老年艺术协会的成员。上周，他们外出办事时，不幸遭遇车祸，王奶奶摔成了重伤。王奶奶苏醒后的第一句话就是"赶快给李某（女）打电话"。李某就是该老年艺术协会会长。接到电话后，李某马上通知就近的会员到王奶奶所在医院急诊处等候，参与到各项检查陪护中，接着协会又召开了一个"紧急会议"，号召姐妹们报名，轮流去医院照顾王奶奶。10 多天 24h 轮流护理的"排班表"很快就报满了。王奶奶在特护病房时，每天安排 5 人，现在转到了普通病房，每天安排 3 人。

ER 1-8

练习题

请思考：

这属于健康老龄化的哪一种实践方式？除此之外还有哪些常见的健康老龄化实践方式？

第二章 | 老年人健康评估

ER 2-1
教学课件

ER 2-2
思维导图

学习目标

1. 掌握老年人躯体功能评估、精神心理评估、社会功能评估、多重用药评估、并发症风险评估的具体方法。

2. 熟悉老年人健康评估的内容。

3. 了解老年人健康评估的目的、方法及意义。

4. 具备运用老年人健康评估方法，熟练准确地完成老年人健康相关评估内容。具备尊重老年人，积极为老年人提供照护服务的意识和素养。

老年人因生理功能衰退及慢性病患病率增加，多病共存、多药共用等的现象影响老年人健康状况，致使其健康卫生需求也不断增大。因此，对老年人健康水平及其需求的评估，成为老年健康照护与促进服务的重要组成部分。而辨别正常老化和异常病变是老年人健康评估的重点之一，通过耐心细致地观察、询问及体格检查，获得全面、客观的评估资料，准确判断老年人的健康状况与功能状态，是制订全面健康照护与促进服务计划，促进老年人身心健康的必要条件。

第一节　老年人健康评估概述

情景导入

田奶奶，68岁，近半年来变得懒散不爱动，动作缓慢僵硬，很少的家务劳动需要很长时间才能完成，也不爱主动讲话，每次都以简短语言、低弱语调回复家人。面部表情变化较少，有时双眼凝视，对外界发生的事和人无动于衷，社交活动非常少，几乎不出门。家人无意提起一年前已故老伴时，患者会眼含泪花，诉说自己现在毫无用处，还成为家人的累赘，有时候自觉什么都想不起来，脑子一片空白。

工作任务：

1. 田奶奶可能出现了什么方面的健康问题？
2. 医护人员应如何对该患者进行评估？

老年人健康评估是由全科医生、护士、社会工作者、精神科医生等组成核心评估团队负责执行的，其评估内容包括身体功能、精神心理健康、生活环境、社会功能、多重用药和并发症风险等方面。

一、老年人健康评估目的

以老年医学、老年护理学、心理学、伦理学等多学科理论知识为基础，以"多维度"评估与"多学科"团队合作的方式，对老年人的健康状况实施准确、全面、科学、系统的评估，以尽早发现老年人潜在的功能缺陷，明确已患疾病病情，拟定健康照护与促进措施。针对老年人对医疗、照护与促进服务的需求，以及照护与促进服务过程中现存或潜在的风险，制定切实可行的干预策略，或结合病情发展、老年人身心特点及时调整现有的照护与促进方案，以保持体能、精神心理、社会关系和功能的最佳状态，促进健康老龄化的实现。

二、老年人健康评估意义

（一）明确老年人的整体健康状况

通过开展全面、系统、科学的老年健康评估，可帮助临床医护人员及照护者及时筛查出已患或潜在疾病、精神和躯体功能障碍的衰弱老年人，明确其身体、心理、社会及功能等方面的整体健康状况，针对性制定完善的预防保健、疾病诊疗、长期照护与安宁疗护等措施，帮助老年人以积极的心态面对老化问题，维护并促进健康水平的提高。

（二）预测老年人的健康照护风险

通过开展老年人健康评估，可帮助照护者或老年人认识其整体健康水平，制定照护干预措施，并有效预测实施过程中受老年人生理/心理状况、照护者认知局限、客观环境等因素影响而可能出现的健康照护风险。经修订、完善后逐步规范照护措施，并加强预警管理，降低或规避风险事件的发生，减轻老年人及其家庭的经济重担，促进老年照护事业的稳步发展。

（三）规范持续性的老年健康管理

健康管理是从事个体或群体健康的监测、分析、评估，提供健康咨询和指导以及对健康危险因素进行干预的全过程。老年人健康评估区别于一般的体格检查，不仅应用医学手段和方法对老年人进行全面的身体健康和疾病确诊，更是通过检查对其身体状况进行后续全面监测、分析、评估、预测、预防疾病和维护的全过程，促进照护者应用持续性、规范的健康管理照护老年人。医务人员之间应该加强沟通及团队合作，建议由老年医学专家、全科医生、护士、药剂师、营养师、康复治疗师、心理学家和社会工作者等不同专业人员组建的多学科团队对老年患者进行全方位综合管理。

三、老年人健康评估方法

1. **交谈**　通过与老年人、照护者以及相关医护人员进行沟通交流，了解老年人的健康状况。交谈过程中，照护者运用有效沟通技巧，与老年人及其相关人员建立良好的信任关系，获取老年人的相关健康资料和信息。

2. **观察**　照护者或医护人员通过视、触、叩、听、嗅等多种方式，观察老年人的各种身体症状、体征、精神状态、心理反应及其所处居家和社区环境，全面评估老年人现存或潜在的健康问题和照护风险。观察过程中，必要时可采用医疗辅助仪器，以增强观察效果。

3. **体格检查**　综合运用视诊、触诊、叩诊及听诊等体格检查的方法，对老年人有序开展科学、全面、系统的检查。

4. **阅读**　通过查阅医疗与护理文件记录、辅助检查结果、医学相关文献等资料，获取老年人的相关健康信息。

5. **量表/问卷测评**　用标准化的量表或问卷，测评老年人的心身健康状况。量表或问卷的选择须根据老年人的实际情况来确定，并且需要综合考虑测评工具的信度及效度。

6. **实验室检查**　临床上常用血、尿、粪、血沉等常规检查指标；电解质、血脂、血糖等生化检查指标；肝、肾、肺及内分泌等功能检查指标对老年人的健康状况进行客观评估。临床医护人员及照护者须在区别生理性老化及病理性改变对各项指标影响的前提下，正确解读检查数据，避免诊治延误。

7. **影像学及内镜检查**　影像学检查已被广泛应用于老年疾病的诊疗，如 CT、磁共振成像对急性心脑血管疾病的诊断；内镜检查对老年人胃肠道肿瘤、消化性溃疡等疾病的诊断具有重要的临床意义。

8.其他 随着老年医学的发展，适用于老年人健康评估的测评方法也不断予以完善，具体表现为：

（1）结合中国国情及老年医疗、护理发展现状及老年研究对象的特点，对已有老年人健康评估工具予以修订和完善，保障评估内容的全面性、评估方法的可操作性以及评估结果的科学性。

（2）改变以往单一应用一种量表的局限，结合不同老年人群体特征、评估目的，选择最合适、有效的测评工具。

（3）基于同一建模语言方法构建老年人综合健康评价指标体系的系统框架，即将以前平均预期寿命、死亡率等模糊指标以直观图形可视化的形式进行规范表达，为老年医护人员及照护者评价老年人健康状况提供科学依据。

（4）老年医护人员及照护者积极与物联网、移动互联网融合，建立医疗信息平台，搭建养老机构/居家养老照护者与社会化服务的桥梁，提升自动化、智能化健康信息评估水平，加速推进老年人健康评估工作的发展。

知识链接

老年健康综合评估与管理系统应用指南（2022）

国务院于2019年印发《健康中国行动（2019—2030）》，提出应"重视老年综合征和老年综合评估"，国家卫生健康委员会在《"健康中国2030"规划纲要》中也提到，应"加强老年常见病、慢性病的健康指导和综合干预，强化老年人健康管理"。

老年综合评估作为老年医学的特色核心技术，其实施过程繁、采集数据繁多，不论临床专科医师还是基层医务工作者都颇为费力。由此，四川大学华西医院、北京医院联合中国老年保健医学杂志编委会，依托科技部国家重点研发计划，构建了线上的老年健康综合评估与管理系统，为加强基层医务人员对老年人健康管理提供了信息学技术支撑，亦促进临床及社区评估分析过程程序化，简便化及科学化。该系统适用于临床（尤其基层）医生对60岁以上老年人或功能状态接近老年人进行评估，评估内容包括：基本信息、既往病史、家族病史、残疾情况、用药史、症状评估（感官功能、消化功能、躯体功能、精神症状、神经症状、其他症状）、生活方式（体育锻炼、吸烟饮酒、膳食营养、睡眠）、日常生活能力、认知功能、健康自评、情感功能、体格检查、实验室检查共13个方面的内容。

（段 莉）

第二节 老年人健康评估内容

一、躯体功能评估

躯体功能评估是指对老年人完成日常生活中各种活动的执行能力进行客观评价，受老年人健康状况的影响，尤其与其生活环境和社会支持密切相关。评估结果为照护者监测老年人接受治疗、照护措施后的反应，以及长期照护计划的制定与完善提供有效的理论指导。

（一）日常生活活动能力

由于年龄、视力、躯体疾病、运动功能、情绪和社会参与等因素影响，对老年人的功能状态进行评估时需综合考虑其身体健康、心理健康及社会健康状况。由此,对老年人日常生活活动能力(activities of daily living,ADL)进行全面评估,主要涵盖基本日常生活能力、功能性日常生活能力、高级日常生活能力三个方面的内容。

1. **基本日常生活能力**(basic activities of daily living,BADL) 指老年人最基本的自我照护能力,每天必需完成的日常生活内容,具体为:衣(穿脱衣裤、鞋、帽;修饰打扮)、食(独立进餐)、行(行走、变换体位、上下楼梯)、个人卫生(洗漱、沐浴、如厕、控制大小便)。完成以上日常生活活动功能发生障碍,将使老年人的基本生活需要满足受限,一定程度上需要补偿性照护服务。目前,用于BADL 的评估工具主要包括 Barthel 指数评定量表(表 2-1)、Katz 日常生活活动能力指数评价量表(表 2-2)和中华人民共和国国家标准 GB/T 42195-2022《老年人能力评估规范》中的自理能力指标和评分(表 2-3)。Barthel 指数评定量表主要针对老年慢病患者的 ADL 进行评定,方法简单,可信度及

表 2-1 Barthel 指数评定量表

评估项目	评分方法
控制大便	10 分 = 可控制大便 5 分 = 偶尔失控(每周 <1 次),或需他人提示 0 分 = 完全失控
控制小便	10 分 = 可控制大便; 5 分 = 偶尔失控(每 24h <1 次,每周 >1 次),或需他人提示 0 分 = 完全失控,或留置导尿管
修饰(包括洗脸、刷牙、梳头、刮脸等)	5 分 = 可自己独立完成 0 分 = 需他人帮助
如厕(包括去厕所、解开衣裤、擦净、整理衣裤、冲水等过程)	10 分 = 可独立完成 5 分 = 需部分帮助(需他人搀扶、帮助整理衣裤或冲水等) 0 分 = 需大量帮助或完全依赖他人
进食(用合适的餐具将食物由容器送至口中,包括用筷子、勺子或叉子取食物,对碗碟的把持,对食物咀嚼、吞咽等过程)	10 分 = 可独立进食 5 分 = 需部分帮助(需他人夹菜、盛饭等) 0 分 = 需大量帮助或完全依赖他人,或留置胃管
床椅之间转移(从椅子上到床上,从床上到椅子上)	15 分 = 可独立完成 10 分 = 需部分帮助(1 人)或指导完成 5 分 = 需大量帮助(2 人),老年人可坐位 0 分 = 完全依赖他人(老年人不能坐)
活动 / 平地行走(在院内或屋内活动,不包括走远路)	15 分 = 可独立在平地上行走 45m(可借助辅助工具) 10 分 = 需部分帮助(1 人进行体力协助或语言指导) 5 分 = 需大量帮助(较大程度上依赖他人,或借助轮椅独立活动) 0 分 = 完全依赖他人(老年人不能动)
穿衣(包括穿 / 脱衣服、系扣子、拉拉链、穿 / 脱鞋袜、系鞋带等)	10 分 = 可独立完成 5 分 = 需部分帮助 0 分 = 需极大帮助或完全依赖他人
上下楼梯	10 分 = 可独立完成(可借助辅助工具) 5 分 = 需部分帮助(需体力协助或语言指导) 0 分 = 需大量帮助或完全依赖他人
洗澡(不包括准备过程)	5 分 = 准备好洗澡水后,可自己独立完成洗澡过程 0 分 = 洗澡过程中需他人帮助

注:总分范围为 0~100 分。分值 <20 分为极严重功能缺陷,生活完全依赖;21~40 分为重度功能障碍,大部分生活需要帮助;41~60 分为中度功能障碍,生活需要帮助;61~99 分为轻度功能障碍,生活基本自理;100 分为生活完全自理。

灵敏度高，评估结果可用于预测药物及康复干预的临床疗效；Katz日常生活活动能力指数评价量表主要用于评估重症老年人的躯体功能障碍，对轻症老年人敏感性较差，且不适用于调查健康老年人，适用于医院和养老机构等场所内重症失能老年患者的评估；《老年人能力评估规范》适用于评估各机构来源及病情严重程度的老年人，且全面涵盖老年人的基本日常生活能力范围。

表2-2 Katz日常生活活动能力指数评价量表

活动内容	评定等级	
	自理（1分，无须他人帮助）	依赖（0分，需要他人帮助）
沐浴（擦浴、盆浴或淋浴）	可独立完成或仅身体某一部分（后背、会阴或残肢）的清洗需要帮助	需要帮助清洗的部位超过1个；或需要帮助进出浴缸或淋浴；或全程需要帮助
穿衣	能独立从衣橱内取出衣服后穿上，并扣上外套的纽扣；允许他人帮助穿鞋	不能独立完成，包括部分或完全依靠他人才能完成
如厕	独立去厕所；穿、脱并整理好衣裤；清洁会阴部	需他人帮助移至厕所、清洁或使用便盆
转移	上下床或座椅无须帮助；可接受机械性的辅助设施	上下床或座椅需要帮助
大小便控制	无大小便失禁	大小便部分或完全失禁
进食	独立将食物从盘子里进食到口腔，允许由他人准备食物	部分或完全需要帮助进餐或需要肠外营养支持

注：总分范围为0~6分。0分，表示老年人的日常生活呈完全依赖状态；6分，表示老年人的日常生活完全自理。

表2-3 自理能力指标和评分

序号	自理能力指标	评分及说明
1	进食	4分：独立使用器具将食物送进口中并咽下，没有呛咳 3分：在他人指导或提示下完成，或独立使用辅具，没有呛咳 2分：进食中需要少量接触式协助，偶尔（每月一次及以上）呛咳 1分：在进食中需要大量接触式协助，经常（每周一次及以上）呛咳 0分：完全依赖他人协助进食，或吞咽困难，或留置营养管
2	修饰	4分：独立完成，不需要协助 3分：在他人指导或提示下完成 2分：需要他人协助，但以自身完成为主 1分：主要依靠他人协助，自身能给予配合 0分：完全依赖他人协助，且不能给予配合
3	洗澡	4分：独立完成，不需要协助 3分：在他人指导或提示下完成 2分：需要他人协助，但以自身完成为主 1分：主要依靠他人协助，自身能给予配合 0分：完全依赖他人协助，且不能给予配合
4	穿/脱上衣	4分：独立完成，不需要他人协助 3分：在他人指导或提示下完成 2分：需要他人协助，但以自身完成为主 1分：主要依靠他人协助，自身能给予配合 0分：完全依赖他人协助，且不能给予配合

序号	自理能力指标	评分及说明
5	穿/脱裤子和鞋袜	4分：独立完成，不需要他人协助 3分：在他人指导或提示下完成 2分：需要他人协助，但以自身完成为主 1分：主要依靠他人协助，自身能给予配合 0分：完全依赖他人协助，且不能给予配合
6	小便控制	4分：可自行控制排尿，排尿次数、排尿控制均正常 3分：白天可自行控制排尿次数，夜间出现排尿次数增多、排尿控制较差，或自行使用尿布、尿垫等辅助用物 2分：白天大部分时间可自行控制排尿，偶出现（每天<1次，但每周>1次）尿失禁，夜间控制排尿较差，或他人少量协助使用尿布、尿垫等辅助用物 1分：白天大部分时间不能控制排尿（每天≥1次，但尚非完全失控），夜间出现尿失禁，或他人大量协助使用尿布、尿垫等辅助用物 0分：小便失禁，完全不能控制排尿，或留置导尿管
7	大便控制	4分：可正常自行控制大便排出 3分：有时出现（每周<1次）便秘或大便失禁，或自行使用开塞露、尿垫等辅助用物 2分：经常出现（每天<1次，但每周>1次）便秘或大便失禁，或他人少量协助使用开塞露、尿垫等辅助用物 1分：大部分时间均出现（每天≥1次）便秘或大便失禁，但尚非完全失控，或他人大量协助使用开塞露、尿垫等辅助用物 0分：严重便秘或者完全大便失禁，需要依赖他人协助排便或清洁皮肤
8	如厕	4分：独立完成，不需要他人协助 3分：在他人指导或提示下完成 2分：需要他人协助，但以自身完成为主 1分：主要依靠他人协助，自身能给予配合 0分：完全依赖他人协助，且不能给予配合

2. 功能性日常生活能力（instrumental or intermediate activities of daily living, IADL） 指老年人在家中或寓所内完成家庭基本活动的能力，具体包括购物、驾驶或乘坐公共交通工具、完成家务、使用电话、管理财务、旅游、服药等。目前，用于评价老年人功能性日常生活能力的评估工具是由美国 Lawton 等人开发的工具性日常生活活动能力评估量表，包括使用电话、购物、做饭、打扫房间、洗衣服、使用交通工具、服药以及自理经济 8 个方面，如能独立完成，计 1 分；需要他人协助，计 0 分。总分从 0（低功能、依赖性）~8 分（高功能、独立性）变化。

3. 高级日常生活能力（advanced activities of daily living, AADL） 反映老年人的智能能动性和社会角色功能，具体包括主动参加社交、娱乐、职业活动等。受老化、疾病等因素影响，AADL 会逐渐减退甚至丧失。通常高级日常生活能力的缺失比日常生活能力及功能性日常生活能力的缺失出现较早，但一旦出现即预示更严重功能的下降。因此，照护者如发现老年人高级日常生活能力有下降趋势，需及时完成基本日常生活能力与功能性日常生活能力的客观评估。

（二）运动功能评估

运动系统由骨、骨连结和骨骼肌三部分构成，受神经系统支配发挥运动、支持和保护老年人机体的作用。随老化发展，并受生物学因素、外伤或疾病影响以及功能学因素影响，老年人不同程度地经历着肌肉痉挛、酸痛、关节僵硬、活动范围受限等疾病的困扰，不但运动的灵活性、力量、姿势、步态等日常生活独立功能指标逐渐发生变化，甚至还可能会诱发营养不良、自理缺陷、自我概念混乱、社会隔离等照护问题。由此，在明确影响老年人活动能力因素的基础上，对其运动系统及功能进行客观、全面、系统的评估至关重要。

1. 健康史

(1) **既往史**：询问老年人的既往健康状况，是否曾罹患疾病，尤其与目前健康状况密切相关的疾病史（尤其慢性病）、外伤史、手术史；日常生活型态及行为能力。

(2) **用药史**：了解曾经或现阶段正在服用治疗老年机体骨骼、肌肉等运动系统或其他不适症状药物的适应证、剂量、用药时间，是否出现不良反应。另外，对停经后的老年女性，还需了解其雌激素治疗史。

(3) **家族史**：询问老年人家族成员及近代直系亲属的健康状况和疾病史。

2. 身体状况

(1) 评估老年人有无躯体疼痛、疼痛的性质，以及与运动（运动量、形式、持续时间等）和气候的关系。

(2) 评估老年人有无躯体肿胀（肌肉、关节等）、肿胀持续时间、是否伴有疼痛并限制躯体运动。

(3) 评估老年人运动是否受限，对日常生活有无影响，是否需要助步器具。

(4) 评估老年人有无感知觉改变，有无受伤或腰酸背痛病史。

(5) 评估老年人有无关节僵硬，关节活动时有无摩擦，完成主动及被动活动的范围，并对其完整的全范围关节活动进行客观评价。

(6) 评估老年人是否有震颤、痉挛、肢体不灵活、肌肉强直或无力。

(7) 评估老年人运动时的姿势与步态，站姿与坐姿更换时是否稳定、协调。

3. 各器官系统的功能

(1) **肌肉骨骼系统**：评估老年人肌力、肌张力下降情况；骨骼系统的支撑、运动、弹性以及执行功能是否呈现退行性或衰退性改变，进而导致老年人运动量减少，运动功能降低。

(2) **心血管系统**：持续评估老年人的收缩压及舒张压，因老年人的动脉壁弹性降低，收缩压升高可进一步加重心脏后负荷。而外周静脉充血量增加，周围血管阻力增加，使其舒张压升高，导致老年人运动时，反映机体最大摄氧量的最高心率值下降，心输出量减少，难以承载较大或较长时间的运动量。

(3) **神经系统**：评估老年人是否因老化而出现脑血流量减少、脑萎缩、神经传导速度减慢等问题，导致机体对刺激的反应时间延长，进而发生运动协调及步态改变。另外，通过评估老年人对姿势改变的耐受力及平衡感，作为判断机体对前庭器官敏感性的指标之一。

4. 心理健康状况　评估老年人是否因孤独、抑郁等原因而拒绝运动。另外，对曾经发生跌倒、坠床等意外事件的老年人，正确客观评估其是否存在害怕此类危险再次发生的恐惧心理，导致运动能力进一步恶化。

5. 基础运动情况　评估老年人床上体位转移（卧床翻身及坐起躺下）、床椅转移（从坐位到站位，再从站位到坐位的转换过程）、平地行走（双脚交互的方式在地面行动，总是一只脚在前）和上下楼梯（双脚交替完成楼梯台阶连续的上下移动）的能力。

6. 下肢肌力、平衡和移动能力情况　坐立试验（sit-to-stand test, SST）最初用于评估老年人日常生活动作所需的下肢功能性肌力。但受增龄或疾病困扰，老年人的平衡、转移和行走等功能性活动受到影响，故常用于评估其下肢肌力、平衡和移动能力。目前，SST 根据限定动作完成次数和限定测试时间分为两类，前者包括 1 次、3 次、5 次和 10 次从坐到立的动作测试；后者包括 10s 和 30s 内完成从坐到立的动作测试。其中，5 次坐立试验（FTSST）应用最为广泛。坐立实验的具体测试方法为：

(1) FTSST：老年人作为受试者坐于 43cm 高且无扶手的椅子上，双脚着地，背部不贴靠椅背，双手交叉于胸前，听到测试开始命令后，以最快速度完成 5 次起立和坐下动作。记录老年人完成 5 次起坐动作的时间。测试过程中，要求老年人双手必须交叉于胸前不能分开，站立时要求膝关节完全伸直。当测试者说"开始"后，无论老年人是否立即起身，即开始计时，记录完成 5 次起坐动作的时间，连续测试 3 次，测试间隔休息 1min。

（2）**下肢伸展肌力测试**：临床使用功能性蹲屈测试训练仪对老年人下肢整体伸展肌力进行测量。此设备系统仿照立位蹲起动作模式，采用独特的仰卧式蹲屈动作，可做下肢功能测试和训练。设备硬件主要包括踏板与铅块重量的缆绳系统各一个，可调整与滑动的背靠板一块，以及连接到设备上的计算机一台。设备硬件所感应信号需经由计算机系统予以显示及判读。测量过程根据功能性蹲屈测试训练仪的下肢肌力测试命令程序，对老年人进行下肢等长伸展肌力测试，整体测试过程由计算机监控并同步记录数据。测试数据采集包括每侧下肢的最大等伸展肌力值，此测试具有较好信度。

（3）**计时"起立 - 行走"测试**（timed "up and go" test, TUGT）：临床采用 TUGT 评估老年人的平衡功能和移动能力。具体方法为准备一把有扶手的靠背椅和一个秒表，老年人需穿平时穿的鞋，坐在有扶手的靠背椅上（椅子座高约 45cm，扶手高约 20cm），身体后靠椅背，双手放于扶手。如果使用助行器具（如手杖、助行架等），则将助行器具握在手中。在离座椅 3m 远的地面上贴一条显著粗线。开始指令发出后，老年人从靠背椅上站起并保持稳定后，按平时走路的步态，向前走 3m，过粗线后转身，走回至椅子前，再转身坐下，后靠椅背。测试过程中，测试者不能给予老年人任何躯体帮助，详细记录老年人完成三次背部离开椅背到再次坐下（靠到椅背）所用时间（测试时间）、步态稳定性以及完成测试过程中发生跌倒危险性，并进行客观等级量化评分。因该测试方法操作简便，已成为临床快速评价老年人运动功能的方法之一。

（4）**四阶平衡试验**：通过测试个体在 1~4 阶 4 种不同难度站立姿势（两脚并拢、两脚半脚交错并拢、脚跟对脚尖、单腿站立）下的静态平衡能力，要求受试者维持每种姿势（不能有支撑）站立 10s，应用"完成"与"未完成"的定性指标评价其完成平衡测试的能力，即不同难度水平完成度越高，平衡能力越好。此试验主要为判断老年人跌倒的风险性大小提供依据，属于难度系数逐渐增加型试验，因此对于日常活动较为灵便、行走不受限制的老年人更为适用。该测试方法的优点在于所需工具少，环境条件无限制，便于老年人模仿学习。但平衡能力差的老年人应在进行身体功能评估后再决定是否应用。

（5）**单腿站立试验**：以双手自然下垂紧贴大腿两侧，闭眼单脚站立的时间（s）来判断老年人的下肢肌力情况，以站立时间的长短表示结果，属于定量指标。抬起的脚可抬高或降低，但不能与支撑脚进行接触，站立时间越长，表明老年人的肌力及平衡能力越强。一般进行两次试验，以时间较长的组为准，如果闭眼单腿站立时间男性 <4s/ 女性 <3s，则表明受试老年人亟须加强下肢肌力训练。此试验主要用于评估老年人下肢肌力及平衡能力，但需认知功能正常，身体功能尚可，且能清晰理解闭眼等操作指令的老年人进行过程配合，评估过程中也需保护老年人安全，防止跌倒。

（三）营养状况评估

老年人因生理代谢特点发生改变，食物摄入、消化和吸收的能力均下降，营养风险及营养不良发生率高，且后果严重。单凭临床照护经验不能准确评估老年营养不良的发生率，因此，规范使用营养学筛查工具对老年人进行评价，发现并及时采取有效措施纠正，改善营养状态，对提高老年人生活质量，延长生存时间具有重要意义。对老年人营养状况评估时，需通过膳食调查、人体测量等多种手段进行综合评价。

1. 营养史采集 通过病史采集及评估判定老年人是否存在营养缺乏的体征，具体包括：

（1）用餐情况，包括每日进餐次数，热量与营养素摄入量现况，有无偏食 / 厌食、吸收或消化障碍等。

（2）健康状况与疾病史，是否患有内分泌系统、消化系统等慢性疾病而影响营养素的吸收。

（3）用药史及照护措施，是否服用缓泻剂等。

（4）是否有对食物不耐受或食物过敏等情况。

2. 膳食调查　膳食调查是了解老年人饮食摄入情况最直接的方法之一。膳食摄入量是营养状况评估过程中非常有价值的数据，不仅能反映其当前营养状况，还可预测近段时间内老年人营养状况的发展趋势。具体评估内容包括饮食习惯、膳食结构、进食频率、膳食摄入量，也可计算出每天能量和营养素的摄入量，以及各营养素之间的比例关系等。常采用的评估方法为 24h 回顾法，即要求老年人或照护者回顾过去 24h 内老年人摄取的所有食物种类及数量，并及时记录和分析。另外，为更准确了解老年人的饮食摄入情况，也可对连续 3d 内的饮食日摄入予以完整回顾。

3. 人体测量　该方法应用最为广泛，通过无创检查了解老年人机体的脂肪、肌肉储备，用于判定营养不良、监测治疗、提示预后。具体应涵盖的评估指标为身高、体重、皮褶厚度、围度（包括上臂围、胸围、腰围和臀围等）、握力等。以下主要介绍身高、体重及皮褶厚度的测算：

（1）**身高**：随年龄增长，老年人骨代谢中骨重建呈负氮平衡，同时受运动量及运动频次减少、性激素水平下降等因素影响，骨质疏松症发病率增高。80 岁以上老年人 90% 都患有骨质疏松症，导致其椎间盘易发生骨折、萎缩，身高呈进行性下降，即每增龄 20 岁，身高降低 4.2cm。由此，评估老年人身高时，需规范测量，避免经询问获得与实际偏差较大的数据。

（2）**体重**：作为营养状况评价中最简单、最直接且最常用的指标，体重是反映老年机体营养状况的直接参数。为准确获取当前体重值，测量时需确保时间（晨起空腹、排空大小便后）、衣着、姿势、体重计的一致性，具体评定指标为：

1）标准体重（ideal body weight，IBW）：也称为理想体重，计算方法为：

布洛卡公式：标准体重（kg）＝身高（cm）－[100（身高＜165cm）或 110（身高≥165cm）]。

布洛卡改良公式（仅适用于亚洲人）：标准体重（kg）＝身高（cm）－100。

平田公式：标准体重（kg）＝[身高（cm）－100]×[0.9（男性）或 0.85（女性）]。

2）实际体重（actual body weight，ABW）占标准体重的百分比为：实际体重与标准体重比（%）＝实际体重（kg）/标准体重（kg）×100%

评价标准：＞120%，肥胖；110%~120%，超重；90%~110%，体重正常；80%~90%，体重偏轻；＜80%，消瘦。

3）体重指数（body mass index，BMI）：又称体质量指数，是目前国际常用衡量人体胖瘦程度以及是否健康的标准，也是老年人体重状况的判定指标。同时，BMI 还可作为反映蛋白质能量营养不良以及肥胖症的可靠指标。具体计算方法为：$BMI（kg/m^2）＝体重（kg）/[身高（m）]^2$

评价标准：各国均参考 WHO 成人标准，但我国已发布国内标准（表 2-4）。

表 2-4　成人 BMI 评价标准

单位：kg/m²

BMI 分类	WHO 标准	亚洲标准	中国参考标准	相关疾病发病的危险性
体重过低	<18.5	<18.5	<18.5	低（但其他疾病危险性增加）
正常范围	18.5~24.9	18.5~22.9	18.5~23.9	平均水平
超重	≥25	≥23	≥24	增加
肥胖前期	25.0~29.9	23~24.9	24~27.9	增加
Ⅰ度肥胖	30.0~34.9	25~29.9	28~29.9	中度增加
Ⅱ度肥胖	35.0~39.9	≥30	≥30	严重增加
Ⅲ度肥胖	≥40.0	≥40.0	≥40.0	非常严重增加

（3）**皮褶厚度**：反映老年人机体内脂肪的储藏情况，可应用 X 线、超声波、皮褶卡钳等方法客观测量某部位（肱三头肌、肩胛下、髂骨上、腹部）的皮褶厚度，以表示或计算老年机体的脂肪含量，又称为皮下脂肪厚度。临床常用肱三头肌皮褶厚度及肩胛下皮褶厚度来判断老年人机体的营养状况（表 2-5）。

表 2-5　老年人皮褶厚度测量

项目		肱三头肌皮褶厚度	肩胛下皮褶厚度
测量方法		老年人上臂自然下垂，取左侧或右侧上臂背侧、肩峰与尺骨鹰嘴中点上 1~2cm 处，照护者用左手在被测部位用皮褶卡钳夹提起皮肤及皮下组织，测量皮褶厚度	老年人上臂自然下垂，取左侧或右侧肩胛骨下角约 2cm 处，皮褶方向与肩胛下角切线平行，照护者用左手在被测部位用皮褶卡钳夹提起皮肤及皮下组织，测量皮褶厚度
参考值 /mm	男性	8.3	—
	女性	15.3	—
评价等级（实测值 / 参考值 ×100%；实测值 /mm）	正常	≥90%	男性 10~40；女性 20~50
	肥胖	>120%	男性 >40；女性 >50
	消瘦	—	男性 <10；女性 <20
	营养不良	轻度：80%~90%；中度：60%~80%；重度：<60%	—

注：为保证测量值的准确性，可在同一部位连续测量 3 次后取均值。

4.**实验室检查**　可客观评价老年人的营养状况，以确定营养素缺乏或过量的种类及程度。临床用于评价老年人机体营养状况的实验室检查项目包括血浆蛋白、尿素氮、肌酐、淋巴细胞计数等，如血浆蛋白水平可反映机体蛋白质营养状况；尿素氮和尿肌酐可反映机体内蛋白质代谢与氮平衡状况；总淋巴细胞计数可评定细胞免疫功能，蛋白质 - 能量营养不良常会导致机体抗感染能力降低，术后感染率及死亡率增高。但实际测量时需考虑体液平衡、肝肾功能、既往病史及现病史对检查结果的影响。

5.**营养评估工具筛查**　微型营养评价（mini-nutritional assessment，MNA）是一种联合的营养状况筛查方法和评定工具，适用于门诊、住院、社区及养老机构的所有老年人营养不良状况及出现营养不良风险的预测，与传统人体营养评定方法及人体组成评定方法有良好的线性关系。因筛评结果的可靠性较高，操作方法简便（约 10min 即可完成），可推荐使用 MNA 方法作为老年人营养状况大样本研究的筛查工具。具体评价过程中，营养筛查后存在高风险营养不良的老年人（MNA 第一部分得分≤11 分）需完成营养评估（MNA 第二部分）。其他营养筛查工具，还包括微型营养评定简表（mini-nutritional assessment short-form，MNA-SF）、营养风险筛查 2002（nutritional risk screening 2002，NRS2002）、营养不良通用筛查工具（the malnutrition universal screening tool，MUST）、简化的营养食欲调查表（simplified nutritional appetite questionnaire，SNAQ）、营养不良筛查工具（malnutrition screening tool，MST）和患者主观整体评估（patient-generated subjective global assessment，PG-SGA）。

ER 2-3

微型营养评价

（四）感知觉功能评估

感觉器官是人体与外界环境发生联系，感知周围事物变化的一类器官，主要包括皮肤、眼、耳、鼻、舌等。步入老年期后，老年人的感觉器官普遍出现退行性功能变化，对外界刺激反应的敏锐度下降。另外，受疾病等因素影响，感知觉还会发生病理性的异常改变，其变化程度比生理性因素的

影响更严重,常表现为一种或多种感知觉改变,甚至发生严重的感知障碍。

1. 皮肤评估　老年人皮肤的生理功能随增龄而发生进行性衰退,且皮肤变化是最早且最易被观察到的老化征象。老年人的皮肤脂肪减少、弹力纤维变性,使得皮肤松弛、弹性变差,进而出现皱纹。皮肤真皮上层的微小血管分布稀疏而密度减少,皮脂腺及汗腺萎缩、分泌量减少或成分改变,使皮肤表面干燥、粗糙、脱屑。皮肤厚度减少、萎缩、抵抗力下降,易受机械性、物理性及化学性刺激影响而发生损伤,这也是长期卧床老年人易发生压疮的重要原因之一。皮肤中感受外界环境刺激的细胞数量减少,使其对冷、热、痛等反应迟钝,体温调节能力降低。面部皮肤呈苍白状改变;血管脆性增加,易发生出血。

2. 视觉评估

(1) 眼外观改变:随年龄增长,老年人的双眼呈现一系列老化症状,外观以双侧下眼睑肿胀为特征,主要原因为其下眼睑肌肉松弛并下垂,并因脂肪沉积、水钠潴留而诱发肿胀。部分老年人还会因上眼睑下垂诱发视力障碍,脂肪减少导致眼球凹陷。

(2) 眼结构改变

1) 角膜:角膜会出现"老年环",即角膜边缘基质层因类脂质沉积而呈现灰白色混浊环。

2) 晶状体:晶状体的解剖形态发生改变,晶状体悬韧带张力降低,前房角因晶状体前移而被关闭,房水循环受阻,眼压增高,诱发青光眼;晶状体内可溶性蛋白含量降低,非可溶性蛋白含量增加,当蛋白的有序排列受到破坏时,透光率下降,严重时可诱发白内障。

3) 玻璃体:玻璃体液化与后脱离可导致老年人的视网膜发生脱离,同时易失水、色泽改变、包涵体增多而诱发飞蚊症。老年人常主诉眼前有飘动的小黑影,尤其视白色明亮背景时更明显。

4) 视网膜:视网膜周边变薄,出现年龄相关性黄斑变性。受瞳孔括约肌张力增大、睫状肌硬化影响,老年人的视野显著缩小。色素上皮层细胞及其细胞内的色素减少,脂褐质增多,使其视力下降,同时对较短波长色彩辨认的敏感性,以及对光线的反应和调节能力均降低。

(3) 眼功能改变:40岁以后,人体晶状体调节功能和聚焦功能开始衰退,视近物能力下降;60岁以后,视力水平急剧衰退。70岁以上健康老年人的视力超过0.6的仅占51.4%,出现"老视"。其中,近距离视力比远距离视力减退更为显著。老化使老年人瞳孔缩小、晶状体与玻璃体混浊,因此,投射在视网膜上的光量大大减少,使老年人在阅读时对照明强度有较高要求。

3. 听觉评估　听力下降是老年人普遍出现的听觉改变,最常见现象即为重听,主要原因为耳道传导声波功能减弱与听神经退化。外耳道表现为皮肤分泌功能减退,耳垢干硬、堆积、阻塞易形成中耳耳垢嵌塞,诱发传导性听力障碍。另外,由于内耳及耳蜗功能发生退行性变化、神经脑细胞数量减少导致声波传导障碍,老年人对高频声音听力出现衰退的程度比低频声音更为明显。同时,高频听力下降、听觉记忆减退,使老年人对言语知觉及语言理解能力降低,沟通受阻而诱发老年性耳聋;当对声音的辨别能力也出现衰退,尤其受不良听觉条件或噪声背景干扰,其辨别能力进一步降低。70岁以上老年人对言语知觉所需最低音强比青年人高6~7倍。

4. 味觉评估　50岁以后,人体口腔内舌面光滑、味蕾数量减少,并随年龄增长及老化发展,减少程度更为严重,导致老年人味觉刺激阈值增大,味觉功能减退,即对酸甜苦辣咸五种味觉要素的敏感性降低。另外,受口腔黏膜细胞和唾液腺萎缩的影响,老年人唾液分泌量减少而使口腔干燥,饮食习惯发生显著改变,易导致食欲减退,进而影响机体对营养素的摄取和吸收。

5. 嗅觉评估　嗅觉细胞功能的衰退是一个渐进的过程,一般从40岁开始,人体嗅觉细胞减少,嗅觉功能开始减退;50岁以后,对气味的分辨能力亦趋于衰退,且男性较女性更为显著;60岁以后,嗅觉细胞更新速度缓慢,70岁以后嗅觉急剧衰退。老年人嗅神经数量减少、萎缩、变形,鼻腔内感受气味的接收器,即嗅球开始萎缩,嗅觉敏感性降低,加剧食欲减退程度。此外,嗅觉丧失还会降低老年人分辨并应对日常生活危险环境因素(如有毒气体、烟味等)的能力,即会出现"感官适应性调节"和"交叉适应"。

6. 触觉评估　人体表皮神经纤维的分布密度，受部位及年龄因素影响而呈现较大差异。不同部位触觉敏感性不同，且随老化进程的发展而逐渐减退。人体自 40 岁开始触觉小体的数量趋于减少，60 岁以后触觉小体和表皮连接松懈，降低触觉敏感性，尤其老年人的眼角膜与鼻部的触觉敏感性降低最为显著，导致其对流眼泪或流鼻涕常表现为毫无知觉，需照护者加以提醒。温度感觉方面，由于神经细胞缺失，神经传导速度减慢，导致老年人对温度的感觉变得尤为迟钝，日常照护时需加以防护，避免烫伤等风险事件的发生。

（五）生活质量评估

生活质量（quality of life, QOL）可综合反映人的健康水平和主观认可程度，因此，能够更全面地评价个人生活事件（如衰老）对人造成多方面的影响。良好生活质量的维持是保证健康老龄化的重要策略。WHO 将其定义为"在不同的文化背景和价值体系下，个体对于生活的目标、期望和标准"，是一种主观的多维度观点，包括积极和消极两个方面。

1. 生活质量的主观评价　生活质量是一个具有个性和易变性的概念，老年人的生活质量不能单纯从躯体、心理、社会功能等方面获得，完成评估时最大限度以老年人的主观体验为基础，评估其生活的客观状态，并进行主观评价。而生活满意度及幸福感是衡量老年人生活质量的核心指标。

（1）**生活满意度**：是指个人对生活总的观点以及现在实际情况与希望之间、与他人之间的差距。生活满意度指数是用来评估老年人心情、兴趣、心理、生理主观完美状态的指标。生活满意度可从对生活的兴趣、决心和毅力、知足感、自我概念及情绪等方面进行评估。

（2）**主观幸福感**：是反映在社会中个体生活质量的重要心理学参数，包括认知和情感两个基本要素。

2. 老年人生活质量常用的评估工具　目前对生活质量的评估还未形成公认的金标准，最常用的是 36 项健康调查简表（short form-36 health survey, SF-36）。其他较常用的有 WHO 生活质量测定量表（the World Health Organization's quality of life, WHOQOL）、纽约芬兰纪念大学幸福度量表（memorial university of Newfoundland scale of happiness, MUNSH）、欧洲五维健康量表（EuroQoL-5D, EQ-5D）等。

（1）**SF-36**：该量表是目前被普遍认可的 QOL 测评工具，适用于认知及躯体功能损害较轻的老年群体。但对养老机构的老年人而言，其中 9 个条目涉及的活动内容（如重体力活动、手提日用品等）较少存在；另外，6 个条目内容涉及工作问题（如您的工作和日常生活有无因身体健康而出现问题？），因而降低了总量表的表面效度。

（2）**WHOQOL**：包括 WHO 生存质量老年模块量表（WHOQOL-OLD）、WHO 生存质量量表（WHOQOL-100）及 WHO 生存质量测定量表简表（WHOQOL-BRIEF）。WHOQOL-100 涵盖与生活质量有关的 6 个领域和 24 个方面，共 100 个条目，是适用于一般人群的普适性量表。考虑其测评内容较冗长，癌症、慢性病患者及老年人群常选用 WHOQOL-BRIEF，即从躯体健康、心理功能、社会关系及环境 4 个维度，共 26 个条目来测评 QOL 水平，并已被我国政府列为卫生行业标准的 QOL 量表。WHO-OLD 则从感觉、自主、以往经历、社会参与、死亡观及与伴侣亲密关系 6 个方面进行部分测评，需与 WHOQOL-100 综合使用才可完整测量老年人的 QOL 水平，因条目内容繁多，施测效果不够理想。

（3）**MUNSH**：为自评量表，反映个体的正性情感、负性情感、正性体验和负性体验，是常用的老年人幸福感量表，被广泛应用于精神卫生领域，适用于老年人生活质量的测量。但由于 MUNSH 融合了情感平衡、生活满意度指数及费城老年病中心 3 个量表，不同量表条目整合，并将指导语限定时间范围统一后，仍存在指导语与个别条目不匹配的情况（例"您感到孤独程度如何？"的选项为"是，否"），需进一步修正和完善。

ER 2-4

MUNSH

（4）EQ-5D：可由研究对象自评，也可由他人代评，用于不同健康状况和认知功能的老年人群，是应用最广的测量健康相关生活质量的量表。EQ-5D包括行动能力、自护能力、日常活动能力、疼痛/不舒服、焦虑/抑郁5个维度，共5个条目。每个维度分3个水平：没有任何困难、有些困难、有极度困难。还有一个视觉模拟标尺评分（EQ-VAS），用以标注感知的自身健康状况。

知识链接

老年人营养不良多学科决策模式中国专家共识（2023）

为全面改善老年人营养不良，积极促进健康老龄化，实现"健康中国2030"的战略目标，《老年人营养不良多学科决策模式专家共识（2023）》综合了国内外最新的循证医学证据及本领域专家的诊治经验，提出了老年人营养不良多学科决策模式，旨在临床实践中对老年人进行更加规范化的综合营养管理，促进健康老龄化。

所有老年患者（不受特定疾病诊断的影响，包括超重和肥胖）应定期使用经过验证的工具进行营养筛查，以确定风险人群。共识建议使用MNA-SF或NRS2002对入住医疗机构的所有老年患者在24h内进行规范的营养筛查，以尽快确定风险人群。采用营养筛查工具发现有营养风险或营养不良风险的老年患者后，应根据营养不良全球领导倡议（the Global Leadership Initiative on Malnutrition criteria, GLIM）标准明确营养不良的诊断和分级。营养不良的诊断标准需满足至少1项营养不良表型标准和1项病因学诊断标准，并根据营养不良表型指标将营养不良分为中度和重度。老年人营养不良诊断确定后，多学科团队应在48h内展开营养综合评估及分析。营养综合评估包括病史采集、膳食调查、体格检查、人体测量、功能状态、人体成分、实验室检查。此外，还需进行老年综合评估，如神经心理状态、肌少症和衰弱等。

二、精神心理评估

老年人身体器官的衰老导致心理功能衰退，并产生相应行为表现。老年精神心理评估是老年综合评估的重要组成部分，包括认知功能、情绪和情感、人格、自我概念、压力和精神状态六个方面的评估。

（一）认知功能的评估

认知反映个体的思维能力，是认识、理解、判断、推理事物的过程，并通过个体的行为和语言表达出来。

1. 评估方法

（1）**客观心理评估**：该评估方法要求老年人完成一定的任务或题目，如画钟，根据老年人的表现进行注意力、记忆、语言等方面的评估。实验结果只需按事先设计好的客观评定标准得到分数或结果。如有震颤症状的老年人比正常老年人在书写速度上较慢，可能会直接影响实验结果，无法考虑到其他影响老年人因素的影响；其次必须使老年人完全准确地理解需要完成的任务。

（2）**知情者报告法**：此方法为从了解老年人的配偶、子女、保姆、照护者等知情者处获得信息进行评估。适用于无法正确理解评估量表、无法有效交流或不能长时间配合的老年人，而照护者更了解老年人以前的状况及近期的变化，可以报告老年人无法或未能发现的变化以及进程。但此信息为间接获得，易受主观因素的影响。

（3）**访谈法**：分为结构式、半结构式和非结构式三种。其中结构式访谈是由照护者将问题标准化，由老年人回答或选择回答，便于照护者控制访谈节奏。半结构式访谈是照护者预先拟订访谈计划，仅对一些相关话题和预设主题范围内的问题进行提问，老年人还需对照护者所提问题做进一步的澄清或阐述,访谈方式较松散。非结构式访谈是由照护者秩序笼统地决定探究的主要问题和话题的范围,探究方法灵活多样,老年人多被鼓励敞开心扉、自然地运用自己的语言和观点谈论问题。

2. 常用的评估工具

(1)**简易智力状态检查量表**(mini-mental state examination,MMSE):又称简易精神状态检查量表,具体包括对老年人时间定向力、记忆力、注意力和计算力、回忆能力及语言能力的测定。应用MMSE进行测评时,虽费时较长,但可通过得分判定特定分数段所代表认知功能的受损情况,用于简单判断和区分谵妄、抑郁、昏迷和认知症。但认知功能评估中,因测评结果受谵妄、抑郁、缺少合作、教育水平低、智力障碍、语言障碍或精神不集中等因素影响,所以较低分数不可直接判定老年人罹患认知症。

(2)**画钟试验**(clock drawing test,CDT):该测试方法简单易行、准确性高,且文化相关性小。老年人完成CDT需要多项认知功能参与,具体包括:对测验的理解;计划性;视觉记忆和图形重建;视觉空间能力;运动和操作能力;数字记忆、排列能力;抽象思维能力;抗干扰能力;注意力集中、持久,以及对挫折的耐受能力。鉴于老年性认知症早期,认知功能损害最早体现在视觉空间能力障碍,同时计算和操作能力受损也较明显,因此,CDT在早期老年性认知症的筛查和诊断方面有重要意义。

ER 2-5
画钟试验

(3)**简易智力状态评估量表**(Mini-Cog):该量表由CDT和3个回忆条目组合而成,用于弥补CDT在筛查认知障碍时的敏感性和预测稳定性的不足,用于区分认知症和非认知症人群。Mini-Cog测试仅由一名照护者即可完成,用时3min,常用于急诊筛查。

(4)**蒙特利尔认知评估量表**(Montreal cognitive assessment,MoCA):可用于对轻度认知功能状况的快速筛查,但评估结果的判定需综合考虑老年人的受教育水平。它评定了许多不同的认知领域,具体包括注意与集中、执行功能、记忆、语言、视结构技能、抽象思维、计算和定向力。完成MoCA检查大约需要10min。

ER 2-6
简易智力状态
评估量表

(5)**老年认知功能量表**(scale of elderly cognitive function,SECF):该量表是在MMSE的基础上加以扩充和修改而成的认知功能测量工具,主要对老年人的认知功能水平作量性评估。该量表简单易评,操作性强,有助于对老年认知功能有定性、定量作用,同时也可对认知功能的不同侧面进行系统评估。

(6)**简易老年人认知筛查问卷**(brief elderly cognitive screening inventory,BECSI):该问卷用于评估老年人四个功能领域,包括记忆功能、时间取向、工作效率和精神病理学。问卷总分对筛查轻度认知障碍或阿尔茨海默病具有较高的敏感性和特异性,对不同程度认知损害具有较好区分能力,是一个可靠、有效的简易认知损害筛查工具。

(二)情绪和情感的评估

步入老年期,老年人在面对和适应各种压力事件的过程中,常有一些特殊的心理活动,出现老年期较显著的个性心理特征。老年人的心理健康直接影响其躯体健康和社会功能状态,是实现健康老龄化不可缺少的维度之一。因此,情绪和情感评估是老年精神心理评估的重要组成部分,其常从焦虑、抑郁及反映正向健康的指标如幸福感等方面进行测量。

1. 评估方法

(1)**观察法**:是指评估者根据一定的研究目的、研究提纲或观察表,用自己的感官和辅助工具对老年人的心理行为进行有目的、有计划、有系统的观察,从而获得资料的一种方法。优点是方法简便,在自然放松的情境下完成,不易引起老年人的不良情绪;缺点是由于老年人心理行为的随意性、偶然性,不能做精确的重复观察及定量分析。

(2)**交谈法**:通过交谈了解和掌握老年人的心理问题或心理异常表现的性质及产生的原因、患

病前的生活经历和遭遇、性格特点及行为习惯等，从而达到诊断的目的，同时有效的交谈也是一种干预治疗手段。交谈法可分为正式与非正式交谈。其中，正式交谈又称晤谈法，是评估者先设置好提纲，依次提出问题，让老年人按提纲回答问题，并在特定情景下把控谈话内容及气氛。非正式交谈则不设置提纲，类似日常生活或工作间的自然交谈，可按照老年人性格特点予以灵活应用，是建立良好医患关系的基础。

（3）评估量表：此方法需要纵向观察，从不同的时间点对老年人取样。量表各项目描述精细，内容全面，信息量大，操作简单而且可以团队实施。但由于老年人精力和体力较差，可供评估的时间有限，不能面面俱到，而且量表大多是从国外修订而来，难免受社会文化环境影响，降低工具的表面效度。

2. 常用的评估工具

（1）焦虑评估工具

1）焦虑自评量表（self-rating anxiety scale，SAS）：该量表可作为简便分析患者主观症状的临床工具，适用于具有焦虑症状的成年人，具有广泛的应用性。SAS 能够充分反映患者在应激状态下的情绪反应以及精神和行为的改变。

2）汉密尔顿焦虑量表（Hamilton anxiety scale，HAMA）：该量表在精神科中应用较为广泛，是一种他评量表，所有项目均根据患者的口头叙述进行评分，同时特别强调受检者的主观体验，对评定者的要求较高。主要涉及躯体性焦虑和精神性焦虑两大类因子结构，用于评定神经症及其他患者的焦虑症状的严重程度。

3）状态 - 特质焦虑问卷（state-trait anxiety inventory，STAI）：该问卷被公认为国内外测量焦虑的金标准，也是研究使用最广泛的焦虑自评问卷，分为焦虑状态问卷和焦虑特质问卷两部分，可分开使用，15~20min 完成评定。该问卷可用于个人或集体测试，也可应用于评定罹患心身疾病及患有精神疾病患者的焦虑情绪；以及评价心理治疗、药物治疗的效果。该问卷简便易于分析，并能相当直观地反映焦虑患者的主观感受，而且能有效区分患者的状态焦虑和特质焦虑；缺点是条目相对较多，耗时相对较长，并用于老年患者的区分效度不高。

（2）抑郁评估工具

1）抑郁自评量表（self-rating depression scale，SDS）：由 Zung 于 1965 年编制的抑郁自评量表，其特点是使用简便，并能直观地反映抑郁患者的主观感受及其在治疗中的症状变化，主要适用于具有抑郁症状的成年人。但对严重迟缓症状的抑郁评定存在困难，同时，SDS 对于文化程度较低或智力水平稍差的人使用效果不佳。

2）汉密顿抑郁量表（Hamilton depression scale，HAMD）：该量表由 Hamilton 于 1960 年编制，是临床评定抑郁状态时应用最为普遍的常用工具。该量表属于他评量表，评估过程较为复杂性，且对评估人员的技术要求高，临床医生评估症状严重程度的方式可能会降低量表的可靠度。

3）老年抑郁量表（geriatric depression scale，GDS）：该量表是由 Brink 等人于 1982 年编制，专门用于老年人的抑郁筛查量表，条目内容代表老年抑郁的核心内容，包括情绪低落，活动减少，易激惹，退缩痛苦的想法以及对过去、现在、将来的消极评价，能敏感地检查老年抑郁患者所特有的躯体症状。

4）贝克抑郁量表（Beck depression inventory，BDI）：该量表由 Beck 于 20 世纪 60 年代编制，并于 1993 年被修订，用于评估与绝望、易怒相关的抑郁症状、负罪感、惩罚感以及身体症状（如疲劳、体重减轻）。研究者基于临床研究，将 BDI-I 修订为 BDI-II 版本，虽已成为心理健康领域使用最广泛的抑郁症状测量方法，但在国内尚未被推广。

（3）幸福感评估工具

1）精神幸福感指数量表（spirituality index of well-being，SIWB）：该量表由 Daaleman 等于 2002

年基于精神幸福的定义编制,用于评定慢性病患者和老年人的精神幸福感水平。量表包括自我效能和生命意义2个维度,自我效能维度测量个人的功能性生活自我效能感,生命意义维度评估一个人对自己生命意义的感知。

2)精神幸福感量表(spiritual well-being scale,SWBS):该量表由Paloutzian等于1982年研发,用来测量不同宗教和文化个体的精神幸福感。该量表包括宗教幸福感和存在幸福感两个分量表,尽管该量表开发的时间较早且在多个版本中显示信效度良好,但该量表多用于有一定宗教背景的人群。

(三) 人格的评估

人格是一个人的整个精神面貌,即具有一定倾向性的比较稳定的心理特征总和。它包括心理特征和倾向性两个方面,其中心理特征包括能力、气质和性格;倾向性包括需要、动机、兴趣、信念和世界观等。

1. 评估方法

(1)晤谈法:指照护者与老年人直接谈话,在谈话同步予以观察。作为常用的人格评估方法,具有方便、不受条件限制等优点,但内容不全面,深度有待加强,且易受观察者的主观影响,结论科学性有待进一步验证。

(2)客观评定法:采用调查表、问卷、校核表等,测评过程不加入照护者的主观成分,而由老年人自我报告(自我陈述),所以这类方法又称自陈/自评法。

(3)测验法:用于人格的测验通常是采用投射实验。

2. 常用的评估工具

(1)艾森克人格问卷(eysenck personality questionnaire,EPQ):该问卷以决定人格的三个基本因素,即内外向性(E)、神经质/情绪性(N)、精神质(倔强或讲求实际,P)为基础而构建,可分为成人版(≥16岁)及儿童版(7~15岁),各包括精神质(P)、内外向(E)、神经质(N)及说谎(L)四个量表,均为88个项目。成人版EPQ适用于不同文化程度的老年人,在医学、司法、教育和心理咨询等领域被广泛应用。

(2)明尼苏达多项人格测验(Minnesota multiphasic personality inventory,MMPI):是由Hathaway和Mckinley于20世纪40年代制定,也是迄今应用最为广泛且权威性较高的纸-笔式人格测验工具。该问卷的制定方法是分别对正常老年人和患有精神疾病的老年人进行预测,以确定在哪些条目上不同人有显著不同的反应模式,因此该测验最常用于鉴别精神疾病。

(四) 压力的评估

压力(stress)是指内外环境中的各种刺激作用于机体时产生的非特异性反应。适当的压力有助于提高机体的适应能力,为一切生命生存和发展所需。但机体长期处于较强的压力之中,可因适应不良导致心身疾病如高血压、胃溃疡等。

压力评估内容包括压力源和压力应对,其中压力源也称生活事件,是指使人感到紧张的事件或环境刺激,如疾病、焦虑、噪声、文化差异等;压力应对是指当人的内、外部需求难以满足或远远超过其所能承受的范围时,个体采用持续性的行为、思想和态度改变来处理这一特定情形的过程,可归纳为情感式和问题式两类。

1. 评估方法

(1)交谈法:通过与受试者交谈一定的问题收集资料。如:目前的生活发生了哪些改变?这些改变给你造成了多大压力?

(2)评估量表法:由照护者按一定规格的评定项目,通过观察作出判断,与晤谈法结合使用,可提高评定的客观性。

2. 常用的评估工具

(1)生活事件量表(life event scale,LES):LES为自评量表,其评价目的是对个体精神刺激进行定性和定量评价。具体从家庭生活方式、工作学习、社交及其他四个方面开展，即由受试者根据自身的实际感受而非按常理或伦理道德观念去判断那些经历过的事件，对本人来说是好事或是坏事、影响程度如何、影响的持续时间。另外，还增设有 2 条空白项目，供填写当事者自己经历而表中并未列出的某些事件，时间通常为一年，有的事件虽然发生在该时间范围之前，如果影响深远并延续至今，亦可作为长期性事件予以记录。

（2）**中文版知觉压力量表**（Chinese perceived stress scale，CPSS）：知觉压力是对某种超个人能力事件的体验。这类事件虽然不是很严重，但却经常困扰着我们。测评知觉压力是让个体确定超越自己应对能力的事情有哪些，CPSS 测评工具可预测早期健康问题更为有效，还可以评估个人不良习惯造成的慢性压力。知觉压力量表检测受试者 1 个月生活中的整体及普遍存在的压力，表示一种自我察觉的程度，就目前生活环境需求，对个人压力能力的状况做评估。

（3）**简易应对方式问卷**（simplified coping style questionnaire，SCSQ）：应对是个体对现实环境变化有意识、有目的和灵活的调节行为。应对的主要功能是调节应激事件作用，包括改变对应激事件的评估，调节与事件有关的躯体或情感反应。个体应对方式与心身健康之间的关系已成为临床心理学研究的重要内容。SCSQ 由积极应对和消极应对两个维度（分量表）组成，其中积极应对维度由条目 1~12 组成，反映积极应对的特点；消极应对维度由条目 13~20 组成，反映消极应对的特点。

（4）**压力负荷量表**（stress overload scale，SOS）：是由 Amirkhan 于 2012 年编制，适用人群较广泛。SOS 为自我评估量表，条目数较少、问题简单清晰、评估时间短，即从个人和工作相关事件 2 个维度探究压力，尤其适用于测评长期的压力状况。SOS 包含个体脆弱性和事件负荷 2 个维度，各 12 个条目，另外还增加了 6 个积极的补充条目，共 30 个条目。

（五）自我概念的评估

自我概念（self-concept）即一个人对自身存在的体验。自我概念是一个有机的认知机构，由态度、情感、信仰和价值观等组成，并把个体表现出来的各种特定习惯、能力、思想、观点等组织起来。自我概念关系到老年人的主观幸福感，一旦发生紊乱会极大地影响老年人维持健康和促进康复的能力。

1. 评估方法

（1）**交谈法**：通过与受试者进行语言交谈而收集其自我概念信息的方法。

（2）**观察法**：会谈是了解受试者体象主观资料的一种方法，客观资料的收集需观察受试者外形、非语言行为等。

（3）**心理测验法**：常用一些评估量表进行测验。

2. 常用的评估工具

（1）**自尊量表**（self-esteem scale，SES）：该量表根据受试者一周内的情绪体验，判定关于自我价值和自我接纳的总体感受。SES 由 5 个正向计分和 5 个反向计分的条目组成，量表设计中充分考虑完成测评的便利性，受试者可直接报告条目内容的描述是否符合自身实际情况。

（2）**自我超越量表**（the self-transcendenceb scale，STS）：自我超越是以超越自我的看法、活动和目的为导向的一种综合性心理测量指标。该量表是由美国学者 Reed 根据包含 36 个条目的老年发展资源量表改编而成的单维度量表，用于从"个人自我超越"和"人际自我超越"两大维度测评受试老年人整体的自我超越水平。

（六）精神状态的评估

老年人精神状态可从时间定向（知道并确认时间的能力）、空间定向（知道并确认空间的能力）、人物定向（知道并确认人物的能力）、记忆（短时、近期和远期记忆能力）、理解能力（可借助平时使用助听设备等理解语言信息和非语言信息的能力，即理解别人的话）、表达能力（口头和非口头的表达信息能力，即表达自己的想法）、攻击行为（身体攻击行为，如打／踢／推／咬／抓／摔东西，和语言攻击行为如骂人、语言威胁或尖叫）和意识水平（机体对自身和周围环境的刺激作出应答反应的能力程度，如清醒和持续的觉醒状态）方面加以分析（表2-6）。

表2-6　精神状态指标和评分

序号	精神状态指标	评分及说明
1	时间定向	4分：时间观念（年、月）清楚，日期（或星期几）可相差一天 3分：时间观念有些下降，年、月、日（或星期几）不能全部分清（相差两天或以上） 2分：时间观念较差，年、月、日不清楚，可知上半年或下半年或季节 1分：时间观念很差，年、月、日不清楚，可知上午、下午或白天、夜间 0分：无时间观念
2	空间定向	4分：能在日常生活范围内单独外出，如在日常居住小区内独自外出购物等 3分：不能单独外出，但能准确知道自己日常生活所在地的地址信息 2分：不能单独外出，但知道较多有关自己日常生活的地址信息 1分：不能单独外出，但知道较少自己居住或生活所在地的地址信息 0分：不能单独外出，无空间观念
3	人物定向	4分：认识长期共同一起生活的人，能称呼并知道关系 3分：能认识大部分共同生活居住的人，能称呼或知道关系 2分：能认识部分日常同住的亲人或照护者等，能称呼或知道关系等 1分：只认识自己或极少数日常同住的亲人或照护者等 0分：不认识任何人（包括自己）
4	记忆	4分：总是能保持与社会、年龄所适应的记忆能力，能完整地回忆 3分：出现轻度的记忆紊乱或回忆不能（不能回忆即时信息，3个词语经过5min后仅能回忆0~1个） 2分：出现中度的记忆紊乱或回忆不能（不能回忆近期记忆，不记得上一顿饭吃了什么） 1分：出现重度的记忆紊乱或回忆不能（不能回忆远期记忆，不记得自己的老朋友） 0分：记忆完全紊乱或者完全不能对既往事物进行正确的回忆
5	理解能力	4分：能正常理解他人的话 3分：能理解他人的话，但需要增加时间 2分：理解有困难，需频繁重复或简化口头表达 1分：理解有严重困难，需要大量他人帮助 0分：完全不能理解他人的话
6	表达能力	4分：能正常表达自己的想法 3分：能表达自己的需要，但需要增加时间 2分：表达需要有困难，需频繁重复或简化口头表达 1分：表达有严重困难，需要大量他人帮助 0分：完全不能表达需要
7	攻击行为	1分：未出现 0分：近一个月内出现过攻击行为
8	抑郁症状	1分：未出现 0分：近一个月内出现过负性情绪
9	意识水平	2分：神志清醒，对周围环境能作出正确反应 1分：嗜睡，表现为睡眠状态过度延长。当呼唤或推动老年人的肢体时可唤醒，并能进行正确的交谈或执行指令，停止刺激后又继续入睡；意识模糊，注意力涣散，对外界刺激不能清晰认识，空间和时间定向力障碍，理解力迟钝，记忆力模糊和不连贯 0分：昏睡，一般的外界刺激不能使其觉醒，给予较强烈的刺激时可有短时的意识清醒，醒后可简短回答提问，当刺激减弱后又很快进入睡眠状态；或者昏迷：意识丧失，随意运动丧失，对一般刺激全无反应

三、社会功能评估

社会是指由一定的经济基础和上层建筑构成的整体,并由于共同的物质条件和生活方式而联系起来的人群。从构成上看,社会由环境、人口、文化、语言四大要素组成;从规模上看,社会可小至一个家庭,大至一座城市、一个国家。而人是在社会关系中扮演这一角色的有自我意识的物质实体。因此,要全面认识和衡量个体的健康水平,除生理、心理功能外,还应评价其社会状况。老年人社会功能评估可以帮助人们更好的理解老年人的社会功能,并正确指导老年人积极参与社会活动。社会功能评估包括社会支持、社会角色、社会文化与所处环境及社会参与。

(一)评估方法

1. 交谈法 通过与受试者面对面的谈话,在口头信息沟通过程中了解其社会功能状态的方法。

2. 观察法 根据一定的评估目的、评估提纲或观察表,用感官和辅助工具直接观察受试者,从而获得资料的一种方法。

3. 量表评定法 根据设计的等级评价量表对受试者进行评估的方法,是目前应用最广泛的评估方法。

4. 实地观察 观察者有目的、有计划地运用自己的感觉器官或借助科学观察工具,能动地了解处于自然状态下的社会现象的方法。

5. 抽样调查 为一种非全面调查,从全部调查研究对象中,抽选一部分单位进行调查,并据此对全部调查研究对象作出估计和推断的一种调查方法。根据抽选样本的方法,抽样调查分为概率抽样和非概率抽样两类。

(二)社会支持系统的评估

社会支持是指一定社会网络运用一定的物质和精神手段对社会弱势群体进行无偿帮助的行为总和,一般指来自个人之外的各种支持的总称,是与弱势群体的存在相伴随的社会行为。良好的社会支持有利于健康。

1. 社会支持内容 包括以下三个方面:

(1)**客观支持、主观体验到的支持和对支持的利用度**:客观支持也称实际社会支持,包括物质上的直接援助和社会网络、团体关系的直接存在和参与,是客观存在的现实,是人们赖以满足自身社会、生理和心理需求的重要资源;主观体验到的支持也称领悟社会支持,即个体所体验到的情感上的支持,也就是个体在社会中受尊重、被支持、被理解而产生的情感体验和满意程度,与个体的主观感受密切相关;对支持的利用度是个体对社会支持的利用情况,有些人虽然可以获得支持,却拒绝他人的帮助。

(2)**家庭、朋友及其他支持**:强调个体对来自各种社会支持来源的理解和领悟。

(3)**认知、情感及行为支持**:其中认知支持提供各种信息、意见与知识等;情感支持指安慰、倾听、理解及交流等;行为支持指实际的帮助行动。

2. 常用的评估工具

(1)**社会支持评定量表**(social support rating scale,SSRS):该量表由肖水源于 1994 年编制而成,是目前国内广泛应用的评估老年人社会支持的量表,包括主观支持、客观支持和支持利用度 3 个维度,共 10 个条目,得分越高,社会支持度越好。

(2)**领悟社会支持量表**(perceived social support scale,PSSS):该量表最初由 Zimet 等编制,我国学者姜乾金于 2001 年将其汉化,侧重于对社会支持的领悟,包含家庭支持、朋友支持、其他支持 3 个维度,共 12 个条目,得分越高,表明个体感受到的支持程度越高。

(3)**简体中文版医疗社会支持量表**(Chinese versiono medical outcomes study social support survey,MOS-SSS):该量表由黎欢于 2012 年汉化修订,用于测量慢性病患者的医疗社会支持水平,包括实际性支持、讯息与情绪性支持、社会互动性合作、情感性支持 4 个维度,共 20 个条目,得分越高说明医疗社会支持水平越高。

(三) 社会角色的评估

老年人的社会角色评估,目的在于评估老年人对自己的角色感知、对角色是否适应、对所要承当的角色是否满意,以便采取措施进行干预,尽量避免给老年人带来生理和心理上的不良后果。

1. 老年人的社会角色变化的主要形式　老年期是人生的最后一个重要转折期,其中最突出的特点是离退休导致老年人长期形成的主导活动和社会角色发生转变,心理发生波动和变化。离退休引起老年人社会角色的改变体现在以下方面:

(1) **从忙碌职业角色转变为闲暇家庭角色**:老年人离退休后,离开了原有的工作岗位和社会生活,即从职业角色转入闲暇角色,这种角色转换对老年人的生活和心理是一次很大的冲击。

(2) **从主体角色转变为依赖角色**:老年人在退休前有自己的工作、人际关系和稳定的经济收入,是家庭的主体角色,退休后从过去被子女依赖转向依赖于子女,在家庭中原有的主体角色和权威感随之丧失,逐渐从主体角色演变为依赖角色。

(3) **从配偶角色变为单身角色**:步入到老年期,失去配偶的可能性日益增大,一旦配偶丧失,另一方即进入单身角色。

2. 常用的评估工具

(1) **开放式问题的方式**

1) 一般角色:了解老年人过去从事的职业、担任的职务以及目前所担任的角色。如询问老年人最近做了什么事情、什么事情很困难等。

2) 家庭情况:了解老年人家庭地位的变更和角色的变化,以及老伴去世角色的丢失。另外对性生活的评估,也可了解老年人夫妻角色功能,有助于判断老年人社会角色及家庭角色状态。

3) 社会角色:询问老年人是否了解自己的角色权利和义务,评估老年人社会关系状态及其对每日活动是否明确。

4) 角色的适应:评估老年人对自己承担的角色是否满意以及角色期望是否满意,评估有无不良的心身行为反应,如头痛、头晕等。

(2) **评估量表**:常用的评估工具为人际关系自我评定量表。

(四) 文化的评估

广义的文化是指一个社会及其成员所特有物质财富和精神财富的总和。狭义的文化是指精神文化,包括习俗、道德规范、知识、宗教信仰、信念等。文化对个体的健康会产生双重影响。老年人文化的评估包括价值观、信仰、信念和风俗习惯。

1. 价值观　基于人一定思维感官之上所作出的认知、理解、判断或抉择,也就是人认定事物、辨别是非的一种思维或取向,从而体现出人、事、物一定的价值或作用;价值观对动机有导向的作用,同时反映人们的认知和需求状况。评估价值观可采用开放式问题形式,如:你认为自己健康吗?你认为你是如何患病的?你对自己所患疾病是如何认识的?你认为你的生活是否受到疾病影响?

2. 信仰　指对某种主张、主义、宗教或对某人、某物的信奉和尊敬,并把它奉为自己的行为准则。评估信仰可采用开放式问题形式,如:宗教信仰对你来说有多重要?你是否因宗教信仰而禁食某种食物?你经常参加哪些宗教活动?你的宗教信仰对你在住院期间的检查、治疗、饮食、起居、用药等有何特殊要求?

3. 信念　是人们在一定的认识基础上,对某种思想理论、学说和理想所持的坚定不移的观念,以及真诚信服与坚决执行的态度。信念是认识、情感和意志的融合和统一,并与健康密切相关。对老年人信念的评估,应了解疾病、健康信念、文化背景对其健康的影响。

4. 风俗习惯　指个人或集体的传统风尚、礼节、习性,是特定社会文化区域内历代人们共同遵守的行为模式或规范,包括民族风俗、节日习俗、传统礼仪等。风俗习惯对老年人健康的影响具有两面性,评估过程应了解不同文化区域风俗习惯与健康的关系,包括饮食、礼节、家庭习惯等。评估者可通过交谈的方式进行评估。

(五) 环境的评估

老年人的健康状况与生存环境密切相关,评估内容包括物理环境和社会环境。评估方法有自述法、询问法、实地观察法和监测法等。

1. 物理环境评估 包括对老年人生活环境、居住条件和社区中特殊资源的评估,其中重点评估居家安全环境,如地面是否平坦、有无管线或杂物放置、厨房设备是否安全等。

2. 社会环境评估 社会环境包括文化背景、法律法规、社会制度、劳动条件、人际关系、社会支持、经济状况等,其中评估内容包括家庭环境评估和社区环境评估。

(1) 家庭环境评估:用家庭关怀度指数量表(family adaptation, partnership, growth, affection, resolve, family APGAR),涵盖家庭功能的五个重要部分,即适应度 A(adaption)、合作度 P(partnership)、成长度 G(growth)、情感度 A(affection)和亲密度 R(resolve),通过评分可了解老年人有无家庭功能障碍及其障碍程度。除此之外,还可采用家庭功能评定量表(family assessment device,FAD)、家庭亲密度和适应性量表(family adaptability and cohesion evaluation scale,FACES)、家庭环境量表(family environment scale,FES)、家庭评价量表(family assessment measure,FAM)及家庭支持量表(perceived social support from family scale,PSS-Fa)等对老年人家庭环境进行评估。

(2) 社区环境评估:了解老年人社区地理环境,注意环境中有无严重污染物,各种配套设施是否安全,老年人在外出活动过程中有无各种不安全饮食等。还应了解社区文化氛围,有无可供选择的休闲场所,卫生保健机构是否完善等。

(六) 社会参与的评估

老年人社会参与作为老年人适应社会、提高生活质量、提升心理健康水平和改善认知功能的重要方式,是实现健康老龄化的重要途径之一。

1. 执行日常事务 评估老年人计划、安排并完成日常事务情况。

2. 使用交通工具外出 评估老年人是否能够骑车、搭乘公共交通工具、搭乘出租车,及在他人协助下搭乘出租车或私家车外出的情况。

3. 社会交往能力 评估老年人是否能适应社会环境、主动接触他人等情况。

四、多重用药评估

老年人具有多病共存的特点,常需同时服用多种药物控制病情,从而导致多重用药。多重用药(polypharmacy)指同时使用多种药物,通常指 5 种及以上药物的常规使用,包括非处方药、处方药、中草药及保健品。多重用药的使用风险较高,可能导致过度使用、不恰当使用、对老年人造成潜在的不良临床后果、增加发生药物相关性问题的发生风险,且可能导致患者用药依从性下降,而药物依从性差又会影响其临床治疗效果,治疗获益性差,严重者甚至危及生命。

(一) 多重用药的评估内容

1. 采集病史 包括患者的基本信息(如年龄、经济条件、文化程度、药物过敏史等问题)、认知功能状态、具体病情、日常服药情况(如服药依从性、是否服用非处方药物或辅助药物、对所服药物的知晓程度)及存在的问题,并综合考虑社会层面的影响。

2. 身体评估 用于了解处方药物的不良反应。如被评估者使用利尿药、β 受体阻滞药、血管紧张素转化酶抑制药或联合以上几种药物时,应检查是否有直立性低血压。

3. 药物管理能力评估 包括药物自我管理量表(self-administration of medication tool,SAM)、用药管理能力量表(medication management capacity,MMC)、药物理解和使用自我效能量表(medication understanding self-efficacy-cancer scale，MUSE）和长期用药行为自我效能量表（long-term medication behavior self-efficacy scale，LTMBSES）。

4.辅助检查 包括电解质（血清钠）、血红蛋白、肝功能（总胆红素和白蛋白）和肾功能（血尿素氮、肌酐和胱抑素 C）等指标。

（二）多重用药评估工具

ARMOR 工具是国际上应用较多的用于多重用药评估的工具。通过应用此工具，能够显著减少多重用药情况，明显降低患者住院率及医疗费用，同时跌倒和其他潜在的危害行为的频率也呈下降趋势。在评估老年患者多重用药时，ARMOR 采用阶梯式的方法。医生首先应取得老年患者在静息与活动时的心率、血压和血氧饱和度，然后按照以下五个步骤进行评估检查。

步骤一：A = 评估（assess），评估老年患者的所有用药，尤其注意具有潜在不良后果的药物，如 β 受体阻滞药、抗精神病药、抗抑郁药、镇痛药、维生素和保健品等。

步骤二：R = 审查（review），审查可能存在的问题，包括药物间的相互作用，药物与疾病间的相互作用，药物与机体的相互作用，功能状态的影响，亚临床药物的不良反应。

步骤三：M = 最大限度地减少不必要的药物（minimize），停用缺乏适应证的药物；停用风险大于受益或对机体主要功能具有高潜在不良影响的药物。

步骤四：O = 优化治疗方案（optimize），去掉重复用药；通过肾小球滤过率调整经肾代谢的药物剂量；调整经肝代谢的药物剂量；通过监测血糖和糖化血红蛋白调整降血糖药；考虑逐步减少抗抑郁药的剂量；根据目标心率调整 β 受体阻滞药；监测心率调整 β 受体阻滞药的剂量；根据国际标准化比值的指导方针及可能出现的药物相互作用调整抗凝剂；根据游离的苯妥英钠水平调整抗惊厥药剂量。

步骤五：R = 再评估（reassess），重新评估老年患者在休息和活动时的心率、血压、血氧饱和度。同时还需再评估其功能状态、认知状态、用药依从性和用药错误。

此外，国内外已开发出不少帮助医护人员识别老年人潜在不恰当用药的评估工具，包括 Beers 标准（2019 版）、老年人不适当处方筛查工具（STOPP）、老年人处方遗漏筛查工具（START）、《中国老年人潜在不适当用药判断标准（2017 版）》（简称中国 PIM 标准）和基于患者报告结局用药相关生活质量量表（patient- reported outcomes measure of pharmaceutical therapy for quality of life，PROMPT-QoL），这些工具不仅可对老年患者多重用药情况进行全面综合评估，还可对患者用药的安全性、有效性及依从性进行监测，进而动态调整药物治疗方案。

五、并发症风险评估

常见的老年人并发症有跌倒、认知症、尿失禁、晕厥、疼痛和压疮等。

（一）跌倒的评估

跌倒是指不慎倒在地面或更低平面的不良事件。跌倒不仅易造成老年人个体恐惧、抑郁，还是导致残疾和死亡的重要原因之一，给家庭、社会带来了沉重的医疗负担。做好跌倒的早期评估，是预防和管理老年人跌倒的先决条件，常用跌倒风险评估工具（fall risk assessment tool，FRA）（表 2-7）。

表 2-7 老年人跌倒风险评估工具

评估内容	量表名称	适用人群	维度	条目个数
跌倒风险综合评估	Morse 跌倒量表（MFS）	老年住院患者	—	6
	汉化版精神疲劳自评量表（MFS）	老年住院患者	—	6
	跌倒危险评估表（FRAT）	老年住院患者	—	10
	汉化版跌倒风险评估工具（FRAT）	老年住院患者	—	10

评估内容	量表名称	适用人群	维度	条目个数
	社区老年人跌倒危险评估工具（FROP-Com）	社区老年人	14	20
	汉化版老年人跌倒危险评估量表（FROP-Com）	社区老年人	13	19
跌倒相关心理评估	修订版跌倒效能量表（MFES）	独居或养老院运动受限的老年人（室内及室外活动）	2	14
	汉化版跌倒功效量表（MFES）	住院及社区老年人	2	14
	国际版跌倒效能量表（FES-Ⅰ）	社区及卫生服务机构的老年人	2	16
	简明版国际跌倒效能感量表（简明FES-Ⅰ）	脑梗死老年患者	—	7
步态与平衡评估工具	Berg 平衡量表（BBS）	住院老年患者（尤其患脑卒中者）	—	14
	起立－行走计时测验（TUG）	所有老年患者	—	—

（二）认知症的评估

认知症是一种以认知功能缺损为核心症状的获得性智能损害综合征，常伴有精神、行为和人格异常，会导致患者日常生活能力、工作能力、学习能力及社会交往能力明显减退，给患者本人、家庭和社会带来极大负担。做好认知功能的早期评估，可提高认知症的筛查率，延缓疾病的发生和发展。目前，常用的综合认知评估工具涉及简易精神状态评估量表（mini-mental state examination，MMSE）、蒙特利尔认知功能评估量表（Montreal cognitive assessment，MoCA）、认知症筛查量表 8 项（8-item ascertain dementia，AD-8）、画钟测试（clock drawing test，CDT）和全科医生认知功能评估量表（general practitioner assessment of cognition，GPCOG）等。

MMSE 适用于认知症筛查，大样本快速认知症筛查时推荐使用 GPCOG 和 AD-8，CDT 可用于临床记录认知症患者病情变化，对于轻度认知功能障碍的筛查可以 MMSE 和 MoCA 联合使用，对于认知症的诊断需要考虑单认知域的测评，包括记忆、语言、视空间和执行。

护理前沿

老年认知症患者代理决策现状

代理决策（surrogate decision making）是指个人因故无法作出决策而委托他人作出决策的过程，其所指定的卫生代理人被称为代理决策者，帮助其进行科学的利益最大化决策，如帮助选择姑息治疗或症状治疗。在国外，代理决策者包括患者配偶、父母、成年子女和兄弟姐妹等亲属或根据法律而任命的人，而在国内则重视以家庭为中心的和谐决策，常由家属承担代理决策者的身份。

认知症患者代理决策的影响因素：

（1）阻碍因素：患者治疗偏好及价值观不明晰、疾病相关的不确定性、家庭对疾病及患者重视不足；

（2）促进因素：医务人员支持、社会支持、医患决策者共同商议。

代理决策辅助理论及工具：

（1）理论辅助：结构层次理论（高层次解释水平和低层次解释水平）；

（2）先进科技辅助：智能决策支持系统、临床决策支持系统等。

（三）尿失禁的评估

老年人尿失禁即膀胱内的尿不能控制而自行流出，是老年人中常见且容易忽视的疾病，影响老年人住院期的疾病转归以及居家期间的身心康复，同时其高额的治疗成本也给家庭、社会和医疗保健系统带来沉重负担，严重降低老年人的生活质量。准确识别患者尿失禁及护理需求，提供精准化照护服务，不仅能有效降低患者尿失禁发生率，还能减轻其身心负担，提高生活质量，促进疾病康复。

尿失禁常用的评估工具为国际尿失禁咨询委员会尿失禁问卷表简表（ICI-Q-SF）、国际尿失禁咨询委员会尿失禁问卷表（ICI-Q-LF）和住院老年尿失禁患者护理需求量表。其中ICI-Q-SF 有 4 个问题。前 3 个问题分别为有无尿失禁、尿失禁的严重程度和尿失禁对生活质量的影响，最后一个问题是诱发尿失禁的原因，主要用于判断尿失禁的类型。ICI-Q-LF 分为尿失禁及其严重程度、日常生活、性生活问题、情绪方面 5 个部分内容，该量表着重了解尿失禁对患者精神状态方面影响的问题评估。住院老年尿失禁患者护理需求量表包括日常生活照料需求、医疗护理需求、健康教育需求、社会参与需求和心理慰藉需求 5 个部分内容，该量表侧重于评估住院老年尿失禁患者的护理需求。

ER 2-7

国际尿失禁
咨询委员会尿
失禁问卷表

（四）晕厥的评估

晕厥是指一过性全脑血流低灌注导致的突发、短暂、完全性意识丧失，特点是发生迅速、一过性、自限性并能够完全恢复。晕厥是临床常见综合征，具有致残，甚至致死危险，尤其是对晕厥老年患者不可忽视，应及时救治。晕厥表现为突然发生的肌肉无力，姿势性肌张力丧失，不能直立及意识丧失，其与昏迷不同，昏迷的意识丧失时间较长，恢复较难。此外，晕厥与休克的区别在于休克早期无意识障碍，周围循环衰竭征象较明显而持久。

晕厥评估的焦点是应获得晕厥事件、心脏病和其他威胁生命病因的相关证据以及能作为诊断依据的病史临床特性。具体包括：

1. 病史　关注发作前、发作时、发作末老年患者的背景情况。晕厥前的预感或晕厥与排尿、排便、疼痛刺激或者见血相关，为反射性机制问题。晕厥与运动或心悸相关表示为心脏病因。体位性晕厥提示直立性低血压。药物性晕厥是与心血管、神经、抗帕金森病药物相关的晕厥。药物间的交互作用也会导致晕厥发生。

2. 身体评估　注意生命体征，包括直立和双侧血压的测量、心血管和神经系统的检查。心脏评估包括血容量、瓣膜病和节律紊乱。神经评估应注意寻找神经缺陷方面的关键特征，注意有无隐匿性出血体征。

3. 辅助检查

（1）**心电图检查**：所有晕厥老年患者均应做心电图检查，因心脏因素诱发晕厥的老年患者中，90%患者可存在心电图异常表现。如果认为心律失常引发晕厥的危险性较大，还应做 24h 动态心电图监测。

（2）**运动性检测**：用于心肌缺血和由运动引起的心动过速或产生与运动相关的运动性晕厥。运动后晕厥与运动性晕厥不同，运动后晕厥是由自主神经功能衰竭和反射性机制引起的。

（3）**心脏电生理**：通过电刺激和监测发现晕厥前心室或室上性心动过速的传导异常情况。

（4）**头高斜位试验**：广泛用于不明原因晕厥患者的评估。检测通过改变老年患者的体位诱发心动过缓或者低血压，当再次发生晕厥事件，即提示反射性晕厥。在检测中老年患者出现意识丧失，即使血压和心律不发生变化，也应考虑精神性障碍。

（5）**直立倾斜试验**：平卧位 5~10min，测定基线血压和心率。倾斜角度 70°；倾斜持续时间设定，对于初始评估后划分为疑似血管迷走神经性晕厥和心因性假性晕厥患者，保持倾斜 0~45min；对于评估划分为疑似直立位低血压、体位性心动过速综合征和自主神经功能衰竭的患者，保持倾斜 30s~10min；对于延迟型直立位低血压患者，倾斜时间需延长至 45min。

（五）疼痛的评估

疼痛是一种令人不快的感觉和情绪上的感受，伴有实质上的或潜在的组织损伤，它是一种主观感受。慢性疼痛对各年龄阶段人群的生活质量均有较大影响，但对老年人的影响尤为显著。因此，正确评估老年人的慢性疼痛显得尤为重要。评估疼痛史有助于了解老年人的疼痛概况，包括疼痛性质（如疼痛特点、强度、时间、部位等）、疼痛伴随症状、如何缓解疼痛以及疼痛所带来的影响等。此外，还可联合下述方法对老年人疼痛进行多角度、多方面的综合评估。

1. 数字评价量表（numerical rating scale，NRS）　将疼痛程度用 0~10 个数字依次表示，0 表示无疼痛，10 表示最剧烈的疼痛（图 2-1）。由老年人自己选择一个最能代表自身疼痛程度的数字，或由医护人员询问患者：您的疼痛有多严重？由医护人员根据老年患者对疼痛的描述选择相应的数字。按照疼痛对应的数字将疼痛程度分为：无痛 0，轻度疼痛（1~3），中度疼痛（4~6），重度疼痛（7~10）。

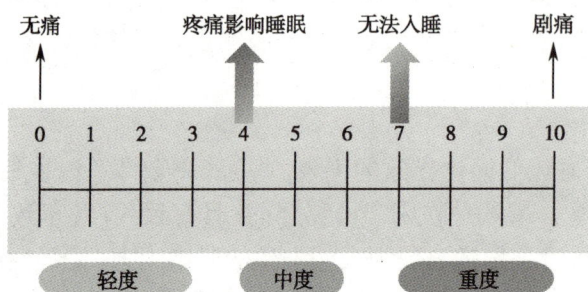

图 2-1　数字评分法

2. 修订版 Wong-Baker 面部表情疼痛评估法（Wong-Baker faces pain scale revision，FPS-R）　由医护人员根据老年患者疼痛时的面部表情状态，对照《面部表情疼痛评分量表》（图 2-2）进行疼痛评估，适用于表达困难的儿童、老年人等群体，以及存在语言、文化差异或其他交流障碍的患者。

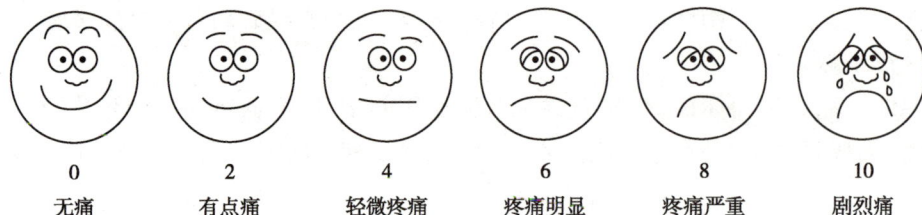

图 2-2　面部表情疼痛评估法

3. 语言分级评分法（verbal rating scale，VRS）　根据主诉疼痛的程度分级法，让患者根据自身感受说出，即语言描述评分法，这种方法患者容易理解，但不够精确。具体方法是将疼痛划分为 4级：①无痛；②轻微疼痛；③中度疼痛；④剧烈疼痛。

此外，视觉模拟评分法（visual analogue scale，VAS）、简明麦吉尔疼痛问卷（short form McGill pain questionnaire，SF-MPQ）、ID Pain 自评量表和痛觉定量分析测定等也均可提供较为可信的患者疼痛程度。对于老年人疼痛评估优先选择 NRS 和 FPS-R，但 NRS 评分法较为抽象和刻板，对文化程度低、认知障碍者使用效果不理想，临床应用存在困难。与之相比，FPS-R 量表错误率最低，最适合对老年人疼痛进行评估。

（六）压疮的评估

压疮是由于局部组织长期受压，发生持续缺血、缺氧、营养不良而致组织溃烂坏死。皮肤压疮在康复治疗、照护中是一个普遍性的问题。而老年人由于机体生理功能衰退及所患疾病的影响，更易发生压疮。

1. 压疮分期　2007年2月，美国国家压疮咨询委员会（national pressure ulcer advisory panel，NPUAP）在压疮研究和专家咨询的基础上发布了包含6个分期的新型压疮分期系统，该分期系统已被纳入2011年卫生部所颁布的《临床照护实践指南（2011版）》，并成为指导临床压疮照护观察与治疗的科学依据（表2-8）。

表2-8　压疮分期及其临床表现

分期	临床表现
I期	损伤仅限于表皮，皮肤表面完整，通常在骨隆突的部位出现指压不变白的红肿表现
II期	部分真皮层缺损，形成表浅的开放性溃疡，创面呈粉红色；也可表现为完整或破裂的血清性水疱
III期	全层皮肤缺损或缺失，损伤深及皮下组织，但肌肉、肌腱和骨骼尚未暴露，可见脂肪、肉芽组织、腐肉和/或焦痂，可有潜行和窦道
IV期	皮肤及全层皮下组织缺失伴软骨或骨骼、肌腱或肌肉的暴露，甚至可见腐肉和/或焦痂，常会有潜行和窦道
不可分期	皮肤全层或组织全层缺损，溃疡创面被腐肉和/或焦痂覆盖，需彻底清除后才可确定压疮深度和分层
可疑深部组织损伤	按压完整皮肤但呈紫色或褐红色改变的局部区域，皮肤持续不变白，或表皮分离呈现紫色或黑紫色伤口床或充血水疱

2. 压疮评估标准（表2-9）

表2-9　压疮评估标准

项目	评估等级	评分标准	项目	评估等级	评分标准
感觉	完全丧失	1分	移动力	无法移动	1分
	严重丧失	2分		严重受限	2分
	轻度丧失	3分		轻度受限	3分
	未受损害	4分		未受限	4分
潮湿	持续潮湿	1分	营养	非常差	1分
	经常潮湿	2分		不足	2分
	有时潮湿	3分		足够	3分
	很少潮湿	4分		非常好	4分
活动力	限制卧床	1分	摩擦力和剪切力	有	1分
	可以坐椅子	2分		有潜在危险	2分
	偶尔行走	3分		无明显问题	3分
	经常行走	4分			

注：评估时间为入院（转入）时，评分15~18分为轻度危险、13~14分为中度危险、≤12分为高度危险，提示患者有发生压疮的危险，应采取预防措施并每三天评估一次，直至危险解除。评分≤12分者，护理人员应在24h内上报。

知识链接

信息化技术在老年人压疮管理中的应用现状

随着互联网等新一代信息技术的应用和推广，信息化管理已凭借其高效、快捷、便利等特点，成为了临床护理专业发展的必经之路，是实现高水平、高效率医疗护理服务的重要途径。

目前，院外的老年人压疮信息化管理多以智能应用程序（智能移动手机应用、普适信息管理系统、持续压力成像技术等），智能家居（智能床上用品、智能轮椅床等），智能化可穿戴设备和智能数据处理系统等形式存在，以护士为主导的多学科交叉、多团队协作的管理模式，共同为院外老年压疮患者提供持续的压疮护理。

（姜桐桐）

思考题

1. 赵爷爷，68岁，退休工人，体型肥胖，活动或劳累后膝关节酸痛3年，近一周疼痛加重，不能活动。平时善于交际，社会活动较多，因此对目前的处境很不适应，表现为烦躁、易怒。查体：膝关节肿胀。

请思考：

(1) 我们对该患者进行健康评估的方法有哪些？

(2) 该患者还应做哪些方面的评估？

2. 王奶奶，76岁，退休教师，餐后胃灼热、反酸、反食，且有间歇性吞咽困难，在进食固体食物时吞咽困难明显。近日上述症状加重，伴有咳嗽、气喘。因餐后不适而恐惧进食，形体消瘦，神情焦虑。X线钡餐检查：食管裂孔疝。

ER 2-8

练习题

请思考：

(1) 我们对患者的健康评估内容应该有哪些？

(2) 我们应如何做好对患者的心理护理？

第三章 | 老年人常见症状的健康照护与促进

教学课件　　思维导图

学习目标

1. 掌握老年人常见症状（咳嗽、咳痰、呼吸困难、疼痛、心悸、排尿障碍、便秘、疼痛、腹泻和意识障碍）的健康照护与促进措施。

2. 熟悉老年人常见症状和健康史的采集内容和方法。

3. 了解老年人常见症状健康评估。

4. 具备全面准确地评估老年人的常见症状、实施恰当的照护措施并给予正确的健康促进的能力。

老年人常见症状的健康照护与促进是老年人护理内容之一，由于老年人生理功能的衰退、感官功能的退化、认知功能的改变，接收信息和沟通的能力均有不同程度的下降，对疾病症状不容易识别，要求照护者在健康照护过程中，通过耐心细致地观察、询问及身体评估，获得全面、客观、准确的资料，以此判断老年人的健康状况与功能状态，实施健康照护，提供健康促进方法，从而实现个体化照护。

第一节　概　述

症状是个体患病时对机体功能异常和病理变化的主观感受。症状的表现形式有多种，有的只有主观感觉，如头痛、乏力、恶心等；有的既有主观感觉，又可以通过客观检查发现，如呼吸困难、发热、黄疸等；也有些症状主观无异常感觉，是通过客观检查发现的，如黏膜出血、腹部包块等；还有些症状由于生命现象发生了质量变化（不足或超过），如肥胖、消瘦、多尿、少尿等，须通过客观评定才能确定。

一、健康史采集内容

（一）一般资料

采集老年人的一般资料，包括姓名、性别、年龄、民族、籍贯、职业、文化程度、家庭住址及联系方式、宗教信仰、婚姻状况、个人爱好等，对住院的老年人还应采集入院时间、入院方式、信息来源及疾病诊断等。

（二）现病史

评估老年人目前最突出、最明显的健康问题，包括健康问题的发生情况、主要病情、伴随症状、症状出现的持续时间及频率；健康问题的发展演变过程、健康照护与促进措施；了解健康问题对老年人日常生活、自理能力及心理活动的影响。

（三）既往史

收集老年人既往的健康状况，包括既往病史、婚育史、外科手术史、预防接种史、过敏史、传染病史、家族史、用药史等。

（四）目前用药情况

评估老年人目前用药情况，包括药物名称、时间、方法、剂量、不良反应及效果等；老年人对健康用药和自我保健能力的评估。

（五）生活活动能力

评估老年人的日常生活活动能力、生活方式及兴趣爱好。

（六）心理方面

评估老年人的情绪、自我感知、个性倾向、性格特征及心理承受能力。

（七）社会方面

评估老年人主要的社会关系及密切程度。

二、健康史采集方法

（一）问诊

问诊是指照护者通过对老年患者或其亲属的系统询问和交谈，了解老年人的健康资料及疾病发生发展的过程，经过综合分析从而作出临床判断的过程。问诊是获取主观资料的重要途径。有些可能出现在疾病早期的异常感受，常常不能被客观地查出，只能通过问诊的方式从老年人的陈述中获得。

（二）身体评估

1. 方法

（1）**视诊**：用于年龄、性别、发育、面容、营养状态、步态、体位等；局部视诊是对老年人身体某一部位的细致观察。通过深入、细致的敏锐观察，将局部和全身表现结合起来，才能发现有重要意义的临床征象。

（2）**触诊**：检查者通过手与被检查者体表局部接触后的感觉或反应来判断被检查者身体某部位有无异常的检查方法。

（3）**叩诊**：利用手指叩击或拍击身体某部位的表面，使之震动而产生音响，根据音响和振动的特点来判断所叩部位的脏器有无异常的检查方法。

（4）**听诊**：检查者借助听诊器听取发自身体各部分的声音，判断其正常与否的检查方法。

（5）**嗅诊**：通过嗅觉来判断发自被检查者的异常气味与疾病之间关系的检查方法。

2. 内容

（1）**全身状态**

1）生命体征评估：生命体征包括体温、脉搏、呼吸、血压，为健康评估必须检查的项目。

2）营养状态：与食物的摄入、消化、吸收及代谢等因素密切相关。

3）智力、意识状态：是大脑功能活动的综合表现，即对环境的知觉状态，正常人意识清晰、反应敏捷精确、思维活动正常、语言流畅、表达能力好，凡影响大脑功能活动的疾病都会引起不同程度的意识改变，即意识障碍。

4）体位与步态：体位与步态的改变对某些疾病的诊断具有一定的意义。

5）面容与表情：是评价个体情绪状态的重要指标，某些疾病发展到一定程度时，面容与表情会出现一些特征性的改变。

6）功能状态：老年人的功能状态包括日常生活活动能力、吞咽功能、运动功能、感觉功能（如视力、听力等）等方面的评估。

（2）**肺脏、心脏、腹部等脏器评估**：观察有无发绀、鼻翼扇动及呼吸困难，有无呼吸频率、节律和

ER 3-3

步态

幅度改变,双肺有无湿啰音或哮鸣音;观察心脏有无扩大,心率、心律、心音、血压、中心静脉压、肺动脉压的改变;观察腹部有无腹痛、腹胀、肿块及肿块的大小、部位、硬度、活动度,有无局部压痛等。

(三)辅助检查

1.实验室检查

(1)**常规检查**:包括血常规、尿常规以及大便常规的检查。老年人外周血液中红细胞、血红蛋白和血细胞比容随着年龄的增加而略有下降;由于肾糖阈值升高,老年人会出现血糖升高而尿糖阴性的现象;同时老年人泌尿系统对感染的防御能力降低,尿中出现白细胞增多或菌尿的现象,一般认为,老年人尿沉渣白细胞计数大于 20 个 /HP 才有临床意义。

(2)**生化检查**:检查老年人电解质、血脂、血糖的情况,随着年龄的增长,老年人的各项指标增加或降低,应注意监测。

(3)**脏器功能检查**:检查老年人的肝、肾、肺及内分泌等功能。

2.心电图检查
老年人的心电图常有轻度非特异性改变,包括 P 波轻度平坦、T 波变平、P-R 间期延长、ST-T 段非特异性改变、电轴左偏倾向或低电压等。

知识链接

采集老年人健康史的技巧

受老化影响,老年人常常出现记忆力下降、反应迟缓、表述不清等现象,对收集其健康资料造成很大的困难,因此,老年人健康史的采集应结合观察法和交谈法,主要技巧包括以下几个方面:

1.**建立良好的护患关系**　向老年人作自我介绍,说明采集目的,取得老年人的配合;保持尊重、友善和诚恳的交谈态度,询问确实需要了解的健康内容;有足够的耐心,仔细询问、倾听,适时反馈;避免与老年人争辩,预防其沉默不语或趋向自慰等。

2.**创造合适的沟通环境**　选择安静、舒适,光线柔和,温度适宜的环境与老年人面对面交谈。

3.**谈话方法**　交谈一般按收集资料的内容有目的、有顺序地进行。提问一般选择易于回答的开放性问题,然后耐心倾听。

(1)展开话题:如"您最近感到哪里不舒服?这样的情况持续多长时间了?"

(2)引导出老年人的感受:"这件事您怎么看?""您为什么这样想?"

(3)打破沉默:当老年人讲述完时,点头回应并答以"嗯嗯",或重复老年人最后讲的话或其中的几个字,然后等老年人继续下去。

(4)避免使用说教式、命令式、争辩式、责问式等语气与老年人交谈,使老年人感到反感。

4.**注意倾听**　在老年人诉说过程中,尽量多倾听,鼓励老年人表达内心感受,保持耐心,避免答非所问,并给予适当引导。

5.**运用肢体语言沟通**　非语言沟通,如通过拍拍老年人的肩膀、点头认同、握住老年人的手传递支持、认同关心等情绪,但应考虑到不同文化的差异。

6.**核实**　对老年人讲述的含糊不清、存有疑问的信息应进行核实。

7.**获取家属及照护者支持**　对记忆障碍或语言表达障碍的老年人,可向家属或照护者了解详细情况;对语言表达障碍而思维正常的老年人可采用文字或图画等书面形式沟通。

第二节　常见症状的健康照护与促进

一、咳嗽、咳痰

情景导入

余爷爷,73 岁,反复咳嗽、咳痰、喘憋 20 余年,4d 前受凉后咳嗽,咳黄色痰,不易咳出。今晨呼吸困难、烦躁不安入院。查体:T 38.6℃,P 89 次/min,R 22 次/min,BP 160/90mmHg。心律不齐,肺部闻及干湿啰音。胸部 X 线:双下肺纹理明显增粗、紊乱,透亮度增加,肋间隙增宽。血气分析:$PaCO_2$ 84mmHg,PaO_2 53mmHg。初步诊断:慢性支气管炎、肺气肿。入院后其情绪不稳定,担心病情不能缓解。

工作任务:

1. 该老年患者出现了什么问题?
2. 针对该老年患者的症状,应该给予什么样的照护措施?

咳嗽(cough)是呼吸道受到刺激后引发的一种保护性反射动作。咳痰(expectoration)是指气管、支气管或肺泡内的渗出液,借助咳嗽将呼吸道内过多的分泌物排出体外,是借助咳嗽这一动作将呼吸道内病理性分泌物排出的病态现象。老年人身体各项功能衰退,剧烈咳嗽或咳痰无力造成痰液潴留,会为老年人带来一系列健康问题。因此,鼓励和帮助老年人进行正确的咳嗽排痰十分重要。

(一) 健康评估

1. 健康史　评估导致老年人咳嗽咳痰的常见原因,有无体弱多病、反复的呼吸道感染、生活和工作中有无接触尘螨、花粉、真菌、动物毛屑等,有无气候变化等;有无疾病如慢性阻塞性肺疾病(chronic obstructive pulmonary disease COPD)、慢性支气管炎、支气管哮喘等,以及某些药物副作用。常见的发病因素如下:

(1)呼吸系统疾病

1)感染:各种病原体引起的急性上呼吸道感染、各种原因的肺炎(细菌性、病毒性、支原体、真菌等)、慢性支气管炎、阻塞性肺气肿、支气管扩张、肺结核等疾病均可引起咳嗽咳痰症状。

2)肿瘤因素:支气管肺癌或转移性癌等。

3)变态反应性疾病:支气管哮喘。

(2)胸膜疾病:胸膜炎、自发性或外伤性气胸等。

(3)心血管系统疾病:二尖瓣狭窄或左心衰竭引起的肺淤血与肺水肿,或因右心腔及体循环静脉栓子脱落引起的肺栓塞等。

(4)中枢神经系统疾病:脑炎、脑膜炎等刺激大脑皮质与延髓的咳嗽中枢的病变等。

(5)其他:血液病,如白血病等;风湿性疾病,如类风湿关节炎等;胸膜、横膈、纵隔病变由于压迫支气管或通过反射引起的咳嗽,可有少量黏液或浆液痰。

(6)气候变化:当气温、气压等改变时可诱发咳嗽,因此,在寒冷的季节或秋冬气候变化时较多发病。

(7)精神因素:老年人情绪异常激动、紧张不安等,都会促使咳嗽发作,一般认为是通过大脑皮质和迷走神经反射或过度换气所致,但很少伴有咳痰。

2. 身体状况

(1)咳嗽常是老年人就诊的主要症状,咳嗽常见于多种疾病。老年人的咳嗽主要见于肺炎链球菌性肺炎、慢性支气管炎、支气管扩张、肺癌等。老年人的咳嗽可分为急性咳嗽、亚急性咳嗽、慢性咳嗽。老年人感冒引起的咳嗽多为急性咳嗽，其次为亚急性咳嗽。老年人的咳嗽与季节的变化有明显的相关性，秋冬季节，空气干燥、气温下降、老年人自身抵抗力下降等原因易诱发慢性支气管炎。不健康的饮食习惯，如高盐、辛辣食物等均易诱发咳嗽。咳嗽常伴有咳痰，当咽喉、气管、支气管和肺受到各种因素的刺激时，组织出现充血、水肿、毛细血管壁通透性增高，腺体分泌增加，渗出物与黏液、吸入的尘埃和组织坏死物等混合形成痰液。

（2）咳嗽时无痰或痰量少称为干性咳嗽，其特点为咳嗽时音调高，短促，可呈单发、散发或阵发性咳嗽。咳嗽时伴有痰液称为湿性咳嗽，多为连续性。干性咳嗽见于吸入刺激性气体、呼吸道异物、气管或支气管受压迫。湿性咳嗽常见于慢性呼吸道疾病，如慢性支气管炎、支气管扩张、肺脓肿等，一般咳嗽于清晨或夜间改变体位时加剧。咳嗽的音色可因喉炎、喉部结核、喉癌和喉返神经麻痹所致声带或喉部病变而嘶哑；也可因极度衰弱或声带麻痹而低微甚至无声。

不同痰液的性质、颜色、量、气味提示不同疾病。痰液的性质可分为黏液性、浆液性、脓性、黏液脓性和血性。无色透明痰液，见于急性支气管炎、支气管哮喘；黄色或黄绿色痰液，提示化脓菌感染；肺炎球菌性肺炎和肺梗死的痰因含变性血红蛋白而呈现出铁锈色或褐色；红色、粉红色痰含有血液，见于支气管肺癌、肺结核和肺淤血。痰量少者仅有数毫升，见于呼吸道炎症；痰量多者可达数百毫升。痰液静置后出现分层现象：上层为泡沫，中层为浆液或混浊的黏液，底层为沉淀的坏死组织，见于支气管扩张或肺脓肿。痰液伴有恶臭提示呼吸道有厌氧菌感染，见于支气管扩张或肺脓肿。

长期剧烈、频繁咳嗽可导致呼吸肌疲劳、酸痛，使老年患者不敢用力咳嗽咳痰，并可导致头痛、失眠、食欲减退、机体能量消耗增加进而出现机体消瘦。剧烈的咳嗽可因脏胸膜破裂发生自发性气胸；或因为呼吸道黏膜上皮受损产生咯血；也可使胸腹部手术伤口裂开，骨质疏松者甚至因剧烈咳嗽导致肋骨骨折。不能将痰液咳出的老年人会因为痰液的潴留加重肺部感染，并使通气和换气的功能受损。

3.评估要点
（1）有无与咳嗽、咳痰相关的疾病病史或诱发因素。
（2）咳嗽的性质及持续时间、咳嗽与体位及睡眠的关系等。
（3）评估痰液的性质、颜色、气味、黏稠度等。
（4）老年人能否有效咳嗽、咳痰。
（5）咳嗽、咳痰对其正常生活的影响等。
（6）老年人咳嗽、咳痰症状的治疗与照护经过，是否服用止咳祛痰的药物，药物的种类，服用的剂量和疗效，相关不良反应等。

（二）健康照护

1.环境 提供整洁、宽敞、舒适的环境，维持适宜的室内温度（20~22℃）与相对湿度（50%~60%），减少环境中的不良刺激。

2.休息与体位 保持舒适体位，咳嗽剧烈时应取半卧位或高枕卧位，咳痰多的老年人应取侧身半卧位，使痰易于咳出。避免引起咳嗽的原因，天气变化时注意保暖。

3.饮食 对于慢性咳嗽的老年人，应给予高蛋白、高维生素、足够热量的饮食，避免产气食物，避免进食油腻、辛辣刺激的食物，嘱老年人多饮水，如无心、肺、肾功能受限，每日饮水一般在1 500ml以上，保持呼吸道黏膜的湿润，利于痰液稀释和排出。

4.有效排痰 及时清除呼吸道的痰液，防止呼吸道堵塞而突发窒息。

（1）**深呼吸和有效咳嗽**：指导老年人掌握有效咳嗽的正确方法，让老年人尽可能采取坐位，双脚着地，身体稍前倾，双手环抱一个枕头，进行数次深而缓慢的腹式呼吸，然后缩唇（噘嘴），缓慢呼气，在深吸一口气后屏气3~5s，身体前倾，从胸腔进行2~3次短促有力咳嗽（爆破性咳嗽），张口咳出痰液,咳嗽时尽量收缩腹肌,或用自己的手按压上腹部,有助于有效咳嗽。

知识链接

咳嗽、咳痰的技巧

指导老年人做深呼吸运动,鼓励其用鼻吸气用口呼气,呼气时口唇缩拢,模仿吹口哨持续慢慢呼气。吸与呼时间之比为1:2或1:3。通过观察,进行周期性深呼吸,可防止呼吸道闭塞和吸入分泌物致气管远端阻塞。

1. 腹式呼吸　吸气时腹部隆起,呼气时充分将气排空,要尽量放松全身的肌肉,平静呼吸,然后再伸屈双手,尽量放松深深地用鼻吸气,直到不能再吸入空气为止。再将吸入的空气运至丹田,闭气调息数秒后,才由丹田处运作,经肺、气管、喉头呼出来。

2. 哈欠动作　打哈欠是最简单的吸气运动,若每5~10min哈欠1次,持续深吸气约5s,也能起到深呼吸作用。

3. 双侧下胸扩　双手分别置于腋下第6肋位置,以感觉吸气时胸部活动幅度。深吸气后,约屏气2s,然后噘嘴缓慢呼气。

4. 吹气动作　咳嗽无力者多用吹气动作,即让其做1次深腹式呼吸,迅速小口地向外吹气后,让老年人再深吸1口气,又猛呼出1口气后,再让其更深地吸1口气,然后再强吹1口气,这时老年人已准备好咳嗽。

(2)**湿化和雾化**:湿化气道、稀释痰液,适用于痰液黏稠和排痰困难者。

(3)**叩背排痰**:照护者手指指腹并拢,使掌侧呈杯状,以手腕力量,从肺底自下而上、由外向内,5~15min为宜,应安排在餐后2h至餐前30min完成。操作中观察老年人的反应,操作后指导其漱口。

(4)**体位引流(应由专业医护人员进行)**

1)引流前准备:向老年人说明体位引流的目的及操作过程,以消除顾虑,取得其合作。痰液黏稠不易咳出者,可先用生理盐水超声雾化吸入、应用祛痰药(氯化铵、溴己新等)稀释痰液,或应用支气管舒张剂,提高引流效果。

2)引流原则:原则上抬高患肺位置,使引流支气管开口向下,同时辅以叩背,借助重力的作用使痰液排出。

3)引流时间:引流宜在饭前1h,饭后1~3h进行,以免导致呕吐。每次引流15~20min,每日1~3次。一般安排在早晨起床时、晚餐前及睡前。

4)引流中观察:引流过程中应有护士或家人协助,以便及时发现异常。引流中注意观察老年人反应,若出现咯血、头晕、发绀、呼吸困难、出汗、脉搏细速、疲劳等情况应立即停止引流并通知医生。注意观察体位引流出痰液的颜色、量、性质以及静置后是否分为三层。

5)辅助引流措施:引流过程中鼓励老年人做深呼吸和有效咳嗽,并辅以叩背,以利于痰液排出。

6)引流后照护:嘱老年人休息,为消除痰液咳出时引起口臭,应用漱口水彻底漱口,以保持口腔清洁,增进食欲,减少呼吸道感染机会。记录排出的痰量和性质,必要时将痰液送检。痰液用漂白粉等消毒剂消毒后再弃去。

ER 3-4

呼吸功能锻炼

7)机械吸引:住院的老年人无力咳出黏稠痰液、神志不清或排痰困难者,给予机械吸引。每次吸痰时间<15s,需要两次抽吸时,间隔时间应>3min。注意在吸痰操作的前、中、后适当地提高吸氧浓度,最好给予纯氧吸入3~5min。吸痰时应严格遵守无菌操作原则。

5. 用药照护　遵医嘱应用抗感染药物。观察止咳、祛痰药物的反应和副作用。对痰多、年老体

弱、肺功能不全者要慎用强镇咳药；服用镇咳糖浆制剂后 30min 内不喝水。胃溃疡老年人慎用祛痰药。

6. 防止病菌传播 嘱老年人咳嗽时轻捂嘴，将痰咳在痰杯里或纸上弃去。

（三）健康促进方法及措施

1. 加强锻炼，鼓励老年人多进行户外活动，提高机体的抗病能力。平时多做深呼吸运动，锻炼肺部功能。

2. 注意及时增减衣服，季节交替或出现气候变化时，防止过冷或过热刺激呼吸道引起咳嗽。

3. 减少感染机会，老年人应避免去拥挤的公共场所，尽量减少与慢性咳嗽的老年人或已经确诊的患者接触。

4. 保持空气流通，居家生活时应经常开窗通风，保持室内空气清新。

5. 平时可适当食用中医推荐的对减缓咳嗽有效的食物。

6. 及时治疗相关疾病，老年人长期咳嗽时应尽快到医院检查，明确病因。

二、呼吸困难

呼吸困难（dyspnea）指老年患者主观上感觉空气不足，呼吸费力，客观上表现为用力做呼吸运动，呼吸肌和辅助呼吸肌均参与呼吸运动中，通气增加，呼吸频率、深度和节律都发生改变。呼吸困难是呼吸功能不全的重要症状。

（一）健康评估

1. 健康史 评估导致老年人呼吸困难的常见原因，呼吸困难是临床上危害老年人心身健康的主要症状之一，同时是多种疾病的伴随症状。由于老年人各器官系统的功能都在逐步退化，大多数老年人都患有慢性疾病，治疗的周期相对较长，且容易出现久治不愈的状况。当老年人出现呼吸困难时，应及时评估老年患者呼吸困难的表现与所患疾病的特点，找到发病诱因，及时配合医生治疗处理。呼吸困难常见的发病原因如下：

（1）**呼吸系统疾病**：是引起呼吸困难的主要病因。

1）上呼吸道疾病：咽后壁脓肿、扁桃体肿大、喉头异物、喉部水肿或喉癌等。

2）支气管疾病：支气管炎、支气管哮喘、支气管扩张、支气管异物和肿瘤等所致的狭窄与梗阻。

3）肺部疾病：导致呼吸困难的肺部疾病种类非常多，如慢性阻塞性肺疾病、肺炎、肺结核、肺不张、肺水肿、肺脓肿、肺梗死、肺癌、肺结节病、肺纤维化、急性呼吸窘迫综合征等。

4）胸膜疾病：自发性气胸、大量胸腔积液、严重胸膜粘连增厚、胸膜间质瘤等。

5）胸壁疾病：胸廓畸形、胸壁炎症、结核、外伤、肋骨骨折、类风湿脊柱炎、胸壁呼吸肌麻痹、硬皮病、重症肌无力、过度肥胖症等。

6）纵隔疾病：纵隔炎症及气肿、疝、主动脉瘤、淋巴瘤、畸胎瘤、胸内甲状腺癌、胸腺瘤等。

（2）**循环系统疾病**：各种原因所致的心力衰竭、心包积液、原发性肺动脉高压和肺栓塞等。

（3）**中毒**：尿毒症、糖尿病酮症酸中毒、感染性中毒，吗啡、巴比妥类药物或有机磷杀虫剂中毒等。

（4）**血液系统疾病**：重度贫血、高铁血红蛋白血症等。

（5）**神经精神性因素**：颅脑外伤、脑血管病变、脑肿瘤、脑膜炎症，精神因素导致癔症引起呼吸困难。

2. 呼吸困难的发生发展及身体状况 根据呼吸困难的主要发病机制，可将其分为下列六种类型。

（1）**肺源性呼吸困难**：由于呼吸系统疾病引起的通气或换气功能障碍，导致机体缺氧和 / 或二氧化碳潴留而引起。可分为以下 3 种类型。

1）吸气性呼吸困难：见于各种原因引起的喉部、气管、支气管狭窄与阻塞，常见疾病如喉炎、喉头水肿、喉癌、气管肿瘤或气管内异物等。其特点表现为吸气费力，吸气时间明显延长，严重者因呼吸肌极度用力，可表现为吸气时胸骨上窝、锁骨上窝和肋间隙出现明显的向内凹陷，称为"三凹征"，吸气时可伴有干咳或蝉鸣音。

2）呼气性呼吸困难：由于肺组织弹性减弱或细小支气管痉挛、狭窄所致。见于慢性喘息性支气管炎、支气管哮喘、肺气肿等疾病。其特点表现为呼气费力、呼气时间明显延长或缓慢，呼吸时常伴有哮鸣音。

3）混合性呼吸困难：由于肺部组织广泛病变或胸腔病变压迫肺组织，使有效呼吸面积减少，影响换气功能而引起。见于大面积肺炎、弥漫性肺组织纤维化、大量胸腔积液和气胸等。其特点表现为呼吸浅快，吸气与呼气均感到费力，常伴呼吸音减弱或消失，呼吸时病理性呼吸音。

（2）**心源性呼吸困难**：又称为"心源性哮喘"，常见于心功能不全的老年患者，主要由左心和／或右心衰竭引起。其特点是呼吸困难在活动时出现或加重，休息后能够减轻和缓解，称为劳力性呼吸困难；还可出现仰卧加重，坐位减轻，病情严重的患者常被迫采取半坐位或端坐位进行呼吸。急性左心衰竭时，常出现夜间阵发性呼吸困难，老年患者多于熟睡中突然感觉胸闷气短，憋气，然后被迫坐起，醒后惊恐焦虑，常伴有咳嗽，轻者数分钟至数十分钟后症状逐渐减轻或缓解；严重者出现高度气喘、面色发绀、大汗淋漓并伴有哮鸣音，咳粉红色泡沫样痰，听诊时两侧肺底有较多湿啰音，心率增快，出现奔马律。心源性呼吸困难是由于体循环淤血、肝大和胸腔积液、腹水使呼吸运动受限，右心房和上腔静脉压力增高和酸性代谢产物增多，兴奋呼吸中枢所导致。老年患者常取半坐位以缓解呼吸困难。

（3）**中毒性呼吸困难**：由于老年患者代谢较慢，尿毒症或糖尿病酮症酸中毒时，易引起酸性代谢产物的聚集，刺激呼吸中枢引起呼吸困难。老年患者常表现为深大而有规律的呼吸，可伴有鼾声呼吸，称为深大呼吸或库斯莫尔呼吸。

（4）**血源性呼吸困难**：老年人出现贫血或高铁血红蛋白症时，红细胞的携氧量减少，血氧含量下降导致呼吸急促、心率加快。急性大出血或休克时，因为缺血和血压的急剧下降，呼吸中枢受到刺激也会引起呼吸增快。

（5）**神经精神性与肌病性呼吸困难**：老年人易发生脑血管意外、脑肿瘤等疾病，致使颅内压增高，脑局部血流减少直接累及呼吸中枢，出现呼吸变慢变深，常伴有鼾声呼吸，有时出现吸气突然中止或抽泣样呼吸，导致呼吸困难。

3. 评估要点

（1）**呼吸困难发生的诱因**：包括有无引起呼吸困难的基础病因和直接诱因，如心肺疾病、肾脏疾病、代谢性疾病病史和有无药物、毒物摄入史及头痛、意识障碍、颅脑外伤史。

（2）**呼吸困难发生的缓急**：询问起病突然发生、缓慢发生、还是渐进发生或有明显的时间性。

（3）**呼吸困难对功能性健康型态的影响**：有无日常生活活动能力减退等活动与运动型态的改变；有无语言困难、意识障碍等认知与感知型态的改变等。

（4）**伴随症状**：有无发热、咳嗽、咳痰、咯血、胸痛等症状，诊断、治疗与照护经过，重点为有无使用氧疗、氧疗浓度、氧流量和疗效等。

（二）健康照护

1. 一般照护　为老年患者提供相对安静、整洁、明亮舒适的环境，室内空气保持新鲜流通、温湿度适宜，调整室内温度在 18~22℃，相对湿度在 50%~60% 之间。饮食宜选择进食优质蛋白、高纤维素、易消化饮食，防止老年患者出现便秘和腹胀。给予充足的水分，鼓励每日饮水 1 500~2 000ml。宜少量多餐，减少用餐时的疲劳，进食前后应漱口，保持口腔的清洁，促进老年人的食欲。戒烟，改善肺活量、用力呼气中期流速、功能残气量等肺功能指标。做好皮肤、头发、口腔等生活护理。

2. 病情观察　密切观察老年患者呼吸困难及发绀的程度，缺氧和二氧化碳潴留时，可能会引起老年人失眠、精神错乱、躁狂或表情淡漠、神志恍惚、嗜睡、昏迷等意识障碍的表现,此时应尽快协助老年人就医。

3. 给氧 选择正确的给氧方法是缓解老年患者呼吸困难的有效措施。低氧血症伴有二氧化碳潴留的老年患者,应采用长时间持续性低流量吸氧,一般氧流量为 1~2L/min,氧浓度为 25%~29%。心源性呼吸困难时,吸氧浓度为中高流量,5~6L/min,持续吸氧 1~2d。

4. 保持呼吸道通畅 及时清除呼吸道内的分泌物,指导老年人每隔 2~4h 进行有效咳嗽,排出气道内痰液。当痰液黏稠时,采用生理盐水、盐酸氨溴索、α- 糜蛋白酶等进行雾化吸入促进痰液稀释,以便排出体外。老年患者排痰困难且条件允许时,使用人工负压吸引吸出痰液,要注意动作轻柔,每次吸痰时间不应超过 15s 以保护呼吸道黏膜;随时观察痰液的颜色、性状和量。病情允许的情况下,嘱老年患者多饮水,学做增强呼吸功能的锻炼,主要包括腹式呼吸训练和缩唇呼吸训练。照护者和家属及时予以胸部叩击帮助排痰。

5. 用药照护 遵医嘱为老年人选择合适的缓解呼吸困难的药物,用药后注意观察药物的作用及不良反应,出现问题,及时就医。

6. 心理照护 呼吸困难的老年人往往表现出焦虑、多疑、恐惧等心理问题。照护者应对老年人进行心理照护,消除悲观、绝望的不良心理;及时、有效地与老年人和家属沟通,消除其和家属的紧张情绪,指导其配合照护和治疗。耐心听取老年人的倾诉,为其解释病情,使其了解疾病相关的知识,了解坚持治疗可以维持正常的生活。

(三)健康促进方法及措施

1. 保持空气流通,嘱老年人定时开窗通风,通风时注意保暖;减少去公共场所,注意休息,避免劳累。

2. 防止上呼吸道感染,加强耐寒锻炼,增强抵抗力。积极配合医生治疗原发病,缓解呼吸困难的症状。

3. 老年患者呼吸困难发作时,应采取半坐位或端坐位,可在床上放一小桌,以便老年患者伏桌休息。缓解期要加强呼吸运动训练,每天有计划地进行运动锻炼,以不感到疲劳为宜,避免过劳而引起呼吸困难。

4. 保持呼吸道通畅,合理进行居家氧疗。

5. 戒烟,保持良好的生活习惯。告知老年人家属病情变化的征象,当老年人有剧烈咳嗽,痰液增多和变黄,排痰困难,气急加重时,应尽早就医。

三、疼痛

疼痛(pain)是由于现存的或潜在问题引起的一种不舒适体验,包括生理、心理等各方面的不适感。1995 年,全美保健机构评审联合委员会(Joint Committee American Health Organization,JCAHO)正式将疼痛确定为继体温、脉搏、呼吸、血压之后的第五生命体征,并要求对所有患者进行疼痛的评估。疼痛通常是机体受到损害时发出的警告,应该给予重视,尤其是老年疼痛,随着年龄的增长,老年人往往认为疼痛是一种正常现象。据统计,老年慢性疼痛发生率为 25%~50%,约有 2/3 的65 岁以上的老年人有慢性疼痛。

(一)健康评估

1. 健康史 了解老年人现存的及潜在的疼痛问题及疼痛治疗的效果。评估的内容包括:评估疼痛的部位、性质、持续的时间及强度、有无伴随症状、是否存在影响疼痛程度变化的因素等;评估心理社会方面,如有无良好的社会支持系统、有无情感上的不良反应等;评估是否存在引起疼痛的疾病,包括现存的疾病及潜在的疾病,以及治疗史、用药史等;评估疼痛的治疗效果等。常见的影响疼痛的因素如下:

（1）**心理社会因素**：不良的心理反应，如紧张、焦虑、愤怒等在一定程度上加重疼痛。除此之外，老年人的心境、意志力、对疼痛的关注程度等均对疼痛产生重要的作用。

（2）**疾病因素**：引起老年人疼痛的疾病种类很多，涉及各个系统的疾病，常见的疾病如运动系统疾病包括骨质疏松症、腰椎间盘突出症、骨折、关节脱位等；心血管系统疾病包括心绞痛、心肌梗死等；癌性疼痛等。

（3）**物理性因素**：包括温度刺激（温度过高、温度过低）、物理性损伤（刺伤、扭伤、挫伤、碰撞伤、挤压伤、牵拉伤等）等。

（4）**化学性因素**：常见的引起化学性损伤的物质有强酸、强碱等。

2. 老年人疼痛的特点及危害　老年人疼痛以慢性、持续性疼痛为主。老年人痛阈高，疼痛反应不敏感，导致疼痛迁延及治疗延误。运动系统的疼痛较多，如骨质疏松症、骨折、椎间盘突出症所致的疼痛等，导致关节功能障碍，影响老年人的日常生活及行为活动。长期疼痛，影响老年人的心身健康，产生紧张、焦虑、抑郁等不良情绪反应。由于疼痛的影响，老年人厌于参加活动，喜欢独处，影响正常的社交活动。除此之外，疼痛还会增加老年人发生意外的风险，如跌倒等。

3. 身体状况　主要包括生理、心理以及行为方面。

（1）**生理方面**

1）生命体征的改变：血压增高，心率加快，体温升高，呼吸频率加快。

2）神经内分泌系统的改变：中枢神经系统兴奋性增加，儿茶酚胺等分泌增加。

（2）**心理方面**：老年人常见的疼痛类型为慢性疼痛，老年疼痛患者的心理差异较大，不同类型的疼痛、不同程度的疼痛、对疼痛的认识理解度以及疼痛的阈值等都会引起不同的心理反应，可以归纳为抑郁、焦虑、愤怒、恐惧等情绪。

（3）**行为方面**：机体受到疼痛的刺激时，通常会产生一系列的防御反应。常见的表现方式有两种：一种是语言上的反应，一种是躯体上的反应。语言上的反应主要是主诉，躯体上的反应主要表现为皱眉、面部表情扭曲、躯体姿势扭曲、防御性躲避等。

4. 评估方法　评估老年疼痛可以运用交谈法、观察法等。疼痛属于主观资料，对于疼痛的评估通常需要借助一些辅助工具，以便获得疼痛的客观资料，有利于正确地治疗与照护。常见的评估疼痛的辅助工具有视觉模拟评分法、面部表情量表、口述描绘评分法、疼痛日记评分法及情绪评分法。

5. 特殊老年疼痛（存在认知障碍）的评估　我国认知症在老年人中的患病率为 3%~5%。虽然疼痛在认知症患者中常见，但疼痛仍未被医护人员正确认识，以至于患者未能得到有效的治疗。对认知症患者的疼痛评估要充分考虑老年人的生理因素的影响，询问家属及陪伴者，观察患者的躯体反应等。除此之外，还应借助特定的评估方法如 Abbey 疼痛量表、认知症患者不适评估量表、非语言疼痛指标表、阿尔茨海默病患者不适评估量表、Doloplus-2 老年疼痛评估量表、交流障碍患者疼痛评估工具、交流受限老年人疼痛评估表、老年认知症患者疼痛评估表、晚期老年认知症疼痛评估量表等非语言疼痛评估量表。

ER 3-5

常用的评估量表

（二）健康照护

健康照护的目的在于最大限度地缓解甚至消除老年人的疼痛，提高老年人的生活质量。主要从以下几个方面进行：

1. 心理照护　充分认识老年疼痛患者的心理反应，根据不同的心理反应给予有针对性的个体化心理照护。对于存在紧张、焦虑、愤怒等情绪反应的老年人，应及时了解诱发因素，给予相应的心理疏导，提供必要的心理支持，以稳定其情绪，提高其对疼痛的承受能力。

疼痛常用的心理治疗方法

1. 安慰剂治疗　是通过患者的信念起作用,如肌内注射生理盐水。
2. 暗示疗法　可以通过语音、表情、姿势以及其他符号。
3. 催眠治疗　是最古老的镇痛方法。
4. 松弛疗法与生物反馈疗法。
5. 认知疗法　意念分散,转化疼痛概念,转移注意力。
6. 行为疗法　目的是减少正加强作用,增加负加强作用。
7. 认知 - 行为疗法　其核心是建立自我控制和自我调节。
8. 群组心理治疗。

2. 生活照护　根据疼痛的影响程度,提供必要的生活支持,满足老年疼痛患者的基本生活需求;由于疼痛使老年人食欲减退,应采取减缓疼痛的措施,鼓励进食。选择清淡易消化食物为主,保证老年人的营养供应充足;由于疼痛导致老年人肢体无力,活动受限且存在安全隐患,应做好老年人的安全宣教并给予实施安全防范措施。

3. 疾病照护　积极治疗引起疼痛的原发疾病,应遵医嘱给予正确的治疗与照护措施。如尽量减少或去除引起疾病的诱发因素,对症治疗,合理用药等。及时评价疾病治疗的疗效,为医生和照护者制订下一步治疗、照护计划提供参考依据。

4. 用药照护　老年人对药物的反应特点为起效慢、药效增强、消除慢,因此,应酌情、谨慎用药,加强药物疗效的监测。对于老年疼痛患者可以根据疼痛的具体情况按照三阶梯给药原则选择有效的镇痛药,以缓解或消除疼痛,提高老年疼痛患者的生活质量。镇痛药的常见给药途径有经口(首选,最安全)、直肠、皮肤、静脉、舌下含服、肌内注射给药等。注意镇痛药的不良反应,并采取有效的措施预防不良反应的发生,一旦发生不良反应,应立即给予准确的处理,将危害降至最低,同时做好老年患者及家属的工作,取得配合。

三阶梯镇痛疗法

1. 基本原则　包括口服给药、按时给药、按阶梯给药、个体化给药、密切观察药物不良反应及宣教。
2. 内容
(1) 第一阶梯:选用非阿片类镇痛药物,主要适用于轻度疼痛者。
(2) 第二阶梯:选用弱阿片类镇痛药物,主要适用于中度疼痛者。
(3) 第三阶梯:选用强阿片类镇痛药物,主要适用于重度和剧烈癌痛的患者。

5. 应用患者自控镇痛(patient controlled analgesia,PCA)**泵**　应用 PCA 泵首先要详细准确地评估老年疼痛患者的情况,包括基本情况,既往史、现病史、药物过敏史等。掌握 PCA 泵的参数设置方法,向老年疼痛患者做好解释并取得同意及配合。客观、翔实、准确地做好记录工作,包括老年疼痛患者的生命体征的变化情况,应用 PCA 泵时老年人的反应情况等。

6. 中药　云芝、五味子中提取的多糖成分具有很好的镇痛作用,三七、白芍等中药中提取的皂苷具有明显镇痛作用。中药延胡索为罂粟科植物,延胡索的块根,具有活血止痛、消肿生肌的功效。没药具有抗炎、止痛、抑制癌细胞增殖、保肝、抗氧化、抗溃疡等作用。川乌、附子、草乌均属于乌头类中药,临床上用于治疗各种疼痛。人参是五加科人参属植物人参的干燥根。主要活性成分为人参皂苷 Rb1,具有镇痛、抗氧化、抗肿瘤、神经保护等作用,能够减少 P 物质和辣椒素所引起的疼痛。

服用中药注意事项:服用中药时应忌烟酒,忌食辛、辣、油腻的食物。若与西药联用,应与西药错开时间服用。汤剂一般一天 1 剂,分两次服用,早晚各一次,给药的时间一般在餐前 2h 或餐后 2h。一般中药多采用温服,若汤剂放凉后,一定要再次煮沸,使汤剂中沉淀的有效成分完全溶解,再放温后服用。服用药物后最好休息一定的时间再活动,同时注意观察药物疗效,尤其应注意有无不良反应的发生。煎好的中药汤剂应放在 2~8℃的冰箱中保存,免煎中药应放置在避光、阴凉干燥处保存。煎煮的容器最好选择陶器制品如砂锅、瓦罐,忌用铁、铜、铝等金属制品,因金属容易与药物的成分发生化学反应,降低药效或增加毒性。

7. 其他 提供安静舒适的环境,室内的温度及湿度适宜,光线适宜,减少噪声的刺激等。采取促进老年疼痛患者舒适的方法如按摩疼痛部位、采取舒适的体位等。给予有关老年疼痛的健康教育等。

(三)健康促进方法及措施

1. 介绍有关老年疼痛的相关知识 告知老年疼痛患者疼痛对机体的危害,老年人传统的思想观念认为疼痛是一种正常现象,是由于年老机体各系统功能衰退的一种正常表现,往往不去就医自行服用镇痛药。因此,应改变老年人对于疼痛的传统认识。

2. 转移疼痛注意力的指导 教会老年疼痛患者转移注意力的方法,如聆听旋律舒缓优美的音乐,根据个人的兴趣爱好参加活动,做深呼吸运动等。

3. 镇痛药物的指导 告知老年疼痛患者要严格遵照医嘱服用镇痛药物,切忌随意增加、减少或暂停镇痛药物。非甾体抗炎药的主要副作用为胃肠道反应如出血、溃疡及穿孔等。阿片类镇痛药易引起便秘、恶心、呕吐、尿潴留等,严重者会导致呼吸抑制,因此,应严密监测用药后反应。长时间服用阿片类镇痛药会产生药物依赖性。

4. 鼓励老年疼痛患者及时就医,正规就医,以提高生活质量。

5. 抚触按摩 抚触按摩是松弛和减轻疼痛的有效的方法,以单手或双手的手掌表面在身体疼痛部位沿同一方向缓慢地移动,力量适中,以感到舒适为主。

四、心悸

心悸(palpitation)是自觉心脏跳动的不适感或心慌感。心悸可以是生理性的,也可以是病理性的。

(一)健康评估

1. 健康史 评估老年人既往健康状况、心悸对老年人日常生活、睡眠的影响,其发生原因主要有以下三方面:

(1)**心脏搏动增强**:心肌收缩力增强可引起心悸。心悸分为生理性和病理性,生理性心悸的老年人可见于剧烈活动或精神过度紧张时;大量吸烟、饮酒、饮浓茶或咖啡后;或服用某些药物,如肾上腺素类、阿托品、氨茶碱、甲状腺素等。病理性心悸的老年人常见于各种类型的心脏病,如心肌病、心包炎、风湿性二尖瓣关闭不全、高血压等,以及其他引起心输出量增加的疾病,如甲状腺功能亢进症、发热及贫血等。

(2)**心律失常**:各种原因引起的心动过速、心动过缓以及心律不齐均可引起心悸。

(3)**心脏神经症**:由自主神经功能紊乱所引起,心脏本身无器质性病变。神经衰弱、焦虑、精神紧张、情绪激动、更年期综合征、惊恐或过度兴奋均可引起心悸。

2. 身体状况 一般认为心脏活动过度是心悸发生的基础,常与心动过速、期前收缩等所致的心率、心律及心输出量改变有关,并受出现及存在时间的长短、精神因素和注意力的影响。当老年人受到焦虑、紧张及注意力集中等因素刺激时,更容易出现心悸。主要表现为:

(1)**生理性心悸**:持续时间短,可伴有胸闷、头晕、头痛、失眠、耳鸣、疲乏、注意力不集中、记忆力减退等神经衰弱的表现,一般不影响活动。

(2)**病理性心悸**:持续时间长或反复发作,常出现胸闷、气急、心前区疼痛、晕厥、血压下降、意识障碍等症状。

3. 评估要点

(1)**心悸发作状况**:询问老年人发生心悸持续的时间、发作频率,发作时主观感受及伴随症状等。

(2)**发生诱因**:询问老年人心悸发生前有无饮用刺激性饮料,如浓茶、咖啡、烟酒等,有无精神刺激情况,有无心脏病史、内分泌疾病、贫血等病史。

(3)**心悸对老年患者的影响**:当心悸发生时观察老年人有无伴随症状,如呼吸困难、心前区疼痛、发热、晕厥及抽搐等。

(4)询问老年人心悸治疗经过及用药史,采用电复律、人工起搏器治疗及采取的照护措施。

(二)健康照护

1. 一般照护 轻者可从事适当体力活动,以不觉劳累、不加重症状为度,避免剧烈活动;重者卧床休息,同时密切观察老年人心律、心率、血压、呼吸、神色等变化,做好记录;如出现面色苍白、四肢厥冷、大汗淋漓、口唇发绀、呼吸频率、节律发生改变时,或心前区出现剧烈疼痛时,及时到医院就诊。

2. 用药照护 严格遵医嘱服用抗心律失常药,如服用洋地黄制剂时,服药前应监测心率,心率低于60次/min,或出现恶心、呕吐、头痛、黄视、绿视等症状时,应立即停药并报告医生处理。

3. 合理膳食 指导老年人养成良好的饮食习惯,每日保证蔬菜、水果、谷类、鱼、禽、肉、蛋类的摄入,每日饮水量至少1 200ml;减少钠盐摄入,每天食盐摄入量在5g以内;增加钾盐摄入,每日钾盐不少于4.7g。

4. 防止便秘 老年人胃肠蠕动差,容易发生便秘,排便用力时腹内压增加,心脏负荷增加,易出现心悸症状。照护过程中要注意观察,积极采取措施避免便秘。饮食上可增加粗纤维食物,适当增加饮水量,指导老年人食用蜂蜜、香蕉或服用通便药促进肠蠕动,养成定时排便的良好习惯,避免发生意外。

5. 定期检查心电图或动态心电图 随身携带急救药品,将急救药品放置在固定位置方便之处,以便急性发作时及时取用。

6. 心理照护 老年人心悸发作时伴有恐惧感,症状较重的老年人担心失去家庭及社会的支持、演变其他疾病出现心理障碍,照护者应及时了解老年人的心理状况、对其进行心理评估,疏导老年人的不良情绪,鼓励老年人进行适当的运动和自我放松训练。同时解释心悸的转归和预后,帮助老年人建立积极康复治疗的信心。

(三)健康促进方法及措施

1. 养成规律的作息时间,保证充足的睡眠。

2. 养成良好的排便习惯,勿屏气用力。

3. 规律饮食,宜进低盐、低脂、清淡易消化吸收的食物,如新鲜蔬菜水果,豆制品、菌类等。忌烟酒,少饮浓茶、咖啡。

4. 避免情绪紧张、激动,指导老年人掌握自我排解不良情绪的方法,保持心情舒畅,精神乐观,情绪稳定,避免应激源刺激等诱发因素。

五、排尿障碍

排尿障碍（urination disorders）是指排尿动作、排尿量、排尿次数等出现障碍的统称。随着年龄的增长，老年人机体调节功能逐渐减弱，自理能力下降，或因疾病的影响，常导致排尿功能出现异常，如尿失禁、尿潴留等，这是机体老化中无法避免的，常给老年人造成很大的生理、心理压力，照护者应帮助老年人解除痛苦，提高生活质量。

（一）健康评估

1. 健康史 评估导致老年人排尿障碍的常见原因，对老年人生活质量的影响，照护环境的评估。观察老年人排尿活动异常，主要表现为以下四个方面：

（1）膀胱刺激征：主要表现为尿频、尿急、尿痛。主要原因是膀胱及尿道受炎症感染和机械性刺激引起。正常成人白天排尿 4~6 次，夜间 0~2 次，次数明显增多称为尿频。尿频是衰老引发的排尿障碍最常见的表现，其发生原因包括进水量增加、膀胱肌肉肥大及膀胱壁增厚、前列腺疾病、脑部疾病、泌尿系统感染、膀胱及盆腔系统肿瘤、心理因素等。

（2）尿失禁

1）年龄：老年人器官老化，身体功能衰退，肌肉松弛等。

2）疾病：抑郁、脑卒中、充血性心衰、大便失禁、便秘、认知程度下降等。超重或肥胖会使盆底组织耐受力降低，盆底肌肉收缩力减弱，因此，超重和肥胖妇女比正常体重妇女更易发生尿失禁。

3）药物：长期服用镇静剂、利尿药等药物。

（3）尿潴留：表现为膀胱内充满尿液而不能自行排出。发病因素主要包括尿道及尿道或膀胱出口的机械性梗阻、膀胱颈梗阻性病变、局部肿瘤压迫、排尿动力障碍、老年人膀胱平滑肌无力、药物因素等。

2. 身体状况

（1）老年人尿失禁：常表现为在意识到尿急之前已经开始不由自主排尿（漏尿），意识到排尿后难以自主停止，排尿难以排尽。其中，老年女性在更年期以后，女性激素分泌减少，尿道及盆底肌群有所萎缩且张力下降，控制排尿的括约肌能力明显下降，常表现为大笑、打喷嚏、咳嗽、提重物等腹压增加时就发生尿失禁。而老年男性前列腺增生者，随着病情的发展，排尿梗阻加重，达到一定程度时，膀胱内尿液不能排尽，发生慢性尿潴留，膀胱过度膨胀充盈，使少量尿液流出。

临床上分为①急迫性尿失禁：是指伴随着尿急或紧随其后出现不自主滴尿。②压力性尿失禁：表现为老年人在用力、咳嗽或打喷嚏时尿液从尿道口不自主地同步流出。③充溢性尿失禁：膀胱内贮存部分尿液，当膀胱充盈超过尿道阻力时不自主溢出少量尿液。④混合型尿失禁：既有尿急等急迫尿失禁成分，又有用力、打喷嚏或咳嗽引起的不自主滴尿等压力性尿失禁成分。

（2）老年人尿潴留：老年人出现下腹部胀痛，排尿困难。检查可发现耻骨上膨隆，扪及囊样包块，有压痛，叩诊为实音。根据潴留尿液量分为①完全性尿潴留：尿液完全不能排出；②部分性尿潴留：排尿后膀胱仍残留有尿液。根据发病的缓急分为①急性尿潴留：发病突然，膀胱胀痛，呈完全性尿潴留；②慢性尿潴留：起病缓慢，膀胱胀痛不明显，常有少量排尿，膀胱内较多残余尿，部分呈假性尿失禁的表现。

3. 评估要点

（1）尿失禁的评估要点：①询问发生尿失禁既往史，发病急性或慢性、发病的频率、滴尿量及持续时间。②询问尿失禁的诱因，尿失禁发生前是否有咳嗽或打喷嚏等动作，是否发生过盆底器官膨出，泌尿系统是否发生感染等情况。③询问肠道功能情况，是否发生便秘、排便困难、大便失禁等。④评估工具：护垫测试测量 24h 的漏尿量和漏尿频率，护垫每 2h 换一次，换后的护垫重量减去换前护垫重量计算出 2h 的漏尿量。24h 内漏尿量大于 4g 是阳性。⑤对老年人心理、精神方面评估。

（2）**尿潴留的评估要点**：①评估老年人发生尿潴留的原因，是否发生外伤或手术，如尿道或骨盆损伤，腹部、盆腔会阴部手术，腰麻术后可引起暂时性尿潴留。②询问老年人是否出现过尿路梗阻或炎症。③询问老年人是否服用引起尿道括约肌痉挛的药物，如阿托品、溴丙胺太林等。④询问老年人是否发生过尿道梗阻性疾病，如前列腺增生、尿道狭窄、膀胱三角区肿瘤等。

（二）健康照护

1. 尿失禁老年人的照护

（1）**心理照护**：尿失禁常导致精神压力大，也会因为担心出门时失禁而避免外出，造成社交隔离，严重的会导致抑郁，尿失禁也会随之恶化。照护者应做到耐心、不厌其烦，激起老年人对康复的信心，观察其情绪变化，并提醒家属理解、关心老年人，给予老年人生活上的照顾和经济上的支持，提高老年人的生活质量。

（2）**定时如厕**：鼓励和帮助老年人定时如厕，一般每隔 2~3h，3~4h 最佳，并记录如厕时间，养成定时排尿的习惯。同时监测尿失禁程度的改变，及时联系专业医护人员进行就医。

（3）**皮肤照护**：发生尿失禁的老年人常因尿液的浸渍导致臀部及会阴部皮肤发生皮疹、溃疡或感染，如不及时处理可导致严重的并发症。保持皮肤清洁，首选方法为用温水清洗会阴和臀部皮肤，并用柔软的毛巾擦干，同时勤换衣裤、床单、尿垫，减少异味。根据皮肤情况酌情按摩受压部位，促进血液循环，防止压疮发生。

（4）**饮食照护**：若病情允许，鼓励老年人白天液体摄入量为 1 500~2 000ml 为宜，以增加尿量达到冲洗膀胱的目的，促进排尿反射的恢复，防止尿液混浊、沉淀、结晶及泌尿系统感染的发生；入睡前应限制饮水，以免夜间尿量增多，影响老年人睡眠；均衡饮食，保证足够的粗纤维食品（>30g/d），蛋白质（46~56g/d）以及水果的摄入；老年人每天摄入热量在 1 600~2 000kcal。

（5）**外部引流**：必要时应用接尿装置引流尿液。老年女性可用女士尿壶紧贴外阴部接取尿液；老年男性可用尿壶接尿，也可用阴茎套连接集尿袋，接取尿液，但此法不宜长时间使用，每天要定时取下阴茎套和尿壶，清洗会阴部和阴茎，并将局部暴露于空气中。

（6）**重建正常排尿功能**：排尿功能的训练是尿失禁老年人的重要康复措施。协助老年人养成规律的排尿习惯，合理安排排尿时间。白天有意识地每隔 1~2h 到卫生间排尿（或使用便器）一次，夜间每隔 4h 排尿一次，排尿后用手按压下腹部，以排空膀胱残余尿，注意用力要适度。坚持一段时间后，逐渐延长排尿间隔时间，逐步恢复老年人正常排尿功能，提高生活自理能力和生活质量。

（7）**尿道并发症照护与促进**：监测尿液颜色、味道及尿量，如有刺痛感，并伴有尿液混浊，应确定是否有尿道并发症发生，及时处理。

（8）**盆底肌肉锻炼**：排空膀胱，收紧盆底肌肉（提肛运动），坚持 10s，放松盆底肌肉，持续 10s，重复 10 次，每天练习 3~5 次，4~6 周为一疗程。

ER 3-6

盆底肌介绍

（9）对长期尿失禁的老年人，可行留置导尿管，避免尿液浸渍刺激皮肤，发生皮肤破溃。定时夹闭和引流尿液，锻炼膀胱壁肌肉张力，重建膀胱储存尿液的功能。

2. 尿潴留老年人的照护

（1）**心理照护**：照护者根据老年人的年龄、性格及文化背景等特点，告知其治疗方法及其重要性和安全性，提高老年人及家属对尿潴留的认知，缓解紧张、焦虑情绪。

（2）**提供隐蔽环境**：关闭门窗，遮挡屏风，请无关人员回避，使老年人安心排尿。

（3）**诱导排尿照护**：采取适当姿势，给予暗示诱导排尿，如听流水声或用温水冲洗会阴；必要时采用艾灸关元、中极穴等方法，刺激排尿。

（4）**热敷、按摩**：若老年人病情允许，可用热水袋热敷或用手轻轻按摩下腹，按摩时顺脐到耻骨联合中点处轻轻按摩，并逐渐加压，以手掌自膀胱上方向下轻压膀胱，帮助排尿，切忌用力过猛，以免造成膀胱破裂。

（5）**导尿术**：在采用诱导排尿无效后可采用导尿术引流出膀胱内的尿液。导尿时严格按照无菌操作，动作缓慢、轻柔，边聊天分散注意力边操作，以减轻疼痛。

（三）健康促进方法及措施

尿失禁的发病率随年龄增长而增加，早期预防是防止或延缓尿失禁发生最有效的方式。

1. 盆底肌锻炼　指导老年人进行骨盆底部肌肉的锻炼，以增强控制排尿的能力。具体方法是老年人取站立、坐或卧位，试做排尿或排便的动作，先慢慢收紧盆底肌肉，再缓缓放松，每次 10s 左右，盆底肌训练每日总量 200~300 次，以增强尿道括约肌的收缩能力。病情允许情况下，可做抬腿运动或下床运动，增强腹部肌肉的力量。

2. 膀胱训练　长期留置尿管前 2~3d 需定时夹闭尿管，有尿意时再放尿；未插入导尿管的老年人定时使用便器，间隔时间由 1~2h 逐渐增至 2~3h，训练膀胱储存尿液功能。

六、老年便秘

老年便秘（senile constipation）是指老年人排便次数的减少，粪便干结同时伴有排便困难、排便用力、排便费时、排便不尽感。老年人由于日常活动量较少，不正确的饮食习惯以及疾病等原因致使便秘的发生率较高。正常老年人每天排便 1~2 次或 1~3 次。便秘老年患者每周的排便次数少于 2 次且排便费时费力，粪便硬结且量少。便秘在老年人中很常见，特别是长期卧床、日常生活不能自理的老年人。

（一）健康评估

1. 健康史　评估导致老年便秘的常见因素，是否存在某些器质性病变、不规律的排便习惯、不正确的饮食习惯、中枢神经系统功能障碍、排便时间或活动受限制、不良的情绪反应、某些药物的不合理使用、滥用缓泻剂等等。常见的发病因素如下：

（1）**生理因素**：老年人的进食量和体力活动明显减少，胃肠道分泌的消化液减少，肠管的张力和蠕动减弱，腹腔及盆底肌肉乏力，肛门内外括约肌松弛，胃结肠反射减弱，直肠敏感性降低，使食物在肠内停留的时间过长，水分过度吸收引起便秘；个人排便习惯如老年人没有形成定时排便的习惯。此外，老年人常见疾病如认知症或老年抑郁症等也会导致排便反射丧失，从而引起便秘。

（2）**心理因素**：心理因素是影响排便的重要因素。抑郁、焦虑、强迫性思维及行为等心理障碍者较容易出现便秘，1/3 的老年便秘患者表现出抑郁、焦虑情绪的评分明显升高。

（3）**饮食与活动**：老年人因牙齿脱落、功能减退等原因，饮食上比较偏爱精细且少渣的食物，而且饮食比较简单，致使粪便的黏滞度增加，在肠内运动慢，且大量水分被吸收从而导致便秘；老年人新陈代谢率降低，进食量较少，亦可引起便秘。活动可以维持肌肉的张力，刺激肠道蠕动，老年人由于各方面的原因致活动量减少，可因肌肉张力减退致使排便困难，这些因素均可导致便秘。

（4）**与疾病有关的因素**：肠道相关性疾病如溃疡性结肠炎、消化道肿瘤等；全身性疾病如糖尿病、尿毒症、脑血管意外、帕金森病等；除此之外，医源性的因素如止泻药的滥用。阿片类镇痛药、抗胆碱类药、抗抑郁药、钙离子拮抗剂、利尿药等也会引起便秘。

（5）**社会文化因素**：排便习惯与观念受到社会背景、社会经历、文化教育等方面的影响。如当隐私暴露时，可能会压抑排便需要从而造成排便功能的异常。

2. 身体状况　便秘的主要表现为排便次数的减少和排便困难，此外，还有腹胀、腹痛、食欲减退、消化不良、乏力、舌苔变厚及头痛等症状。触诊时腹部较硬实且紧张，偶可触及包块，直肠指检时可触及粪块。

功能性便秘的罗马Ⅲ标准

1. 必须包括下列 2 项或 2 项以上

(1) 至少 25% 的排便有费力感;

(2) 至少 25% 的排便为干球粪或硬粪;

(3) 至少 25% 的排便有不尽感;

(4) 至少 25% 的排便有肛门直肠梗阻感和/或堵塞;

(5) 至少 25% 的排便需手法辅助(如用手指协助排便、盆底支持);

(6) 每周排便少于 3 次。

2. 不用泻药时很少出现稀便。

3. 不符合肠易激综合征的诊断标准。

3. **评估方法**　包括交谈法、粪便检查、直肠指检、会阴部检查,其他辅助检查如胃肠 X 线检查、胃肠钡餐检查等。评估时要详细询问老年人便秘开始时间、持续时间,每次大便时间,每次排便后的感觉,缓解便秘的方法,药物疗效等。直肠指检是一种常见的检查方法,通过直肠指检可以明确直肠肠道的情况,如是否狭窄、有无粪块等;会阴检查也是一种重要的检查方法,通过会阴检查可以明确有无外痔等。

(二) 健康照护

1. **心理照护**　心理因素尤其是焦虑、抑郁是老年功能性便秘的重要发病机制之一,排便是通过神经反射来完成的,便秘时常常会导致心情紧张、焦虑,这些消极的心理反应又会加重便秘,因此,照护者应及时给予心理疏导,缓解紧张和焦虑的情绪,找到引起便秘的原因并给予个体化干预措施。对由于隐私暴露或使用排便器而产生的压抑排便情况,及时给予心理支持,告知排便器使用的目的、方法、注意事项等,提供安全舒适的排便环境,尤其注意保护个人隐私,消除心理顾虑,使老年患者从内心接受并配合使用排便器。

2. **饮食照护**　根据老年人的具体情况适当增加水分的摄入量,在病情允许的情况下每天饮水量不得小于 2 000ml,且每次饮水量不宜过多,以免引起恶心、呕吐、头晕等不适。清晨起床后饮用一杯温开水或一杯淡盐水对预防便秘的发生及改善老年人便秘症状十分有效。合理安排日常饮食,注意营养的结构合理、全面协调,荤素搭配合理。多食新鲜的绿色蔬菜、水果、富含纤维素的食物、B 族维生素丰富的食物如蛋黄、动物肝脏、牛奶、蘑菇以及坚果等,尽量减少精细加工食物的摄取。适当增加植物油的摄取,植物油可以直接润滑肠道,且植物油的分解产物脂肪酸可以刺激肠蠕动,常见的含植物油较多的食物有花生、芝麻、核桃及花生油、芝麻油、豆油等。

3. **运动照护**　老年人根据自身的身体素质、运动爱好及运动场所等选择恰当的运动方式及运动量,以不引起老年人头晕、心悸等身体不适为主,诸如散步、做操、打太极拳等有氧运动。对于卧床的老年便秘者应该鼓励其进行主动及被动的床上运动如直腿抬高运动、翻身、按摩受压肌肉等。此外,还可以指导老年人进行增强腹肌和盆底部肌肉的运动,如抬臀运动等,这些运动可以起到加快肠蠕动和增加肌张力的作用,利于排便。

4. **用药照护**　遵医嘱合理、安全、有效的服用口服缓泻剂(表 3-1),注意药物的使用方法、不良反应、注意事项等。老年性便秘患者应尽量避免服用或少用大黄、酚酞片等药物,长期服用此类药物可形成药物依赖,伤害老年人的肠道神经系统。润滑性泻药的刺激性比较强,容易引起腹痛等不良反应。西沙必利、莫沙必利等促动力药物对功能性便秘的治疗效果较好,但有诱发心律失常的危险,故老年人不宜常规应用此类药物。普卡必利在老年慢性便秘的治疗中,其安全性和有效性均较高。目前,治疗便秘的药物种类虽然比较多,但绝大多胃肠促动药物常常会导致胃肠功能紊乱,不适合应用于慢性便秘的患者,亦不可长期服用。

表 3-1　临床上常用的口服缓泻剂

种类	名称
容积性泻药	车前番泻复合颗粒
渗透性泻药	硫酸镁、硫酸钠
刺激性通便剂	大黄、番泻叶、芦荟、酚酞
润滑性泻药	甘油、液体石蜡
胃肠促动药	西沙必利、莫沙必利

5. 腹部按摩　排便时用手沿结肠解剖位置自右向左环形按摩,可促使降结肠的内容物向下移动,同时使腹腔内压增加,促进排便;指端轻压肛门后端也可促进排便。

知识链接

腹部按摩手法

　　嘱老年人仰卧于床上用右手或双手叠加按于腹部,沿着结肠走向顺时针做环形而有节律的抚摸,力量适度,动作流畅,顺时针按摩腹部,刺激肠道促进肠蠕动。保持站立时顺时针按摩腹部 10~20 次,然后左右刺激转动腰骶部。坐姿时腹部按摩,以左手叉腰,拇指在前,四指在后,右手从胃部开始向左下方擦揉,经小腹,右腹还原于胃部为一次,共按摩 36 次。然后,以右手叉腰,左手按摩 36 次,方法同上,方向相反。

6. 温水洗足　温水洗足法原理为通过温水刺激双足,加快小肠、结肠、肛门等反射区的血液循环,进而增强这些器官的功能,加快肠蠕动,便于大便的排出。具体方法是:每天早晚各 1 次,用温水泡足 30min,水温为 39~42℃。为了发挥最佳治疗效果,建议选用足浴盆以保持水温的恒定。

7. 中医疗法　运用中医治疗老年便秘,应对老年便秘者实施辨证施治。老年人便秘,大多属于虚证便秘。可用黄芪,金银花,威灵仙,白芍,麻仁,肉苁蓉,厚朴,当归,酒大黄,益气养液、润肠导滞,黄芪健运中气,大黄不后下免其致泄,并可连续服用以缓调其脏腑功能;威灵仙可自胸腹至下腹通闭解结;白芍,甘草,益气养血,润肠通便。白芍甘草汤出自《伤寒论》,为挛急疼痛而立。芍药可入脾开结,芍药合甘草以破肠胃之结,尤其对年老体弱、气血不足者更佳。

ER 3-7

中医证候分类
诊断标准

　　应用传统的中医学治疗方法如推拿、针灸等可有效防治老年人便秘,而且副作用小,经济实用。推拿疗法是根据中医经络腧穴理论,选择支沟穴和大肠腧穴足底按摩,采用指按法和指揉法,按揉每穴 1~2min,由轻到重至酸、麻、胀感为度,每日 2 次,每次 2min,15d 为 1 个疗程,共 2 个疗程。针灸照护技术操作使用器械简单,便于操作,起效快,经济实用。

8. 灌肠　将灌肠液通过肛门灌入到直肠,可以起到软化干结粪块的作用,并可以刺激肠壁感受器,使信息传递至脊髓和脑,从而引起排便。临床上常用的灌肠液有温水、甘油、0.1% 肥皂液等,均可以促进排便。灌肠时要根据老年人的特点做到以下几点:

(1) 灌肠前:做好灌肠的解释工作以取得老年人的理解和配合;做好灌肠前的准备包括环境的准备、灌肠液的准备(选择合适的灌肠液种类、适宜的灌肠液量、适宜的灌肠液温度等);根据不同

情况选择灌肠的方法，如大量不保留灌肠、小量不保留灌肠等。

（2）**灌肠中**：注意灌肠液的灌入速度，根据老年人的主诉及时对灌肠桶高度进行调整；严密观察老年人的反应，有无不适主诉，严重者应立即停止灌肠，同时给予相应的处理。

（3）**灌肠后**：妥善安置好老年人；及时处理用物；做好记录工作，包括老年人的排便时间、排便量、排便后感受等。

（三）健康促进方法及措施

1. 便秘知识指导　告知老年人引起便秘的原因、症状、预防及缓解便秘的措施，如老年人缺乏运动、不合理饮食、不正确的排便习惯等均可以诱发便秘。使老年人充分认识到不正确的心理行为习惯的危害，进而改变自身的心理行为习惯，预防便秘的发生。

2. 用药照护　教会老年人掌握常用缓泻剂的用法、不良反应、注意事项等，教会老年人采取有效的措施预防不良反应的发生。告知老年人要严格遵医嘱服用药物，不得随意增加或减少服用药物的剂量或擅自服用药物等。

3. 心理照护　根据情况给予老年便秘者提供心理支持，情绪疏导。告知老年人排便时放松心情，保持心态平和、情绪舒畅，对排便有一定的促进作用。

4. 告知老年人便秘的危害　长时间便秘，机体产生的毒素及有害物质不能及时排出，在体内蓄积，当达到一定程度时，会对机体产生不利影响，如口臭、肤色暗沉、皮肤瘙痒、情绪低迷等。使老年人充分认知便秘对机体的危害及影响，重视便秘。出现便秘时要立即就医，及时治疗。

5. 记录排便的指导　排便的记录对评估老年人便秘至关重要。教会老年人学会准确记录自己的排便情况，包括每天的排便次数，时间间隔，每次排便的时间，排便后的感觉等。

七、腹泻

腹泻（diarrhea）是指老年人排便次数增多，每天排便 3 次以上，粪便量和性状发生变化。正常老年人每天排便多为 1 次，或每天 2~3 次，粪便性状正常。根据病程腹泻分为 3 种。病程 2 周以内为急性腹泻；病程在 2 周至 2 个月为迁延性腹泻；病程在 2 个月以上为慢性腹泻。老年人腹泻多发生于夏秋季节。特别容易发生在体质虚弱，经常有胃酸低或无胃酸（如使用胃酸抑制药）或黏膜免疫功能减退的老年人。

（一）健康评估

1. 健康史　评估导致老年人腹泻的常见的原因，既往有无不洁饮食、聚餐、旅行史、服用抗生素、免疫制剂、通便药的情况；有无排便量、次数、颜色、性状和气味改变；有无腹痛及疼痛的部位、口渴、疲乏无力、肛周皮肤糜烂表现；急性腹泻有无生命体征、神志、尿量、皮肤弹性的改变；慢性腹泻有无消瘦、贫血的体征变化；有无里急后重、恶心、呕吐、发热等伴随症状。常见的发病因素如下：

（1）**生理性因素**：随着年龄增长，人体肠道内益生菌数量会逐渐减少，老年人粪便肠道菌群中，总厌氧菌和双歧杆菌数量减少，肠细菌和产内毒素的革兰氏阴性杆菌数量增加，这些变化均会导致结肠内腐败代谢活动增多，使老年人对疾病的易感性提高。老年人代偿功能降低，体内的自稳态紊乱，适应能力差，机体免疫能力逐渐衰退，抵抗力下降，内环境平衡减弱，细菌容易乘虚而入，易引起腹泻。

（2）**环境与饮食性因素**：老年人多生活在空气不流通的环境中，接触病毒感染的机会多。另外，多因食用不洁食品引起，如从冰箱取出的食品不加热或加热时间不够，进食奶制品、海产品、剩菜、剩饭、剩汤等，经常食用生、硬、辛、酸、辣等对胃肠道有刺激的食品，可引起吸收不良，导致腹泻。60 岁以上老年人容易出现乳糖不耐受，喝鲜奶后易出现腹泻。老年人多有冠心病、糖尿病、胆囊炎及肿瘤等基础性疾病，常因肠道感染的发生而病情加重。

（3）**药物性因素**：老年抗生素相关性腹泻的发病率较高，使用抗生素后共生菌或过路菌成为优势菌群，一旦肠道微生态平衡被打破（主要是优势菌的减少和主导菌群的定位转移），就会出现肠道菌群失调，发生腹泻。泻剂及其他药物使用不当也会导致腹泻。

（4）**医源性因素**：住院卧床的老年患者由于基础疾病多、胃肠功能紊乱、正常菌群失调、抵抗力低下、肠道吸收功能障碍，对条件致病菌的抵抗减弱，极易发生医源性腹泻。发生医源性腹泻后，老年患者住院时间延长，增加死亡的风险。

（5）**其他因素**：老年人肠道疾病如肠炎、肠易激综合征；全身性疾病如甲亢、尿毒症；药物的副作用等。腹泻也与情绪因素有着密切关系，紧张和焦虑可引起胃肠痉挛而产生腹泻。

2. 腹泻分类

（1）**分泌性腹泻**：因肠黏膜炎症渗出大量黏液、脓血而引起。当细菌毒素刺激肠黏膜细胞内腺苷环化酶时，细胞内环磷酸腺苷增多，大量的水与电解质流入肠腔，引起腹泻。

（2）**渗透性腹泻**：老年患者的肠内容物渗透压增高，导致肠内水分与电解质吸收障碍，如口服硫酸镁、甘露醇等可引起渗透性腹泻。

（3）**渗出性腹泻**：肠黏膜炎症和浸润性病变，使病变处的血管通透性增高，血浆、黏液和脓血渗出导致渗出性腹泻，常出现于各种肠道炎症性疾病。

（4）**动力性腹泻**：老年人由于肠蠕动亢进，肠内食糜的停留时间缩短，食物未被充分吸收，引起动力性腹泻，常见于肠炎、甲状腺功能亢进、糖尿病、胃肠功能紊乱等。

（5）**吸收不良性腹泻**：由老年人肠黏膜面积减少，吸收障碍引起，常见于吸收不良综合征、小肠大部分切除。

3. 身体状况

（1）**不同类型腹泻的特点**：渗出型腹泻粪便含水量较高，出现脓血或黏液，多伴腹痛和发热；分泌型腹泻多为水样便，无脓血及黏液，每日排便量可达数千毫升；渗透性腹泻禁食或停药后症状消失，粪便中常出现未经消化的食物或药物、泡沫且气味奇臭，多不伴腹痛；动力性腹泻多无腹痛，大便稀薄，无脓血及黏液；吸收不良性腹泻粪便中含有大量脂肪、泡沫，量多而臭，无腹痛，禁食后可缓解。

（2）**腹泻的影响**：急性严重腹泻短时间内大量的水分和电解质丢失，可引起脱水、电解质紊乱及代谢性酸中毒。长期慢性腹泻可出现营养不良、维生素缺乏、体重下降，严重老年患者可发生营养不良性水肿。频繁排便因粪便刺激肛周皮肤，可出现肛周皮肤糜烂破损。严重腹泻影响老年患者的休息与睡眠。细菌性腹泻会引起菌血症、肝脓肿、胆道感染、原发性腹膜炎等。

4. 评估要点　有无排便量、次数、颜色、性状及气味的改变；有无使用泻剂或饮食不当，有无紧张焦虑情绪；既往有无甲亢、胃肠道疾病。

采集新鲜粪便标本作显微镜检查，采用 SS 琼脂、麦康凯琼脂、真菌快速显色培养基同时分离腹泻致病菌；急性腹泻者注意监视血清电解质、酸碱平衡状况。

（二）健康照护

1. 针对性治疗照护　积极治疗患者原发病，分析老年腹泻产生的原因和表现；住院期间，减少医学干预措施，医护人员严格洗手。

2. 补液　老年腹泻患者常有不同程度的脱水，及时补充液体、电解质、营养物质，以满足患者的生理需要量，补充额外丢失量，恢复和维持血容量。轻度脱水通过饮水或鼻饲胃肠道补液，中重度脱水应静脉补液，入液量可根据血清钠浓度或渗透压判断，用相应公式计算。补液应注意输液速度，老年人因腹泻易发生脱水，也因输液速度过快易引起循环衰竭。

3. 心理照护　慢性腹泻长期治疗不恢复时，老年人会对预后感到担忧，腹泻与精神因素有关，故应注意老年人心理状况的评估和照护，保持放松的心情，避免情绪紧张、焦虑，耐心细致地为老年患者讲述腹泻的相关知识，以减轻其思想负担。鼓励老年患者配合检查和治疗，稳定老年患者的情绪。

4. **病情观察**　急性严重腹泻时严密监测老年患者生命体征、神志、尿量的变化；有无口渴、口唇干燥、皮肤弹性下降、尿量减少、神情淡漠等脱水表现；有无肌肉无力、腹胀、肠鸣音减弱、心律失常等低钾血症的表现；随时监测血生化指标的变化。密切观察老年患者停用抗生素或改用抗生素的效果，口服肠道药物、生物制剂、抗真菌药的效果，症状改善不明显时及时报告医生。

5. **用药照护**　遵医嘱给予常规的临床用药，注意老年人用药原则，密切监测病情变化、出现不良反应及时报告医生。细菌性感染可选用抗生素左氧氟沙星、小檗碱（黄连素）等；肠结核进行抗结核治疗；药物性腹泻应停用有关药物；因消化酶不足所致的腹泻，可口服多种消化酶制剂如多酶片等。另外，患结肠易激综合征则要使用胃肠动力药物治疗。合理用药，减少联合用药并缩短疗程，保护肠道正常菌群（表3-2）。

表 3-2　临床治疗腹泻常用药

种类	名称
止泻药	活性炭、洛哌丁胺
微生态活菌制剂	双歧三联活菌散
肠黏膜保护剂	蒙脱石散
解痉止痛药	盐酸山莨菪碱、颠茄合剂

（三）健康促进方法及措施

1. **饮食指导**　老年人应食用易消化、经过灭菌处理及清洗过的清淡食品，应避免给老年患者吃刺激性、过敏性、高渗性食物以及过冷过热易产气的食物，保证新鲜、干净。严重腹泻者应禁食，给予口服补盐液，遵医嘱做渐进式饮食治疗（禁食→流质饮食→半流质饮食→软食→普通饮食）。轻症者宜摄取高蛋白、高热量、低脂、少纤维素、易消化的流质、半流质饮食、宜少量多餐，如能适应可逐渐增加食量，对食欲差者应鼓励进食，避免过冷、过热以及易产气的食物。老年人因乳糖不耐受，出现腹泻最好喝可以直接吸收的酸奶。

2. **皮肤健康指导**　指导老年患者便后用软纸轻拭并用温水清洗，条件允许可坐浴，有脱肛者可用手隔消毒纱布轻揉局部，以助肠管还纳。肛周局部涂无菌凡士林或其他无菌油膏以保护局部皮肤，注意保持会阴部清洁，并保持干燥。长期卧床的老年人肛门皮肤清洁后涂 5% 鞣酸软膏或氧化锌软膏。

知识链接

肛周皮肤护理健康指导

肛周皮肤护理中应做到勤、软、蘸、涂、烤、防。

"勤"是指每次便后均应用温水清洗或用消毒湿纸巾清理，因为干擦不能擦去粪便中的消化酶（这种消化酶最易造成肛周皮肤糜烂）。

"软"是指清洗的用物应选择质地柔软的纸巾和毛巾。

"蘸"是指在清洗的过程中应蘸洗，切忌用力擦，过多的机械摩擦会加速皮肤的损害。

"涂"是指每次清洗后应涂些软膏。

"烤"是指便后用红外线照射，每日 4 次，每次 10min。

"防"是指用纸尿裤或卫生巾兜住臀部，也可用浸透色拉油的软纸堵住肛门外包尿布以免使大便污染面过大造成清理困难。

3. 活动与休息健康指导　创造安静舒适的环境，保持衣物及床单位的整洁、舒适。频繁腹泻、全身症状明显者应卧床休息，注意保暖，可用热敷。避免腹部压迫、按摩和腹压增高等机械性刺激，以减弱肠道运动，减少排便次数，腹泻症状减轻后可适当运动。

4. 用药指导　大多数老年人用药知识严重缺乏，对用药知识需求较高，在进行健康教育时，向老年人讲解腹泻相关药物知识及用药剂量、时间，如服药时间是根据药物的不同性质决定的，需要饭前服用的药物，饭后服用则达不到应有的疗效，不要擅自用药，用药剂量不宜过大或过小，严格按照医嘱或药物说明书中的剂量，剂量过大会引起药源性疾病，剂量过小，达不到治疗目的。

5. 提供老年腹泻健康教育信息　如发放印刷材料：健康教育折页、健康教育手册等，放置在村卫生室、乡镇卫生院、社区卫生服务中心、医院咨询台等地方，每月定期提供材料，及时更新补充，保障使用。

八、意识障碍

> **情景导入**
>
> 赵爷爷，76岁，自饮白酒1 000~1 500ml约2h后，出现神志不清、小便失禁，于昨日21点18分急诊入院。入院前，患者独自在家，约20点被发现神志不清、呼之不应、口吐白沫、酒味扑鼻。体格检查：深昏迷，格拉斯哥昏迷评分3分，瞳孔针尖状，对光反射消失。
>
> **工作任务：**
> 1. 该老年患者出现了什么问题？
> 2. 针对该老年患者的症状，应该给予什么样的照护措施？

意识障碍（disturbance of consciousness）是指老年人对周围环境及自身状态的识别和察觉能力障碍的一种精神状态。任何原因引起老年人的大脑皮质、皮质下结构、脑干网状上行激活系统等部位的损害或功能抑制，均可出现老年意识障碍。表现为对自身及周围环境的认知、记忆、思维、定向、知觉、情感等精神活动的不同程度的异常改变。意识障碍在老年人中很常见，近年来发病率升高，多合并高血压、冠心病等基础性疾病。重度的意识障碍会对老年人生活、生命产生严重的影响。

ER 3-8

意识的二维结构

（一）健康评估

1. 健康史　评估导致老年人意识障碍的常见的原因，常见的发病因素如下：

（1）**急性脑血管性因素**：急性脑血管疾病（包括脑出血和脑梗死）是导致老年人意识障碍的首位病因。脑出血较脑梗死更易引起昏迷。高龄老年患者无论是出血性还是缺血性脑血管疾病，以意识障碍、理解力障碍首发者明显高于非高龄患者。

（2）**内分泌与代谢性因素**：低血糖、糖尿病酮症酸中毒、高血糖高渗透压综合征等糖尿病相关性疾病是老年人发生意识障碍的重要病因，低血糖为最主要病因。

（3）**感染性因素**：老年人的心脑血管疾病、高血压、糖尿病、COPD、肿瘤等非常常见，平时脑功能处于代偿低限，再合并全身免疫功能低下，很容易引起各种感染，尤其是肺部感染最常见。呼吸系统感染是老年人常见病、多发病。在此基础上发生的低氧血症、高碳酸血症、水电解质平衡紊乱、细菌毒素均可影响脑干网状结构上行激活系统，促使意识障碍发生。

（4）**手术应激性因素**：手术及麻醉过程出现应激性脑功能障碍，与老年人的手术方式、年龄、麻醉用药及手术时间长短有关。手术科室出现的围手术期应激性脑功能障碍也是在脑储备能力下降的基础上，各种原因导致低氧血症和脑缺血、系统代谢紊乱，脑功能进一步减退所致。老年人术后卧床、误吸，易导致肺部感染，诱发感染性脑病。

（5）**中毒和物理性因素**：是引起老年意识障碍的外界原因之一。如安眠药、有机磷杀虫药、高温中暑、一氧化碳、酒精和吗啡等中毒。

2.**身体状况** 临床常通过对老年人的言语反应、对针刺的痛觉反应、瞳孔对光反射、吞咽反射、角膜反射等来判断意识障碍的严重程度。

（1）**嗜睡**：为最轻的意识障碍。表现为病理性嗜睡，持续睡眠，可被轻度刺激或言语唤醒，并能正确回答问题，但反应迟钝，刺激除去后即可入睡。

（2）**意识模糊**：程度较嗜睡重。表现为思维和语言不连贯，定向力完全或部分发生障碍，可有错觉、幻觉、躁动不安、精神错乱等。

（3）**昏睡**：沉睡状态，不易唤醒。高声呼唤或强刺激可被唤醒，但醒后答话含糊或答非所问，停止刺激后又很快入睡。

（4）**昏迷**：最严重的意识障碍。按程度不同分为：

1）浅昏迷：意识大部分丧失，可有较少的无意识自主运动。对周围事物及声、光刺激无反应，对强烈的疼痛刺激可有回避动作及痛苦表情，但不能觉醒。吞咽反射、咳嗽反射、角膜反射及瞳孔对光反射存在，可出现大小便失禁或潴留，生命体征无明显改变。

2）深昏迷：意识完全丧失，对周围任何刺激均无反应。全身肌肉松弛，肢体呈迟缓状态，无任何自主运动，眼球固定，瞳孔散大，各种反射消失，偶有深反射亢进及病理反射出现，大小便多失禁，生命体征明显变化。

老年患者感知能力、对环境识别能力及日常生活活动能力均发生变化。昏迷老年患者由于意识部分或完全丧失所致无自主运动、不能经口进食、咳嗽与吞咽反射减弱或消失、排便与排尿控制能力丧失或留置导尿等，除血压、脉搏、呼吸等生命体征发生改变外，还易引起肺部感染、尿路感染、口腔炎、结膜炎、压疮、营养不良及肢体挛缩等。

（5）**谵妄**：是急性的脑高级功能障碍，对周围环境的认识及反应能力下降，有认知、注意力、记忆与定向功能障碍，思维推理迟钝、语言功能受损，错觉、幻觉，睡眠觉醒周期紊乱等；可出现紧张、恐惧和兴奋不安、攻击行为。

3.**评估工具** 可采用标准化评定量表对老年意识障碍的程度进行评估，如格拉斯哥昏迷量表（GCS）、改进的昏迷恢复量表（CRS-R）、中国植物状态量表（CVSS）、机体反应水平评分（RLS）、全面无反应量表（FOUR）。

4.**评估要点** 评估瞳孔有无变化，对光反射是否灵敏；有无生命体征改变，如：呼吸节律与频率改变；有无肢体瘫痪、头颅外伤；皮肤是否出现了破损、发绀、出血、水肿、多汗的表现；有无脑膜刺激征等。

评估血液生化检查血糖、血脂、电解质、血常规、脑脊液检查是否正常，影像学检查如头部CT，脑电图检查脑功能是否受损，MRI检查头部有无异常发现。

（二）健康照护

1.**对因处理** 指导老年人及其家属认识、分析老年意识障碍产生的原因和身体状况，积极治疗原发疾病，减轻病情，减少并发症，降低临床死亡率。

2.**早期康复运动** 老年患者神经功能缺损的症状和体征不再加重，生命体征稳定，即可进行早期康复治疗。目的是减少并发症出现和纠正功能障碍，调节心理状态，提高老年患者的生存能力和生活质量。根据老年人自身的身体状况，选择合适的运动项目。运动强度需因个人而异，最好在医生的指导下进行运动。

预防足下垂

1. **布鞋疗法** 准备硬底新布鞋（比老年人足大 2~3 号），将患侧的鞋垂直固定在床栏杆上（鞋尖朝上、鞋跟朝下、鞋底向床尾栏杆、鞋面向患者）。每晚睡前，嘱老年人将患侧的足放进鞋内，足跟处垫适量柔软的海绵等物防止压破足跟处皮肤，患侧的足略高于对侧足 3~5cm，每 2~3h 将患侧足从固定的鞋内脱出，检查足部血运及皮肤的颜色、温度和有无破损，按摩患足 20min 后再将足伸进固定鞋内。

2. **基本功能锻炼** 首先以被动活动为主，自足踝到趾间关节持续进行伸展以及屈曲锻炼，应注意采用轻柔手法和力度，2~3 次 /d，单次持续时间为 15~30min；并视患者肌力恢复程度引导其足部屈伸锻炼。按摩通过按、推、揉、捻、拍打、抹及踩跷法对患者足部进行按摩，遵循由慢到快、由轻到重、由浅入深的原则，2 次 /d，单次按摩 15~20min。

3. **心理照护** 指导老年人保持愉悦的心情，营造放松的心境有益于改善病情，促进病情好转、疾病康复。学会自我疏导和放松技巧，避免不良刺激，培养业余爱好，丰富精神生活。照护人员应及时疏导患者家属的心理负担，减少家属的心理压力，嘱其更好地协助老年患者配合治疗，同时向老年患者及其家属说明检查及治疗的目的，使其理解并积极配合。

ER 3-9

表面肌电数据
的采集

4. **家庭支持** 嘱老年人的子女对其父母谦让和尊重，理解老年人的患病心理，鼓励和倾听其内心宣泄，真正从心理和精神上予以关心，爱护意识障碍老年人。

5. **病情观察** 严密观察老年患者意识状态、生命体征、瞳孔、神经系统病症等变化，观察有无恶心、呕吐及呕吐物的性状与量，准确记录出入水量。发现病情变化及时报告医师。加强用药观察，注意药物疗效和不良反应。

6. **生活照护**

(1) 给予高维生素、高热量、营养丰富、清淡、易消化的食物：对拒食、少食的老年意识障碍患者，可挑选其喜爱的食物进行劝食和喂食，必要时就医，酌情给予鼻饲营养液和静脉输液，以保证其身体的正常需要量。对于吞咽不良、吞咽困难或有严重意识障碍的老年人，应预先留置鼻饲管，不可强行喂食，以防止其将食物含在嘴里而引起吸入性肺炎或窒息。注意保证老年人的进水量，照护人员应定时定量为老年人喂水或鼻饲。

(2) 保持病室的整洁、通风、温湿度适宜：注意增减衣服，以免受凉、感冒，加重病情。保持床单位整洁、干燥，减少对皮肤的机械性刺激，保持皮肤清洁，勤换被褥，勤洗澡。对于长期卧床的老年意识障碍患者，协助床上擦浴，每天 1~2 次，定时给予翻身、拍背、按摩骨突受压处，每 2h 为其翻身 1 次，并应经常检查老年人皮肤受压情况，可加用翻身枕和预防压疮的气垫床，预防压疮和坠积性肺炎的发生。注意口腔卫生，不能经口进食者应每天保持口腔清洁 2~3 次，防止口腔感染。保持外阴部皮肤的清洁，预防尿路感染。谵妄躁动者加床栏，必要时做适当的约束，防止坠床和自伤、伤人；慎用热水袋，防止烫伤。

7. **用药照护** 遵医嘱给予常规的临床用药，如中枢神经的兴奋剂、神经的保护剂、促醒剂、神经营养药物。注意老年人用药原则。

（三）健康促进方法及措施

1. **健康教育**

(1) 通过各种途径的宣传与教育，提高老年健康照护者和公众对意识障碍的认识，预防老年人意识障碍有关疾病的发生。宣传方式可采取广播、学术报告、宣传画、小折页科普资料等多种传播媒介。

（2）开展公众健康咨询活动，定期举办老年意识障碍健康知识讲座，引导老年人学习、掌握健康知识，以促进老年人的身心健康。

2. 疾病预防知识指导　告知老年患者及其家属意识障碍发生的基本病因和主要的发病因素、早期症状和及时就诊的指征；对有发病危险因素或病史者，进行健康饮食指导，告知改变不良生活方式，合理运动和休息。

3. 用药指导与病情监测　指导老年人及其家属遵医嘱服药，规律服药，定期复查。密切监测病情变化，发现不良反应及时报告医生。

4. 适当锻炼　适当参与体育活动，鼓励患者做力所能及的家务。

（张会君）

思考题

1. 王爷爷，76岁，确诊糖尿病6年，试行饮食控制治疗3个月，因无法耐受严格的饮食控制治疗，遂接受二甲双胍＋格利吡嗪联合降糖，空腹血糖控制在6.1mmol/L。此后，患者未能坚持按医嘱服药及加强饮食控制，空腹血糖波动在6.0~12.4mmol/L。3d前饱餐后2h出现昏迷，急诊入院，诊断为糖尿病高渗性昏迷。

请思考：

（1）该老年患者在居家期间最主要的护理诊断是什么？

（2）针对护理诊断相应的预期护理目标是什么？

（3）为达到预期目标，居家护士应该采取哪些护理措施？

2. 蔡爷爷，71岁，确诊高血压16年，前列腺增生1年。定期服用贝那普利降压，血压波动在120~140/85~95mmHg。1d前出现起立后双眼黑矇、乏力、耳鸣，平卧数分钟后，症状缓解。患者平时经常因失眠服用安定等镇静药，还喜用高丽参等多种滋补药品。

请思考：

（1）该老年患者可能的药物不良反应有哪些？

（2）预防老年患者的药物不良反应措施有哪些？

（3）应如何加强老年患者的药疗健康指导？

3. 张大爷，82岁，半年前妻子去世，仅有一子，在国外工作，目前独居，经济状况尚好，自理能力差。平素体健，半年来体重下降5kg，医院体检示无明显器质性病变。追问平日生活，自诉妻子过世后很少外出，食欲有所减退，无明显饥饿感，食量减少。

练习题

请思考：

（1）该老年人的消瘦可能与哪些因素有关？（应结合心理健康回答）

（2）采用哪些措施可有效改善老年人的营养状况？

第四章 | 居家老年健康照护与促进

教学课件

思维导图

ER 4-1　ER 4-2

> **学习目标**
>
> 1. 掌握居家老年人日常清洁、排泄障碍的照护措施及注意事项，饮食障碍、睡眠障碍老年人的健康照护与促进的措施。
> 2. 熟悉老年人衣着选择要求、老年人饮食原则及睡眠特点。
> 3. 了解居家老年健康照护的对象及形式，老老照护的现状与发展。
> 4. 具备正确评估老年人居住环境、进食及睡眠状态的能力。
> 5. 具备实施恰当的照护措施、正确的健康指导的能力。

目前，我国逐步建立以"居家养老为基础、社区养老为依托、机构养老为补充"的老年健康照护服务体系，其中居家养老是我国大多数老年人选择的一种最主要的方式，其优点在于养老不离家，既能享受到家人照护、维系亲情，又经济高效。因此，如何根据老年人的生理、心理及社会等方面特点，提供针对性的居家健康照护与促进，提高老年人的生活质量，以满足老年人在日常生活、心理及社会参与、疾病等方面日益增长的需求，是居家老年健康照护的主要目标和任务。

第一节　概　述

一、居家老年健康照护与促进的概念

居家老年健康照护（family health care for the elderly）是研究和处理居家老年人对现存和潜在健康问题的反应，即从生理、心理、社会文化等方面对老年人健康进行评估，针对居家老年人的健康问题进行照护。

居家老年健康促进（family health promotion for the elderly）是通过健康教育和社会支持，改变个体和群体健康相关行为、生活方式和环境影响，降低居家老年人的发病率和死亡率，提高居家老年人的健康水平和生活质量。

二、居家老年健康照护与促进的对象及内容

（一）居家老年健康照护与促进的对象

1. 高龄老年人　一般是指 80 岁以上的老年人。高龄老年群体中 60%~70% 的人患有慢性疾病，常同时患有多种疾病，高血压、糖尿病、心脏病等慢性疾病的比例逐年升高，近一半的高龄老年人存在不同程度的失能，同时心理健康状况也令人担忧。高龄与疾病使其在老年照护方面处于"双重弱势"的困境。因此，高龄老年人对医疗、护理、健康保健等方面的需求也加大。

2. 失能老年人　失能是指由年老、疾病、伤残等原因导致的机体结构和功能、活动、社会参与等出现障碍，从而引起个体生活自理能力或社交能力的丧失。失能老年人的数量随着年龄的增长

而递增，85岁及以上老年人的失能比例最高，长期照护需求增加，是我们重点关注的人群。

3. 精神障碍的老年人　包括精神分裂症、情感性精神障碍、偏执性精神障碍、应激因素所致的精神障碍以及各种疾病引起的脑部损伤后精神障碍的老年人，其中主要是失智症老年患者，其特点是老年人认知功能减退或丧失，自理能力下降，医疗和护理服务需求明显高于其他人群，社会应建立和完善精神障碍老年人长期照护服务体系，充分整合居家、社区和机构照护功能，并为其提供完整、持续的照护服务。

4. 疾病恢复期的老年人　包括急、重症恢复期的老年人及需要继续或长期治疗的老年人，因其身体状况差，常需继续治疗和及时调整治疗方案。因此，从事居家老年健康照护与促进的照护者，应及时掌握疾病恢复期老年人的疾病状况，定期随访。

5. 独居老年人　指60岁以上由于离异、丧偶、未婚等原因而独自一人居住的老年人。随着社会的发展和人口老龄化，家庭趋于小型化，独居老年人的人数急剧升高，导致老年人的生活照护、医疗保健、健康教育和心理需求等问题日益突出。

6. 丧偶老年人　一般可能独居或与子女共同居住。根据WHO报告，丧偶老年人的孤独感和心理问题发生率均高于有配偶者，这种现象对老年人的健康是不利的，尤其是近期丧偶者，常导致疾病发生或使原有疾病复发。

知识链接

丧偶老年人社会支持

从心理学上来讲，丧偶是人群中最大的负性生活事件之一。丧偶老年人是心理健康促进的重点保护人群。因此，完善丧偶老年人的社会支持体系具有较大的实际意义。家庭层面上，要强化家庭支持功能，多关注丧偶老年人的心理状况，给予老年人更多精神上的慰藉和情感上的支持；社会层面上，完善社会养老保障体系，社区工作人员、社区医护工作者应重视丧偶老年人生理及心理变化，给予多途径的专业化指导，满足丧偶老年人多方位的需求，进而实现健康优质老龄化。

（二）居家老年健康照护与促进的内容

1. 综合性评估　评估居家老年人健康及功能状况，确定其所需的照护项目，包括饮食，如食欲、咀嚼、吞咽功能等；环境，如居室、厨房、浴室、楼梯环境等；清洁，如口腔、头发、皮肤等；排泄及安全等方面。

2. 提供居家老年人生活及医疗服务照护　对老年人及其家属进行保健及照护指导，包括饮食、环境、清洁、排泄及安全。

（1）根据老年人消化系统的老化改变，从个人饮食习惯和咀嚼、吞咽功能等方面对日常饮食进行调整，适应老年人的饮食方式，补充营养，预防疾病。

（2）依据居家老年人的活动能力对居家环境进行调整，适应老年人的生活起居；提供日常生活自理的辅助性工具，如助行器、沐浴椅等，以提高老年人的日常生活自理能力。

（3）安排协调老年人家居清洁、日常购物及供餐等服务。

（4）检查和改进家居安全，安装烟火探测装置，配备急症呼救设施等，确保老年人安全。

三、居家老年健康照护与促进的形式

目前，国内外居家健康照护与促进支持形式多种多样，具体包括以下几种：

（一）保险制度支持

2016年，我国出台了《人力资源社会保障部办公厅关于开展长期护理保险制度试点的指导意见》，旨在为失能人员的基本生活照料和医疗照护提供保障。同年，国家组织部分地方积极开展长期护理保险制度试点，整体进展顺利，在制度框架、政策标准、运行机制、管理办法等方面进行了有益探索，减轻了失能群体经济和事务性负担，优化了医疗资源配置，推进了养老产业和健康服务业发展，社会各方对试点总体评价良好，要求全面建立制度、推广试点的呼声很高。随即，我国于2020年出台了《关于扩大长期护理保险制度试点的指导意见》，推进第二批城市开展长期护理保险制度试点。截至 2022 年，长期护理保险制度试点已覆盖 49 个城市、1.45 亿人口，累计有 172 万人享受待遇。

(二) 个性化服务支持

随着社会老龄化程度的加深，老年人的生活需求和服务要求越来越多样化。为此，提供个性化支持尤为重要。法国针对 60 岁以上失能老年人采取个性化自主分配制度作为居家照护的补贴项目，由专业委员会进行专业评估，失能程度 1~4 级可以享受补贴，评估团队基于评估结果建立个性化照护计划，以促进失能老年人对专业照护服务的使用。英国由个案管理人员提供居家健康照护与促进服务的评估、照料、追踪、回访等工作，提高老年人生活满意度，降低老年人入住养老机构比例。我国的个性化服务主要包含健康服务、社交活动服务、家政服务、心理支持服务等方面，通过健康指导、定期体检、档案管理、心理咨询等内容充分体现尊重老年人的个人意愿和自主性，满足老年人的个性化需求。

(三) 互助性支持

2019 年，国务院办公厅印发了《关于推进养老服务发展的意见》，在"推动居家、社区和机构养老融合发展"条款中提出，大力支持志愿养老服务，积极探索互助养老服务。作为一种新型养老模式，"互助养老"的概念、定位以及发展路径、空间和前景如何也备受关注。支持养老机构运营社区养老服务设施，上门为居家老年人提供服务。将失能老年人家庭成员照护培训纳入政府购买养老服务目录，组织养老机构、社会组织、社工机构、红十字会等开展养老照护、应急救护知识和技能培训。大力发展政府扶得起、村里办得起、农民用得上、服务可持续的农村幸福院等互助养老设施。探索"物业服务＋养老服务"模式，支持物业服务企业开展老年供餐、定期巡访等形式多样的养老服务。打造"三社联动"机制，以社区为平台、养老服务类社会组织为载体、社会工作者为支撑，大力支持志愿养老服务，积极探索互助养老服务。大力培养养老志愿者队伍，加快建立志愿服务记录制度，积极探索"学生社区志愿服务计学分""时间银行"等做法，保护志愿者合法权益。

(四) 智能支持

随着科学技术的发展，适应特殊群体需求的智能照护设备的出现为居家照护提供了新的可能。为了创建一间简单、低成本、自动化的房间，Lopez 等特别设计了居家照护辅助支持系统，通过简单的人机界面操作，可实现老年人与环境及家用设备间的交互影响，如控制百叶窗、床、灯光、空调、电视等，对于失能老年人，特别设计了基于眼电图和肌电图的人机交互界面，通过眼睛运动和面部肌的随意收缩来控制鼠标以实现操作，该系统主要是为了帮助老年人康复，增强舒适感、自尊和心理健康及改善与家人关系。智能手机的出现和健康保健程序的应用，增强了失能老年人居家照护的安全感和信心。

(五) 远程支持

随着生理监测系统、生物医学传感器、显像记录、跌倒监测警报等电子信息技术设备的使用，居家照护远程交流指导、警报提醒及生理指标监测成为近几年的探索热点，Laniel、Moyle 等利用机器人建立了远程照护模式，可实现双向音频、视频、数据传输。家属可以通过机器人随时获知失能老年人日常情况，并与失能老年人及照护者进行交流，医护工作者也能动态监测其病情及行为变化，必要时给予指导。利用信息技术等现代科学技术实施和开展的居家智慧照护，从安全保障、生活起居、保健康复、休闲娱乐、学习等各方面给予失能老年人家庭支持，使居家照护更加便捷和安全。运用互联网和生物识别技术，探索建立老年人补贴远程申报审核机制，加快建设国家养老服务管理信息系统，推进与户籍、医疗、社会保险、社会救助等信息资源对接。

（六）专业团队 / 技术支持

失能老年人居家照护服务，需要具有医疗背景的专业团队或技术支持。意大利医疗部门成立了社会援助照护服务团队，团队中不同人员分别提供居家环境安全评估及管理，病情变化的照护策略，救济金的咨询和申请及心理支持等。我国社区医生王俊星等构建了"智慧家庭医生优化协同模式（intelligent family doctors optimized coordination，IFOC）"。该模式以人为中心、信息技术为支撑，通过绑定医护团队，协同各服务机构和人力资源，围绕家庭健康需求组织服务，如评估居家状况、健康问题，制订个性化康复指导方案，功能锻炼指导，家庭照护者培训等实现一对一的持续性照护服务。

第二节　老老照护的兴起与发展

我国是世界上老龄人口最多的国家，与2010年相比，2020年60岁及以上人口的比重上升5.44%，我国即将进入中度老龄化社会。目前，受传统思想和观念的影响，对老年人的照护仍以传统的家庭照护为主。我国家庭照护一般遵循层级补偿模式，老年人首先由配偶提供支持和照顾；配偶无法提供帮助时，家庭其他成员或雇佣人员才会成为主要照顾者，且大都为较为年轻的老年人，导致家庭照护常呈现的是老老照护（老年人照护老年人）现象。老老照护模式起源于日本，常出现在老龄化社会，是社会选择的自然结果，老龄化程度越高则老老照护越普遍。

一、老老照护的概念

老老照护，又称"老老介护"，包括亲情老老照护和非亲情老老照护。亲情老老照护是指有血缘联系的老老照护关系，指一个家庭中由一个老年人照护家庭成员中的另一个需要照护的老年人，表现为老年人的配偶或老年人的老年子女对老年人的照护，是居家养老的一种形式；非亲情老老照护是指雇佣或志愿服务的低年龄老年人照护高龄老年人。

二、老老照护的政策与现状

目前，我国已实施系列政策，以改善老老照护不足，提高老老照护品质，一定程度上防控老老照护风险。如2021年6月，民政部公布的《"十四五"民政事业发展规划》，提出完善居家养老支持措施，发展"家庭养老床位"。推动失智和高龄老年人家庭成员照护培训纳入政府购买养老服务目录，推进经济困难高龄老年人家庭适老化改造。探索"物业服务 + 养老服务"模式，支持有条件的地区探索开展失能失智老年人家庭照护者"喘息服务"。2021年12月，国务院印发的《"十四五"国家老龄事业发展和养老服务体系规划》，进一步对此进行强调。针对我国失能和部分失能老年人的照护，2016年开始试点建立长期护理保险制度，重点保障重度失能人员基本生活照料和与基本生活密切相关的医疗护理等所需费用。

由于受传统孝道的因素影响以及拥有熟悉环境等优势，老年人更倾向于在自己家中接受非医疗护理或一些简单的医疗康复护理的家庭照护，因此，居家养老是我国主流的养老模式，也是老年人的首选。老老照护中，老年人既是照顾者又是被照顾者。有调查发现，32.6%的60岁以上的退休老年人在接受别人赡养时，也在赡养照护自己的父母，随着老龄化的发展，老老照护的生活方式也日益增多。如，有些城市开展和实践的"初老服务老老"模式，"银龄互助"模式，"小老顾老老"及"时间银行"新型养老模式等，有效整合了社会资源并实现养老资源的可持续发展，成为缓解养老压力的有效途径。但老老照护过程中，老年人数量和健康生存期的增长使老老照护的负担愈加繁重，老年人照护需求多样化、老年照护者照护能力不足、老老照护时间较长等，给照护者的身心健康带来挑战,使老老照护面临着严峻的问题。

三、老老照护的发展与展望

随着老龄化进程的加快,老老照护形式将会越来越普遍。"老老照护"实质上是居家养老过程中的一种现象,而受人口老龄化日趋严重、养老负担日益加重、核心家庭数量增多、养老照护者匮乏等因素影响,"老老照护"虽为老年人首选,但长期的、繁重的照护负担严重影响了老年人的身心健康。未来,我们可以在以下4个方面加强保障。

1. 完善相关养老政策体系 建立符合我国国情的长期照护服务体系,通过完善照护制度的财政体制,在加大养老保障基金投入的同时,细化相关优惠政策,建立政府为老年人购买居家养老服务制度;通过政府统筹管理,根据照护对象的需求提供既有品质又保安全的个性化服务;通过建立竞争机制,鼓励社会力量参与照护服务,拓宽资金来源,同时加强政府和相关部门监督,保证竞争机制良好运行,大力宣传居家养老政策,减轻国家养老负担。

2. 完善老年人关爱服务体系 建设照护志愿服务体系,发挥志愿服务组织的作用;鼓励社区积极参与老年人家庭养老,开办老年人学堂,开展文化体育活动;提倡老年人开展"银龄行动",参与文明实践、公益慈善、志愿服务、科教文卫等活动,促进社会参与度和提升自我价值感。

3. 加强老年照护者的教育培训 组织专业人员为老年照护者提供相关教育和培训,针对不同情况开展个性化的照护,开发公益课程并利用互联网平台等向老年照护者免费开放,提高其照护能力、质量和效率;指导老年照护者学会自我排解负面情绪,做好自我心理疏导。

4. 发挥家庭养老的支持作用 家庭成员要传承"百善孝为先"的中华民族传统美德,加强对"老老照护"双方的关心与支持。此外,创新优化"喘息服务"机制体制,让更多失能老年人家庭照护者享受"喘息服务"。

第三节　居家老年人的日常生活环境

家庭环境的舒适、安全、便利是维护老年人健康,提升老年人生活质量的重要影响因素。老年人发生的意外中有90%是与居住环境有关,如跌倒、坠床等。因此,需要及时发现居家环境中存在的问题和障碍并对其进行改造,创造老年人的宜居环境,有效利用老年健康照护资源,以促进老年人积极老龄化的顺利实现。

一、营造老年人照护环境

(一) 居室环境的调节

1. 光线 随着年龄的增长,老年人视觉功能会逐渐下降,突然进入耀眼或黑暗的环境时,会因视物不清陷入恐惧状态或反射光引起眩晕。舒适的光线环境不仅能使光源进入眼睛,还能避免反射光线刺激眼睛。因此,居室应以朝阳、天然采光为佳。夜间老年人睡眠时可根据老年人的生活习惯,采用地灯或关闭灯光,以利睡眠。老年人经常走动的地方,如室内、走廊、卫生间、楼梯、阳台等处,均要有照明设备,并应适当提高照明亮度。晚间电灯开关处应设灯光照明,安置在老年人容易触摸到的位置。床头应设床头灯或台灯,以便老年人夜间使用。

2. 温湿度 老年人机体对温湿度的调节能力下降,注意室温恒定,避免忽高忽低,一般老年人房间的温度以22~24℃为宜,相对湿度以50%~60%为宜。使用电风扇或空调降温时,时间不宜过长。

3. 整洁 老年人的床铺应保持清洁、干燥、平整、柔软、舒适。每周定期为老年人更换清洁的被单,老年人的房间每日通风2~3次,保持室内空气的清新,每次通风30min即可达到置换室内空气的目的。

4. 安静 老年人居室内应避免噪声，噪声不超过 50 分贝，尽量为老年人创造安静舒适的生活环境。

5. 环境布置 老年人居室的装饰和摆设要遵循其喜好安排，并便于老年人使用。墙上可悬挂字画、壁饰，窗台和桌上可摆放小型花卉、盆景，使老年人心情放松，身心舒缓。卧室的色彩以偏暖色调为宜，如清新的黄绿色系、淡雅的米黄色系。

（二）居室空间的布局

老年人居室设计需要落实无障碍设计理念，创造条件鼓励老年人生活自理、自由活动，维护老年人的尊严。

1. 空间 老年人居家有足够的空间，行动无须绕行，轮椅可自如活动。例如，可供轮椅通行的有效门宽度在 80cm 以上，高度需要在 90cm 以上，所有的通道均不堆放杂物。老年人卧室尽量靠近卫生间和浴室，以方便直接出入。

2. 地面 居家地面尽量不设梯级、不平地板及光滑地砖等，以防老年人摔倒。地板使用防滑材料，避免使用小地毯，如必须使用则需用双面胶将地毯粘在地面上；地面平整，门槛、台阶要低，尽可能消除地面高度差。

3. 光线 老年人居室内可安装夜间照明装置或地灯，如有台阶，台阶上可安装小灯或荧光条，以起到提示作用。

4. 防护 浴室地板必须防滑，浴缸边加扶手，浴室内门最好为外开式，以保证发生意外时其他人员能及时入内；在浴缸周围和淋浴处使用防滑垫。卫生间最好使用坐厕而不使用蹲厕。老年人居室内楼梯应有扶手，不宜采用扇形台阶。

知识链接

适老化设计

适老化设计是指在住宅中，或在商场、医院、学校、养老机构等公共建筑中充分考虑到老年人的身体功能及行动特点作出相应的设计，包括实现无障碍设计，引入急救系统等，以满足已经进入老年或即将进入老年的群体的生活需求。为了保证老年人照料设施建筑设计的质量，使其符合安全、健康、卫生、适用、经济、环保等基本要求，我国颁布了行业标准《老年人照料设施建筑设计标准》JGJ 450-2018，保证照料服务有效开展，保证老年人基本生活质量。

二、老年人家具的选择

老年人的家具材料应遵循轻便、环保的原则。轻便指家具的重量，轻便的家具可以方便老年人挪动；环保是关注老年人的身体健康，木材、竹、天然乳胶等材料比人工合成的材料更具环保性，应作为老年人家具材料首选。能直接接触到老年人身体的家具、扶手等，应避免尖角和粗糙的材质，以防碰伤或划伤。

三、老年人衣着的选择

老年人衣着选择与健康关系十分密切，根据其皮肤特点，为老年人选择衣着时应遵循保暖、舒适、实用及安全原则。

（一）衣服材质的选择

1. 老年人衣服应轻便保暖 由于老年人体温中枢调节功能降低，对寒冷的抵抗力和适应力降低，因此，在寒冷时节选择衣服时要注意其保暖功效，不宜选用沉重的材质，以免影响老年人的活动。

2. 老年人衣服应安全舒适　毛织品、化纤织品等衣着布料对皮肤有刺激性,用其制作贴身内衣,可引起皮肤瘙痒,红肿或疼痛等不适。且这类织物带有静电,容易吸附空气中的灰尘引起支气管哮喘。因此,在选料时要慎重考虑,尤其是内衣,应以纯棉织品为好,遵循舒适性原则。

(二) 衣服款式的选择

1. 老年人衣服应便于穿脱　便于穿脱的衣服对老年人非常重要,即使是残障老年人,也要鼓励和指导其参与衣服的穿脱过程,尽可能保持和发挥其残存功能。因此,在选择衣着的款式方面遵循实用性原则。如上衣的设计应多以前开襟为主;减少纽扣的使用,尽量使用橡皮筋代替;拉链上应留有指环以便于拉动等。

2. 老年人衣服要合身　衣服不能过紧,更不要压迫胸部;注意衣服的款式和色彩要适合其个性、年龄以及社会活动需求。鼓励老年人的服饰打扮适当考虑流行时尚,如选择有朝气的色调、大方别致的款式以及饰物等。

(三) 鞋子的选择

老年人应选择大小合适的鞋码。鞋码过大,行走时会不跟脚而引起跌倒;鞋码过小,又会因压迫和摩擦造成皮肤破损,特别是患糖尿病的老年人更应注意。老年人应选择鞋底有一定厚度、后跟略有高度的鞋,以减轻足弓压力。无论在室内还是室外,老年人均应选择有防滑功能的鞋,以免发生跌倒。

第四节　居家老年人的日常清洁

> **情景导入**
>
> 　王奶奶,68 岁,因脑梗死入院,右侧肢体偏瘫,生活不能自理。照护者发现其口腔内有活动义齿,右侧颊部有一个大小为 0.5cm × 0.5cm 的溃疡。
>
> **工作任务:**
> 1. 为该老年人进行口腔护理应选用哪种漱口溶液?
> 2. 活动义齿应如何处理?

一、口腔照护

随着年龄的增长,牙齿及周围组织会发生不同程度的退行性改变。表现为牙齿变短,牙龈出现萎缩,牙齿间隙增大,口腔黏膜变薄、光滑干燥,舌黏膜乳头分泌减少,使味觉、痛觉、温觉出现迟钝,唾液分泌减少,咀嚼和吞咽功能下降等。我国 65~94 岁老年人患龋率为 98.4%,牙周病的患病率在 80% 以上,可见,口腔问题严重影响了老年人的生活质量,应当引起重视。

(一) 口腔的清洁

1. 坚持刷牙　指导老年人掌握口腔疾病预防的正确方法,协助并督促其养成早晚刷牙、饭后漱口的口腔卫生习惯。正确使用牙刷,手动刷牙时,应尽量选择小头软毛牙刷,以减少刷牙时对牙齿和牙龈的磨耗,并做到及时更换。指导使用含氟牙膏,防止龋齿发生。刷牙用具应做到"一人一用"。

2. 正确选择和使用口腔清洁用具　牙刷在使用期间保持清洁和干燥,至少每隔 3 个月更换一次,以避免牙刷污染而引起口腔疾病。老年人普遍存在牙龈萎缩、牙龈暴露等情况,牙齿对冷热酸甜比较敏感,可使用脱敏牙膏;含氟牙膏具有抑菌和保护牙齿的作用,建议老年人使用;经常发生口腔溃疡的老年人,可使用中草药牙膏等。

3. 采用正确的刷牙方法　刷牙通常在晨起和睡前进行,建议餐后也刷牙,每次刷 3min 为宜。

（1）Bass 刷牙法：将牙刷与牙长轴成 45° 角指向根尖方向（上颌牙向上，下颌牙向下），按牙龈 - 牙交界区，使刷毛一部分进入龈沟，一部分铺于龈缘上，并尽可能伸入邻间隙内，用轻柔的压力，使刷毛在原位作前后方向短距离的水平颤动 10 次。颤动时牙刷移动仅约 1mm，每次刷 2~3 个牙。

（2）**水平颤动拂刷法**：水平颤动拂刷法是一种有效清除龈沟内和牙面菌斑的刷牙方法。水平颤动去除牙颈部及龈沟内的菌斑，拂刷清除唇（颊）舌（腭）面的菌斑。

具体操作方法：①将刷头置于牙颈部，刷毛指向牙根方向（上颌牙向上，下颌牙向下），刷毛与牙长轴大约成 45° 角，轻微加压，使刷毛部分进入牙龈沟内，部分置于牙龈上。②从后牙颊侧以 2~3 颗牙为一组开始刷牙，用短距离水平颤动的动作在同一部位数次往返，然后将牙刷向牙冠方向转动，拂刷颊面。刷完第一个部位后，将牙刷移至下一组 2~3 颗牙的位置重新放置，注意与前一个部位保持有重叠的区域，继续刷下一个部位，按顺序刷完上下牙齿的唇（颊）面。③用同样的方法刷后牙的舌（腭）面。④刷上前牙舌面时，将刷头竖放在牙面上，使前部刷毛接触龈缘，自上而下颤动。刷下前牙舌面时，自下而上颤动。⑤刷咬合面时，刷毛指向咬合面，稍用力做前后来回刷。

此外，也可以使用牙线，将牙缝中的实物嵌渣、牙垢等被带出为止。

4. 选择合适的漱口液

（1）**生理盐水**：用于清洁口腔、预防感染。

（2）**1%~3% 过氧化氢**：适用于口腔细菌感染、有出血者。

（3）**1%~4% 碳酸氢钠溶液**：适用于真菌感染。

（4）**0.1% 醋酸溶液**：适用于铜绿假单胞菌感染。

5. 牙龈按摩操　指导牙龈按摩可以增强牙周组织对外界损伤的抵抗力。常用方法如下：

（1）口外按摩法一般用右手示指，放在牙龈相应的面部皮肤上，按一定顺序，做局部小圆旋转移动按摩，然后漱口。

（2）口内按摩法先将右手手指洗净，并用 75% 酒精消毒。手指放入口内唇（颊）侧牙龈上来回移动或做小圆旋转按摩，再向牙冠方向施加力量，并向咬合面滑动，每个牙龈区重复动作数次。

6. 口腔清洁　对行动不便和不能自理的老年人，照护者应指导其家属或自行协助对其定期进行口腔清洁。

（二）义齿的清洁

牙齿缺失是老年人常见的口腔疾病之一，不但影响咀嚼功能的正常发挥，而且可引起消化不良、吸收障碍等一系列消化系统的问题。目前，可摘义齿是牙体缺失的老年人牙齿修复的首选方法。

1. 义齿的佩戴　分清方向后，用水沾湿，对应缺失牙的部位放入口内，然后用手指在义齿或牙托上轻轻加压，避免咬合就位，防止卡环变形或义齿折断；初次佩戴者，指导其对着镜子练习摘取。佩戴义齿后，饮食从细软软食开始，循序渐进，直至能够良好咀嚼。

2. 义齿的清洁　指导老年人每次餐后取下义齿进行清洁，清洁时使用软毛牙刷，将义齿各个部位逐一刷洗干净，避免使用颗粒状或带颜色的牙膏清洁。

3. 义齿的保养　睡前将义齿清洁后放在清水和专用义齿清洁剂中浸泡，不可浸泡在开水或乙醇等有机溶剂中，以免造成义齿老化变形，影响使用寿命；切忌自行切割、弯曲义齿，如有义齿损坏或折断，应及时进行专科修理。

（三）特殊口腔护理

【操作目的】

1. 维持口腔正常功能　防止口臭、口垢，增进食欲。

2. 预防并发症　保持口腔清洁、湿润、预防口腔并发症。

3. 提供护理诊断信息　通过观察口腔黏膜、舌苔的变化，以及有无特殊口腔气味，以提供病情观察的动态信息。

【环境准备】

环境整洁、安静、舒适、光线、温湿度适宜，必要时进行遮挡。

【照护者准备】

着装整洁，洗手，戴口罩。

照护者准备

【用物准备】

治疗盘（内盛漱口溶液浸润的无菌棉球、弯止血钳 1 把、镊子 1 把，或无菌棉棒）、压舌板 1 个、小茶壶或杯子（内盛漱口水）、弯盘、吸水管、手电筒、棉签、治疗巾、小纱布、小橡胶单，必要时备开口器。治疗盘外备口腔外用药（按需准备，如液体石蜡、冰硼散、西瓜霜、制霉菌素鱼肝油、金霉素甘油等）、手消毒液、常用漱口溶液（根据老年人口腔情况选用漱口溶液）。

口腔护理包

棉棒法口腔护理用物准备

【操作步骤】

1. **解释** 向老年人解释口腔护理的目的。

2. **安置体位** 取侧卧位、仰卧位或半坐位，头偏向照护者。

3. **铺巾置盘** 铺治疗巾及小橡胶单于老年人颌下及胸前，弯盘置于口角旁。

4. **湿润口唇** 用棉签蘸温水湿润老年人口唇。

5. **观察口腔** 照护者一手用压舌板轻轻撑开颊部，另一手拿手电筒观察口腔情况，取下义齿；不能张口的老年人，可使用开口器。

6. **协助漱口** 清醒者用吸水管漱口，无吸吮能力者用注射器接软管帮助其漱口。

7. **擦洗口腔**

（1）**牙外侧**：嘱老年人咬合上、下齿，一手用压舌板轻轻撑开左侧颊部，另一手用弯血管钳夹取含漱口溶液的棉球擦洗左外侧面，由臼齿向门齿纵向擦洗。同法擦洗右外侧面。

棉棒法擦拭口腔方法

（2）**牙内侧及颊部**：嘱老年人张口，依次擦洗左侧牙齿的上内侧面→上咬合面→下内侧面→下咬合面→弧形擦洗→侧颊部。同法擦洗右侧。

（3）**上腭及舌面舌下**：由内向外擦洗上腭、舌面及舌下。

8. **协助漱口** 擦洗完毕，协助老年人漱口，纱布拭去口角水渍，避免引起呛咳。

9. **观察涂药** 再次观察口腔，如有溃疡涂药于患处。

【注意事项】

1. 擦洗时动作要轻，避免金属钳端碰到牙齿，以免损伤口腔黏膜及牙龈，特别是凝血功能较差的老年人。

2. 昏迷老年人禁忌漱口，需用开口器时应从臼齿处放入，对牙关紧闭者不可用暴力使其开口；擦洗时棉球不宜过湿，以防溶液吸入呼吸道；棉球要用血管钳夹紧，每次一个，防止遗留在口腔，必要时清点棉球数量。

3. 长期使用抗生素的老年人，应观察口腔黏膜有无真菌感染。

4. 如有活动义齿应先取下，用牙刷刷净义齿各面，用冷水冲洗干净，待老年人漱口后戴上。

5. 操作前后应清点棉球数量。

二、头发护理

（一）床上梳头

【操作目的】

正确规范地协助老年人进行床上梳头，按摩头皮，促进其血液循环。

【环境准备】

安静、舒适、温暖。

【照护者准备】

着装整洁，洗手。

【用物准备】

纸巾、毛巾、梳子、30%乙醇。

【操作步骤】

1. 解释　向老年人解释梳发的目的。

2. 安置体位　协助老年人坐起，纸巾和毛巾围于老年人肩上（卧床老年人，可将纸巾和毛巾铺在枕巾上）。

3. 正确梳发　先将头发从中间梳到两边，长发者将头发散开，由发梢一段段梳到发根。

4. 整理　将脱落的头发包裹在纸巾中，撤下毛巾，整理衣服、床铺。

【注意事项】

1. 梳头动作要轻柔，不可强拉硬拽，以免造成老年人疼痛和头发脱落。

2. 头发缠绕成团不易梳理时，可用30%乙醇湿润后，再小心梳理。

3. 梳发过程中，与老年人沟通，了解其需求，尊重老年人的习惯。

（二）床上洗头

床上洗头常用方法包括：充气式洗头器、带头托塑料洗头盆和洗头车。

【操作目的】

正确规范地协助老年人进行床上洗头。

【环境准备】

安静、舒适、温暖（室温24~26℃）。

【照护者准备】

着装整洁，洗手，戴口罩。

【用物准备】

1. 充气式洗头器　充气式洗头器（水温40~45℃）、毛巾、浴巾、橡胶单、棉球、洗发液、梳子、纱布、污水桶、电吹风（必要时）。

2. 带头托的塑料洗头盆　水盆、水壶（水温40~45℃）、床上洗发器、毛巾、浴巾、橡胶单、棉球、洗发液、梳子、纱布、污水桶、电吹风（必要时）。

3. 洗头车　洗头车（水温40~45℃）、毛巾、浴巾、橡胶单、棉球、洗发液、梳子、纱布、污水桶、电吹风（必要时）。

【操作步骤】

1. 解释　向老年人解释洗头的目的并询问是否需要使用便器。

2. 摆正体位，保护隐私协助老年人取平卧位，移枕头于肩下，解开衣领向内反折，将毛巾围在颈下，肩下铺橡胶单。

3. 洗发

（1）充气式洗头器将充气式洗头器置于老年人后颈部，协助老年人颈部枕于凹槽内，头部置于水槽中，洗头器排水管下端置于污水桶内。

（2）带头托洗头盆将带头托的洗头盆置于老年人后颈部，将老年人头部枕于头托处，洗头盆排水管下端置于污水桶内，温水盆和冲水壶放在床边。

（3）洗头车协助老年人头部枕于洗头车的托盆上，排水管下端置于污水桶内，连接水管和水龙头。

4. 护双耳及双眼　洗发过程中，棉球塞住双耳，闭眼或纱布遮盖双眼，梳通头发。用温水将头发湿透，用水壶冲洗，取适量洗发液倒于手心，揉搓后涂遍头发，用指腹揉搓头发，并按摩头皮，方向由发际到头顶部，然后用温水边冲洗边揉搓，直到冲洗干净。

5. **整理** 取出洗头盆，将肩下枕头移至头部，取下毛巾、棉球，毛巾擦干面部，浴巾轻揉头发、擦干。散开头发，用梳子梳顺，电吹风吹干，整理用物。

【注意事项】

1. 操作中随时与老年人交流，观察病情变化，如面色、脉搏、呼吸有异常时应停止操作。

2. 掌握室温与水温，避免老年人着凉或烫伤。

3. 洗发时，防止水流入老年人眼及耳内，保护衣领和床单，避免被水沾湿。

4. 揉搓力量要适中，不可用指甲抓洗，避免造成头皮抓伤或疼痛，头皮如有损伤尽量少沾水，避免感染。

5. 病情危重、身体虚弱的老年人减少洗发次数和缩短洗发时间，甚至不洗发。

6. 注意室温，及时擦干头发，防止着凉。

三、皮肤照护

皮肤是人体最大的器官，老年人经过常年的外界刺激，皮肤老化生理功能和抵抗力减弱，导致皮肤变得干燥，粗糙，皮肤的触觉、痛觉、温度觉的功能也逐渐减弱，抵抗力降低，使老年人容易发生皮肤疾病。如老年性湿疹、皮肤瘙痒症等，因此，做好老年人的皮肤护理、保持皮肤清洁是老年人日常生活照护不可缺少的内容。

（一）沐浴和盆浴

老年人在日常生活中应注意保持皮肤卫生，特别是褶皱部位如腋下、肛门、外阴等。适当沐浴可清除污垢，保持毛孔通畅，有利于预防皮肤疾病。建议老年人根据自身习惯和地域特点选择合适的沐浴频率，一般北方夏季可安排每天 1 次，其余季节每周 1~2 次温水洗浴，而南方气候湿热，夏秋两季每天 1 次，冬春两季每周 1~2 次沐浴。

【操作目的】

1. 去除污垢，保持皮肤清洁、干燥，提升老年人舒适度。

2. 促进皮肤血液循环，增强其排泄功能，预防皮肤感染及压疮等并发症。

3. 观察老年人皮肤有无异常，为临床诊治提供依据。

4. 使肌肉放松，保持良好的精神状态。

【环境准备】

浴室内有紧急呼叫系统、扶手；地面、浴盆内具有防滑装置。

【照护者准备】

着装整洁，洗手。

【用物准备】

沐浴露或浴皂、护肤用品、毛巾 2 条、浴巾 1 条、清洁衣裤 1 套、拖鞋（防滑）或防滑垫、手消毒液、水桶、垃圾桶。

【操作步骤】

1. **解释** 协助老年人入浴室，指导老年人调节水温及如何使用呼叫器，嘱咐老年人进出浴室时扶好安全扶手，浴室切勿锁门。

2. **沐浴或盆浴** 老年人洗浴时，照护者应在可以呼唤到的地方，并且每隔 5min 检查老年人的情况及在洗浴中老年人的反应，确保老年人安全，同时保护老年人的隐私。盆浴时水位不可超过心脏水平，且浴盆中浸泡时间不可超过 20min。

3. **整理** 协助老年人穿好清洁衣裤，回卧室休息；注意保暖，防止受凉。

1. 沐浴应在进食后 1h 进行,以免影响消化功能。

2. 调节室温在 24℃,水温 40~45℃,防止老年人受凉、晕厥、烫伤、滑跌等意外情况发生。

3. 向老年人讲解呼叫器的使用方法,叮嘱老年人如果在沐浴过程中出现虚弱无力、眩晕,应立即呼叫帮助。

(二)床上擦浴

身体虚弱的老年人,术后创口的老年人,有皮肤感染或失能的老年人可采取床上擦浴的照护方法。

【操作目的】

1. 去除污垢,保持皮肤清洁,使老年人舒适,满足老年人清洁的需要。

2. 促进皮肤血液循环,增强其排泄功能,预防皮肤感染及压疮等并发症。

3. 观察全身皮肤有无异常,提供疾病信息。

4. 活动肢体,使肌肉放松,防止关节僵硬和肌肉挛缩等并发症,保持良好的精神状态。

【环境准备】

关闭门窗,调节室温,酌情用屏风遮挡或拉上窗帘。

【照护者准备】

着装整洁,洗手,需要时戴口罩。

【用物准备】

浴巾 1 条,毛巾 2 条(老年人自备)、治疗巾 1 块、小橡胶单 1 个、一次性手套、弯盘、浴皂或沐浴露、指甲刀、梳子、50% 乙醇、爽身粉。治疗盘外备脸盆 2 个、水壶(盛 50~52℃热水),清洁衣裤和被单、手消毒液、便盆及便盆巾、水桶(盛污水用)、垃圾桶。

【操作步骤】

1. **解释**　携用物至老年人床旁,向老年人做好解释。

2. **按需给予便盆**　温水擦洗时易引起老年人的排尿和排便反射。

3. **关闭门窗、屏风遮挡**　防止室内空气对流,调节室温 22~26℃,防止老年人受凉;保护老年人隐私,促进老年人身心舒适。

4. **调节床头与倒水**　根据病情平放床头及床尾支架,松开盖被;将面盆放于床旁桌上,倒入热水 2/3 满,测试水温。

5. **擦洗面颈部**

(1)将毛巾叠成手套状,包在照护者手上,放入水中,彻底浸湿。

(2)**擦洗眼部**:由内眦向外眦,洗完一侧再洗另一侧。

(3)**擦洗脸、鼻、颈部**:擦洗顺序为前额、颊部、鼻翼、耳后、下颌直至颈部。同法擦另一侧。

6. **擦洗上肢**

(1)为老年人脱下上衣,铺浴巾于一侧手臂下面。

(2)先用涂沐浴液的小毛巾由远心端向近心端擦洗,促进静脉回流,再用湿毛巾拭去浴液,直至无浴液为止,最后用大浴巾边按摩边擦干,注意皮肤皱褶处。

(3)同法擦另一边。

7. **擦洗胸腹**

(1)根据需要换水,将大毛巾铺于胸腹部。

(2)先擦胸部,再擦腹部;擦洗女性乳房时应环形用力,注意擦净乳房下皮肤皱褶处。

(3)擦洗过程中应保持浴巾盖于老年人腹部,保护老年人隐私并避免受凉。

8. **擦洗背部**　翻身侧卧,依次擦后颈→背部→臀部。

9. **更衣平卧**　换上清洁上衣,协助老年人平卧。

10. **擦洗下肢**

(1)换水并调好水温,脱下老年人裤子并用毛巾覆盖。

(2)将浴巾铺于擦洗部位下面。

(3)露出近侧下肢,依次擦洗踝部、小腿、膝部、大腿、髋部,洗净后彻底擦干。

(4)同法擦另一侧。

11. **清洁双足**

(1)将盆移于老年人足下,盆下先铺好浴巾。

(2)老年人屈膝,将双脚同时或先后移入盆内清洗足部及趾部。

(3)两脚放于浴巾上,擦干。

12. **清洗会阴**

(1)更换水、脸盆和毛巾,协助老年人清洗会阴部。

(2)不能自行清洗者,由照护者完成。

13. 协助老年人取舒适体位,为老年人梳头。

【注意事项】

1. 操作过程中应遵循节力原则,两脚分开,降低身体重心。端水盆时,水盆尽量靠近身体,以减少体力消耗。

2. 掌握擦洗的步骤,及时更换温水,腋窝、腹股沟等皮肤皱褶处应擦洗干净。

3. 动作轻柔、敏捷,防止受凉,并注意遮挡,以保护老年人自尊。

4. 注意观察病情变化及全身皮肤状况,如出现寒战,面色苍白等变化,应立即停止擦洗,并给予适当处理。

(三) 皮肤健康促进

1. 沐浴时要用温水,不要用碱性皂液。冬季洗澡每周一次即可,浴后适量涂擦乳液滋润皮肤。

2. 夏季出汗多时,要及时洗澡,保持皮肤的清洁。当紫外线照射强烈时,外出应戴遮阳帽或涂擦防晒用品,以防紫外线对皮肤造成损伤。

3. 多食含有维生素及矿物质的食品,均衡饮食。不吸烟,少饮酒,少吃含有咖啡因的饮品;每日保证饮水量,以促进人体内循环,加速细胞生长,保证皮肤水分充足。

4. 每天保证7~8h的睡眠,皮肤会在人体睡觉时产生细胞自我更新。

5. 保持良好的情绪状态,减少紧张与压力,适当做运动,以加速皮肤表面的血液循环。

四、更衣照护

【操作目的】

正确、规范地协助老年人更换衣裤。

【环境准备】

关闭门窗,调节室温至22~26℃。

【照护者准备】

着装整洁,洗净、擦干并温暖双手。

【用物准备】

清洁衣裤。

【操作步骤】

(一) 协助老年人更换开襟上衣

1. **解释**　向老年人解释更换开襟上衣目的。

2. 安置体位

(1) 摇高床头至老年人感觉舒适和便于操作的位置。

(2) 操作中注意观察老年人反应。

3. 打开盖被　从床头向床尾方向打开盖被，暴露上身，盖住下身保暖，操作中注意与老年人交流解释。

4. 脱对襟上衣

(1) 先脱健侧对襟上衣。

(2) 脱患侧时按老年人肩部、上臂、肘关节、前臂、手屈曲位置，依次轻柔脱下患侧衣袖。

5. 整理换下的对襟上衣，放入污衣袋。

6. 穿开襟上衣

(1) 穿开襟上衣前要分清左右侧，遵循先穿患侧再穿健侧的原则。

(2) 穿患侧时，将手伸入患侧衣袖，握住老年人患侧手套入衣袖手部。

(3) 双手配合顺应患侧上肢屈曲位置，依次按手部、前臂、肘部、上臂顺序穿上患侧衣袖。

(4) 整理拉平衣领。

(5) 穿健侧时，协助老年人向健侧轻轻翻身，将衣服翻卷塞向健侧身下。

(6) 协助老年人仰卧位，从健侧身下拉出衣服。

(7) 协助或指导老年人穿好健侧袖口。

(8) 拉平开襟上衣，指导老年人健侧手带动患侧手系好衣扣。

(9) 整理衣服。

（二）协助老年人更换套头上衣

1. 解释　向老年人解释更换套头上衣目的。

2. 安置体位

(1) 摇高床头至老年人感觉舒适和便于操作的位置。

(2) 操作中注意观察老年人反应。

3. 打开盖被　从床头向床尾方向打开盖被，暴露上身，盖住下身保暖，操作中注意与老年人交流解释。

4. 脱套头上衣

(1) 将老年人套头上衣的前面下端向上拉至胸部，后面下端拉至后颈部，嘱老年人低头，从背后向前从头部缓慢轻柔脱下领口，脱下健侧衣袖。

(2) 脱患侧衣袖时，顺应老年人患侧上肢屈曲位置，按肩部、上臂、肘部、前臂和手部位置顺序依次脱下。

(3) 整理换下的套头上衣，放入污衣袋。

5. 穿套头上衣

(1) 分清套头衫前后面，遵循先穿患侧再穿健侧的原则。

(2) 从患侧袖口处伸入至衣袖上端，握住老年人患侧手套入衣袖手部。

(3) 按前臂、肘部、上臂、肩部依次穿好患侧衣袖。

(4) 指导老年人将健侧手从衣领下伸入衣袖，穿好健侧衣袖。

(5) 嘱老年人低头，一手握住衣身背部的下开口至领口部分，动作轻柔，从前面套入老年人头部。

(6) 向下拉平，整理衣服。

（三）协助老年人更换裤子

1. 解释　向老年人解释更换裤子目的。

2. 安置体位

(1) 老年人平卧于床。

(2) 操作中注意观察老年人反应。

3. 打开盖被 从床尾向床头方向打开盖被,暴露下身,盖住上身保暖,操作中注意与老年人交流解释。

4. 脱裤子

(1) 协助身体左倾,将右侧裤腰向下拉至臀下。

(2) 协助身体右倾,将左侧裤腰向下拉至臀下。

(3) 协助屈膝,拉住两侧裤腰部分向下褪至膝部。

(4) 嘱老年人尽力抬起健侧下肢,帮助褪去健侧裤腿。

(5) 帮助老年人抬起患侧下肢,脱去患侧小腿部裤腿。

5. 整理换下的裤子,放入污衣袋。

6. 穿裤子

(1) 取清洁裤子,分清正反面。

(2) 手从裤管口套入至裤腰开口处,轻握老年人患侧脚踝套入患脚,再将裤管向老年人大腿方向缓慢轻柔提拉。

(3) 同样方法穿上健侧裤管。

(4) 两手分别拉住两侧裤腰部分向上提拉至老年人臀部。

(5) 协助身体向健侧倾,将患侧裤腰部分向上拉至腰部。

(6) 协助身体向患侧倾,将健侧裤腰部分向上拉至腰部。

(7) 整理平整。

【注意事项】

1. 注意保暖,室温以 22~26℃ 为宜,防止老年人受凉。

2. 注意尊重老年人,全程保护好隐私。

3. 循穿衣裤先患侧再健侧,脱上衣先患侧再健侧,脱裤子先健侧再患侧的原则。

4. 注意动作轻柔,避免拖、拉、拽。

5. 注意运用老年人自身力量,鼓励自理、半自理的老年人自己穿脱衣裤。

6. 观察老年人反应,注意与老年人沟通交流。

7. 注意观察老年人反应。

8. 选择柔软、透气性好的合体衣物,棉质服装为宜。

第五节　居家老年人的排泄照护

情景导入

　　张奶奶,70岁,下楼梯时不慎从高处跌落,多发性骨折,头部有明显外伤,处于昏迷状态,大小便失禁。

　　工作任务:

　　1. 针对该老年人的症状,我们应该给予什么样的照护措施?

　　2. 如何防止该老年人的泌尿系统逆行感染?

　　排泄是机体将新陈代谢的产物排出体外的生理过程,是人体维持健康的关键因素。随着老年人各项生理功能逐渐衰老,其排泄功能也发生相应改变,出现排尿及排便障碍,给老年人生活带来极大的困扰,同时影响自尊,严重危害老年人的生理及心理健康。照护者应根据专业护理知识,给予老年人正确的生活指导及有效的照护,帮助老年人解决排泄障碍的问题,消除心理烦恼,提高老年人的生活质量。

一、协助老年人如厕照护

【操作目的】

正确规范地协助老年人如厕。

【环境准备】

安静、舒适、温暖。

【照护者准备】

着装整洁,洗手。

【用物准备】

卫生间设有扶手装置、卫生纸,地面保持干燥,必要时床旁备坐便椅。

【操作步骤】

1. **解释**　向老年人说明如厕的时间和方法,询问其有无特殊要求,取得老年人的配合。

2. 自行如厕的老年人,若是蹲厕式,照护者在老年人起立时搀扶,避免因时间过长引起头晕而发生跌倒,并指导老年人便后脚踏冲水及洗手。

3. 使用轮椅推行或搀扶老年人进入卫生间,协助老年人转身面对照护者,双手扶住坐便器旁的扶手。照护者一手搂抱老年人的腋下(或腰部),另一手协助老年人脱下裤子。双手环抱老年人的腋下,协助老年人缓慢坐于坐便器上,双手扶稳扶手进行排便。老年人自己借助卫生间扶手支撑身体(或照护者协助老年人)起身,鼓励老年人自己穿好裤子,按压坐便器开关冲水及洗手。

【注意事项】

1. 培养老年人定时排便的习惯,一般最适宜的时间为每日早餐后。

2. 为老年人创造一个独立、隐蔽、宽敞的排便环境。

3. 协助老年人采取适宜的姿势排便,患有高血压、心脏病的老年人宜采取坐位排便。

4. 如老年人病情较重,照护者应在旁陪伴,起身时叮嘱速度要慢,避免出现意外。

二、便器使用方法

【操作目的】

正确规范地协助老年人进行床上排便。

【环境准备】

安静、舒适、温暖。

【照护者准备】

着装整洁,洗手,戴口罩。

【用物准备】

便盆、男性/女性尿壶、清洁纸巾、开塞露等。

【操作步骤】

1. **解释**　向老年人解释使用便器的目的。

2. **准备便器**　对于不能下床的老年人,准备好便器。

3. **摆体位、护隐私**　拉上屏风,协助老年人取仰卧位,双下肢稍弯曲外展或伸直自然外展,铺好中单。

4.**协助脱裤** 站在其一侧,将老年人的裤带解开,裤子褪到大腿。

5.**放便器**

(1)**便盆**:嘱其屈曲双腿,抬高臀部做拱桥状(自己不能抬高者,协助其抬高臀部),将便盆放入臀下。

(2)**尿壶**:男性老年人把尿壶上缘置于阴阜上;女性老年人把尿壶下口置于肛门与阴道口之间;在使用过程中将卫生纸垫在尿壶口边缘,将尿壶下缘紧贴老年人会阴部,便后擦拭干净。

6.**保暖** 协助老年人将裤子拉上遮住会阴部,臀下裤子拉至便盆外,天气寒冷应特别注意保暖。

7.**整理** 便后擦净,整理衣物并进行清洁。

【注意事项】

1.新便盆(尿壶)使用前先检查,如果发现边缘粗糙或有裂痕不能使用。

2.取放便盆时老年人臀部抬高要足够,不可强行取放,以免刮伤老年人皮肤。

3.使用尿壶时,不能把尿壶一直放在老年人会阴部,并且注意力气不能太大,以免造成皮肤的损伤。

4.使用过程中,中单、被褥、衣服若被大小便污染则要及时更换。

5.天气寒冷时,注意老年人的保暖。

6.大小便需及时倾倒,倾倒过程中,需遮盖便盆,迅速到达厕所,以免影响环境卫生。

7.如果排便之前使用了开塞露等物品,要将其放入黄色垃圾袋,以免堵塞厕所。

8.便后擦净(女性老年人采用从上到下擦拭),防止会阴部被污染。

三、排泄障碍老年人的照护

(一) 导尿术

【操作目的】

1.抢救危重、休克患者时,记录每小时尿量、测量尿比重,密切观察老年人的病情变化。

2.某些泌尿系统疾病术后留置导尿管,便于进行膀胱引流和冲洗,减轻手术切口的张力,利于切口的愈合。

3.为昏迷、尿失禁或会阴部有伤口的老年人引流尿液,保持会阴部的清洁干燥。

4.为尿失禁老年人行膀胱功能训练。

【环境准备】

温度适宜,清洁,关闭门窗,保护好隐私。

【照护者准备】

着装整洁,洗手,戴口罩。

【用物准备】

一次性导尿包、便盆、便盆巾、一次性尿垫、生活垃圾桶、医用垃圾桶。

ER 4-7

无菌导尿包

【操作步骤】

1.**解释** 和老年人做好解释工作,取得配合。

2.**消毒插管** 严格执行无菌技术。

(1)**女性老年人导尿术**

1)协助老年人取屈膝仰卧位,两腿略外展;松开床尾盖被,脱对侧裤腿盖在近侧腿上;一次性尿垫垫于臀下。

2)初步消毒:消毒顺序为阴阜、两侧大阴唇、两侧小阴唇、尿道口;每个棉球只能用一次。

3)在老年人两腿之间打开导尿包。

4)戴无菌手套。

5）铺洞巾形成无菌区域，便于操作。

6）选择合适导尿管，润滑尿管前端。

7）再次消毒顺序为尿道口、两侧小阴唇、尿道口。

8）插导尿管左手固定小阴唇，右手用镊子夹持导尿管对准尿道口轻轻插入4~6cm，见尿液流出后再插入1~2cm，松开左手，下移固定导尿管，将尿液引出。

（2）男性老年人导尿术

1）摆位垫巾：协助老年男性仰卧，脱裤至腿部，暴露外阴部，注意保暖；将一次性垫巾或小橡胶单及治疗巾垫于臀下。

2）打开导尿包，取初步消毒用物，弯盘置于老年人右腿外侧，消毒顺序依次为阴阜、阴茎、阴囊。

3）用纱布裹住阴茎略提起，将包皮向后推，暴露尿道口，夹取消毒棉球自尿道口向外向后旋转擦拭消毒尿道口、龟头及冠状沟数次，脱下手套置于弯盘内。

4）在老年人两腿之间打开导尿包外层，按无菌要求打开内层治疗巾。

5）戴无菌手套。

6）铺洞巾形成无菌区，按操作顺序排列用物。

7）选择合适导尿管，用液体石蜡棉球润滑导尿管前端。

8）再次消毒用镊子夹消毒棉球擦拭尿道口、龟头、冠状沟、污棉球、镊子放于床尾弯盘。

9）插导尿管左手用纱布裹住阴茎并提起，使之与腹壁成60°，右手将方盘置于洞巾口旁，嘱老年人张口呼吸，用另一镊子夹持导尿管前端，对准尿道口轻轻插入20~22cm，见尿液流出之后，再插入2cm，将尿液引流入集尿袋内或方盘内。

10）导尿完毕，轻轻拔出导尿管，撤下洞巾，擦净外阴；或根据需要留置导尿管。

【注意事项】

1. 操作过程中严格执行无菌操作技术，防止发生泌尿系统感染。

2. 操作过程中注意保护老年人的隐私，采取适当的保暖措施，防止受凉。

3. 选择光滑和粗细合适的导尿管，动作要轻，防止损伤尿道黏膜。

4. 为老年女性导尿时，如导尿管误入阴道，应更换无菌导尿管重新插入。保持引流通畅，避免导尿管受压、扭曲、堵塞。

5. 如需留置导尿，防止泌尿系统逆行感染。

（1）会阴护理每天1~2次，女性老年人用消毒液棉球擦拭外阴及尿道口，男性老年人用消毒液棉球擦拭尿道口、龟头及包皮。排便后须及时清洗肛门及会阴部皮肤。

（2）定期换管注意观察并及时排空集尿袋内尿液，记录尿量。每周更换集尿袋1~2次，如尿液性状颜色异常，需及时更换。每周更换导尿管1次，硅胶导尿管可酌情延长更换周期。

（3）健康指导鼓励老年人多饮水，以达到自然冲洗尿路的作用，减少尿路感染；老年人离床活动时，应用胶布将导尿管远端固定在大腿上，集尿袋不得超过膀胱高度，防止尿液逆流。

6. 训练膀胱反射功能 采用间歇性夹管的方式，每3~4h开放一次，使膀胱定时充盈、排空，促进膀胱功能的恢复。

7. 加强观察 注意倾听老年人主诉和观察尿液情况，如发现尿液混浊、沉淀、有结晶时，应做膀胱冲洗。每周行尿常规检查一次。

（二）灌肠法

【操作目的】

1. 软化粪便，解除便秘。

2. 排出肠道积气，减轻腹胀。

【环境准备】

整洁，室温适宜，关门窗，防止受凉。

【照护者准备】

着装整洁，洗手，戴口罩。

【用物准备】

一次性灌肠包（或注洗器、量杯、肛管温开水 5~10ml、止血钳、润滑剂、棉签、弯盘、卫生纸、小橡胶单及治疗巾、手套）、水温计、手消毒液，医嘱执行本。便盆及便盆巾，生活垃圾桶、医用垃圾桶。

灌肠溶液：根据医嘱备灌肠液，常用的溶液有"1、2、3"溶液（50% 硫酸镁 30ml、甘油 60ml、温开水 90ml）、甘油或液体石蜡 50ml 加等量温开水、各种植物油 120~180ml。溶液温度为 39~41℃。

【操作步骤】

1. 解释 取得老年人的配合。

2. 安置体位

（1）协助老年人取左侧卧位，双膝屈曲，脱裤至膝部，臀部移至床沿。

（2）小橡胶单及治疗巾垫于臀下。

（3）盖好被子，仅暴露臀部。

3. 接管润滑

（1）戴手套，弯盘置于臀边，纱布或卫生纸放在治疗巾上。

（2）用注洗器抽吸药液，连接肛管，润滑肛管前段，排气夹管。

4. 插管灌液

（1）左手分开臀裂，暴露肛门，嘱老年人深呼吸，右手持肛管轻轻插入直肠 7~10cm。

（2）固定肛管，松开管夹，缓缓注入溶液，注意观察袋内液面下降情况和老年人反应。

5. 夹管拔管 夹管或反折肛管尾端，用卫生纸包住肛管轻轻拔出置弯盘内，擦净肛门，脱下手套。

6. 保留观察 协助老年人取舒适卧位，嘱其尽量保留 5~10min 后再排便；对不能下床的老年人，给予便盆；能下床的老年人协助上厕所排便。

【注意事项】

1. 保护老年人自尊，减少暴露，防止受凉。动作轻柔，以防损伤肠黏膜。

2. 正确选用灌肠液，掌握其温度、浓度和量。

3. 灌肠过程中，如果老年人出现脉速、面色苍白、出冷汗、剧烈腹痛、心慌气短等情况，应立即停止灌肠，必要时就医，及时给予处理。

（三）简易通便法

【操作目的】

软化粪便，解除便秘。

【环境准备】

整洁、室温适应，关闭门窗。

【照护者准备】

着装整洁，洗手。

【用物准备】

通便剂（开塞露、甘油栓、肥皂栓）、卫生纸、剪刀、一次性手套、温开水、手消毒液。

【操作步骤】

1. 解释 取得老年人的理解和配合。

2. 安置体位 老年人采取左侧卧位，脱裤至膝部，暴露肛门。

3. 放置通便剂 将通便剂轻轻插入肛门，保留 5~10min 排便。

4. 其他 脱下手套，协助老年人穿裤，取舒适卧位，开窗通风。

【注意事项】

1. 通便剂（开塞露）封口处剪开后光滑，避免损伤肛门、直肠黏膜。

2. 肛门黏膜溃疡、肛裂及肛门有剧烈疼痛者，不宜使用肥皂栓通便法。

（四）人工取便

【操作目的】

1. 清洁粪便，解除便秘。

2. 排出肠道积气，减轻腹胀。

【环境准备】

整洁、室温适宜，关闭门窗。

【照护者准备】

着装整洁，洗手。

【用物准备】

润滑油、一次性手套、卫生纸。

【操作步骤】

1. 脱下老年人裤子和内裤，在进行人工取便之前用戴手套的手指蘸润滑油进行肛周按摩，使老年人肛门括约肌放松，防止取便时损伤肌肉和黏膜。

2. 用手指插入肛门，同时让老年人张口呼吸，这样可以放松肛门括约肌和避免老年人腹部用力，手指蘸润滑油后。在老年人呼气时手指插入肛门。

3. 手指进入肛门 4~5cm 后，稍停顿一下以防止老年人防御性紧张，然后进行取便。

4. 遇到大的便块时，用手指让便块在肠管内游离，用手指将大的便块轻轻抠碎，一点一点取出。

5. 排便结束后，用卫生纸擦拭肛门周围，脱下手套，用提前准备好的温水清洗会阴部。

6. 协助老年人穿裤，取舒适卧位，开窗通风。

7. 观察老年人排便后的状态，有无腹痛、腹胀、肛门周围不适或有大便残存感等，注意有无血压变化。

【注意事项】

1. 遇到抵抗时要停止动作，不能用力过深，避免用力伤及黏膜，如果取便过程中老年人出现便意，可以使用便器让老年人自主排便。

2. 如老年人可以移动到卫生间，可以到卫生间排便，如需要在床上排便时，此时注意遮盖整个下体。

3. 需要协助排便时，可以指导其腹部用力，或配合呼吸按压下腹部。

> **知识链接**
>
> ### 全自动大小便智能护理机器人
>
> 全自动大小便智能护理机器人，能为失能、瘫痪、行走不便的患者、老年人解决大小便和大小便失禁问题。当使用者排出大小便时，机器人自动感知，主机立即启动抽取大小便并储存在污物桶内。大小便结束后，洁净的温水自动喷出，冲洗使用者的隐私部位和集便器内部，冲洗结束后立即进行暖风烘干。整个过程为智能全自动化运行，照护者无须操作，不用接触污物。

（刘　君）

第六节　居家老年人饮食的照护与促进

饮食和营养贯穿老年人的日常生活、功能维护、健康促进和疾病康复的各个阶段。饮食的营养价值在于可使老年人通过早期自我干预维持机体功能,缩短失能期,减轻疾病及照护负担。

一、饮食原则

由于生理功能衰退,老年人的咀嚼和消化吸收能力下降,加之嗅觉和味觉减退,老年人易出现营养不良、缺铁性贫血等问题,同时也增加了慢性疾病的发生风险。合理饮食是维持生命的基本要求,也是恢复和促进健康的必要手段。因此,老年人更应该要注意均衡营养,合理进食,应遵循以下饮食原则:

(一)食物种类多样,搭配合理

老年人饮食种类应多样化且营养丰富,须注意"四个搭配":粗细搭配,多吃粗粮;荤素搭配,以素为主;生熟搭配,适量生食;干稀搭配,混合食用。做到"三高、四少、一低":高蛋白质、高纤维素、高维生素;少油、少盐、少糖、少辛辣食物;低脂饮食。总之老年人饮食既要保持营养均衡,又要适当限制总热量的摄入,以防出现营养失衡,减少消化系统、心血管系统以及各种运动系统疾病的发生。

(二)少量多餐,易于吸收

老年人普遍存在胃肠蠕动减弱、消化液分泌减少、牙齿松动、脱落等现象,易出现食欲下降及早饱现象,进而造成食物摄入量不足以及营养缺乏。因此,老年人食物制作应细软,既能给牙齿锻炼咀嚼的机会,又便于消化吸收。老年人要避免暴饮暴食或过饥过饱,宜少量多餐。由于老年人肝脏中储存糖原的能力较弱,对低血糖的耐受能力不强,所以在两餐之间适当加餐是非常必要的,加餐可选择牛奶、酸奶、水果、坚果等,每天4~5餐。

(三)补充适量水分

人体内水分约占总体重的2/3,保持机体水平衡对生命至关重要。老年人对缺水的耐受性下降,如若饮水不足会迅速引起脱水,甚至不能维持足够的血容量,使血压下降,细胞内营养物质被快速消耗。因此,老年人要主动饮水,首选温热的白开水,少量多次,每次50~100ml。心肾功能不全或水肿的老年人,应在医生的指导下合理控制水分摄入量。

(四)防止矿物质、维生素缺乏

老年人极易出现矿物质和部分维生素缺乏,常见的营养素缺乏有钙、铁、维生素D、维生素A。钙摄入不足与老年人骨质疏松的发生和发展有密切联系,老年人应保证每天摄入足够的奶制品、豆类、海产品、高钙低草酸蔬菜(油菜、芹菜、苜蓿、紫皮洋葱等)、芝麻、黑木耳等天然含钙量高的食物。同时应注意维生素D的补充,以促进钙的吸收。

知识链接

中医老年饮食养生原则

"上古之人,其知道者……食饮有节,起居有常。"老年人脾胃虚衰,运化不利,应特别注意饮食有节。

1. 饥饱适度　老年人饮食应如《养老奉亲书》中所言:"尊年之人,不可顿饱,但频频与食,使脾胃易化,谷气长存",宜少量多餐。老年人应先饥而食,食不过饱,少食多餐,定时定量。

2. 谨和五味　《素问·生气通天论篇》谓:"是故谨和五味,骨正筋柔,气血以流,腠理以密,长有天命。"谨和五味则可以尽终天年,人年老常觉口中无味,往往喜食甜腻厚重,但因老年人脾胃虚弱,肥腻厚味碍脾运化则百病由生,因此老年人饮食尤宜清淡。

3. 顺应四时　老年人由于脏腑亏虚，正气虚衰，饮食养生应顺应四时之变。春季应注意少吃团粽等不易消化的"黏冷肥僻之物"；夏季老年人腹内阴弱，"生冷肥腻尤宜减之"，适合"渴宜饮粟米温饮、豆蔻熟水"；秋季老年人不宜食新登五谷，因其易引发宿疾；冬季燥，老年人多虚阳上攻，燥热食物应少食，多食易"有壅、噎、痰嗽、眼目之疾"。

二、进食照护与促进

老年人进食照护与其营养状态和身体健康密不可分。照护不当可造成老年人营养摄入不足，进食过程中发生误吸引起肺部感染，甚至是窒息。照护者应了解影响老年人进食的因素，针对性地给予科学照护，避免因进食不当危害老年人身体健康，从而影响老年人的生活质量。

（一）健康评估

1. 健康史　老年人的身体素质差别较大，主要受遗传、经济水平、饮食习惯等因素的影响。但是随着身体老化，不同身体器官、系统的功能均会发生一定的变化，对各系统器官的功能影响有：

（1）消化系统：老年人唾液分泌减少、咀嚼能力下降、牙齿脱落、消化液分泌减少、味觉减退、嗅觉不灵敏甚至消失、肠道运转及消化吸收能力下降、排便功能紊乱等，这些改变均会影响老年人的消化吸收，影响其营养状态。

（2）激素水平：老化使两性激素水平下降，引起机体代谢的改变，可以不同程度地引起部分营养素的失衡，例如氮的负平衡会造成蛋白质合成减少，加重身体器官的衰老。性激素水平的下降能直接影响骨的转化，导致骨钙的大量丢失。

（3）体力活动：老年人因行动不便，造成社交范围缩小，体力活动减少，从而导致能量消耗及摄入需求减少，食物总摄入量及营养素也减少。

（4）心理社会变化：随着年龄的增长，老年人逻辑推理能力、思维能力、解决问题的能力均会下降，加之丧失亲人、独居等因素，易产生孤独感和无奈感，而心理状态的改变会对进食产生影响。

（5）疾病及药物：老年人多患有不同种类不同程度的慢性疾病，常见疾病如高血压、糖尿病、肾脏疾病、痛风等均对饮食有一定的限制，另外老年人因疾病服用的部分药物亦会干扰营养物质的吸收，导致代谢异常。

2. 营养状况　老年人营养不良的风险发生率高，后果严重，有必要尽早发现并且进行干预。用于营养测评的方法主要有：

（1）体重指数（body mass index，BMI）：BMI 是反映蛋白质能量营养不良和肥胖症的可靠指标。计算公式为：BMI = 体重（kg）/[身高（m）]^2。BMI 与身体的脂肪百分含量直接相关，能较好反映机体的肥胖程度。

（2）微型营养评价（mini-nutritional assessment，MNA）：MNA 是特异性老年人营养筛查与评价工具。新版 MNA 由两个部分组成，包括整体评价、主观评价、人体测量、膳食调查等方面。先用 MNA 的第一部分进行营养筛查，得分≤11 分者为高风险老年人，需进一步营养评价以确定其营养不良的程度，有针对性地给予最佳营养治疗方案。

ER 4-9

MNA 第二部分

（3）其他评估法：可用食物日志、24h 回忆法、实际观察法等评估老年人的进食状况，应注意避免从一天的进食情况来评估营养是否缺乏，这样易造成评估结果与实际情况的偏差，应延长观察时间以提高评估的准确性。

（二）健康照护

1. 合理烹制食物　老年人食物可多采用煮或炖的方式，尽量使食物软烂而易于消化。蔬菜要细切，肉类最好做成肉末，但要注意易咀嚼的食物对肠道的刺激性减少，易引起便秘，可多选用富含纤维素的蔬菜，如：笋类、菠菜、芹菜等。食物的色香味能够大大刺激食欲，老年人如因食物太淡影响食欲，可在烹调时用姜、醋、蒜等调料。

2. 创造良好的进食环境　进食时室内空气要新鲜，环境要清洁，无异味，必要时进行室内通风换气。进食前要保持餐桌、餐椅清洁，无水渍和污渍，根据老年人所吃的食物和饮食习惯准备好餐具，餐具尽量做到定人使用。创造和谐的氛围，鼓励子女尽量与老年人一起就餐，既可增进家人感情，又可缓解老年人的孤独感，多人一起进餐还可促进食欲。

3. 了解老年人的饮食习惯　详细了解老年人的进餐情况，包括每日进餐次数、每餐食量等，根据老年人的饮食习惯选择食材和烹调方法，适当补充新鲜蔬菜水果，经常变换口味，以促进老年人食欲，保证其摄入足够的营养。原则上保持营养均衡，增加种类，减少用量，不宜挑食或偏食。进餐时尽量定时定量，不宜进食过冷或过热的食物，进食速度不宜过快。在不违背饮食原则的前提下，要考虑老年人的个人喜好，精心制作，合理搭配。老年人一日饮食建议食物及量：牛奶或豆浆250ml、瘦肉120g、鸡蛋1个、蔬菜400g、水果120g、主食（米或面）250~300g、油20g。

4. 保持舒适　进食前应当协助老年人做好饮食的舒适体位，减轻或去除各种影响舒适的因素。因固定姿势导致疲劳时，应当帮助老年人变换体位。

5. 科学饮水　老年人血液黏稠度高，肾脏排泄功能下降，应增加每天的进水量。督促老年人尽量在白天饮水，以免夜间饮水量多，排尿次数增加而影响睡眠。

（三）进食促进方法与措施

1. 宣传合理饮食的重要性　在促进老年人进餐的同时，选择合适的时机、有目的地向老年人进行有关营养与饮食的健康教育。告知其合理膳食，保持良好饮食习惯的重要性，可有效预防多种慢性疾病的发生和发展。帮助老年人纠正不良的饮食习惯及违反饮食原则的进食行为，让老年人真正理解并自觉遵守饮食原则。

2. 维持老年人良好的心理状态　对焦虑、抑郁的老年人给予疏导，必要时引导其就医，以减少或消除不良情绪的影响。

3. 保持口腔卫生　老年人的口腔自洁能力下降，易引起口腔疾患，从而影响进食，所以要保持老年人正确的口腔卫生习惯，及时有效治疗口腔疾患。

4. 饭后注意运动　鼓励老年人在饭后约30min后进行简单运动，如散步等，以促进消化。

三、饮食障碍老年人的进食照护与促进

情景导入

　　王爷爷，72岁，2个月前突发脑出血，出现右侧肢体偏瘫、肌肉无力、言语表达不清、吞咽障碍，每日进餐量缩减至之前的1/3，以流食为主，日渐消瘦。

工作任务：

1. 王爷爷有可能出现哪些问题？
2. 针对该老年人的饮食问题，我们应该给予哪些照护措施？

　　老年人因各种疾病导致进食障碍，从而影响老年人的营养状况甚至生活质量。因此，应根据老年人的身体健康状况评估，给予科学的进食照护。避免因进食障碍继发的相关疾病危害老年人的身体健康，最终达到提高老年人生活质量的目的。

（一）健康评估

1. 基础疾病　了解老年人所患疾病，是否患有脑卒中、重症肌无力、糖尿病等可能影响老年人进食的疾病。

2. 意识状态　评估老年人意识是否清晰，确认能否理解并正确回答问话，以判断其是否可以经口进食以及进食障碍的程度。

3. 进食状态

（1）**对食物的认知状态**：主要观察老年人是否有意识地进食，是否能将食物正常送入口中，是否有吞咽障碍。

（2）**进食姿势**：观察老年人采用何种姿势进食，是否能够保持坐位，进食时躯体能否保持平衡，姿势转变是否会影响进食等。

（3）**进食吞咽时间**：包括一次安全进食的吞咽时间和完整一餐的进食时间。

（4）**呛咳**：观察进食期间是否存在呛咳，如有，观察食物性状对呛咳的影响。

4. 自理能力　评估老年人的日常生活自理能力，是否可以自行进食；是否患有肌力低下、麻痹、变形、挛缩、震颤等上肢障碍或视力障碍，如有，评估其对进食的影响程度。

（二）健康照护

1. 不同功能障碍老年人的进食照护

（1）**上肢功能障碍老年人的照护**：老年人存在上肢功能障碍时，自己进食较为困难，可为其提供特殊的辅助餐具。如柄较粗的勺、叉以便于握持，或将普通勺子用布条或纱布缠绕；使用筷子的动作对大脑是一种良性刺激，应鼓励老年人维持这种能力，可用带弹性的绳子将筷子捆绑在一起以防脱落。将餐盘固定于餐桌上，以防老年人不慎打翻，给予适当协助，勿催促老年人加快进食速度。

ER 4-10

肢体障碍患者专用刀叉

（2）**视力障碍老年人的照护**：有视力障碍的老年人应进行视力检测，根据需要戴眼镜。视力障碍的老年人进餐时，照护者要向其详细说明餐桌上的食物种类，并帮助其用手触摸以便确认；使用颜色鲜艳的餐桌、盘子、餐具来增加色彩对比度以便于观察。提醒其务必注意热汤、茶水等易引起烫伤的食物，确保安全；存在视力障碍的老年人会因看不清食物而影响食欲，故食物的香味显得更加重要，可通过增加食物的香味以刺激老年人食欲。

（3）**吞咽功能障碍老年人的照护**：吞咽功能障碍的老年人易发生误吸，引发严重并发症，因此要注意进食安全。①进食体位：床上进餐一般抬高床头 30°~60°，身体坐直头部略前屈，偏瘫老年人侧肩部用枕头垫起。②食物种类：吞咽障碍老年人应选择的密度均一、有适当的黏性、容易搓成团块而不易松散的食物，如蛋羹、烂面、水果泥、菜泥、米糊等。③进食量：控制好摄食入口量，一口量为最适于吞咽的每次摄食入口量。一口量过大易引起误吸，过小又难以诱发吞咽反射。有吞咽障碍的老年患者应以少量试之，宜从 5~10ml 开始，酌情递增。④餐具选择：应选择圆润、无尖角、光滑的安全舒适型餐具，饮水禁用吸管。勺子应柄长且粗，边缘钝厚，容量约 5~10ml；碗应边缘倾斜，加防滑垫；杯建议选择杯口不要接触到鼻部的缺口杯，可避免患者饮水时因颈部伸展过多引起误吸。

（4）**认知功能障碍老年人的照护**：评定老年人的认知程度及进食欲望。轻度认知功能障碍者可自行经口进食，照护者加强观察；中度认知功能障碍吞咽功能正常者可协助其经口进食；重度认知功能障碍不能经口进食者可选择鼻饲饮食。配合进餐困难者，可分步骤进行训练，从他人喂食、到自食加他人协助、再到自行进食 3 个步骤。可先训练老年人握勺动作，继而训练将勺子送到嘴边，再训练送入口内。拒绝进食者，应耐心交流给予鼓励。

> **知识链接**
>
> ## 质地改良饮食
>
> 质地改良饮食（texture-modified diet）：是一种通过特定增稠剂改变食物质地，从而减少误吸风险的饮食。该种饮食已经成了目前治疗和管理吞咽障碍的核心，吞咽障碍患者中有 32.2%

接受了质地改良的食物或液体干预。增稠剂用途广泛，它能够增加食品的黏度甚至形成凝胶状，改变食物的物理性质，从而使食物口感适宜、润滑、富有黏性、性状稳定，但目前可用于老年吞咽障碍的增稠剂品种较少。虽然增加食物的黏度可以降低误吸的风险，但是过于黏稠的食物反而会对吞咽障碍老年人造成吞咽压力，降低患者的食欲，且有报道称大多数的医护人员并不能正确准备适合患者的改良结构饮食，反而给患者带来了负面影响，因此应该形成一个标准化的饮食质地改良流程，根据患者的实际吞咽情况执行，不可滥用质地改良饮食。除此之外，应用质地改良饮食应该考虑时机，并且必须获得足够的信息，判断其为吞咽障碍老年人可能带来的益处和吞咽安全性、对生活质量的潜在风险和影响，经过权衡后作出选择。

2. 进食障碍常用照护技术 因各种原因不能经口进食者，为保证营养素的摄入、消化、吸收，维持身体器官的结构与功能，促进康复，可进行鼻饲饮食。鼻饲饮食因其操作简单、经济实用、代谢并发症发生率低等优点，已经成为居家、养老机构、医院内不能经口进食老年人的重要营养支持手段。

【操作目的】
为不能经口进食的老年人通过鼻胃管提供食物和药物。

【环境准备】
环境清洁，无异味。

【照护者准备】
衣帽整洁，洗手，戴口罩。

【用物准备】
鼻饲包（内含：胃管、50ml注射器、镊子、止血钳、治疗碗、压舌板、纱布、治疗巾）、液状石蜡、胶布、别针、橡皮圈、棉签、手电筒、听诊器、弯盘、鼻饲流食（38~40℃）、适量温开水、手消毒液。

【操作步骤】

(1)插管

1）解释：向老年人解释鼻饲的目的，取得配合。

2）摆体位：取半坐位或坐位，无法坐起者采用右侧卧位。

3）垫巾：将治疗巾垫于老年人颌下。

4）检查鼻腔：观察鼻腔状况，选择通畅一侧，用棉签蘸温开水清洁湿润鼻腔。

5）测量：测量插入长度并标记。测量方法为：前额发际至胸骨剑突处或由鼻尖经耳垂至胸骨剑突处，成人一般为45~55cm。

6）润滑胃管：将少许石蜡油倒于纱布上，润滑胃管前端。

7）插管：一手持镊子夹住胃管前端，一手持纱布托住胃管，沿已清洁侧鼻腔轻轻插入。插入10~15cm时嘱老年人做吞咽动作顺势向前推进胃管到指定长度。

8）确认：确认胃管在胃内的3种方法有①将听诊器放于老年人胃部，快速经胃管向内推注10ml空气，听气过水声。②将注射器连于胃管末端进行抽吸，能抽出胃液。③将胃管末端放于盛水的治疗碗中，无气泡逸出。

9）固定：确认胃管在胃内后，用胶布将胃管固定于鼻翼及面颊部。

10）注入食物：测试水温适宜，取注食器抽吸20ml温水注入，再缓慢推注鼻饲流质饮食或药物，速度10~13ml/min。每次鼻饲量不超过200~400ml，两次喂食应间隔至少2h。鼻饲完成后再注入少量温开水，冲洗胃管内食物残渣。

11）处理胃管末端：喂食结束后将胃管末端反折，纱布包好并用橡皮筋扎紧，用别针固定于床单或老年人衣服上。

ER 4-11
一次性鼻饲包

ER 4-12
鼻饲管

12）撤下弯盘和垫巾：保持进餐体位30min后再将床放平，恢复舒适体位。

13）记录：准确记录每次鼻饲的时间、种类、量以及老年人反应。

（2）拔管

1）拔管前准备：向老年人解释，取得配合，轻轻揭去固定的别针及胶布。

2）拔管：将纱布放于近鼻孔处的胃管，嘱老年人深呼吸，在其呼气时拔管，到咽喉处时快速拔出。

3）操作后处理：根据情况清洁老年人口鼻及面部，擦去胶布痕迹，协助老年人漱口。

【注意事项】

（1）插入胃管10~15cm时，若为清醒老年人，嘱其做吞咽动作；若为昏迷老年人，照护者用手将其头部托起使下颌贴紧胸骨柄，以便于顺利插管。

（2）插管过程中若老年人出现呼吸困难、呛咳、发绀等表明误入气管，应迅速拔出；插管过程中若出现恶心、呕吐，可暂停片刻，安慰老年人并嘱其做深呼吸。

（3）每次鼻饲前应确认胃管在胃内后再喂食，除传统3种确定胃管在胃内的方法外，临床还有①X线检查法：通过X线摄片，清晰显示胃管走行及是否在胃内，是判断胃管在胃内的金标准。②抽吸物检测：对抽吸物进行pH检测，或进行胆红素和pH结合的方法检测。③CO_2测定：用CO_2比色计在鼻胃管头端测定CO_2浓度来排出胃管误入呼吸道。④电磁探查：通过电磁探查，"实时"确认胃管位置。⑤内镜检查。

（4）长期鼻饲者应每天进行2次口腔护理，并根据胃管材质定期更换。普通胃管每周更换一次，硅胶胃管可每月更换一次。

（三）健康促进方法及策略

1. 积极治疗相关疾病　积极治疗影响老年人进食的相关疾病，如消化系统疾病、吞咽障碍、肢体功能障碍等，减少或去除疾病对老年人进食的影响。

2. 提供进食障碍　老年人的照护知识可通过多种途径，如发放相关材料、播放照护技巧视频等方式宣传老年人的进食照护知识，以促进进食障碍老年人的合理进食，保证其营养供给。

3. 社区举办讲座　医院或社区专业人员可定期组织有关进食障碍老年人的照护知识讲座，现场解答问题，给予针对性的解决方案。

第七节　居家老年人睡眠的照护与促进

一、老年人正常睡眠

睡眠是更深层次的休息状态，是人类生存的基本需求，也是人体体力和精力恢复、获得健康的必要因素。充足的睡眠不仅可以缓解疲劳，还能保护大脑神经细胞、稳定神经系统平衡。老年人由于中枢神经系统结构和功能的改变，如神经元脱失、突触减少等，睡眠周期的节律功能受到影响，导致睡眠调节功能下降，睡眠的质和量也随之下降。

老年人的睡眠特点：

1. 睡眠总时间减少　老年人的总睡眠时间一般比中青年少，主要原因为老年人大脑皮质功能减退，新陈代谢减慢，体力活动逐渐减少，所需睡眠时间也随之减少。60~80岁老年人的睡眠平均时间为6~6.5h。

2. 入睡时间延长　由于睡眠的生理节律分布发生变化，睡眠能力降低，使老年人常花更多的时间躺在床上，但入睡时间明显延长。由青壮年的5~15min延长为30min甚至更长。

3. 觉醒次数增多　老年人浅睡眠增多，深睡眠减少，年龄越大睡眠越浅。且易受到光、声、温度等外界因素以及自身疾病如老年前列腺炎、糖尿病等的影响，使夜间睡眠变得断断续续，觉醒次数明显增多,醒后难以再入睡。

4. 睡眠效率降低 随年龄增长睡眠效率(睡眠时间占总卧床时间的百分比)逐渐下降。青壮年的睡眠效率一般可达95%,而老年人多为80%~85%甚至更低。

5. 睡眠昼夜节律重新分布 老年人深睡眠减少,觉醒次数增多,夜间总睡眠时间减少,睡眠效率下降,使得不能保证有效休息,因此,白天常通过频繁小睡来弥补夜间睡眠缺失。

二、睡眠障碍老年人的照护与促进

睡眠障碍(sleep disorder)即各种原因引起的睡眠总时间减少、睡眠质量下降、入睡困难、睡眠维持困难,并伴随日常生活能力及生活质量的下降。睡眠障碍不仅会导致老年人活动能力下降、免疫功能失调,还会增加焦虑、抑郁、认知功能障碍、记忆力减退等问题发生的风险,甚至可以诱发心脑血管疾病、糖尿病,增加死亡风险,使老年人的生理和精神健康深受其害,也给老年人家庭、社会带来沉重的经济负担。照护者应当掌握老年人睡眠的相关知识,帮助老年人解决睡眠相关问题,提升其睡眠质量。

(一) 健康评估

1. 健康史 评估引起老年人睡眠障碍的相关因素,有无心血管疾病、慢性阻塞性肺气肿、阻塞性睡眠呼吸暂停综合征、糖尿病、前列腺增生等疾病;近期有无重大生活事件;有无服用影响睡眠的药物等。常见的发病因素有:

(1)**生理因素**:生理因素包括①年龄:年龄越大对睡眠的需求量越少,睡眠能力也更为低下。②性别:老年男性的睡眠质量普遍高于老年女性。③褪黑素分泌减少:褪黑素是由松果体分泌的一类吲哚类激素,具有促进深睡眠、提高睡眠质量、调节时差等多项功能。老年人褪黑素分泌量减少,使深睡眠时间缩短,引起睡眠障碍。④其他因素运动量减少、过度疲劳、睡前饱餐等因素均会影响睡眠质量。

(2)**疾病因素**:常见影响老年人睡眠质量的疾病包括阿尔茨海默病、帕金森病、周期性肢体运动障碍、慢性支气管炎、慢性阻塞性肺疾病、心力衰竭、支气管哮喘、糖尿病、前列腺增生等。疾病是影响老年人睡眠质量的重要因素,原因主要包括疾病本身的影响、老年人对疾病的担忧等。

(3)**药物因素**:2016年国家卫生和计划生育委员会统计显示全国2.2亿老年人中1.5亿患有慢性病,患病导致服用药物量增加,部分药物会影响老年人的睡眠,如苯海拉明、奥美拉唑、氯苯那敏易导致老年人困倦;抗精神病药戒断症状会引起极度兴奋、失眠。镇静药或安眠药虽可帮助睡眠,但有较多副作用,如:降低血压、抑制机体功能、影响意识等,因此,尽量避免使用药物帮助睡眠,如有必要须在医生指导下服用。

(4)**睡眠习惯**:老年人不良的睡眠习惯多表现为作息时间不规律,白天午睡时间过长,睡前大量饮水、喝茶、咖啡等。

(5)**睡眠环境**:老年人睡眠对环境要求较高,声、光、过冷、过热均会影响其睡眠,睡眠环境的改变也易对老年人产生影响。照护者应当积极评估是否存在不利于老年人睡眠的环境因素。

2. 身体状况 老年人睡眠障碍的主要表现有:失眠、早睡早醒、嗜睡以及特殊类型的睡眠障碍,如睡眠呼吸暂停综合征、不宁腿综合征、睡眠中周期性肢体运动、睡眠生理节律紊乱等。老年人长期睡眠障碍不仅降低老年人的生活质量,还与较多疾病的发生、发展密切相关。睡眠呼吸暂停综合征、失眠均会导致老年人的糖代谢紊乱;长期心血管疾病会引起老年人发生失眠等睡眠障碍,反之,睡眠障碍也是心血管疾病的重要危险因素;睡眠障碍可使老年单纯收缩期高血压的收缩压及晨间收缩压显著升高;老年人的睡眠障碍及催眠药物的使用增加了其跌倒和发生骨折的风险性。

3. 心理社会状况 睡眠障碍老年人的心理防御和心理适应能力明显减退,如果又缺乏社会支持,则心理平衡更难维持,有可能促发包括抑郁、焦虑在内的各种精神症状。

4. 评估工具　多导睡眠图是综合评估睡眠障碍的一种检测手段，能够准确鉴别诊断睡眠呼吸事件的类型及持续时间，对睡眠状况进行全面评定，是睡眠检测的"金标准"。临床也可使用匹兹堡睡眠质量指数、Epworth 嗜睡量表等对老年人的睡眠状况进行评估。睡眠日记可以让老年人在较长时间里记录追踪睡眠状况，能够准确地反映其睡眠情况。记录内容包括：上床时间、睡眠潜伏期、起床时间、夜间醒来次数及持续时间、打盹、使用帮助睡眠的药物或物质、白天的功能状态。睡眠日记是目前最经济、最实用和广泛应用的评估方法之一。

ER 4-13 匹兹堡睡眠质量指数量表

ER 4-14 Epworth 嗜睡量表

（二）健康照护

1. 积极治疗　原发病照护者应当积极治疗影响老年人睡眠质量的原发病。如左心功能不全者应安排专人看护，减轻老年患者因担心疾病不能入睡产生的焦虑感；呼吸道感染患者应减少夜间咳嗽引起的睡眠不适；心功能不全患者应采取半坐位以减轻呼吸困难症状。照护者通过采取各种措施，最大限度减少疾病给老年患者带来的不适感，以减轻对其睡眠的影响。

2. 创设良好的睡眠环境　老年人的起居室要经常通风，保证室内无异味，空气清新。老年人的体温调节能力降低，冬季室内温度应保持在 18~22℃，夏季室温应保持在 26~30℃，相对湿度应在50%~60%。老年人睡眠较浅，易受到周围声光的刺激，故卧室应保持安静。老年人视觉适应能力下降，晚上起夜时若光线过暗易摔倒，故应有适当的照明设施，如地灯或夜灯。

3. 养成良好的睡眠习惯　保证睡眠规律，早睡早起。入睡前勿大量饮水、咖啡、酒、浓茶等以免影响睡眠，并提醒其睡前排空大小便。睡前用 40℃ 左右的温水泡脚，按摩足背及足底涌泉穴，可起到促进睡眠的作用。

4. 鼓励适当运动　指导老年人规律运动，较为适合老年人的运动方式包括：散步、打球、骑车、打太极、练气功等。散步一般 2 次 /d，可安排在早餐后及午休后各 1h，每次运动 30~60min 为宜，以感到轻度疲劳为结束标准，老年人可自由决定运动间歇。因疾病或天气原因等不能外出时可采用专门器材进行锻炼，运动时间及强度可由老年人自由控制，每次不少于 30min。

5. 用药照护　对于使用以上措施仍无法入睡的老年人，可在医生指导下服用药物以促进睡眠。目前应用最多的安眠药物为苯二氮䓬类，用药前照护者应做好用药宣教，告知老年人用药目的在于帮助其重建正常的睡眠规律，不会产生药物依赖，以减轻其心理负担。告知老年人遵医嘱服药的重要性，常见不良反应等，提高治疗的依从性、安全性和有效性。

6. 心理照护　照护者应理解老年人的痛苦，疏导其不良情绪。睡眠障碍伴发抑郁的老年人，照护者可指导其采用音乐、放松、冥想等方法使其身心放松。严重睡眠障碍应指导其就医，根据医嘱服用药物。鼓励老年人积极参与社交活动，增加生活乐趣，妥善处理引起不良情绪的各种生活应激事件。

知识链接

治疗性触摸

Krieger 和 Kunz 受到 Rogers 理论的影响，在 20 世纪 70 年代提出了治疗性触摸。治疗性触摸是以中西医结合理论为基础，对患者实施抚摸、按摩、穴位按压等的一种综合治疗方法。通过治疗性触摸，将亲密、关怀、同情、尊重、愿意帮助和精神力量等信息传递给患者，使患者对医护人员产生信任感，增强双方互动，激活机体放松效应，减少兴奋性，从而使机体放松，促进睡眠。近 50 年来，治疗性触摸促进了整体护理实践，并被公认为一种独特的治疗方法。但该疗法的疗效存在争议，尚不清楚其具体的作用机制。

（三）健康促进方法与措施

1. 提高对睡眠问题的认知　社区卫生服务人员应对老年人及其照顾者进行睡眠问题健康知识宣教，如开展社区讲座和上门知识宣传等，帮助老年人纠正不良的睡眠卫生习惯和认知，提高健康意识和睡眠质量，促进其身心健康。

2. 发挥社区与互联网协同创新作用　社区可依托家庭医生或护士签约合作平台，做好居家睡眠障碍老年人的家庭照护与定期随访，采取针对性措施，以达到对老年人睡眠问题的全程和全周期的管理，从而提升老年人的睡眠质量。

3. 促进身心健康　鼓励老年人适量运动，增加业余活动，发挥子女、朋友、邻里及其他社会支持的作用，提高其社会参与度，减少负性情绪。宣传心理因素对疾病的影响，帮助老年人拥有健康心理，既可减少生理疾病、促进睡眠，又能提高生活质量。

4. 个性化健康教育　对老年人存在的睡眠问题给予针对性的照护，提供解决方案并督促其执行，帮助其去除影响睡眠的各种身心因素。

（康佳迅）

思考题

1. 吴爷爷，74岁。一个月前，因外伤导致右股骨骨折。日常生活不能自理，一直卧床。

请思考：

为该老年人进行床上擦浴，擦浴的操作步骤有哪些？

2. 张奶奶，62岁，丧偶，因脑梗死引起偏瘫。长期卧床，不能自行清洗头发，日常生活护理由照护人员完成。

请思考：

（1）为该老年人床上洗发室温和水温分别是多少？

（2）床上洗发的注意事项有哪些？

3. 王奶奶，75岁，患者睡眠状态欠佳，入睡困难20年余，医院检查无器质性病变。自诉目前每晚睡眠时间仅5h左右，且入睡困难，经常躺在床上超过1h仍未入睡。白天精神状态不佳，每天小睡2~3次，每次约1h。

ER 4-15

练习题

请思考：

（1）该老年人存在什么问题？

（2）应当如何为其提供有效照护措施？

第五章 | 社区老年健康照护与促进

教学课件　　思维导图

学习目标

1. 掌握社区老年健康照护与促进的概念和内容。
2. 熟悉社区老年人慢性病管理的流程和模式。
3. 了解社区老年人慢性病延续性护理的流程和模式。
4. 具备全面准确地评估社区老年人的健康问题，实施恰当的照护措施并对给予正确的健康促进的能力。

随着人口老龄化程度不断加深，如何在当前老龄化背景下解决老年人的养老问题，关系到整个社会的稳定和谐。如何为老年人提供养老保障，探讨社区居家老年人新型健康照护与促进模式，使老年人提高生活质量是当今老龄化社会关注的焦点问题。社区建设为社区老年健康照护与促进的有效实施提供了现实保障，社区医疗保健服务体系是老年健康照护与促进体系中不可或缺的一部分，而且老年人群又是社区医疗保健服务体系中关注的重点人群，因此，针对社区老年人生理、心理的特点和需求，提供相应的保健服务是社区医疗保健服务机构的主要任务，为社区老年健康照护与促进工作的规范化管理、科学实施和深入开展提供必要的指导。

第一节　概　述

一、社区老年健康照护与促进概述

（一）社区老年健康照护的概念

社区健康照护与促进（community health care and promotion）是面对社区内每一个人、每一个家庭、每一个团体的健康服务工作，如健康教育、健康指导、家庭护理、康复指导、患者及健康人的营养指导、妇幼及老年人保健及心理咨询等。

社区老年健康照护与促进（community health care and promotion for the elderly）是一个新兴的、发展迅速的社区服务领域，是由有组织的社会力量，将健康照护与促进工作的重点聚焦于社区老年人群，为该类人群及其家庭提供连续、全面的服务过程。

（二）社区老年健康照护与促进的原则

1. **满足需求**　人的需求满足程度与健康成正比。因此，首先应满足老年人的多种需求。照护者应提高对老化过程的认识，将正常及病理性老化过程、老年人独特的心理社会特性与一般的健康照护与促进知识相结合，及时发现老年人现存的和潜在的健康问题和各种需求，使健康照护与促进活动能满足老年人的各种需求，真正有助于健康发展。

2. **整体照护**　由于老年人在生理、心理、社会适应能力等方面与其他人群有所不同，尤其是老年人往往有多种疾病共存，疾病之间彼此影响。因此，照护者应树立整体健康照护与促进的理念，研究多种因素对社区老年人健康的影响，提供多层次、全方位的社区老年健康照护与促进服务。这就要求照护者对社区老年人全面负责，在健康照护与促进过程中注重心身社会健康的统一，以解决其整体健康问题。

3. 个体化照护 衰老是全身性的、多方面的、复杂的退化过程，老化程度因人而异。影响衰老和健康的因素也错综复杂，特别是出现病理性改变后，老年人个体状况差异大，加之性别、病情、家庭、经济等各方面情况不同。因此，既要遵循一般性照护原则，又要注意因人施护，执行个体化照护的原则，做到针对性和实效性照护。

4. 早期防护 通常老年病发病演变时间长，如高血脂、动脉粥样硬化、高血压、糖尿病、骨质疏松症等疾病一般均起病于中青年时期。因此，一级预防应及早进行，老年照护的实施应从中青年时期开始入手，进入老年期后应更加关注。了解老年人常见病的病因、危险因素和保护因素，采取有效的预防措施，防止老年疾病的发生和发展。早期防护对于慢性病老年人、残疾老年人，根据情况实施康复医疗和照护的开始时间也应越早越好。

5. 持续性照护 老年疾病病程长、并发症多、后遗症多，多数老年人的生活自理能力下降，有的甚至出现严重的生理功能障碍，对照护工作有较大的依赖性，需要持续性照护。因此，有必要在社区开展健康照护与促进工作。对各年龄段健康老年人、患病老年人均应做好细致、耐心、持续性照护，减轻老年人因疾病和残疾所遭受的痛苦，缩短临终依赖期，在生命的最后阶段提供系统的健康照护和社会支持。

（三）社区老年健康照护与促进的服务体系

目前我国社区老年健康保障服务缺乏整体统筹规划和管理组织网络，服务内容和方式尚未与老年群体的实际健康需求相匹配。因此，社区老年健康照护与促进服务管理网络需要系统设计、统筹规划和内容规范，政府、社会、家庭、个人多方参与，以达到全面持续地保障我国老年人心身健康的目的。

我国老年健康照护与促进服务体系是在学习和借鉴国际经验基础上，以健康老龄化、多维健康功能评价和健康管理的理论为指导，探索性地研究构建以社区"老年健康之家"为基础的老年人健康照护与促进服务体系（图5-1），并对其组织机构、健康管理机制、运行机制、服务体系等内容进行科学地制定。

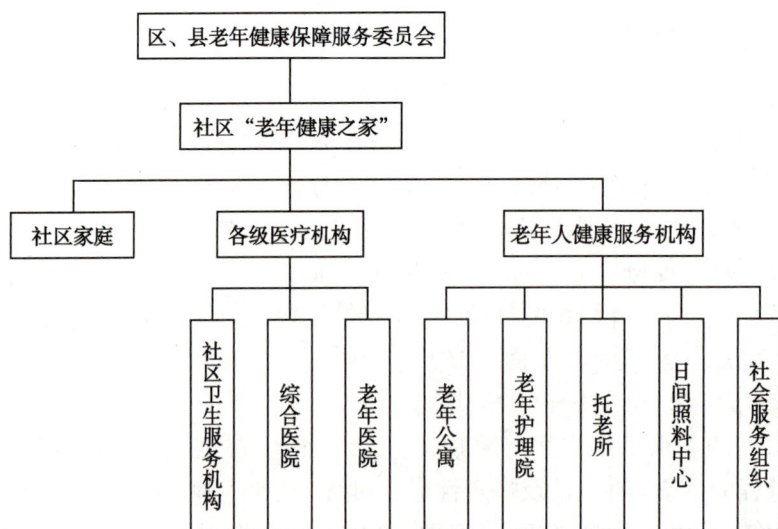

图 5-1 以社区"老年健康之家"为基础的老年人健康照护与促进服务体系

1. 老年健康服务管理机构 一是各区县建立老年健康服务保障委员会，从宏观层面上负责城区、乡镇老年人健康服务保障的统筹规划、管理规范、质量评估和反馈监督等。委员会人员构成应包括政府卫生部门领导人员、老年医学专家、医疗机构和老年健康服务机构人员、老年人代表等。二是以社区为单位建立"老年健康之家"，主要包括社区家庭、各级医疗机构以及老年人健康服务机构三部分。这一社区老年人健康服务保障管理机构，负责该社区内老年人的健康服务保障的统筹规划、组织管理和评估监督，是整个老年健康服务保障体系的运营基础。该机构的人员构成包括社区行政机构领导人员、社区卫生服务中心专业医师、社区老年人健康服务机构人员以及社区老年代表等。管理机构的职能重点为完善老年健康服务保障体系的运行机制，做到统一计划、统一部署、统一活动，为老年人提供多样化、个性化、全方位的健康服务，使老年健康服务保障能够科学化、系统化、规范化地开展。

2. 各级医疗机构　包括各级综合医院、专科医院、老年医院、社区卫生服务中心、乡镇卫生所等各种医疗服务机构，为老年人的健康保障提供各种疾病诊疗、康复、照护等服务。

3. 老年人健康服务机构　指所有能够为老年群体提供健康照护的正式或非正式的机构组织。一是各级政府或社会资本建立经营的为老年群体提供生活照料、心理疏导、医疗照护等保障老年健康服务的正式组织机构，如目前广泛存在的老年护理院、老年公寓、托老所、日间照料中心等；二是非正式的服务组织，如社会志愿者队伍等，配合完成社区老年人群的日常照护。

二、社区老年健康照护与促进现况

（一）国外社区老年健康照护与促进现况

美国积极采取措施，开展社区老年健康照护与促进项目，以解决老龄化带来的医疗卫生保健问题，并结合本国特点形成了特定的服务模式。形成了"医院—社区照护机构—家庭照护机构"的一条龙服务，建立了"疾病照护—预防保健—生活照护"为一体的网络系统。美国访视护士已在全美各城市为老弱人群提供居家照护、健康教育以及健康促进服务。美国社区照护中心大致分为3种模式：社区诊所、附属于某机构的社区照护中心，如附属于医院、健康维持机构和教育机构等，常见附属于护理学院（系）及私人社区照护中心，由护理专业背景的人员进行管理。

老龄化社会推进了日本老年人保健事业的发展，其中老年人保健与母子保健是日本社区保健工作的中心，20世纪90年代，日本社区各类老年人保健设施达到1 003个，入住老年人85 000余人。

20世纪80年代澳大利亚在社区开展了老年健康照护与促进工作。1980年之前，一般老年人有健康问题都进养老院接受照护，1986年出台《居家和社区照护法》标志着澳大利亚开始发展以社区为导向的长期照护。社区医疗卫生服务机构中设立由老年科医生、物理治疗师、职业治疗师、社会工作者、言语治疗师以及足疗师组成的"老年护理评估组"（aged care assessment team, ACAT），负责社区老年护理保健工作。目前澳大利亚老年卫生保健的服务方式包括：社区服务、医院服务、护理之家和老年公寓。

知识链接

日本"自立支援"照护模式

自立支援理念由日本认知症研究专家竹内孝仁在20世纪80年代提出，指通过多学科团队合作，以人为中心，鼓励老年人在可动范围内挖掘潜在功能，并利用现有能力完成日常起居的自立支持式的照护模式。传统照护模式对失能老年人发挥的正面效应逐渐减弱。自立支援照护模式是针对退化或将要退化功能进行有计划的训练，让老年人维持或提高身体功能和精神状态，进而完成日常生活的护理方法。自立支援照护内容主要由4项基本生存需求组成，即水、饮食（营养）、排泄、运动。①饮水：具体为每天摄入水≥1 500ml；②饮食：摄入能量约6 300kJ；③排泄：维持每日自然大便（不应用药品）；④运动：适量运动，减少药品应用（避免不良反应）等。

（二）我国社区老年健康照护与促进现况

为适应社会发展和人民群众日益增长的医疗卫生保健需求，20世纪50年代我国开展了社区健康保障工作。目前，我国许多医院已开展了多种形式的社区老年人健康照护与促进工作，如家庭护理、护理专家门诊、社区卫生服务机构为60岁以上老年人建立健康档案，进行健康追踪和定期上门服务。我国社区老年健康照护与促进逐渐形成了以社区卫生服务中心为主，医疗诊所、医疗室为补充的社区卫生服务体系框架。社区老年健康照护与促进可明显提高老年患者的生活质量，控制疾病的进程、防止复发，较好地缓解症状，防止畸形与残疾，促进心理功能及社会功能的恢复。随着我国人口老龄化进程的加快，社会化养老服务需求激增，在此背景下社区居家养老已成为国内各地养老的主流模式，具体是指以居家为基础，依托社区养老服务和设施，来满足居住在家中的老年人养老需求的养老模式。而且随着我国养老服务体系的不断健全与完善，社区居家养老服务的服务内容不再局限于生活照料等基础性养老服务，还包括医疗护理、紧急救援、文体娱乐、精神慰藉、健康管理、康复辅助等内容，这有利于加强社区老年健康照护与促进工作。

社区居家养老服务是指以老年人居所和所在社区为服务地点，由政府、企业、社会组织、志愿者等多元主体共同参与，采用上门服务、社区托养、邻里互助等方式为服务半径内的老年人提供多元服务的社会化养老服务。基于全国居家和社区养老服务改革试点的经验，我国社区居家养老服务的实践现状呈现出以下特点。

1. 社区兜底型与普惠型的服务对象并存　兜底性、普惠性、多样化是"十四五"期间构建和完善养老服务体系的重要方向。在此目标下，我国社区居家养老的服务对象主要包括以下两类：其一，兜底型社区居家养老服务对象，典型如经济困难的高龄、失能、独居、空巢和留守等老年群体。其二，普惠型社区居家养老服务对象，即除兜底型服务对象以外的老年人。我国社区居家养老服务积极贯彻兜底性、普惠性的目标，兼顾兜底型与普惠型服务对象。在实践中，基于当地人口老龄化的特点与服务需求提供养老和健康照护服务，如北京市围绕失能、失智老年人开展了颇具创新性的失能、失智老年人居家照护者的"喘息服务"，通过专业性的上门照护服务纾解家属的照护压力。

2. 社区多样化服务内容与运行方式并存　在社区居家养老服务的服务内容层面，根据我国地方立法机关对社区居家养老服务作出的有关规定，随着我国养老服务体系的日益健全与完善，社区居家养老服务的服务类型也趋于广泛和丰富，涉及生活照料、健康护理、精神慰藉、文化娱乐、安全保障、法律服务等多个方面。该模式把老年人在家里居住与社会提供的服务和支持结合起来，满足了老年人的身心社会方面的需要。

3. 社区创新智慧养老与医养结合服务模式　智慧社区居家养老模式是以社区为核心，利用互联网数据平台，为居家老年人提供养老服务的一种创新模式。当前，我国智慧化社区居家养老服务建设已初具雏形。各地均在推进社区智慧养老信息体系建设方面进行了有益尝试，通过智慧养老服务平台的研发与升级，从横向连接养老服务对象及其亲属、养老服务供给主体以及政府各职能部门人员、社区志愿者等养老服务参与者，涵盖社区居家养老服务点单环节、供给环节、评价环节、监管环节等，具有搭建涉老信息数据库、促进服务供需精准对接、协助突发事件应急与救助等多重功能。医养结合方面，目前我国医养结合模式主要包括医养联合发展和医养复合发展。医养联合发展是指养老机构与医疗机构开展合作，建成医养联合体。医养复合发展是指通过扩大执业范围等方式使养老机构或医疗机构具备医养复合功能，由养老机构设立老年医院、康复医疗中心等，或者由医疗机构设立养老机构。例如，武汉市某社区卫生服务中心在多部门的支持下新增"医养融合养老服务及康复服务"业务，通过"以医为主"为居家老年人提供上门健康护理服务，打破医养部门的隔阂。贵州省某市积极探索社区医院医养复合发展，在社区医院设置老年人日间照料中心，实现了社区老年人在社区医院就诊、治疗，在日间照料中心康复、休养无缝对接。

4. 社区成为整合多元养老资源的中枢　随着居家养老与社区养老的融合发展，社区在养老服务体系中的功能逐渐演化，由基础性的养老服务供给单位衍生出更高层次的多元化养老服务资源整合的功能，成为养老服务主体联结、养老服务资源嫁接的纽带或中枢。从主体联结的视角来看，社区对内联结养老服务消费端，即具有养老服务需求的老年人以及负有赡养、扶养义务的家庭成员；对外连接养老服务供给端，即政府、社会组织、企业等多元主体以及服务从业人员，涉及养老服务、医疗护理、物业管理等多个领域。从资源嫁接视角来看，社区将各类社会资源的服务范围延伸至社区以及居家老年人，一些新兴的社区嵌入式养老模式，打破了居家、社区、机构养老的边界，形成不同供给主体分工负责的服务网络和供给端与需求端、不同供给主体之间的良性互动。

综上所述，我国社区居家养老服务以社区为中枢整合多元养老资源，连通社区居家养老服务供给方、需求方和其他参与方，已形成智慧养老、医养结合、邻里互助等服务模式。在此过程中，政府也通过运营补贴、建设补贴等政策工具提高社会力量参与社区居家养老服务的积极性。

三、社区老年健康照护与促进存在的问题及对策

（一）社区老年健康照护与促进存在的问题

目前存在的问题主要包括：一是对老年人社区健康全方位照护与促进的认知需要进一步提升，地方政府对老年人健康照护与促进工作的投入需要进一步提升，政策支持力度需要进一步加大；二是老年人社区健康照护与促进模式比较单一，内容通常侧重于疾病护理和家庭访视；三是老年人健康照护与促进专职及专业照护人力资源需要进一步补充；四是社区老年健康照护与促进服务价格体系需要进一步完善；五是社区老年人群防病保健意识需要进一步提升，以持续推进社区老年健康照护与促进工作的顺利进行。

（二）社区老年健康照护与促进发展的对策

社区老年健康照护与促进模式是老年人养护的服务"安全网"，建立多层次、多形式、多渠道的社区健康照护与促进体系，既是解决照顾老年人日常生活困难的主要出路，也反映了我国社会养老保障事业的蓬勃发展，更是我国人口老龄化发展的必然要求。为使社区老年健康照护与促进工作更好地满足老年人需求，需要从以下六个方面加以规范和发展。

1.**明确基本照护理念，拓宽社区健康照护与促进覆盖面** 实现从"社区内照顾"到"由社区来照顾"这一目标，让老年人不因年老而失去自我价值，其人格受到社会的尊重。此外，围绕维持和促进老年人健康这一最终目的，开展健康照护与促进工作，鼓励和强化老年人有利于健康的行为，协助预防、诊断、治疗疾病，促进康复，减少功能丧失，补偿功能的损害和缺陷，帮助老年人在患病和功能缺失状态下适应生活，提高老年人的自理能力及心理适应力。

2.**加大政策支持力度，促使社区健康照护与促进制度化** 要完善社区管理法律、法规和国家社会保障体系，政府和各有关部门要有计划、有步骤地整体协调推进，社区层面应促进与民政福利服务资源和国有卫生保健服务资源的整合，使有限的照护与促进资源发挥最大的社会效益。由于资源有限，应先分配给优先需要者，因此，要做好需求评估，以实现合理分配和利用资源，健全医疗保险制度，以降低老年人医疗费用负担，切实保障老年人的基本卫生保健服务。

3.**明确照护促进重点，实现社区全方位照护与促进服务** 社区照护与促进资源应向弱势老年人倾斜，社区照护与促进环境要充分考虑老年人的生理和行为特点，实行无障碍设计，对弱势老年人提供庇护。完善社区健康照护与促进体系结构，增加服务机构，如设立老年人医疗保健中心、老年人家务助理服务中心、老年人日间照料中心、老年人综合性社区服务中心、应急支援中心等照护与促进机构，以老年人的需求为向导，根据老年人生理、心理特点，对老年人定期进行预防保健、康复护理、健康教育等，使老年人得到集预防、保健、康复和娱乐为一体的全方位社区健康照护与促进服务。

4.**加强专业人员培养，积极推动社区志愿服务队伍建设** 社区健康照护与促进需要大量综合性社区照护与促进人才，可以采取多种培养途径。一方面，对现有社区照护与促进人员进行有关老

年知识的系统培训，使其掌握老年健康照护与促进的基本理论、知识和技能，加强其从业能力，以适应社区老年人的多种护理需求。另一方面，在院校培养高学历、高层次老年健康照护与促进专业人才，使我国的社区健康照护与促进教育与国际接轨。另外，积极鼓励志愿者参与，强调正式与非正式照护与促进互补、专业与非专业人员协同的发展路径。

5. 统一构建价格体系，制定科学社区健康照护促进指标　应根据市场需求对社区健康照护与促进的项目进行指标量化，建立统一收费标准，构建社区健康照护与促进服务的价格体系。其价格要素要涵盖生物医学的治疗价格、整体化照顾、心理慰藉、社会支持等内容。同时，政府要出台相关法律法规、制度使老年人健康照护与促进工作经费保障机制制度化，形成对相关部门的约束。同时完善医疗体制，引入市场竞争机制，使社区老年健康照护与促进工作朝民营化和产业化方向发展。制定相应的健康照护与促进服务质量评估指标，使得社区照护与促进工作具备规范化的服务标准。同时，依据评估体系客观地评价社区照护与促进的质量水平，进而为科学制定完善措施及工作目标提供科学的依据。

6. 开展健康教育宣传，加强社区老年人群自我保健意识　社区健康照护与促进模式的职能，不能仅局限于补救性服务方面，还应同时开展预防保健方面的服务。要有针对性地对老年人进行相关保健知识的教育宣传，指导其开展有助于机体功能改善和增强日常生活自理能力的康复训练。另外，要在日常工作中注重社区老年健康照护与促进工作的宣传，如定期向照护者讲解老年人所患疾病的相关知识及照护与促进知识和技能，举办照护者联谊会、电话咨询、发放科普手册等社会支持性服务，以提高照护者的照护水平和技能，缓解照护压力，从而提高照护者及被照护老年人的健康水平。

第二节　社区老年人的健康管理与保健

情景导入

王爷爷，72岁，退休在家，睡眠一直欠佳，退休后失眠加重，整日精神萎靡，无精打采，记忆力减退，心情也差，同时伴头晕心悸。最近在老伴的陪同下到社区诊所就诊。

工作任务：

1. 该老年人出现了什么问题？
2. 作为社区老年健康照护者，应该如何为其制订健康保健和促进计划？

社区老年健康照护与促进的主要承担机构多为基层医疗卫生服务机构或社区医养结合服务机构。社区老年人健康照护与促进的服务对象多为在社区住半年以上、户籍和非户籍的、65岁及以上的老年人。各地政府鼓励社区卫生服务中心、乡镇卫生院或辖区内养老服务机构等改建为社区医养结合服务设施，重点为失能、慢性病、高龄、残疾等老年人提供以健康教育、预防保健、疾病诊治、康复护理、安宁疗护等服务，兼顾日常生活照料，此外也涵盖身心功能正常老年人的健康照护与促进工作。本节重点阐述如何加强社区老年人的健康管理与保健工作。

一、社区老年人健康管理

（一）社区老年人健康管理服务的要求

社区基层医疗机构或医养结合服务机构为获得所辖社区老年人的相关信息并及时追踪其健康信息动态变化情况，需要做好如下工作：①不断加强与村（居）委会、派出所等相关部门的联系，掌握辖区内老年人口信息变化情况。②加强宣传，告知服务内容，使多数老年人愿意接受服务。③预约 65 岁及以上居民到乡镇卫生院、村卫生室、社区卫生服务中心接受健康管理。对行动不便、卧床居民可提供预约上门健康检查。④每次健康检查后，及时将相关信息录入个人健康档案中，并将社区老年人健康状况的变化及时输入电脑做好记录，随时与社区医生沟通，协助社区医生全面评估和掌握老年人的健康状况，针对性提出适宜且有利于心身健康的各项建议，包括疾病的预防、诊治与康复、健康教育、平衡饮食、提高生活质量和健康水平等。

（二）社区老年人健康管理服务的内容

1. 健康信息管理　老年人健康信息的来源包括医院信息系统、门诊病历、健康体检资料和健康档案等。其中健康档案是较为理想的资料来源。健康档案是用来记录个体生命体征变化以及自身从事过的与健康相关的一切行为与事件。具体内容包括个体的生活习惯、既往病史、诊断治疗情况、家族病史及历次体检结果等。它是一个动态连续且全面的记录过程，通过其中详细完整的健康记录，为个体提供全方位的健康服务。老年人健康档案包括个人健康档案、家庭健康档案和社区健康档案。

（1）**个人健康档案**：个人健康档案由以问题为中心的个人健康问题记录和以预防为导向的周期性健康检查记录两部分组成。社区医疗中的个人健康问题记录多采用以问题为导向的病历记录方式，按照不同的健康问题分类记录，若日后患者发生同一健康问题，其资料可以添加在该问题栏目中，相当于每个问题都有归类的资料库，便于日后的追踪、查询。

（2）**家庭健康档案**：包括家庭基本资料、家系图、家庭生活周期、家庭卫生保健记录和家庭主要问题目录及其描述。

（3）**社区健康档案**：包括社区基本资料、社区卫生资源、社区卫生服务状况和社区的健康状况。

2. 健康信息评估　在国家提出《"健康中国 2030"规划纲要》的大背景下，提高老年人健康管理和照护服务水准是未来发展的趋势，而准确了解和评估老年人的服务需求是实现高质量健康管理和服务的关键一环。对于首次进入社区卫生服务机构并同意加入社区老年人健康管理的居民，应了解其一般情况、生活方式、既往疾病等，并对老年人的健康状况进行全面评估（包括身体状况、认知功能、心理社会状况、生活质量等方面的评估），注意早期发现疾病，包括高血压、糖尿病、慢性阻塞性肺疾病、贫血、肝病、骨关节炎、骨质疏松症、恶性肿瘤等，并及时筛查常见疾病的危险因素。目前，老年健康评估有很多种方式和方法，在学界倾向于使用老年综合评估（comprehensive geriatric assessment，CGA）模式，CGA 强调的是多学科的方法，是从老年人的躯体功能、精神心理状况、社会行为能力、生活环境等各方面进行综合考虑和评估的过程。CGA 在社区层面的评估范围和主要内容有以下几个方面（表 5-1）。

表 5-1　CGA 的主要评估内容

主要评估领域	主要评估内容
躯体功能评估	营养状况、日常生活自理能力（ADL）、关节活动度、工具性日常生活自理能力（IADL）、感官功能、其他功能状况（如步态、平衡等）
精神心理评估	认知、情绪
社会行为能力评估	人际关系自我评定、角色功能、文化背景、社会网络（包括家庭的支持网络，以及与亲戚、朋友的互动等）、社会经济状况
生活环境评估	住房（设施与安全）、交通、其他资源的便利性和可获取性

3. 健康亚群归类　通过健康评估，将参加管理的老年人按有无慢性疾病及有无危险因素分为五种情况：既往已经确诊的慢性疾病患者（既往已被医生确诊为患有慢性疾病的老年人）；可疑疾病患者（通过对老年人的健康评估，有异常发现）；可疑抑郁状态；存在慢性疾病危险因素（主要指可干预的因素）；评估无异常发现（无基础疾病及危险因素，健康检查评估无异常发现，生活习惯良

好的老年人）。将老年人群按照健康状况进行归类管理,重点在于对社区老年常见慢性疾病及肿瘤的早期发现、早期预防和健康教育。

4.社区健康干预 经过详细的健康信息评估及常规或必要的健康体检,告知老年人健康体检结果并进行相应的健康干预。对发现已确诊的原发性慢性病患者应相应地纳入慢性病患者健康管理范畴;对存在危险因素且未纳入其他疾病健康管理的老年人建议定期复查,并针对可干预性危险因素进行及时指导和控制。

5.社区健康教育 社区老年人的健康教育包括以下内容。

(1)**健康观念教育**:健康观念的教育内容主要包括现代健康概念;健康对个人及社会生存和发展的重要性;卫生公德、法律、法规教育;强调政府、社会、家庭和个人有能力、也有责任维护自身及整个社会的健康;提倡健康、积极老龄化等。

(2)**生理健康教育**:国内外社区老年人生理健康教育目前包括①健康生活方式及保健知识教育;②一般疾病(常见的感染性疾病及传染病)的防治教育;③慢性病(高血压、糖尿病、高脂血症、冠心病、脑血管疾病及呼吸系统疾病)防治知识教育;④生殖健康教育(包括生殖系统相关保健知识、老年性生活知识及老年生殖系统常见疾病知识的宣教);⑤药物健康教育(主要包括一些常用非处方药物的使用知识及对服药依从性的重视);⑥急救知识(主要包括易学适用且重要的急救知识)。

(3)**心理健康教育**:心理健康教育的内容包括①心理健康观念及心理健康知识教育;②宣传医疗、非医疗情境的社区心理疏导保障机制,让老年人能够主动寻求社区心理服务;③死亡教育,包括如何正确地对待死亡、周围的环境、人和人的关系,认识、理解自我及整个世界的价值等;④鼓励老年人积极参加社区丰富的娱乐活动。

6.社区健康体检 指对辖区内老年人进行的免费体检,体检项目包括血、尿常规,B超、心电图。生化中肝肾功能、血糖、血脂指标的检测。有条件的地区可增加眼底检查、认知功能和情感状态的初筛检查。女性应增加乳腺,妇科检查项目。

(三) 社区老年人健康管理服务的流程

社区老年人群健康管理应在健康评估的基础上,按照健康状况进行归类管理,针对当前威胁健康的重要因素优先干预及管理,具体流程图见图5-2。

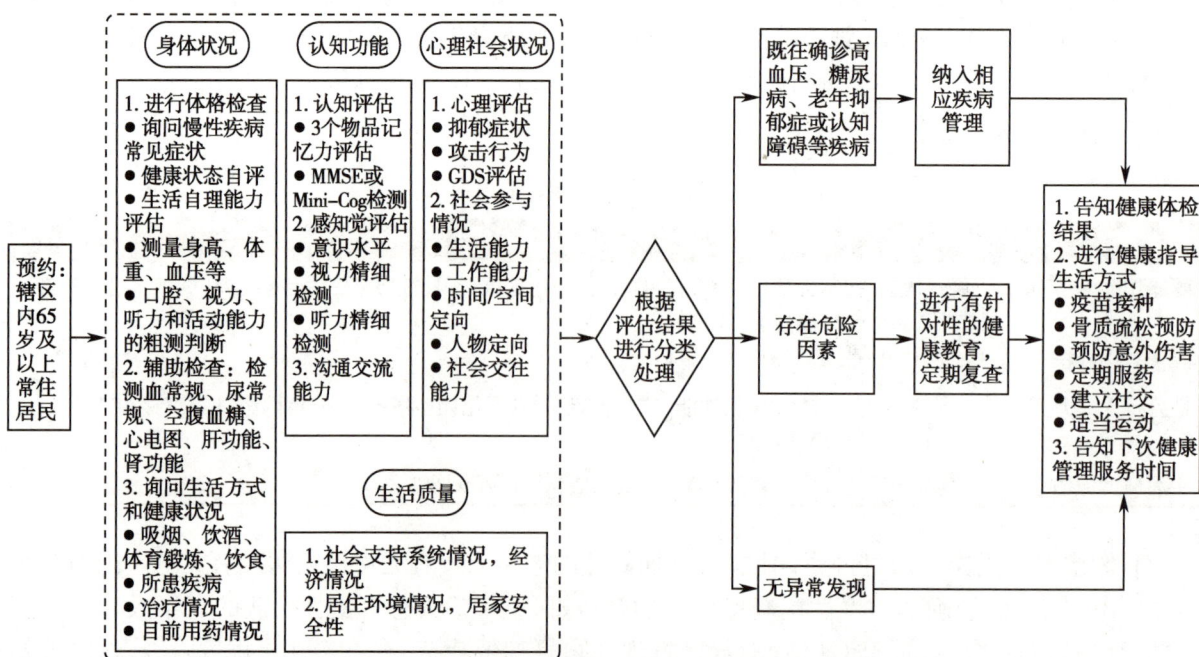

图5-2 社区老年人健康管理服务流程

二、社区老年人健康保健

老年保健（health are in elderly）是指在平等享用卫生资源的基础上，充分利用现有的人力、物力，以维护和促进老年人健康为目的，发展老年保健事业，使老年人得到基本的医疗、护理、康复、保健等服务。社区老年保健的基本任务是运用老年医学知识开展老年病的防治工作、指导老年人的日常生活和健身锻炼，提高健康意识和自我保健能力，延长老年人的健康预期寿命、提高老年人的生活质量，为老年人提供满意的医疗保健服务。

（一）社区老年保健重点人群

社区老年保健重点人群包括失能（含失智）、慢性病、高龄、残疾、疾病康复或终末期，出院后仍需医疗服务的老年人，这些人群自理能力减退，医疗和护理服务需求明显高于其他人群，应引起全社会的重视。

（二）社区老年保健内容

针对老年人生理、心理及社会环境的特殊性，社区老年人健康促进与维护主要通过老年人的自我保健、家庭保健及社区保健共同实现。

1. 自我保健 指老年人自身提高自我观察、预防、护理及急救的意识和基本技能，从而达到预防疾病、促进和维护健康的目的。①自我观察：老年人应注意自身情况的变化，特别是生命体征的变化，如体温、脉搏、血压等，以防延误病情。②自我预防：老年人应自觉地建立合理的饮食、休息及锻炼等生活方式，保持良好的心理状态，同时应定期进行体格检查。③自我照护：老年人应具备基本的自我照顾、自我调节及自我保护能力。④自我急救：老年人应熟知急救电话号码；外出时应随时携带自制急救卡，包括姓名、血型、主要疾病的诊断、定点医院、联系电话等信息。

2. 家庭保健 指以家庭为单位，以促进家庭及其成员达到最高水平健康为目的的卫生保健实践活动。家庭是老年人生活的基本环境，是感情的主要依托，老年人健康的促进和维护与家庭密切相连。因此，家庭成员应针对老年人的特点和需求，关心、理解老年人，为老年人营造安全、健康的生活环境。老年人的家庭保健具体包括建立老年人健康档案，开展相关疾病的健康教育、健康咨询、健康检诊等。

3. 社区保健 指社区卫生服务机构针对社区各类居民的生理、心理特点及需求，提供相应的保健服务，以促进和维护社区人群的健康。社区保健服务是社区卫生服务的重点内容之一，老年人又是社区保健服务的重点人群。因此，针对老年人的生理、心理的特点和需求，提供相应的保健服务是社区卫生服务机构的主要工作。社区保健包括建立保健手册、肢体功能锻炼、保健教育和咨询、家庭访视等。

（三）社区老年保健策略

总体保健策略是构建完善的多渠道、多层次、全方位的，即包括政府、社区、家庭和个人共同参与的老年保障体系，进一步形成老年人口寿命延长、生活质量提高、人际关系和谐、社会保障有力的健康老龄化社会的老年服务保健网络。

1. 老有所养 社区养老问题是我国老龄化问题中最为重要的，是老年保障系统之核心。根据目前国情和受我国传统文化影响，多数社区老年人仍选择以家庭养老为主。加强社区服务和社会支持，发展老年社会化服务，作为补充家庭养老的有效手段；逐步建立国家、社会、家庭和个人相结合的综合养老保障体系；建立完善社区老年服务设施和机构，增加养老资金的投入，确保老年人的基本生活和服务保障，这将成为社区老年人安度幸福晚年的重要方面，真正实现"老有所养"。

2. 老有所医 大多数社区老年人的健康状况随年龄增长而下降，健康问题逐渐增多。"老有所医"关系到社区老年人的生活质量和幸福指数的高低，实现这一目标主要通过深化医疗保健制度的改革，逐步建立和健全医疗保险制度，完善社区养老服务体系，使社区老年人医疗保健的需求得到满足。将老年心理学与老年医学相结合,针对社区常见老年病,开展心理健康教育,增强老年人的自我保健意识,提高心理调适能力。

3. 老有所为　社区老年人要直接参与社会发展,将自己的知识和经验直接用于社会活动中,如从事各种技术咨询服务、医疗保健服务、人才培养等。此外,社区老年人也可间接参与社会发展,如献计献策、社会公益活动、写回忆录、参加家务劳动、支持子女工作等。

4. 老有所学　1983 年中国第一所老年大学创建,目前各地已有各具特色的社区老年大学出现,老年大学为社区老年人提供了再学习的机会,让其可以"学"与"乐"相结合,根据自己兴趣爱好选择学习内容,不但满足了老年人的"四求"——求知、求健、求乐和求雅,还促进了社区老年人之间的交往,有利于提高他们的心身健康水平。

5. 老有所乐　我国传统观念的"知足常乐"对社区老年人有积极作用。总的来看大多数社区老年人虽然收入不高,但生活得充实、快乐,从某种意义上说,这种老有所乐的心态增加了社区老年人的幸福感。因此,国家、集体和社区都有责任为社区老年人的"所乐"提供条件,积极引导社区老年人正确和科学地参与社会文化活动,提高心身健康水平和文化修养。如在社区中建立老年活动中心,开展琴棋书画大赛、体育文娱活动,组织夕阳红旅游和参与社会活动等。

6. 老有所教　社区老年人由于在经济上收入减少、情感上易被忽视等原因,经常会导致心理不平衡,从而不利于代际关系的协调和社会的发展,甚至会造成社会的不安定。因此,科学、良好的教育和精神文化生活是保障社区老年人生活质量和健康状况的前提。

知识链接

新发展理念推进老年人社区整合型照护服务治理

1. 智慧养老和老年设施创新发展以老年人实际需求为应用场景,利用物联网、互联网与信息技术为居家老年人提供实时、快捷、高效、低成本的智能化养老服务与支持。

2. 协调各类服务资源,积极支持家庭老年照护服务功能的发挥,进一步强化医疗卫生与养老服务衔接,医养与康养相结合,鼓励医疗护理资源下沉社区,开发和推介不同特色的"养老服务包"。

3. 利用闲置资源,走绿色发展之路,探索养老驿站"老幼一体""老残一体"的复合运营模式,加强邻里建设,探索"敬老换住宿""抱团养老"等代际互助和代内互助的养老方式。

4. 转变政府角色,开放养老服务市场充分发挥市场化服务、家庭照护服务、志愿互助服务各自的优势,重点发展普惠型养老服务,推动"养老机构＋社区＋居家"的链式养老服务模式融合发展。

ER 5-3

5. 建立共建、共享的老年友好社区,发展多样化的老年社团,将老年教育纳入终身教育体系,鼓励和支持老年人力资源开发和利用,提升老年人的生活质量。

老年人社区整合型照护服务治理框架

第三节　社区慢性病老年人的健康照护与促进

情景导入

李爷爷,70 岁,患有慢性阻塞性肺疾病 5 年余。1 周前患者咳嗽、咳痰症状明显加重,咳白色泡沫痰,伴气短,体力活动明显受限,并逐渐加重,门诊以"慢性阻塞性肺疾病伴有急性加重"收入院。入院后完善检查并给予止咳、祛痰、控制感染等对症治疗1周,现症状明显好转明日准备出院。

工作任务:
1. 如何做好该患者的出院宣教?
2. 作为医院和社区卫生服务人员,如何实现对该患者的延续护理?

以社区为基础的慢性疾病管理是老年慢性病防治的一种经济有效的方式。社区慢性病管理是指在社区情境下对慢性非传染性疾病及其风险因素进行定期检查、连续监测、评估与综合干预管理的医学行为及过程,是健康管理的重要内容。

一、社区老年慢性病管理流程

老年慢性病疾病管理的流程应由社区卫生服务中心根据社区诊断情况制定慢性病管理实施方案,成立慢性病管理机构,指导社区医护人员开展老年慢性病管理工作。由社区卫生服务中心慢性病管理领导小组负责监督检查,区卫生局、疾病预防与控制中心及妇幼保健所负责慢性病管理的组织、指导、实施和考核监督。对社区医生实施责任到人和分片包干,由社区医务人员完成慢性病患者管理目标任务。街道办事处与居民委员会等参与社区慢性病管理的组织协调工作(图5-3)。

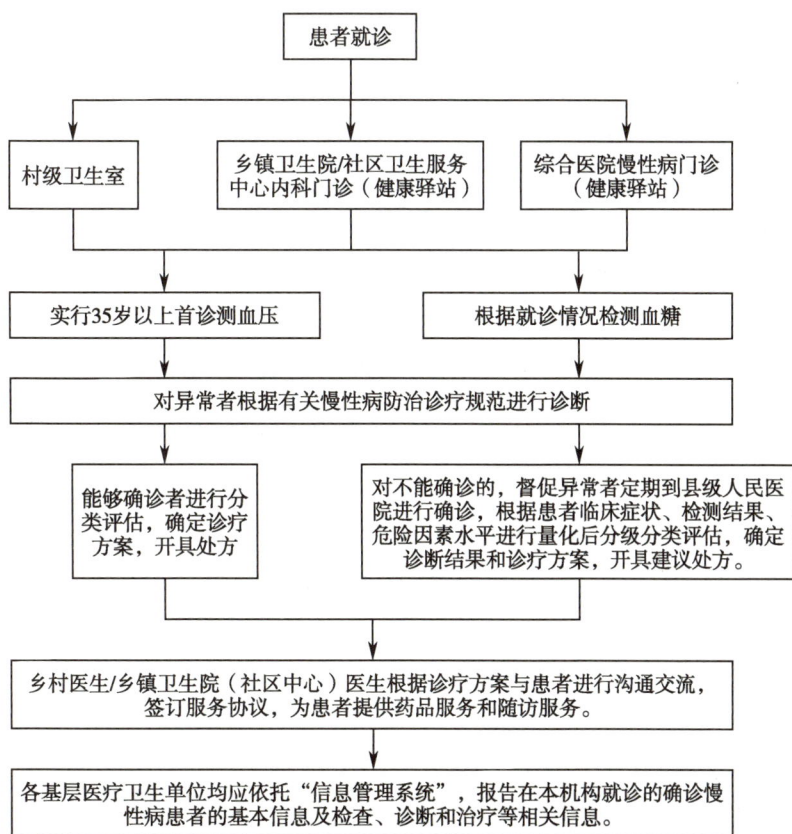

```
                        患者就诊
      ┌───────────────────┼───────────────────┐
  村级卫生室    乡镇卫生院/社区卫生服务     综合医院慢性病门诊
              中心内科门诊(健康驿站)        (健康驿站)
      │                                    │
  实行35岁以上首诊测血压          根据就诊情况检测血糖
      │                                    │
      └──────────────┬─────────────────────┘
        对异常者根据有关慢性病防治诊疗规范进行诊断
      ┌──────────────┴─────────────────────┐
  能够确诊者进行分              对不能确诊的,督促异常者定期到县级人民医
  类评估,确定诊疗              院进行确诊,根据患者临床症状、检测结果、
  方案,开具处方                危险因素水平进行量化后分级分类评估,确定
                              诊断结果和诊疗方案,开具建议处方。
      └──────────────┬─────────────────────┘
        乡村医生/乡镇卫生院(社区中心)医生根据诊疗方案与患者进行沟通交流,
                  签订服务协议,为患者提供药品服务和随访服务。
                              │
        各基层医疗卫生单位均应依托"信息管理系统",报告在本机构就诊的确诊慢
                  性病患者的基本信息及检查、诊断和治疗等相关信息。
```

图5-3 老年慢性病管理的组织流程图

二、社区老年慢性病管理的内容

(一)社区老年慢性病管理的重点人群

1.高血压 是目前我国患病率最高的慢性病,但其知晓率、治疗率、控制率却很低,患者教育和医生培训可以大大提高其治疗效果,提高患者依从性,减少并发症和死亡的发生。

2. 糖尿病　因其严重并发症近年来在疾病管理领域很受重视，中国疾病预防控制中心指出如不采取控制措施，糖尿病将给中国居民带来严重的威胁。

3. 冠心病　是高血压、糖尿病和高脂血脂最常累及的靶器官血管。近年来冠心病发病率不断上升，心肌梗死成为很多慢性病主要致死原因，管理控制冠心病是当前社区卫生服务的任务之一。

4. 脑卒中　根据《中国脑卒中防治报告（2023）》，我国 40 岁及以上人群脑卒中现患人数达 1 242 万，且发病人群呈年轻化。我国平均每 10s 就有 1 人初发或复发脑卒中，每 28s 就有 1 人因脑卒中离世；幸存者中，约 75% 留下后遗症、40% 重度残疾，病患家庭将因此蒙受巨大的经济损失和身心痛苦，需要卫生服务机构长期科学看护和康复指导。

5. 恶性肿瘤　2023 年中国疾控中心全国死因监测结果显示，目前我国居民因慢性病导致的死亡率上升至 88.46%，其中恶性肿瘤所占构成比为 27.23%，位居第一。《中国居民营养与慢性病状况报告（2020 年）》指出我国癌症 5 年生存率虽在近十年来已经从 30.9% 上升到 40.5%，提高了将近 10 个百分点，但与发达国家仍存在一定差距，这与我国癌症筛查和早诊早治覆盖人群相对较少，大众防癌体检意识不够强有关。因此，发挥社区卫生服务职能，以一级、二级预防为主，对恶性肿瘤患者进行社区管理也是当前基层卫生服务的重点工作之一。

（二）社区老年慢性病管理的内容

1. 评估老年慢性病患者　可通过询问的方式对社区老年慢性病患者进行评估，确定该患者存在的主要危险因素。先询问一般性的问题，然后再询问具体的有针对性的问题，以找出患者管理的关键切入点。最常用的方法是以预先设计好的问卷为基础进行评估。问卷调查操作起来比较简单，但是无伸缩性。另一种方法是以预先储备好的问题为基础进行评估，根据管理对象回答的情况，向下延伸问题。这种评价方法，获得信息较为全面，但难度大、花费时间长、信息处理工作量大。

2. 制定管理目标　目标需与患者共同探讨制定，具有可行性和个体性的特点。目标要十分具体、清楚、可操作。在制定目标时应注意一次不要设定太多的目标，最好每次一个目标，并且在目标表述时，为体现患者的主观能动性，可以患者为第一人称，并作为目标陈述的主语，如"目标：下周一我要在没有任何帮助的情况下走到大门口""目标：下次见医生时我可以说明低血糖的处理方法"。

3. 制订干预计划　由于社区老年人群慢性病病情复杂、具有个体化特点，且环境不断变化，因此，保健计划要个体化、具有针对性、可操作性，针对患者存在的主要危险因素，按优先次序逐步解决。

4. 自我健康管理　积极听取患者的谈话，确定患者的信念和障碍，要礼貌地提出采取行动的建议和期望的目标，灌输正面的希望，鼓励改变。社区老年人群慢性病的自我管理包括以下几个方面：①所患疾病的医疗和行为管理，如按时服药、加强锻炼、就诊、改变不良饮食习惯；②角色管理，如维持日常角色，做家务、工作、社会交往；③情绪的管理，如愤怒、对未来担心、挫折感和偶尔的情绪低落时都要及时调整。

5. 效果评价　疾病管理的评价测量结果对于疾病管理成功与否十分重要，其反馈结果对于找出管理不足，提高疾病管理质量十分有益。评价主体包括卫生管理部门、社区居民及患者。评价方法包括询问、检查、行为观察和问卷调查等。评价指标包括：①疾病健康知识知晓率；②自我管理的临床结果和指标结果；③患者的满意度；④行为结果，如对患者是否执行了戒烟行为、合理膳食、规律运动、限制饮酒、自我减压等行为进行评价。

三、社区老年慢性病延续性护理

（一）延续性护理概述

延续性护理（transitional care）的理念最早产生于 1947 年，美国护理协会和健康联合委员会的一项研究报告强调随着患者转移到家庭和社区，其治疗和护理也应该从医院无间断地延续过去。

20世纪80年代,美国宾夕法尼亚大学科研组织形成延续性护理模式(transitional care model,TCM),并在其后20余年里一直致力于该模式的应用和推广。美国老年协会将延续性护理定义为通过一系列行为活动,确保患者在不同健康照护场所(如从医院到家庭)或同一健康照护场所(如医院的不同科室)的不同照护水平之间转移时,其健康照护服务具有协调性及延续性,包括照护安排、患者教育以及服务提供者间的协调等。美国延续护理联盟从人群健康的视角考虑,认为延续性护理除了包括患者在机构内的转移或机构间的转移外,还包括患者在健康状况改变时的转移及在护理提供者之间的转移。

延续性护理具有复杂的多维度、多机构、跨专业的属性,有三个核心要素:信息延续、管理延续和关系延续,其特征可概括为"4C"即综合性、延续性、协调性和合作性。综合性是指综合评估患者的状况,促进从医院到社区或家庭的延续性服务的实现;延续性是指确保常规随访的持久性;协调性是指医护人员之间或医护人员与患者的照护者之间的沟通协调;合作性即患者与医护人员就彼此设定的特定目标而进行的相互合作。慢性病患者常常会经历医院、社区和家庭的往复过程,接受不同层次、不同专业人员的照护。为避免由于信息传递中断、机构之间缺乏协调和有效沟通等因素导致照护的中断甚至差错,实现跨机构的延续性照护。

(二)慢性病延续护理干预的类型

美国医疗保健研究与质量机构(agency for healthcare research and quality,AHRQ)在其系统综述中指出慢性病延续护理干预包括4种类型,即出院计划、患者与家庭的教育干预、社区支持模式和慢性病管理。

1. 出院计划 是多学科专业团队对患者提供的一种从住院到家庭的持续支持、监督及与社区卫生服务的协作。出院计划的步骤,即入院前与入院时开始转移计划,了解并确认患者与照顾者对出院计划的需求,入院24h内建立临床管理计划,通过有效领导与责任移交进行出院或转移协作。住院24~48h与患者讨论预期出院或转移日期,每天与患者共同回顾临床管理计划并修订其措施,患者与照顾者独立选择其护理路径。对住院超过7d的患者应计划出院或转移并给予连续性护理。

2. 患者与家庭的教育干预 包括医院教育和社区教育2种干预类型,教育内容集中在疾病知识与心理适应方面。家访护士在教育时应用认知行为理论与家庭理论等来指导患者。

3. 社区支持模式 包括提供者主导干预与心理行为干预2种模式。

(1)**提供者主导干预**:由1名护士(包括高级专科护士、转移指导护士等)作为个案管理者或协作人,提供多种干预来满足患者在转移过程中的身心需求,以维护患者的整体健康。提供者家庭访视的时间通常为出院后1~3个月。

(2)**心理与行为干预**:由精神科护士、心理学专家、内科医生等组成的服务提供者团队,通过动员患者的健康网络,促进患者的社会适应。

4. 慢性病管理 慢性病管理是延续护理过程的一部分,其干预目标是管理风险因素与并发症,以促进患者的自我管理,从而影响其检验结果和依从性。

(三)慢性病延续性护理的主要内容

延续性护理服务是医疗服务的延伸,纵向延伸护理服务的时间,横向延伸照护层次,其对慢性病的管理控制起着不容忽视的作用。慢性病延续性护理包括医院内和医院外延续护理工作两部分内容。

1. 院内延续性护理

(1)**健康评估**:对慢性病患者出院后健康需求进行评估,全面评估患者状态、家属照顾能力、社区可利用资源等,并鼓励患者和家属及主要照护者积极参与需求评估和计划制订过程。

(2)**健康教育**:首先明确患者的主要照顾人员;其次对患者及其主要照顾人员进行详细的疾病

管理指导，考虑到社区慢性病群体所患疾病种类多、临床表现不明显等特殊性，故应该注重药物管理和症状管理；针对教育人群采取各种健康教育形式，以及促进患者掌握措施；务必注意院内不同医护人员之间所提供的健康教育需保持一致。

（3）**照护安排**：确定出院后接管社区慢性病患者的机构和人员，并为患者安排院后的社区随访、复诊和预约等，同时告知家属或其主要照顾人员按时复诊，向患者及家属提供病房电话。

（4）**信息交流**：与出院后接管患者的社区医护人员进行交流，向接管的社区医护人员提供完整准确的患者信息，信息交流的形式包括面对面交流、电话、电子病历系统、传真等，也可以将患者携带至接管社区医生处。

2.院外延续性护理 在国外，当患者从医院返回家庭时，院外延续性护理服务的责任人员主要为社区或家庭医生、家庭服务护士、康复师、社会工作者等。患者被下一机构接管后，上一级医院所承担的责任主要为接受下一机构接管人员的咨询。院外延续护理服务的目的主要是为患者提供自我管理支持，保证治疗方案履行和适时调整。内容包括药物管理、症状管理、自我管理教育、咨询、转诊等；服务形式有门诊管理、家访、电话访视等。

在国内，针对慢性病患者的院外延续性护理场所多是社区卫生服务中心。社区卫生服务中心对社区老年人慢性病延续护理的内容主要包括①开展健康评估：对老年人健康状况进行全面评估，包括慢性疾病诊断、病情严重程度、生活自理能力、营养状况、心理状态等。②制订护理计划：根据老年人的健康评估结果，制订个性化的延续护理计划，包括护理目标、护理措施、护理时间、护理人员等。③实施护理措施：根据护理计划，为社区老年人提供全面护理措施，包括日常生活护理、饮食指导、用药指导、心理支持等。④进行定期随访：定期对社区老年人进行随访，了解其健康状况和护理需求，及时调整护理计划和措施。⑤提供健康教育：向社区老年人及其家属提供健康教育，包括慢性疾病的预防、控制、治疗等方面的知识，提高其健康意识和自我保健能力。⑥保持协调合作：与社区医疗机构、社会福利机构等相关部门保持密切联系，协调资源，为社区老年人提供更好的延续护理服务。社区老年人慢性病延续护理应综合考虑老年人的实际情况和需求，提供全面、个性化和连续性的护理服务。

四、转诊护理

由于社区卫生服务机构在设备和技术条件方面的限制，对一些无法确诊及危重的患者须转移到上一级的医疗机构进行治疗。上一级医院对诊断明确、经过治疗病情稳定转入恢复期的患者，确认适宜者，将重新让患者返回所在辖区社区卫生机构进行继续治疗和康复。其目标是为建立"小病在社区、大病进医院、康复回社区"的就医路径。

（一）转诊的类型

转诊是以医院的等级进行划分，除在同等级综合医院间进行转诊外，还可以将转诊分为纵向转诊和横向转诊，纵向转诊包括正向转诊和逆向转诊，正向转诊指由下级（社区）医院向上级医院逐级转诊，逆向转诊是指由上级医院向下级（社区）医院转诊。横向转诊指向同级别专科、专长医院转诊。双向转诊制是在社区首诊基础上建立的扶持社区医疗卫生，解决"看病难、看病贵"的一项重要举措，对于减少由于城市综合性大医院承担大量常见病、多发病的诊疗任务而造成的卫生资源浪费，以及基层医院和社区医疗服务机构需求萎靡、就诊量过少等现象具有重要意义。

（二）转诊的原则

1.患者自愿原则 从维护患者利益出发，充分尊重患者以及家属的选择权，切实当好患者的参谋。

2.分级诊治原则 一般小病、常见病常规诊治在社区，危急重难症诊治在上级医院，一般康复或临终关怀在社区。

3. 就近转诊原则 根据患者病情和医疗机构服务可及性,就近转诊患者,做到方便、快捷。

4. 针对有效原则 根据患者的病情及意愿,有选择地将患者转诊至专科、专病特色的医疗机构,提高诊治的有效性。

5. 资源共享原则 做到检查结果通用,不做不必要的重复检查,降低患者的费用。

6. 连续管理原则 建立起有效、严密、实用、畅通的上下转诊渠道,为患者提供整体性、持续性的医疗服务。

(三)转诊的程序

1. 社区卫生服务中心和医疗机构首诊 首诊科室是指患者就诊的第一个接诊科室,首诊负责制是指首诊医师不得以任何理由拒诊患者,而应热情接待,详细询问病史、详细检查,认真书写病历,提出诊断和处理意见,并对患者进行施救。首诊医师诊察患者后,若确系他科疾病,仍应按上述要求进行必要的处理后,方可提请有关科室会诊或提出转科,不得擅自更改分诊科别。若病情复杂、涉及多种疾病,须报告上级医师或科室负责人协助处理或组织会诊。凡遇到多发性外伤或诊断不明的患者,首诊科室和首诊医师应先承担诊治责任,及时邀请有关科室会诊,在未确定接收科室之前,首诊科室和首诊医师要对患者全面负责。经会诊确定为其他科患者后,首诊科室应及时完成所在科室的病情记录和交接班注意事项的记录,向接收科室医师面对面交接患者。

2. 社区卫生服务中心上转患者 社区卫生服务中心医生对限于本中心和举办医院的设备或者技术条件不能诊治的患者,要根据转诊原则、转诊指征及患者病情需要,及时将患者转往有救治条件并且具备专业能力和技术水平的上级医疗机构。拟转诊时,社区卫生服务中心医生须按首诊负责制执行,按规定书写病历、转诊记录和"转诊告知单"。患者或其家属同意或不同意转诊均须在病历上签名。对平诊患者由患者或家属陪同自行到所转的上级医院"双向转诊办公室"联系就诊,由上级医院双向转诊办公室工作人员负责分诊和安排就诊。对急危重症患者需要立即转诊的,遵循就近转诊的原则,由社区卫生服务中心立即呼叫 120 或电话联系上级医院派救护车接患者到上级医院救治。

3. 上级医院下转患者 二级以上医院门诊医生或住院医生根据转诊原则及转诊指征,对符合下转条件的,将患者转往其居住地的社区卫生服务中心进行治疗。门诊医生或住院医生在门诊病历或出院小结中告知患者需要回到居住地社区卫生服务中心继续进行后续治疗和康复,并提出比较详细的后续治疗和康复方案,填写"转诊告知单",并指导患者到本医院"双向转诊办公室"办理转诊事宜。二级以上医院要对符合下转条件的常见病、多发病和诊断明确的慢性病患者下转到患者所在地的社区卫生服务中心进行后续治疗和康复。上级医院对下转到社区卫生服务机构的患者实行周查房制度,指导社区卫生服务机构对患者的后续治疗,完成对卫生技术人员临床带教任务,市卫生局将不定期抽查下转患者病历,监督检查下转患者的后续治疗指导工作。

(孙 宁)

思考题

1. 李爷爷,65 岁,小学教师,现已退休。有时偶感头晕,到附近的社区卫生服务中心就诊,检查时发现血压 150/100mmHg,无家族史,无吸烟史,饮食尚规律。查体:身高 168cm,体重 88kg,心、肺检查未见异常,未进行其他检查。

请思考:

(1)根据目前已知信息,李爷爷是否患有高血压?若是,其处于哪个级别?

(2)为了对李爷爷进行规范的高血压管理,还需要补充采集哪些信息?

(3)社区护士应如何对李爷爷进行高血压管理及护理指导?

2. 王奶奶，女，73 岁，丧偶，子女在国外定居。半年前因突发脑梗死导致右侧肢体偏瘫，伴有运动性失语住院治疗。出院后肢体功能障碍程度减轻，但行走仍有困难，语言功能无明显恢复。子女希望患者能够去养老院，但是患者不愿意离开自己的家，目前情绪低落。

练习题

请思考：

（1）王奶奶现阶段存在哪些健康保健需求？

（2）王奶奶如果居家养老，可以利用哪些社区服务？

（3）作为一名社区护士，针对王奶奶的生活和健康状况，你会如何制订其健康照护与促进计划？

第六章 | 养老机构老年健康照护与促进

教学课件　　思维导图

学习目标

1. 掌握养老机构老年健康照护与促进的服务对象及服务内容、认知症及老年综合征的临床表现及照护要点。

2. 熟悉养老机构老年人健康促进的策略,认知症及老年综合征的常见病因、老年人躯体功能、言语功能及吞咽功能康复训练方案。

3. 了解养老机构老年人群膳食服务原则;老年人康复指导目的及方法。

4. 具备在养老机构中为老年人开展规范科学的膳食照护、清洁照护及休闲娱乐活动的能力,以及准确全面评估老年综合征的相关症状,实施科学的照护措施的能力。

由于老龄人口数量的激增,老年人慢性病负担增加,人口高龄化趋势和失能老年群体庞大等问题不容忽视。随着养老模式从家庭养老向社会养老转变,机构养老服务需求逐渐增加。养老机构通过创造健康的生活环境和提供全面的关怀,提升老年人的健康、幸福和生活质量,在维护老年健康促进方面发挥重要作用。因此,学习和掌握我国养老机构情境下老年人健康照护与促进的专业知识与技能,关注其对老年人生活质量的影响,对于提高机构养老照护质量,完善长期照护体系意义重大。

第一节　养老机构老年健康照护与促进概述

一、养老机构概述

养老机构是专门为满足老年人生活和健康需求而设立的机构,旨在为老年人提供综合性的支持和关怀,主要提供医疗护理、康复训练、社交互动、心理支持等服务。养老机构的目标是帮助老年人保持身体健康和精神愉悦,同时提供合适的居住环境和社交活动,使老年人能够过上有尊严而又充实的晚年生活。

(一)养老机构概念

养老机构(nursing institution for the aged)是社会化养老服务领域的专属名词,是指为老年人提供日常的饮食起居、生活护理、清洁卫生、健康管理和文娱体育活动等一系列综合性服务的机构。它可以是独立的法人机构,也可以附属于医疗机构、企事业单位、社会团体或组织、综合性社会福利院的一个部门或者分支机构。通过为入住老年人提供养护服务,开展健康管理,提升机构内老年人的生活质量,达到增进健康、延缓衰老的目的。

(二)养老机构类型

根据投资主体的不同,我国养老机构总体上可分为公办公营,民办民营和公办民营 3 种类型。目前我国养老机构正在形成多元投资主体的局面,其中,政府是养老机构的主要投资、建设与运营主体。随着社会福利进程的加快,企业、个人和社会组织等其他投资主体也在踊跃加入。

1.公办公营养老机构 公办公营养老机构有政府的财力作为支持,有稳定的人员配备和规范的管理制度,这为机构的可持续发展创造了条件;公办公营养老机构能够最大限度地保证公平,保证家庭贫困的老年人在符合资格的情况下获得入住的机会;老龄产业发展的初期,尤其是在市场机制不太健全的老龄产业发展初期,公办公营养老机构可以在日常管理、服务提供等方面起到示范作用。

2.民办民营养老机构 该类养老机构具有极强的市场竞争意识,不但会促使其提高运营效率、节省成本、提高收益,而且还会促使其不断提高服务质量以在市场竞争中获得优势。在利润的驱动下,该类养老机构总是不断寻求养老服务的盲点以获取高额回报,这有利于促使其提供多层次的养老服务,补充福利性和非营利性养老机构的不足。该类养老机构管理方法灵活、管理手段多样、服务敢于创新,是养老机构体系中最具活力的部分。

3.公办民营养老机构 公办民营的养老机构是由政府出资修建的养老机构,对于经营者来说,其经营成本较低,因此收费合理,其产生的财政利润也可以提高公共财政的可持续性。同时,公办民营养老机构解决了养老事业的先期投入较大,回报周期较长的问题;其次在初期建设时,如果不采用政策扶持或者财政补贴等形式,很难吸引到足够的资本进入。

二、养老机构的服务对象及服务内容

养老机构为老年人提供集中居住、生活照料、康复护理、精神慰藉、文化娱乐等服务,其主要服务对象是失能、半失能老年人,亦有因缓解家庭照护压力及家庭内部矛盾入住养老机构的情况。各级各类养老机构均在国家养老机构服务基本规范的要求下,结合省市级养老服务质量规范开展相应的健康照护与促进服务(表6-1)。

ER 6-3

养老机构
服务对象

表6-1 养老机构常规服务项目列单

服务类型	服务项目	服务要点
出入院服务	入院评估	建立入院评估制度,评估结果应经老年人或第三方认可,并作为服务依据
	入院手续办理	采集相关第三方基本信息,签署服务合同,为特困人员办理接收手续
	出院手续办理	老年人终止服务、出院时,通知相关第三方,协助老年人及相关第三方办理出院手续
生活照料服务	老年人个人饮食、起居、清洁卫生、排泄、体位转移	1. 记录交接班情况 2. 照护者了解所服务老年人的基本信息,定时巡查 3. 生活照料内容:防止跌倒、烫伤;保持皮肤、口腔、头发、手足指(趾)甲、会阴部清洁,外表整洁、无长指(趾)甲 4. 保持老年人床铺整洁
膳食服务	集体用餐、个人用餐服务	1. 制定合理的食谱,提供均衡膳食 2. 食品加工与制作符合食品监督管理要求,符合食品安全的相关规定 3. 建立食品留样备查制度,每日进行样品留样记录 4. 餐具、餐厨每日清洗消毒 5. 膳食照护者着装整洁干净,符合工作要求 6. 协助老年人进餐

服务类型	服务项目	服务要点
清洁卫生服务	公共区域内的清洁	1. 环境清洁，物品摆放整齐 2. 定期对公共区域及设施设备进行清洁和消毒 3. 被污染的物品单独清洁、消毒 4. 卫生间、厨房、居室及其他区域的清洁设备、用具应区别使用及消毒 5. 提供清洁服务前、中，设置安全提示标识
	老年人居室内的清洁	1. 每日打扫老年人居室，整理老年人个人物品 2. 定期更换床上用品，清洁家具电器及室内设备，清洗消毒卫浴设备
洗涤服务	衣物、被褥等织物的收集、清洗和消毒	1. 定期对洗涤设备进行消毒，保持洗衣场所环境整洁，多人合用一台洗涤设备时，由养老机构指定专人负责对设备一用一清洗一消毒 2. 分类清洗老年人的衣服和被褥；床上用品每月至少清洗 2 次，衣物每周至少清洗 1 次，特殊污衣物随时处理。其他洗涤物清洗可按老年人实际需求制订换洗计划 3. 在指定地点收集、清洗、消毒污染衣物，对清洗的衣物进行核对。运输工具运送感染性织物后应由养老机构指定专人负责一用一清洗一消毒
医疗护理服务	常见病多发病诊疗健康指导 预防保健 康复护理 院内感染控制	1. 老年人突发疾病时，及时与相关第三方联系，不能处置的，协助做好老年人转诊转院工作 2. 遵医嘱使用约束用具，根据老年人评估结果，签订相应的服药管理协议 3. 组织老年人每年开展一次健康体检 4. 老年人Ⅱ及以上压疮入住期间新发率低于 5% 5. 进行老年人保健和传染病的预防，定期开展卫生知识宣教工作 6. 养老机构内设医疗机构应做到：按照机构核准登记的诊疗科目开展诊疗活动；观察老年人生命体征、病情变化、体重变化；开展医疗巡视，发现老年人出现病情变化，作出相应处理；对老年人常见慢病进行监测及健康指导；进行老年人保健和传染病的预防，定期开展卫生知识宣教工作。
社区延伸服务	将机构内专业服务模式、服务标准等引入社区家庭	1. 运营社区养老服务设施 2. 为居家老年人提供助餐、助浴、助洁等生活服务 3. 提供居家个案照护服务 4. 开展居家照护者培训服务 5. 依托社区日托中心、日间照料中心等开展健康指导、义诊服务及康复指导与训练

　　基于服务对象的身体状况，养老机构划分为自理型养老机构、助养型养老机构和养护型养老机构。

（一）自理型养老机构服务对象及主要服务内容

　　以健康状况较好、能够自理的老年人为服务对象，为其提供辅助性生活照料、精神慰藉和文化娱乐等服务。该类老年人对养老机构的需求分为两类：

　　1. 日间照护　老年人虽然能够自理，但因年纪较大，白天子女上班无人照料，又不愿雇佣保姆，晚上子女下班回来后可以照顾。针对该类老年人，一些养老机构提供日间照料服务，也可以视为"日托式"的托老所。日间照护机构为老年人提供文化娱乐空间、饮食、看护等服务，从而保证生活安全。夜间老年人返回家中居住。

　　2. 长期照顾　即完全入住养老机构的健康老年人，多数是由于子女不在身边的空巢老年人，子女工作繁忙无暇照顾的老年人，丧偶或独身的独居老年人等。照护者为其提供一切的生活照料服务，包括房间环境卫生的清洁服务、每日查房服务、每周血压测量服务、理发服务、生活用品代购服务、外出陪同服务等。

（二）助养型养老机构服务对象及主要服务内容

以健康状况较差的半失能老年人为服务对象，为其提供生活照料、康复照护、精神慰藉和文化娱乐等服务。同自理型养老机构相比，助养型养老机构中生活照料服务的比重更大，且增加了康复护理服务。

（三）养护型养老机构服务对象及主要服务内容

以健康状况差的失能老年人为服务对象，为其提供生活照料、康复照护、精神慰藉、文化娱乐和临终关怀等服务。与助养型养老机构相比，两者均提供较为全面的生活照料服务，但养护型养老机构中康复照护服务的级别和比重更大，且增加了临终关怀服务。

三、养老机构的老年人健康照护与促进策略

养老机构作为一种重要的社会养老方式，让老年人度过愉快、安详的晚年生活是机构的目的与宗旨。因此应提高养老机构服务保障水平，加快探索长期照护保险制度。养老机构应根据我国老年人的特点，多层次、多方面地了解与满足老年人的需求，根据老年人的问题针对性地实施干预，使老年人适应养老机构生活。同时，需要养老机构在工作实践中不断地探索与实践，构建符合我国国情的机构养老模式，使养老机构的老年人切实感受到"老有所养、老有所依"。

老年人群健康照护与健康促进离不开政府、社会各种力量及资源的参与。①政府层面：推动健康管理立法，完善老龄服务的顶层设计，加大公共财政投入，增加对老龄健康的支持力度；加快人才培养速度，提供健康和老龄服务的人力资源保障；积极引导医养融合，为养老机构健康养老提供便捷性。②社会层面：开展健康促进活动，宣传健康管理，提升老年人健康素养；企业丰富健康管理服务方式，与养老机构开展各种形式的合作。③养老机构层面：重视并完善健康管理服务，规范健康管理流程；做好照护者继续培训工作，提升其服务能力；利用养老机构优势，积极开展中医药保健等特色服务；重视老年人心理变化，增进机构的精神文化服务。

第二节　养老机构老年人日常生活照护

中华人民共和国民政部于 2013 年颁发了《养老机构管理办法》。2020 年 9 月，民政部公布了新修订的《养老机构管理办法》，并于 2020 年 11 月起施行，新的管理办法对养老机构的服务规范进行了修订。其中，第十七条规定：养老机构按照服务协议为老年人提供生活照料、康复护理、精神慰藉、文化娱乐等服务；第十八条规定：养老机构应当为老年人提供饮食、起居、清洁、卫生等生活照料服务；第二十二条规定：养老机构应当开展适合老年人的文化、教育、体育、娱乐活动，丰富老年人的精神文化生活。本节将重点介绍养老机构情境下老年人群的膳食、清洁与洗涤、休闲娱乐及陪同就医等照护技术。

一、膳食照护

养老机构提供的饮食应当符合卫生要求，有利于老年人营养平衡，符合其民族风俗习惯。

（一）养老机构老年人群膳食服务规范

2021 年 12 月，民政部发布了《养老机构膳食服务基本规范》，规定了养老机构膳食服务的基本要求、环境与设施设备要求、安全与应急要求、服务内容要求、评价与改进等内容。规范对养老机构内的膳食服务提出了三方面的要求，①安全：无论是膳食环境、食材选购、膳食制作、膳食服务等方面均体现安全性；②适老：符合老年人生理特点、身体状况、疾病需求等；③品质：做到营养均衡、健康可口、符合个性化需求。

ER 6-4

养老机构膳食
服务基本规范

(二) 养老机构老年人群膳食服务原则

养老机构老年人群膳食照护的原则除遵循平衡膳食、食物多样化、少量多餐等原则外，还应遵循：

1. 充分尊重老年人个体饮食习惯 在保证食品品种的基础上进行个性化定制，数量由专业营养师控制，做到既保证营养需求又符合患者个体饮食习惯。

2. 根据老年人自身健康状况 老年人群的膳食制作需要根据其自身健康状况进行特殊制作，养老机构中特殊老年人包括如下情况：

（1）**咀嚼、消化吸收功能低下者**：蔬菜要切细，肉类最好制成肉末，烹制方法采用煮或炖，尽量使食物变软而易于消化。但由于易咀嚼的食物对肠道的刺激作用减弱，往往很容易引起便秘，因此应选用富含纤维素的蔬菜类，如青菜、根菜类等烹调后食用。饮食宜清淡少盐，健康老年人每日摄入量应在 10g 以内，以减少高血压、心脏病的发病率。

（2）**吞咽功能低下者**：不要吃圆形、滑溜、带黏性或难咽的食物（例如果冻、汤丸、芋头），食物宜先去骨、切细块和煮软。大粒的药丸要先磨成粉末，如果有吞咽困难，可以将食物打成糊状进食。

（3）**味觉、嗅觉等感觉功能低下者**：食物的色、香、味能够刺激食欲，因此味觉、嗅觉等感觉功能低下的老年人喜欢吃味道浓重的饮食，特别是糖和盐，而糖、盐食用过多影响健康，使用时应注意用量。有时老年人进餐时因感到食物味道太淡而缺乏胃口，烹调时可用醋、姜、蒜等调料来刺激食欲。

(三) 养老机构老年人营养管理循证实践方案

目前，我国养老机构尚缺乏规范化、流程化的老年人营养管理流程及方法。国内学者基于循证护理获得的最佳证据，初步构建了养老机构的老年人营养管理循证实践方案。该方案包括管理团队、管理对象和管理内容3个方面、4个领域、14个条目及56项内容。

1. 养老机构老年人营养管理团队 应包括护士、营养师、医师、养老护理员、膳食服务人员及老年人家属。每类成员应具备一定资质，并承担相应的职责。

2. 养老机构老年人营养管理对象 养老机构中年龄≥60岁的老年人，并征得老年人及家属的知情同意。

3. 养老机构老年人营养管理内容

（1）**营养风险筛查**：在老年人入住养老机构前进行护理级别评估时，完成营养风险筛查，并为其建立营养管理档案。选用微型营养评估量表进行评估，根据评估结果进行分类管理。

（2）**营养状况评估**：根据营养风险筛查结果对存在营养不良风险及营养不良的个体进行营养状况评估；评估时应关注老年人的身体状况和病情变化，确保老年人安全。评估内容包括营养和健康状况、膳食状况、饮食习惯及吞咽功能。根据评估结果进行分类管理。

（3）**分类管理计划的制订及实施**：经过营养状况评估后，确定并纠正营养不良危险因素，面向相关人员（包括老年人、老年护理人员、膳食服务人员及老年人家属）开展营养教育，提供个体化营养咨询服务、进餐支持服务及营养支持服务，针对超重/肥胖老年人，进行科学的体重管理。

养老机构老年人营养管理循证实践方案

（4）**营养监测和效果评价**：在实施分类管理计划的过程中，应加强人体测量学指标、实验室监测指标及营养状况的数据采集与分析，根据监测结果动态调整营养管理方案。

养老机构老年人营养管理流程

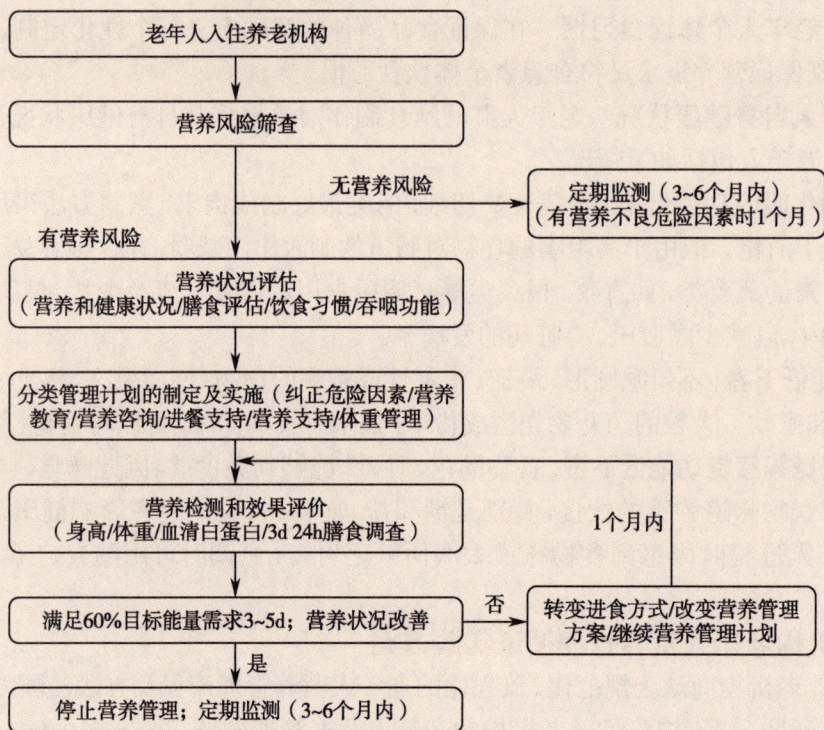

```
┌─────────────────────────┐
│      老年人入住养老机构      │
└─────────────────────────┘
             │
             ▼
┌─────────────────────────┐
│       营养风险筛查          │
└─────────────────────────┘
             │          无营养风险        ┌──────────────────────────────┐
  有营养风险  │ ──────────────────────→ │  定期监测（3~6个月内）           │
             │                         │  （有营养不良危险因素时1个月）     │
             ▼                         └──────────────────────────────┘
┌─────────────────────────────────────┐
│         营养状况评估                    │
│ （营养和健康状况/膳食评估/饮食习惯/吞咽功能）  │
└─────────────────────────────────────┘
             │
             ▼
┌─────────────────────────────────────┐
│ 分类管理计划的制定及实施（纠正危险因素/营养   │
│ 教育/营养咨询/进餐支持/营养支持/体重管理）    │
└─────────────────────────────────────┘
             │
             ▼
┌─────────────────────────────────────┐
│      营养检测和效果评价                  │
│ （身高/体重/血清白蛋白/3d 24h膳食调查）     │         1个月内
└─────────────────────────────────────┘
             │
             ▼                              否   ┌──────────────────────────────┐
┌─────────────────────────────────┐ ──────→ │ 转变进食方式/改变营养管理          │
│ 满足60%目标能量需求3~5d；营养状况改善 │        │ 方案/继续营养管理计划             │
└─────────────────────────────────┘        └──────────────────────────────┘
             │ 是
             ▼
┌─────────────────────────────────────┐
│   停止营养管理；定期监测（3~6个月内）       │
└─────────────────────────────────────┘
```

（四）养老机构老年人膳食服务的困境与对策

由于养老机构营养相关的技术与规范尚未建立，营养专业人员缺乏，营养管理欠规范，使得养老机构在膳食营养服务方面仍面临一些困境。

1. 膳食服务管理规章制度欠完善　受年龄、疾病、生理等因素的影响，养老机构老年人不宜使用相同的膳食服务，宜采用分层供餐的膳食服务方法，尤其在入住前需要进行营养风险和摄食风险的筛查和评估。然而，目前多数养老机构缺乏此类标准或规章制度。

2. 膳食服务水平落后　目前，多数养老机构缺乏营养风险筛查、摄食风险筛查、咀嚼吞咽功能评估的操作流程与技术，对于合并慢性疾病的老年人亦缺乏科学的膳食照护技术。此外，由于养老机构膳食服务人员配置缺乏明确的规定，除配备厨师外，多数养老机构较少配备专门从事膳食设计与规划的营养师，使得养老机构老年人营养不良问题较为突出，膳食服务满意度低下。

3. 膳食服务质量评估体系尚未形成　《养老机构等级划分与评定》中将养老机构等级评定之膳食服务的分值设定为70分，但膳食服务的评分标准多涉及食品安全，尚缺乏养老机构膳食服务的评价体系及标准。

养老机构的膳食营养服务是健康中国行动计划的重要组成部分。因此，应积极关注养老机构的膳食服务，推动老年人实现健康老龄化。

首先，养老机构应依据《养老机构膳食服务基本规范》，积极构建基础的膳食服务体系，包括膳食服务人员配置及岗位职责，覆盖营养风险筛查评估、摄食能力和风险筛查与评估，普通和患病老年人的食谱编制、膳食烹饪加工制作，进餐服务，服务质量评估等方面的要素，指导养老机构建立科学的膳食服务体系，通过科学的筛查评估和适合的膳食安排，保证老年人摄食安全和营养的充足供给。

其次，强化养老机构膳食服务能力与水平的提升。养老机构应关注老年人营养风险、摄食风险、咀嚼吞咽功能的筛查与评估、食谱编制、患病老年人膳食安排、膳食安全服务、进食突发事件的处置等领域的研究进展，及时引进或采纳相关技术，配备必要的设施设备，组建多学科的服务团队，积极为老年人提供优质的膳食营养服务。

此外，养老机构应积极构建科学、精细化的膳食服务质量评估体系。膳食服务质量评估应包括评估方式、评估工具和评估内容3个方面。在评估方式上，对膳食营养服务的评价可采用更为客观理性的方法，如老年人自我评估、机构-老年人（家属）-第三方联合评估、第三方评价等方式。评估内容应包括膳食服务的硬件设施、服务流程、服务质量控制、服务反馈、食品与进食安全、问题处理、服务效果等。在评估工具方面，需建立或选择信度、效度良好的评估工具进行质量评价；也可借助现代信息技术，依据大数据分析对膳食服务进行全面评估。

二、清洁与洗涤照护

养老机构老年人清洁照护主要包括个人卫生清洁及养老机构的清洁与洗涤工作。由于部分内容在前面章节陈述，本章重点阐述养老机构中的清洁与洗涤照护。清洁与洗涤服务是为满足养老机构及老年人清洁织物的需求，利用洗涤设备、洗涤剂，对使用后的织物进行洗涤、消毒以及送洗、送回的过程。清洁与洗涤是养老机构运营过程中一个重要但又容易被忽视的环节，尤其是老年人的床上用品、日常衣物的清洁、洗涤与消毒问题。由于身体功能的不同程度衰退，老年人容易将饭菜汤汁洒落在衣物上。同时，某些患病的老年人可能因大小便失禁而污染衣物、床单等，增加了养老机构清洁与洗涤工作的难度。

（一）养老机构清洁与洗涤的服务规范

2021年12月，民政部发布了《养老机构洗涤服务规范》，此服务规范提供了包括但不限于老年人衣物、被褥等织物的收集、清洗和消毒服务，并从洗涤服务的基本要求、洗涤服务空间要求、洗涤服务流程及要求、服务评价与改进等方面对养老机构的洗涤服务工作进行了明确的规定。

ER 6-6

**养老机构洗涤
服务规范**

（二）养老机构清洁与洗涤服务的原则

1. **卫生与安全优先**　老年人的健康和安全是首要考虑的因素。养老机构中所有清洁和洗涤活动均应遵循卫生标准，以防止交叉感染。建立适当的感染控制措施，包括隔离病患、定期消毒和洗手等，以防止传播疾病。

2. **定期清洁**　定期清洁能够防止污垢和细菌积累。养老机构公共区域、卧室、洗手间等地点应定期进行清洁，以确保环境干净、卫生。床上用品和衣物管理应定期更换和洗涤，以确保老年人的个人卫生和舒适。

3. **清洁、消毒及洗涤程序规范**　养老机构应建立织物洗涤消毒工作流程、分类收集、洗涤消毒、卫生质量检测检查、清洁织物储存管理、安全操作、设备与环境卫生保洁，以及从业人员岗位职责、职业防护等制度。

4. **选用合适的洗涤剂**　选择适合老年人肌肤和健康的洗涤剂，避免使用可能引起过敏或刺激的产品。可以考虑使用环保型的清洁剂，减少对环境的影响。

5. **清洁与洗涤服务从业人员需培训**　养老机构清洁与洗涤服务从业人员需具备相关资质，并接受定期的培训，以掌握正确的清洁和洗涤程序和与老年人互动的沟通技巧。

6. **定期接受监督与评估**　养老机构的清洁与洗涤服务需定期进行监督和评估，以确保清洁和洗涤服务符合规范并持续提供高质量的服务。

7. **提供个性化关怀**　考虑到老年人可能有不同的健康需求和个人偏好，尽可能为老年人提供个性化的清洁和洗涤服务。

（三）养老机构清洁与洗涤服务内容

1. 织物的分类收集 洗涤物送洗时应密闭送洗，在指定地点收集污物，不应在老年人活动区和居室内分类、清点。洗涤物收集时应标示准确、减少抖动，当面登记核验并做好记录。个人织物如果未明确标识，可能会造成丢失，导致老年人出现不良的情绪问题。同时个人衣物贴标对于分类洗涤以及洗涤后的分发也很重要，贴标流程可以提升洗涤的效率和流程，提高衣物派送的准时性和准确性。

被血液、排泄物、分泌物污染或疑似感染性衣物及床上用品需封闭运输。确认的感染性织物应在老年人床边密闭收集。脏污织物宜采用可重复使用的专用布袋或包装箱（桶）收集，也可以用一次性专用塑料袋。养老机构应配置污染织物和清洁织物专用运输工具，不应交叉使用。运输工具运送感染性织物后应由养老机构指定专人负责一用一清洗一消毒。

2. 织物的洗涤消毒 织物先分类再冲洗，冲洗后宜浸泡 30min 以上，消毒后再清洗。洗涤过程中，按照预洗、主洗、漂洗等步骤洗涤织物，并做好记录。织物洗涤后需烘干、晾晒，清洁干燥的织物应外观整洁、无变形、无破损、无水渍、无污垢、无异物、无异味和无掉色，分类整理后准确送还，并做好记录。具体洗涤流程见图 6-1。

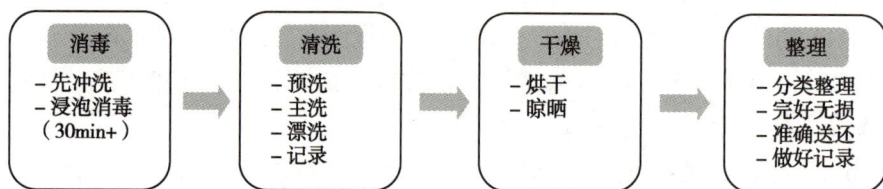

图 6-1　养老机构清洁与洗涤流程

不同种类的织物应使用相应的化学洗涤制剂以加强感染控制，延长公用织物（如床单）的使用寿命，节约机构运营成本；同时，对老年人而言，可最大限度减少衣物的损坏，增加老年人的满意度；洗涤从业人员应定期检查洗涤制剂和洗涤设备，以确保配方混合比例正确，分液器正常运行，减少洗涤设备的维护成本；在分拣过程中，将衣物放进洗衣机或脱水机前对其进行称重，原因是：①减少化学洗涤制剂、水和能源的使用，减少劳动成本并提高效率；②提高感染控制——洗衣机里的织物过多将无法保证足够的空间，很难达到彻底清洗的目的；③维护织物的寿命——洗衣机织物过多可导致损坏；④维护洗衣设备的寿命——适当放入织物数量可提高整体的设备投资回报率。

对于有生活自理能力的老年人，房间内可配备必要的洗涤设备、设施与用具，供老年人自行洗涤织物，养老机构应确保老年人安全使用。多位老年人合用一台洗涤设备时，由养老机构指定专人负责对设备一用一清洗一消毒。

3. 织物的储存管理 在养老机构中，洗涤后织物的储存管理是保障老年人生活质量与健康的重要环节。洗涤后的物品在储存前务必完全干燥，避免霉菌和异味滋生。首先，应建立明确的储存区域，将物品分类整理，折叠整齐，储存于透气性良好的储物箱、柜子或货架中，避免湿气积聚和防止霉菌生长。避免物品堆叠过于拥挤，定期检查物品状态，保持整洁。定期翻动和更换物品，定期清理储存区域，确保其干净整洁。对每种物品进行标识和标记，明示名称、规格、数量等关键信息，方便工作人员识别和管理。其次，建议使用库存管理系统，记录物品的出入、库存数量和使用情况，以便及时补充和管理库存。定期清点和检查洗涤后的物品，确保库存数量与记录一致，并确保物品质量和状态良好。此外，制定明确的标准操作规程，明确物品进出流程、清洗流程、检查流程等，以确保员工遵循统一的标准。通过培训使工作人员能够正确掌握织物储存、取用和管理的方法。最后，持续评估和改进储存管理流程，根据反馈和实际情况进行调整和改进，以提高效率。

4. 洗涤设备与环境卫生保洁 洗涤设施、设备上应贴有标识，注明功能及适用的洗涤类型。洗涤场所内常规的洗涤设施、设备应每日清洗、消毒。污物清洗设备一用一清洗一消毒，做好消毒记录。设备操作人员应按相关规定做好个人防护。此外，规范化开展养老机构内环境卫生保洁工作对于维持老年人的健康和生活质量至关重要。目前有关养老机构环境卫生管理规范尚缺乏国家层面的行业标准。养老机构应参照《公共场所卫生指标及限值要求》《室内空气质量标准》等规范性文件，结合自身的条件，制定明确的清洁标准，涵盖不同区域、物品的清洁要求，包括频率、步骤、消毒等，确保环境卫生细节得到充分考虑，确保每个清洁步骤有明确的要求、流程及注意事项。定期开展养老机构内环境卫生的检查工作，确保卫生清洁达标。此外，卫生知识普及同样重要，积极为养老机构内的工作人员及老年人提供卫生知识教育，共同维护清洁环境。制定应急预案，及时应对突发情况，如传染病暴发，保障老年人健康安全。

（四）养老机构清洁与洗涤服务的困境与对策

目前，养老机构在清洁与洗涤服务方面面临一些有关人力资源短缺、卫生标准缺乏细化性、环保问题以及物资管理工作繁重等方面的困境。在人力资源方面，应保证清洁与洗涤从业人员充足，提供必要的培训，以提升员工的清洁和洗涤技能。此外，可以考虑与外部清洁服务供应商合作，灵活调配人力资源。在卫生标准方面，还需结合养老机构自身的条件制定详细的清洁和洗涤操作规程，确保每个细节都得到妥善处理。定期进行卫生检查与评估，确保达到卫生标准，并及时进行改进。在环保问题方面，养老机构大量的清洁与洗涤工作可能产生一些潜在的环保问题，包括用水量及能源消耗量过大、使用化学洗涤剂等。应积极推行节水措施，使用高效节水设备，合理安排洗涤时间；考虑使用环保清洁剂，减少对环境的影响。同时，也可以引入可持续发展的洗涤方法，如太阳能烘干等。在物资管理方面，由于管理大量的洗涤织物，并涉及分类、储存及更新的细节性工作，养老机构应积极推行智慧化库存管理系统的应用，提高物资管理效率。

三、休闲娱乐照护

休闲娱乐活动（entertainment）指在轻松状态下进行的娱乐活动，其形式多种多样。休闲娱乐作为老年人日常生活的主要组成部分，它对养老机构中的老年人健康发挥重要的作用。

（一）休闲娱乐活动的作用

休闲活动可以促进人体的新陈代谢，增强和改善各系统器官功能，提高抗病能力，延缓衰老，促进身心健康。

1. 神经系统　休闲娱乐活动是一种良好的休息。积极性的休息（即在休息期间进行认知活动或休闲活动，并涉及未受疲劳影响的肌肉群），可以通过激活不同脑区来增加恢复效果，这种生理效应支持同时性负诱导理论，即通过加强对疲劳肌群的神经抑制以加速身体机能的恢复。此外，休闲娱乐活动可以提高中枢神经系统兴奋与抑制过程的调节作用，增强脑内多种神经递质的活力，从而活跃各个系统器官功能，使个体的思维活动加快，抗病能力增强，并促进睡眠。

2. 心血管系统　休闲娱乐活动可以促进血液循环，使血流速度加快，心输出量增加，心肌收缩能力增强，改善心肌缺氧状况，促进冠状动脉侧支循环，增加血管弹性，提高血液中纤维溶解蛋白的活性。同时，可以稳定血压，降低血脂，缓解动脉粥样硬化，控制体重，减轻冠心病的危险因素。

3. 呼吸系统　休闲娱乐活动可以提高胸廓活动度，增加肺活量，改善呼吸系统的活动功能，促进气体交换，保证脏器和组织的需氧量。

4. 消化系统　休闲娱乐活动可以促进胃肠蠕动，增强消化液的分泌，改善肝、肾功能。此外，休闲娱乐活动还可以减少体内的脂肪，促进体内糖和脂肪的新陈代谢。

5. 肌肉骨骼系统　经常进行休闲娱乐活动可以增强骨质代谢，预防骨质疏松，保持肌张力，延缓肌肉和骨骼的萎缩和退行性改变，保持韧带的弹性和关节的灵活性，从而减少骨、关节、肌肉、韧带等的损伤和废用性退化。

（二）养老机构老年人适宜休闲娱乐活动

1. 有氧运动 有氧运动指运动时肌肉活动的耗氧量与血液的供氧量基本平衡，以有氧氧化功能为主，而非无氧酵解供能的一类体育运动的总称。其特点是强度低到中等、有节奏、持续时间长。同爆发性的非有氧运动相比较，有氧运动是一种恒常运动，更适合老年人群。

（1）**散步**：散步作为一项休闲娱乐活动，可以改善心肺功能，预防和延迟心血管疾病和肺部疾病的发生，起到抗病、延缓衰老的作用。散步的强度视老年人的身体状况进行调整。60岁以上的健康老年人步行速度应达到每分钟100步左右，一天总量达6 000步左右。

（2）**慢跑**：慢跑可锻炼心肺功能，使心脏收缩力增强，改善心脏的泵血功能，增加心脏的血液供应，防止或减少心绞痛发作；调节血管收缩和舒张功能，增加血管弹性，有利于血压的稳定。慢跑时脚步应轻快，双臂摆动自然，通过鼻吸气，口呼气，呼吸需深长、细缓有节奏，以自身无不适感、无气促为宜。慢跑结束后，应缓慢步行或原地踏步进行放松活动，逐渐恢复到安静状态。

（3）**太极拳**：太极拳是我国传统的健身项目，太极拳可以自我保护、自我保健，是老年人提高自身免疫力达到身心健康的有效手段之一。打太极拳时全神贯注，注意力高度集中，有利于大脑的休息；有利于保持和改善关节运动的灵活性；太极拳动作缓慢柔和，柔中有刚，肌肉有节奏地舒缩，对调节大脑皮质和自主神经系统功能具有独特的作用；对多种慢性疾病如高血压、神经衰弱、溃疡病、肺结核、骨关节病有辅助治疗作用。太极拳种类繁多，包括24式简化太极拳、42式太极拳、48式太极拳、太极调息操等拳种。其中简化24式太极拳是应用最多的拳种，养老机构可以开展24式简化太极拳运动项目，有利于老年人掌握。

（4）**健身气功八段锦**："新编健身气功八段锦"由北京体育大学导引养生中心整理编创，其动作柔和缓慢、松紧结合。练习者练功过程中的平均最大心率为120次/min，整个练习过程中的平均心率为100次/min，属于中等强度的有氧运动。八段锦共包括两手托天理三焦、左右开弓似射雕、调理脾胃臂单举、五劳七伤往后瞧、摇头摆尾去心火、两手攀足固肾腰、攒拳怒目增气力、背后七颠百病消八套系列动作。

八段锦示意图　ER 6-7
八段锦指导说明　ER 6-8

健身气功八段锦通过人体自身的姿势调整、呼吸锻炼、意念控制，使身心融为一体，达到增强人体各部分功能，诱导和启发人体内在潜力，达到防病、治病、益智、延年的作用。

（5）**五禽戏**：现代医学研究发现，五禽戏是一种行之有效的锻炼方式，它包括虎戏、鹿戏、熊戏、猿戏及鸟戏等（图6-2）。五禽戏有利于神经细胞的修复和再生，提高神经系统功能。此外，它还能够提高肺功能、促进肠胃蠕动以及分泌功能，促进消化吸收。五禽戏并非一套简单的体操，而是一套高级的保健气功，将肢体运动和呼吸吐纳有机结合在一起，通过气功使体内逆乱的气血恢复到正常状态，以促进健康。

（6）**集体舞蹈**：跳舞是一种有益于老年人身心健康的文化娱乐活动，也是一种适宜的体育锻炼。在欢快、悠扬动听的音乐旋律中运动，会使人精神愉快，消除抑郁、焦虑情绪。跳舞亦是一种集体性娱乐活动，可以使老年人在人际交往中获得精神上的支持和满足；同时，跳舞也是一种全身肌肉骨骼参与的活动，对防治冠心病、高血压、骨关节病、肥胖症、便秘等均有一定的益处。但过度活动对机体产生消极影响，跳舞时间过长可促使机体释放大量激素进行蛋白分解，以补充过度运动的能量需要，进而加速器官衰老。若超出心脏负荷能力，将对心脏功能产生不同程度的影响。老年人跳舞总时间以不超过60min为宜，60min需要合理分配，跳舞之前应先做5~10min简单的拉伸肌肉和韧带的热身运动；中间最多跳40min，强度以脉搏120~140次/min或轻度出汗为准；跳完舞蹈后原地休息10min左右，略做动作缓慢、放松运动，可提高个体脑部氧气的补充和静脉血流，使血压降低。

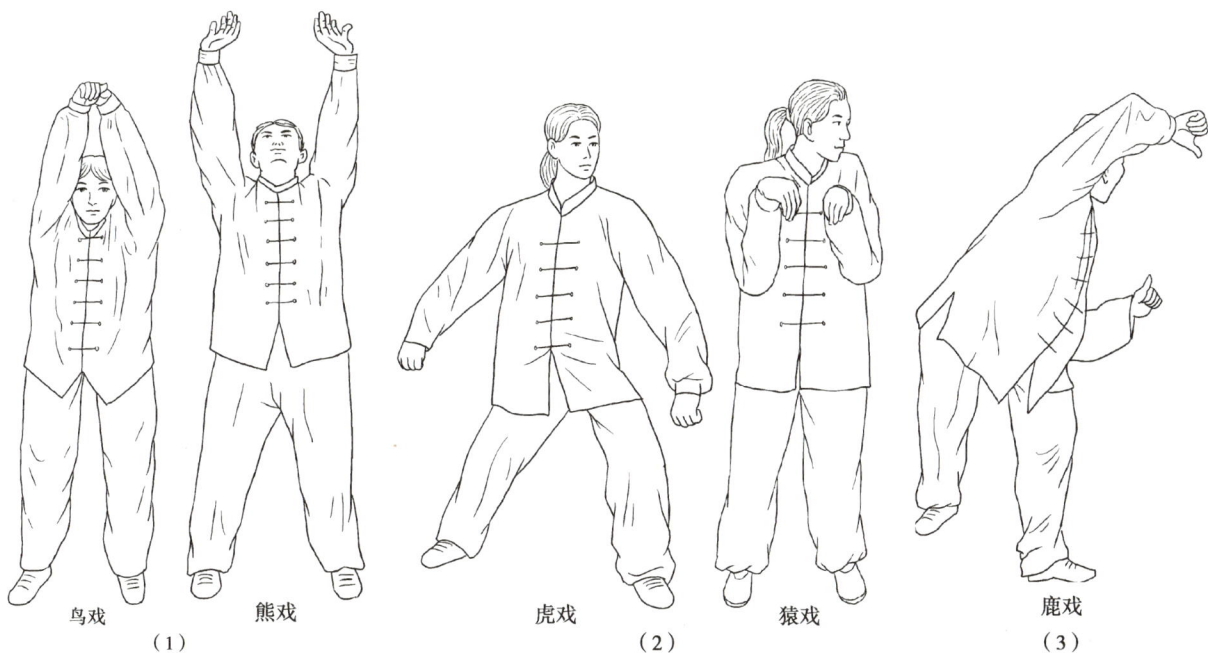

鸟戏 熊戏 虎戏 猿戏 鹿戏
（1） （2） （3）

图 6-2　五禽戏示意图

（7）**健身操**：长期参加有氧健身操运动可以改善老年人的体态及心肺功能，延缓机体衰老，增强机体的抗病能力，对老年人的心理健康有积极的促进作用。同时，健身操有利于延缓老年人平衡功能的衰退，对老年人有维持平衡，降低跌倒风险的作用。适合养老机构老年人进行的健身操有"毛巾操"和"椅子操"，具有简单易学，取材方便等特点。

毛巾操是利用毛巾进行练习的健身操，专门为中老年人设计，难度适中。毛巾柔软，易于操作。通过练习可以增强肌肉力量，提高关节灵活性、柔韧性，改善身体的稳定性，预防跌倒（图 6-3）。

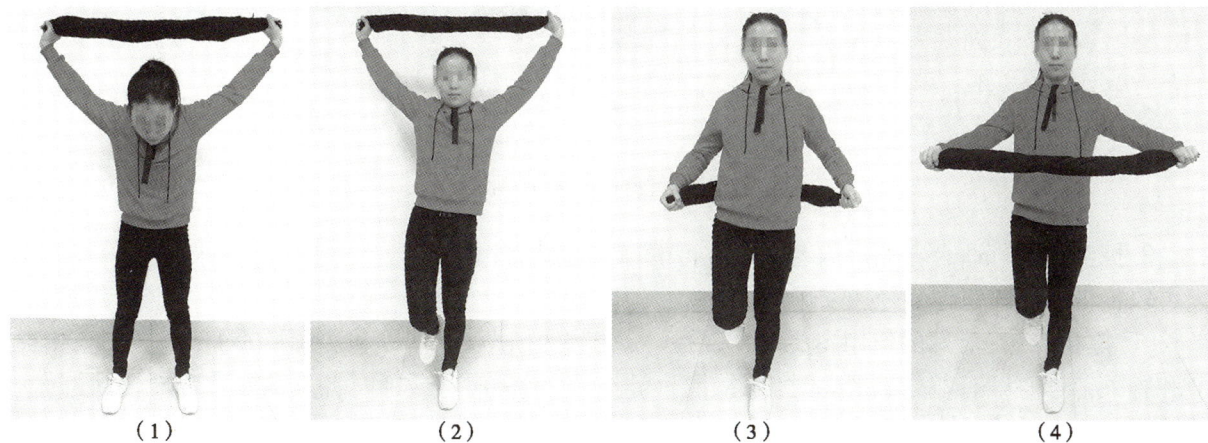

（1） （2） （3） （4）

图 6-3　毛巾操示意图

健身椅子操是利用座椅进行练习的健身操，是专门为提高老年人抗跌倒能力编排，特别适合于刚刚开始进行体育锻炼的中老年人群。在练习过程中由椅子做支撑，可以减少练习难度，防止运动过程中出现意外。经常练习可以提高肌肉力量、改善机体柔韧性，增强平衡能力，有效地预防跌倒（图 6-4）。

一般 2~3 次 / 周的锻炼频率较为安全，练习时间应控制在 1~2h。亦可在此基础上根据自身的情况酌情增减，但一定要密切关注身体所发出的信号，一旦有肌肉酸痛、心跳加速、乏力等疲劳信号出现,应及时停止活动。毛巾操和椅子操具有简单、方便的特点,只要配备相应的照护者定时组织老年人进行练习即可。

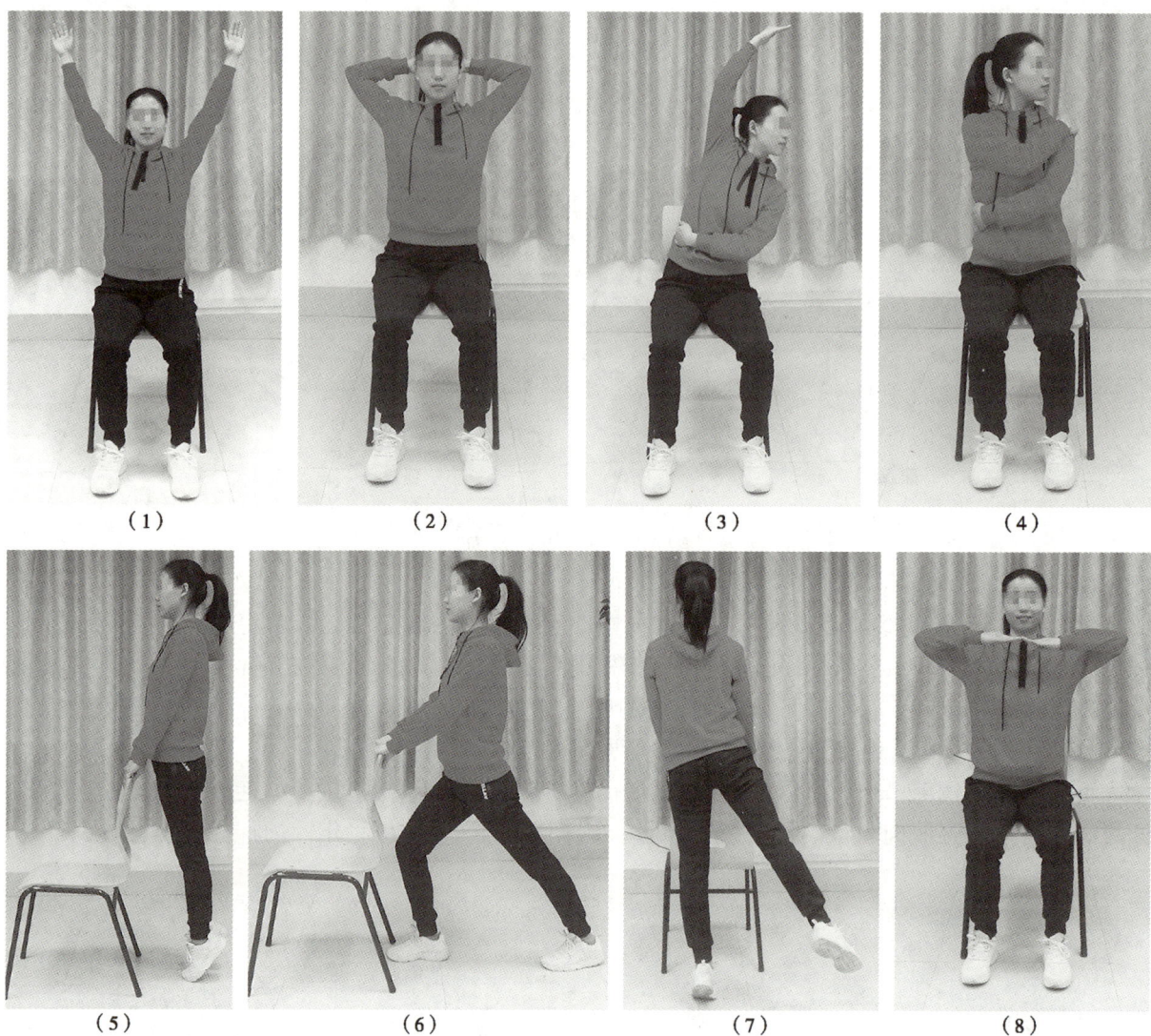

（1）　　　　　　（2）　　　　　　（3）　　　　　　（4）

（5）　　　　　　（6）　　　　　　（7）　　　　　　（8）

图6-4　健身椅子操示意图

2.球类运动　适合养老机构老年人进行的球类运动有:健身球、乒乓球、羽毛球、门球等,老年人可以根据自己的兴趣爱好加以选择。

（1）**健身球**:健身球的作用主要是增强指、腕关节的韧性、灵活性和协调性,对预防老年人指关节和腕关节僵直颇有益处。锻炼时,手持两个健身球,沿顺时针或逆时针方向有节奏地转动,每次可练习约10min,每天可练习数次。

（2）**乒乓球**:打乒乓球可增强四肢、腰部、背部和胸部肌肉的力量,提高机体的耐受力,可有效增强心肺功能,延缓衰老。但时间不宜过长,运动每隔半小时休息一次,最好每天不要超过2h,包括中间的休息时间。

（3）**羽毛球**:打羽毛球可以增强腰背肌、腹肌和四肢肌的力量,提高大脑皮质的兴奋性及小脑的灵活性和协调性。一般以脉搏的变化来衡量运动量的大小,一般来说,老年人运动后脉搏数与运动前相比增加60%~65%,保持在110~120次/min较为适合。

（4）**门球**:门球运动有竞争性、比赛时间短、运动量不大、趣味性强的特征,是比较适合老年人的一种运动。门球运动可增强腰背、四肢肌肉力量,并有增强神经系统功能的作用。虽然门球比赛运动量较小，但打门球极易入迷，因此，照护者应合理安排运动时间，更不要经常早起，影响老年人睡眠。

（5）**台球**：台球是一种集智力与体力、运动与娱乐为一体的健身项目。通过动脑、动眼、动手及脚步移动来达到强身健体的目的。打台球之前，老年人应提前做好准备活动，时间为 10~15min，比如环桌体绕行，活动各个关节。考虑到老年人骨质疏松的存在，打台球的时间不宜过长，最好不要超过 1h。养老机构可购置台球类运动器械，打台球过程中应有专人看护，如出现意外情况，及时进行处理。

3. 益智活动

（1）**传统认知训练活动**：即基于纸/铅笔材料练习的训练形式，通常需要与专业人员面对面接触，可采用经过信效度检验的量表进行，包括评价整体认知功能的量表，如简易智力状态检查量表（mini-mental state examination，MMSE）、蒙特利尔认知评估量表（Montreal cognitive assessment，MoCA）等，以及成套认知评估量表，如记忆任务可以采用听觉记忆词表进行测试与训练，执行功能可以采用连线测试、Stroop 等任务进行测试，语言功能可以采用波士顿命名任务进行测试与训练等。棋牌娱乐等活动（如下棋、桥牌）可以消除郁闷，愉悦心情，提高记忆力，灵活大脑，延缓智力下降，缓解孤独感，预防或延缓认知功能下降。在进行认知训练时，注意不应过于劳神费力，从容面对输赢结果。

拼图游戏已成为提高养老机构中老年人群认知功能的有益活动，需根据老年人的认知水平和兴趣挑选适宜的拼图。对于认知能力较弱的老年人，应选择简单、色彩鲜艳的大块拼图。每周安排 1~2 次，每次 30~60min 的拼图活动，既能建立规律性，又能保持参与者的兴趣和参与度。定期评估活动效果并根据反馈调整难度和类型，以确保活动的趣味性与挑战性。此外，鼓励家庭成员参与，增强家庭联系，并在完成拼图后积极肯定，以提升老年人的自信心。

（2）**计算机辅助认知功能训练**：即计算机化的认知训练形式，通过使用类似游戏的程序训练认知功能，利用多媒体和信息学资源，使用特定的硬件系统和软件，不断激活受损的神经心理功能。

1）认知再启动练习：可用于认知障碍患者的训练，包含 5 个认知域（注意力、记忆力、空间认知能力、口头、非语言执行功能）的训练任务，旨在激发患者的残余认知能力。

2）失语症训练软件：用于刺激失语症患者的语言能力（表达和理解能力），着重训练患者的单词和字母识别能力、计算和数字处理能力。

3）计算机化认知康复系统：是一种基于符合人体工程学设计的输入面板和认知训练计划的工具，可以改善脑损伤患者的注意力和记忆力，在改善脑卒中患者的计算能力和视空间功能障碍方面较传统训练更有效。

（3）**虚拟现实训练**：虚拟现实技术的训练形式是基于计算机的一种交互式、实时、多感官综合环境技术，通过搭建仿真的三维场景开展认知训练，能够提高老年人对认知训练的兴趣和参与，通过模拟熟悉的生活场景来训练患者的即刻记忆和延迟记忆，有助于改善记忆功能。

4. 艺术与音乐疗法　书法、绘画等艺术治疗可以散闷消愁，平复情绪。练习书法可以使老年人调整精神状态，使意念集中。书法与太极拳有相通之处，与气功有相同的效能。养老机构可开设专门的书法、绘画活动室，邀请有书法、绘画特长的老年人或者聘请专业人员进行讲授。

美妙的音乐通过听觉器官传入体内，与机体能够发生微妙而和谐的共振，提高大脑皮质神经细胞的兴奋性，消除外界精神心理因素所造成的紧张情绪；还能通过神经体液调节机制，促进血液循环，增强心、脑、肝等器官功能，增加胃肠蠕动和消化腺分泌，加强新陈代谢。

同时，音乐养生是中医养生的一个组成部分，运用音乐来调节个体的精神生活，改善精神状态，从而起到预防、治疗疾病的作用。因此，养老机构中定期播放老年人群偏爱的曲风，有利于老年人情绪安定。弹奏乐器是一种左右脑协调的复杂运动。在弹奏的过程中，不同方式的指头运动，对大脑、脊椎和四肢均是一种全面性的运动。指力落在指尖处，指端加重、加压，促进末梢血液微循环与体循环同步，使指尖段均匀受力并反射刺激神经细胞，对老年人身心健康状况的整体提升具有较好的促进作用。

知识拓展

罗伯特·尼尔·巴特勒——回忆疗法的开拓者

罗伯特·尼尔·巴特勒（Robert N. Butler，1927—2010年），出生于美国新泽西州。他是老年学和老年病学领域的先驱，专注于研究老年人的心理健康、社会福祉以及老年综合征等问题。1953年巴特勒从哥伦比亚大学的医学院获得医学博士学位，并在国立心理卫生研究所担任精神科医生。1969年他创造了"年龄歧视"一词来描述针对老年人的歧视；这个词是仿照性别歧视和种族歧视造的。

巴特勒博士在纪录片《我记得更好的时候我在画画》中，探讨了艺术对阿尔茨海默病患者的积极影响，以及这些方法如何改变社会对这种疾病的看法，他相信回忆可以具有治疗作用。主要表现在以下方面：失智症患者可能不记得前一天午餐吃了什么，但他们可能会记得他们的婚礼当天或孩子出生的那天。患者的短期记忆可能受损，但回忆疗法可以利用这种随时间推移回忆事件的能力。回忆疗法已被证明对老年人有许多好处，最重要的是减少抑郁症状，但不能改善。在失智症的后期，回忆疗法可能会更加困难，但不会改善情绪。回忆疗法发挥作用的最佳方式是透过感官，嗅觉、触觉、味觉、声音和视觉都是帮助患者回忆记忆的好方法，如果一种感觉不起作用，另一种感觉可能会起作用。

---

5. 阅读和讨论小组疗法　阅读和讨论小组疗法属于作业疗法，旨在提升老年人的认知功能和社交互动。该项目需精心挑选阅读材料（如小说、短篇故事和文章），以激发认知参与。参与者可定期在专业人员的引导下集体讨论选定的阅读材料，通过指导性对话和特定的认知练习（如记忆回顾和主题分析），以促进认知刺激。阅读和讨论小组疗法通常是更广泛治疗计划的一部分，可与艺术或音乐疗法等其他活动相结合。

6. 计算机与互联网课程培训　计算机与互联网课程培训主要教授老年人基本的计算机操作技能和互联网浏览方法。培训课程可以包括网络信息搜寻技巧、虚拟通信工具的使用，以及网络社交的互动等。该培训项目可根据老年人认知功能水平及计算机应用技能水平进行动态调整，以确保其能够自信地在数字世界中浏览与应用。

7. 严肃游戏　严肃游戏是为老年人设计的数字游戏，除娱乐性质外，该类游戏还可促进认知刺激、身体康复、社交互动及情感健康。这类游戏包括延缓认知能力下降的脑功能训练游戏，通过运动传感器或虚拟现实技术促进运动技能和平衡的身体活动游戏，以及通过社会参与应对孤独的社交平台。此外，严肃游戏还提供治疗性的叙述和创造性的表达，以及关于健康和生活方式管理的教育内容。这些游戏为老年用户量身定制，具有易于使用的界面，大号文字和清晰的音频。

（三）养老机构老年人休闲娱乐活动时的注意事项

1. 老年人在锻炼前，需要进行全面的身体检查。通过检查可以了解自身健康状况，多器官的功能水平，为选择适宜的运动项目和运动量提供依据。

2. 老年人应选择全身参与活动的运动项目，避免做某一肢体或器官负荷过重的动作。老年人全身各器官，尤其是运动器官已经开始萎缩，肌肉、韧带的弹性和伸展性减弱，骨骼中有机物和无机物逐年减少，关节活动范围受到限制，所以老年人负重锻炼时，容易发生骨、关节、肌肉和韧带的损伤。

3. 老年人活动时呼吸自然，注意发展腹式呼吸，尽量避免憋气动作。由于老年人的呼吸肌力量减弱，肺的结缔组织增多，肺泡的弹性降低，如果在体育活动时用力屏气，易发生呼吸肌及肺部损伤，导致肺部毛细血管破裂而引起咯血，甚至引发自发性气胸等现象。

4. 对于多数老年人，运动量应是波浪式增加。增加运动量的方法一般选择延长运动时间，不宜强调快速运动。由于老年人的心肌收缩力减弱，血管壁弹性下降，管腔狭窄，血流阻力增大，势必加重心脏负担。加之老年人呼吸系统功能减弱，肺活量和通气量减少，导致供氧不足。而且快速运动时耗氧量加大，极易导致晕厥，尤其是患有心脏病和高血压病者，快速运动将促使脉搏和血压骤然升高而发生意外。

5. 一般不提倡老年人参加激烈的比赛或对抗性较强的运动项目。竞赛和对抗活动可引起神经兴奋性提高，同时对抗运动可能产生强烈的获胜心，这种情况会使老年人在生理和心理上产生一定压力，甚至发生其他意外。

WHO 推荐的 65 岁以上老年人运动和久坐行为指南

对于老年人而言，身体活动的获益性可表现为：降低全因死亡率、心血管疾病死亡率、新发高血压、新发位点特异性肿瘤、新发 2 型糖尿病、心理问题（焦虑和抑郁症状）、认知健康、睡眠质量及体重指数。身体活动有助于预防跌倒和跌倒相关伤害，维持骨骼健康和延缓功能性能力的衰退。

1. 所有老年人应该有规律地进行活动（强烈推荐，证据等级：中等）。

2. 老年人每周应进行至少 150~300min 的中等强度有氧运动；或至少 75~150min 的高强度有氧运动；或同等的中等强度和高强度的运动结合（强烈推荐，证据等级：中等）。

3. 老年人也应该每周进行至少 2d 中等强度或高强度的肌肉强化运动，（包含主要的肌肉群），对健康有额外的获益（强烈推荐，证据等级：中等）。

4. 作为每周运动的一部分，老年人还应该每周进行至少 3d 的、中等或高强度的、强调功能平衡和力量训练的多样化体育活动，以增强功能状态和防止跌倒（强烈推荐，证据等级：中等）。

5. 老年人或可以将中等强度的有氧运动增加到每周 300min 以上；或者高强度有氧运动增加到每周 150min 以上；或同等的中等强度和高强度运动结合，对健康有额外获益（有条件推荐，证据等级：中等）。

6. 老年人应该限制久坐的时间，用任何强度的活动（包括轻度活动）来代替久坐时间，对健康有益（强烈推荐，证据等级：中等）。

7. 为了减少高程度久坐行为对健康的有害影响，老年人应该多进行中等到高强度的推荐活动量（强烈推荐，证据等级：中等）。

四、陪同就医与实施医疗保健过程的照护

目前，国内少数养老机构仅提供养护服务，因此，在医养结合养老机构兴起之前，养老机构需协助相关第三方陪同老年人到指定的医疗机构就医。自从居民医疗保险入住养老机构之后，为了全面、安全及便捷照护老年人以及扩大养老机构经济效益，多数养老机构拓展了医疗功能，因此医疗护理照护亦是养老机构中老年健康照护与促进的一项重要内容。

（一）陪同就医照护

老年人对陪同就医需求强烈，陪同就医照护适用于有陪同就医需求的老年人，主要由当班照护

者负责提供服务,具体的服务流程见图6-5。

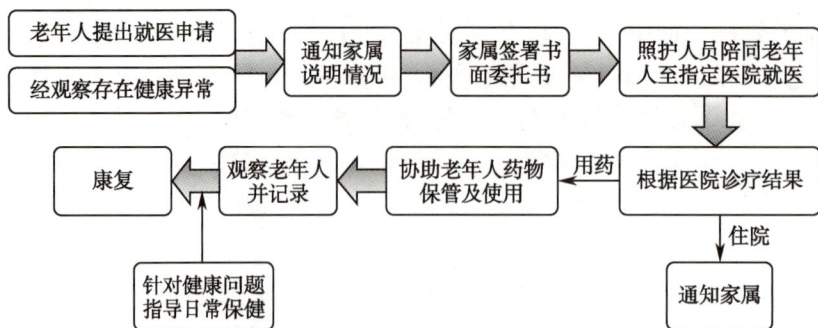

图 6-5　养老机构陪同就医流程图

(二) 医疗保健照护

医养结合养老机构中医疗护理保健服务包括康复照护服务、健康教育服务、健康管理服务和疾病诊治服务等。

1. 康复照护服务　由医护人员采用专门的康复及护理理论、技能和措施,使老年病、伤、残者的功能得到最大限度的恢复,预防继发残疾的发生。康复照护服务的内容包括:

(1) 指导和协助老年人正确服用药物,使用拐杖、步行器、支架、轮椅等助行器具。

(2) 评估老年人功能障碍情况,预防并发症和残疾的发生。

(3) 为有需要的老年人提供功能训练、步态训练、言语听力训练、肢体训练、智力训练、技能训练等方面的康复指导。

(4) 针对老年人失能情况,提供运动治疗、物理治疗、作业治疗、认知语言治疗和传统康复治疗服务。

2. 健康教育服务　为老年人提供疾病预防、营养指导、康复护理、养生保健等方面的健康知识普及和专业健康咨询服务。健康教育服务的内容包括:

(1) **健康知识普及**:养老机构需统一制作和发放健康教育宣传资料,如健康教育折页、健康教育处方和健康手册等。健康教育资料的内容包括合理膳食、适量运动、戒烟限酒、康复护理、中医药常识、慢性病防治等基本健康知识以及老年人常见疾病的预防保健知识。在健康教育室、老年人活动室设置健康教育宣传栏,并根据季节、疾病流行情况、社会活动等及时更新。此外,养老机构还可以在老年人活动室或健康教育室定期播放健康教育音像材料。

(2) **健康咨询服务**:在各种卫生宣传日、健康主题日、重阳节、节假日,开展特定主题的健康教育宣传活动和老年人健康咨询活动,由相关专业人士为老年人开展疾病预防、康复护理、老年期营养、心理健康指导等方面的信息咨询。

3. 健康管理服务　为老年人建立健康档案,制订健康跟踪计划,提供健康评估、健康督导等服务。健康管理工作的具体内容包括:

(1) **健康档案管理**:为入住老年人建立电子健康档案,采集老年人生活习惯、病史、常见健康指标等方面的数据。养老机构工作人员应及时更新老年人周期性体检健康档案信息内容。

(2) **健康跟踪计划**:通过健康档案信息与健康体检数据所采集的相关信息,制订健康跟踪计划。健康跟踪计划包括医疗跟踪和生活跟踪,其中医疗跟踪包含健康医疗情况的评估、调整、优化及复查、复诊等,生活跟踪包含运动跟踪、营养跟踪、心理跟踪、环境跟踪等。通过多种方式监测计划的执行状况,掌握老年人的身体变化和健康状况,定期督导、复查和评估,以不断调整和修订计划,使老年人身体得到有效的健康管理。

4. 疾病诊治服务 由执业医师和护士为老年人提供常见病、慢性病等疾病的诊治、预防服务和急救服务。

（1）**疾病治疗服务**：养老机构需为老年人提供一般常见病、多发病诊疗和慢性病治疗服务。根据老年人护理级别定时巡视并有记录，监护患病老年人情况，巡视频次至少为 2 次 /d。协助老年人用药，以免误服、漏服。护士和养老护理员要仔细观察老年人服药后的反应，及时报告医生，以便及时调整给药方案。针对老年人常见病提供相关专科医疗服务。

（2）**疾病预防服务**：养老机构应为老年人开展年度体检，并针对老年人实际情况提供个性化体检。应对医疗用物和公共场所定时消毒，并适当采取预防性措施，监测及控制传染病的暴发流行。

（3）**急救服务**：养老机构为老年人提供急症救护服务，对需紧急抢救的危重老年人开通绿色通道。针对无能力处理的急危重症疾病，遵循就近转诊原则，立即拨打 120 或电话通知上级医院派救护车接老年人到医院抢救，并通知家属。在救护车到达之前，现场医护人员根据患者病情进行必要的处理措施。

第三节　养老机构"医养结合"模式下的健康照护与促进

《养老机构管理办法》第十五条规定："养老机构应当建立入院评估制度，对老年人的身心状况进行评估，并根据评估结果确定照料护理等级。"养老机构应当为老年人建立健康档案，组织定期体检，做好疾病预防工作。养老机构可以通过设立医疗机构或者采取与周边医疗机构合作的方式，为老年人提供医疗服务。在养老机构中开展"医养结合"服务，可以让一些有医疗护理需求的老年人根据健康状况和自身条件在医养结合的养老机构中接受服务，逐步建立起"治疗在大医院，康复和护理在医养结合机构或养老机构"的综合连续的服务模式，以实现养老机构在老年人疾病诊治、卫生保健和健康照护与促进的综合性、一体化功能。

一、养老机构"医养结合"模式下的医疗服务项目

内设医疗机构的养老机构一般在健康管理、慢性病干预、康复护理、上门巡诊、药物管理、急救、转诊等方面为入住老年人提供具体、实用的医疗服务。不同级别及性质的养老机构医疗服务水平不尽相同。因此，养老机构医疗项目服务规范及细则仍需要国家相关部门进行细化。

二、养老机构"医养结合"模式下提高医疗服务水平的举措

1. 养老机构中设置医疗机构

（1）**设立护理院**：根据养老机构规模，如 500 张床位以上，内部应设置护理院且达到《护理院基本标准（2011 版）》要求，有条件的可以设置康复医院等医疗机构。

（2）**设置医务室**：如养老机构床位为 150~500 张，内部应设置医务室，达到《诊所基本标准》，有条件的可以设置护理院，或是与综合医院、社区卫生服务中心（站、所）建立医疗联合体。

（3）**设置巡诊室**：如规模在 150 张床位以下的养老机构，内部要设置巡诊室，面积不低于 20m²，配备 1 名卫生保健员，有条件的可设置医务室。

2. 养老机构与医疗机构融合发展 鼓励部分有条件的医疗机构发挥专业技术和人才优势，通过转型、增设等方式，建设老年人护理院、康复院，转型为养老机构，实现医养融合发展。统筹做好新建医疗机构和养老机构规划衔接，鼓励近距离规划、签订合作协议或通过将社区卫生机构设在养老机构内部的方式，形成医疗机构与养老机构互补、互助、互动、互融的发展格局。

3. 建立医疗巡诊服务制度 缺乏医疗服务体系的养老机构应主动与周边医疗机构合作，签订医疗巡诊服务协议。养老机构中的卫生保健员应每天向合作的医疗机构报告老年人身体健康状

况，确定需要重点巡视的老年人名单，医疗机构要根据养老机构需求，每天安排 1 名医护人员，有针对性地为养老机构慢性病患者、残障老年人等特殊群体提供巡诊服务。

4. 完善医养结合联动机制 一方面，应建立合作协议机制。所有养老机构均要根据机构规模大小、入住老年人实际医疗服务需求，与相应邻近的医疗机构签订合作协议，尤其是开通绿色通道，确保发生意外时实现"入院转诊、急诊转运"，保障老年人得到及时有效的医疗救治。另一方面，建立健康管理机制。基层医疗机构要突出加强老年人健康管理，坚持主动服务、上门巡诊，开展慢性病管理，为老年人提供基本公共卫生、基本医疗和个性化服务；要推进全科医生团队家庭签约式服务，将基本公共卫生服务网络覆盖所有养老机构。

5. 开展中医药保健康复服务 充分发挥中医药特色优势，支持有条件的中医院举办康复型、护理型养老服务机构或转型为中医康复医院。开展中医药与老年人养生相结合的服务模式，开发以老年人为主要服务对象的中医药预防保健服务项目，鼓励有资质的中医医师在养老机构提供保健咨询、调理服务。

（王丽娜）

第四节 养老机构老年人康复照护与促进

情景导入

谢爷爷，75 岁，有"脑栓塞"病史。无明显诱因的情况下忽然出现神志不清，失语，右侧肢体偏瘫，无法自行站立，伴有头晕、恶心。经住院积极治疗后，现神志清楚，生命体征稳定，但言语仍不清楚，右侧肢体肌力下降明显。

工作任务：

1. 该老年人出现了什么问题？

2. 针对该老年人的症状，我们应该给予什么样的照护措施？

一、康复指导的目的及方法

（一）目的

康复（rehabilitation）是指综合、协调地应用医学、教育、社会、职业的各种措施，使病、伤、残者（包括先天性残疾）已经丧失的功能尽快地、最大可能地得到恢复和重建。康复指导的目的在于使病、伤、残者在生理、心理、社会、职业和经济能力等各方面达到最佳功能状态，以提高生存质量，重返社会。老年人康复指导的主要目的是改善老年人功能障碍，最大限度地恢复其生活自理能力。

（二）常用内容与方法

1. 日常生活活动能力训练 通过日常生活功能评定，指导日常生活活动能力障碍的老年人进行床上活动、就餐、洗漱、更衣、移动体位等训练，建立规律的生活习惯，帮助其恢复日常生活活动能力。常用的训练方法如下：

（1）**饮食动作训练**：包括进食动作训练、饮水训练、咀嚼和吞咽训练等。老年人常因进食不能自理而直接影响营养的补充，对意识清醒、全身状况稳定的老年人进行饮食动作训练，对促进其身体康复、提高生活活动能力具有重要意义。

（2）**穿脱衣服训练**：衣服穿脱是日常生活中不可缺少的活动。部分老年人出现衣服穿脱困难后，只要能保持坐位平衡，有一定的协调性和准确性，大多数可以通过进行穿脱衣服功能训练，最终独立完成穿脱衣服的行为。

ER 6-9

指导老年人穿脱衣训练

（3）**清洁卫生训练**：老年人生活不能自理，大多表现为不能解决个人卫生问题，当老年人能保持坐位30min以上时，尽快进行个人卫生训练，可达到良好效果。

（4）**体位转移训练**：体位转移也称体位转换，是指通过一定方式改变身体的姿势或位置的过程。定时体位转换可以促进血液循环，预防压疮、肌肉萎缩、坠积性肺炎、关节变形等并发症的发生。老年人因某种功能减退引起移动障碍时，尽早、尽快地通过借助手杖、拐杖等学会独立完成日常生活的活动，可达到防止失用，恢复患肢功能的目的。

（5）**心理支持**：通过与老年人及家属的交谈和观察，掌握老年人的心理状态，对已发生或可能发生的心理障碍和异常行为，及时给予心理支持，消除老年人顾虑，适时鼓励老年人主动参与康复治疗。

2. 常用康复治疗技术

（1）**物理疗法**（physiotherapy，PT）：是指应用天然或人工物理因子作用于人体，通过人体神经、体液、内分泌和免疫等生理调节机制，达到保健、预防、治疗和康复目的的一种方法。该方法操作简单、无创伤、无痛苦、老年人易接受，是康复治疗一种最基本和重要的手段。物理疗法根据疾病特点和患者的功能状况，运用生物力学原理，借助治疗器械或治疗者的手法操作以及患者自身的参与，通过主动或被动的方式来改善人体局部或全身功能的运动疗法。利用电、光、声、磁、水和温度等物理因子治疗可以达到缓解疼痛等症状的目的。

（2）**作业疗法**（occupational therapy，OT）：是指应用有目的的、经过选择的作业活动，对由于身体上、精神上、发育上有功能障碍或残疾，以致不同程度地丧失生活自理和劳动能力的患者，进行评价、治疗和训练的一种康复治疗方法。主要方法是从日常生活活动，职业劳动和认知活动中选择一些作业形式对患者进行训练，以缓解症状，提高或增强其躯体、心理和社会功能，使患者达到最大的生活自理，提高其生活质量，帮助其重返社会。常用的作业疗法有功能性作业疗法、日常生活能力训练、感知和认知障碍的训练、假肢、矫形器及特殊轮椅的操纵和使用训练、自助具的制作等。

（3）**言语治疗**（speech therapy，ST）：是针对脑外伤、脑卒中等引起的语言交流障碍的患者进行语言功能评定和矫治的方法。通过评定被照护者的语言障碍原因如听觉障碍、各种失语症、言语失用、构音障碍等，给予针对性的练习包括发音器官和构音结构练习、单音刺激、物品命名练习等方法，以期恢复和改善患者言语交流能力。

（4）**中医药治疗**（traditional Chinese medicine，TCM）：是在中医学理论指导下对患者进行康复治疗的方法，是指通过中药、针灸、针刀、推拿按摩、气功、武术等手段，调整机体整体功能，对机体的疼痛处理与控制、身体平衡和协调功能改善、运动养生和饮食养生等方面具有独特的作用。

知识链接

慢性意识障碍康复中国专家共识

慢性意识障碍（prolonged disorders of consciousness，pDoC）是指由脑外伤、脑卒中、缺血缺氧性脑病等各类脑损伤导致意识丧失超过28d的病理状态。pDoC患者神经系统受损严重、伴有复杂的功能障碍和并发症，康复在治疗过程中至关重要。

《慢性意识障碍康复中国专家共识》指出，针对pDoC患者，其运动康复疗法强推荐的主要有：体位转换训练、运动训练、呼吸康复、作业治疗和康复护理，其中康复护理应重点关注体位、皮肤、营养和管道的管理，以及并发症的护理。

二、躯体功能康复训练

当老年人因某些疾病如脑卒中、认知症等出现一侧肢体功能障碍时，照护者可以指导老年人进行翻身、坐起、坐位、站起、立位、上下楼梯和步行等训练，促进患侧肢体的功能恢复，使老年人能够部分或者独立完成日常生活活动。

（一）方法与技术

1. 翻身　翻身训练适用于一侧肢体偏瘫的老年人，通过练习，可以防止压疮的发生，有利于肢体功能的恢复，为进一步坐起做准备。具体训练方法为：指导老年人偏瘫侧翻身呈患侧卧位时，双手手指交叉握在一起，置于胸前，伸肘、肩前屈90°，健侧下肢屈膝、屈髋、足踩在床面上，头转向偏瘫侧，健侧上肢带动偏瘫侧上肢向偏瘫侧转动，并带动躯干向偏瘫侧转，同时健侧足踏在床面上用力使得骨盆和下肢转向偏瘫侧，如指导向健侧翻身呈健侧卧位时，动作要领同前，但照护者应帮助偏瘫侧下肢的起始位。进行训练时，照护者应站在翻身侧，做好保护，防止老年人坠床（图6-6、图6-7）。

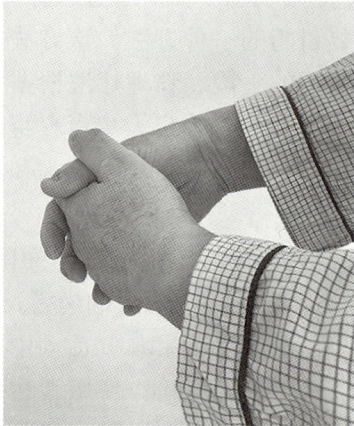

图6-6　双手交叉

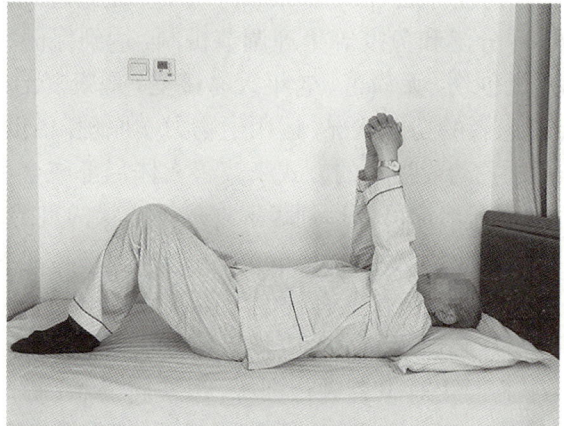

图6-7　床上翻身

2. 坐起　坐起训练一般每日2次，每次30min。刚开始训练时将床头摇起30°，如无不良反应，则每天将床头升高15°，逐渐增加至90°，并持续训练。具体操作如下：让老年人翻身至患侧卧位，嘱老年人用健侧下肢将患侧下肢带到床边，并保持膝关节屈曲，将健手置于患侧腋下支撑床，用健手将自己推起来成坐位（图6-8）。如果老年人健侧上肢肌力不足者，则照护者可将老年人移到床边，指导其将健侧下肢插到患侧下肢下方，健手用力推床，照护者将老年人患手搭在肩上，双手放在患者肩下，同时用力，帮助老年人坐起（图6-9）。

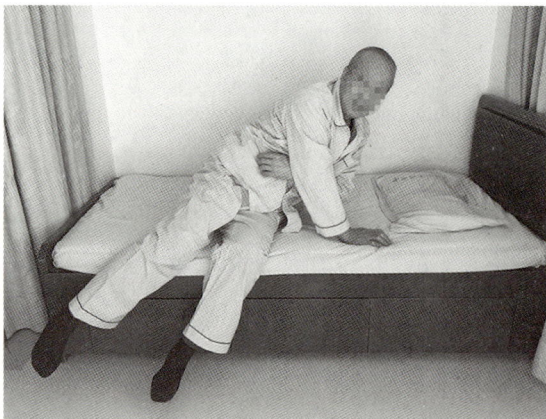

图6-8　卧位到坐位

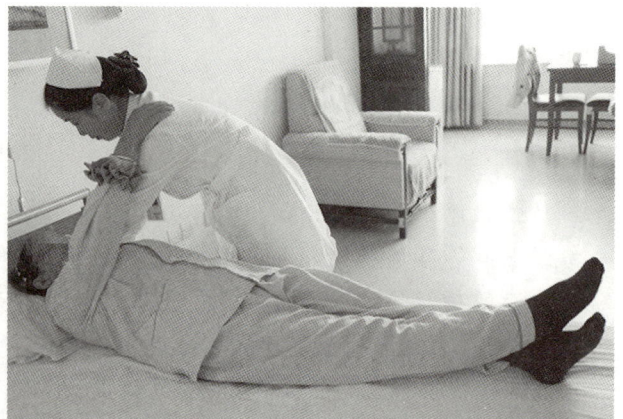

图6-9　坐起训练

3. 坐位　坐位训练主要通过坐平衡训练、患侧上肢负重训练、上下肢功能活动等协助老年人的功能恢复。具体操作如下：

（1）**坐平衡训练**：通过重心转移（前、后、左、右）进行坐位躯干运动控制能力训练，训练开始时应在照护者的指导帮助下完成，逐渐减少支持并逐步过渡到日常生活活动。

（2）**患侧上肢负重训练**：患侧上肢在体侧伸肘、腕背伸 90°、伸指、重心稍偏向患侧，可用健侧手辅助维持伸肘姿势。

（3）**上下肢功能活动**：主要是指双侧上下肢或患侧上下肢关节功能活动，包括肩、肘、髋、膝及踝关节活动，肩胛骨前伸运动和足踝的背伸运动等。

4. **站起**　老年人经过坐起训练后无直立性低血压等不良反应即可考虑用起立床进行站起训练。在站起训练之前先进行足跟踏地活动，即照护者用一只手保持偏瘫足和足趾的背屈，将另一只手放在偏瘫膝上，先把偏瘫足从地面抬起，然后向下按压膝部，使足跟触及地面，此时踝部应完全处于背屈状态，不能让跖趾关节底部触及地面，反复进行。站起训练有扶持站立和主动站立两种方式。具体操作如下：

（1）**扶持站立**：初始由照护者扶持老年人站起，逐渐过渡到老年人自行扶着床栏、门、椅子等练习站起，适用于身体条件尚好，没有活动禁忌者。

（2）**主动站立**：站起练习时，老年人双足平踏地面，足跟不能离地，偏瘫足与健足平行或稍后一些；接着双手十字交叉相握前举，肘关节伸直，躯干前倾，抬头、颈，脊柱伸展，髋关节自然弯曲，膝关节前移并弯曲；最后头部超越双足，伸展髋、膝关节后站起。

5. **立位**　立位训练主要通过站平衡训练、患侧下肢负重训练、上下台阶运动训练等协助老年人的站立功能恢复。具体操作如下：

（1）**站平衡训练**：当老年人能较好站起后，指导老年人双上肢置于身体两侧，照护者逐渐除去扶持，让患者独自站稳，完成站平衡训练。

（2）**患侧下肢负重训练**：当老年人能较好完成上述动作后，让老年人将重心逐渐向患侧转移，训练患腿负重能力，并同时让老年人双上肢或健侧上肢伸向各个方向，并相应摆动，训练动态平衡。同时，可逐渐抬起健腿，训练单腿站立及平衡能力。初始也可让患者用健手抓住一固定把手，或照护者在旁扶持，然后再逐渐放开，从有支持过渡到无支持，直至完成训练。

（3）**上下台阶运动**：面对台阶，用健侧手扶住扶手，患侧足踏在台阶上。健侧足踩在台阶下，将健侧腿抬起，使健侧足与患侧足在同一台阶上，站稳后再将健侧腿回到起始位。根据老年人的身体状况酌情增加训练时间和次数。

6. **上下楼梯**　上下楼梯训练的原则是上楼梯时健腿先上，下楼梯时患腿先下，反复进行，照护者可在患侧给予适当的指导与帮助。

7. **步行**　在步行训练之前，首先要进行患侧的屈膝训练，避免出现划圈步态。可先在俯卧位进行患腿屈膝训练，但要注意防止骨盆上提。具体操作如下：

（1）**减重步行训练**：通过支持部分体重使下肢减轻负重，又使患肢尽早负重，为双下肢提供对称的重量转移，重复进行完整的步行周期训练，同时增加训练的安全性。

（2）**步行双杠内练习步行**：当上述训练完成后，可在步行双杠内练习步行，照护者在旁监护或给予指导，避免患侧伸髋不充分、膝过伸或膝软，若患侧踝背伸不充分，可穿戴踝足矫形器，预防可能出现的偏瘫步态。移动时，要按先伸出健手扶住同侧杠前方，再迈患足，然后迈健足的顺序进行。训练中，如患侧上肢妨碍步行，可用三角巾吊起（图6-10）。

（3）**室内行走和户外活动**：上述训练如能较好完成后，可练习扶杖步行（四足手杖→三足手杖→单足手杖），最后达到用单足手杖或徒手步行。此期的步行训练若不能进行，则不必勉强，可待恢复期再作训练。如能步行并获得成功，可进一步进行稳定性、协调性、步态及耐力训练，最后进行复杂步行如绕圈、转换方向、越过障碍及上下楼梯训练。以上训练完成较好的情况下便可行户外活动训练，开始时照护者应陪同在侧，活动的距离做到循序渐进。

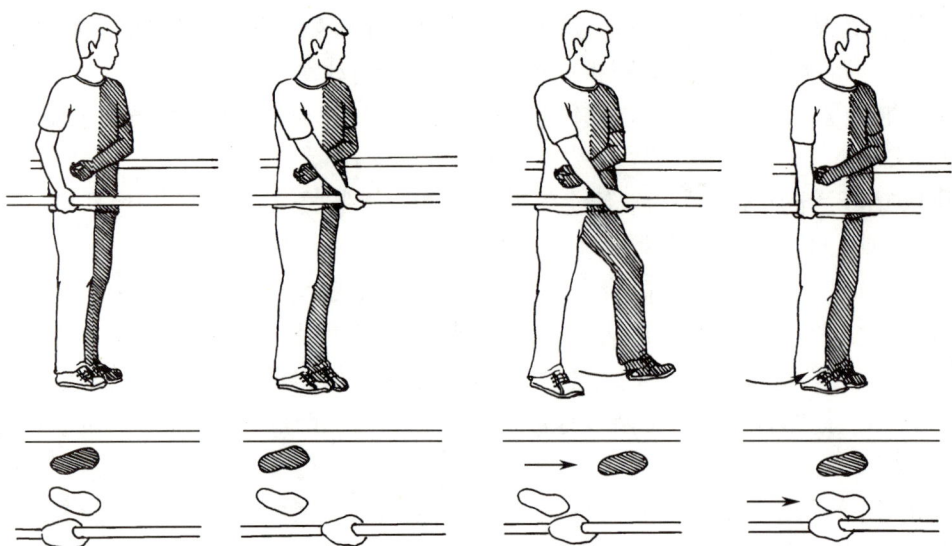

图 6-10 步行双杠内练习步行

（二）注意事项

1. 躯体功能锻炼应选择适当的时机进行，太早容易失败，使老年人失去信心，太晚则因依赖而失去动力。

2. 训练前，应尽量取得老年人的配合，并嘱其排空大小便。

3. 训练时，应选择有一定硬度的床垫和椅面进行。照护者穿防滑鞋子，在训练过程中，做好老年人的安全照护，尽量避免被家具、轮椅等碰伤肢体；密切关注老年人是否有不正常的动作，防止意外发生。

4. 照护者应随时评估老年人的肢体功能恢复情况，逐渐减少帮助。

（三）辅助器具的使用

辅助器具是为身体有残障或因疾病、高龄等行动不便的老年人提供保持身体平衡的措施，辅助其活动，保障安全。临床上常用的辅助器具有手杖、腋杖、助行架和轮椅等。

1.助行器

【操作目的】

协助一侧下肢无力或功能障碍的老年人离床活动。

【环境准备】

安静、舒适、温暖；地面干燥、无可移动的障碍物。

【照护者准备】

衣帽整洁，洗手，修剪指甲，戴口罩。

【用物准备】

手杖、腋杖、助行架等。

【操作步骤】

（1）准备助行器调整所需助行器的高度，方便老年人使用。

1）手杖：指导老年人手握手柄时感觉舒适，肘部在负重时能稍微弯曲，调整手杖高度为弯曲部与髋部同高。

2）腋杖：指导老年人双肩放松，身体挺直站立，腋窝与腋杖腋垫间相距 2~3cm，握紧把手时手肘弯曲 25°~30°，调整至合适高度，腋杖底端离该侧足跟 15~20cm。

（2）**使用助行器平地步行**：照护者在一旁指导，必要时协助以保证老年人安全。

1）手杖：手杖置健侧上肢，重心在健侧下肢，手杖向前挂出一步，患侧向前迈出一步，重心转移到患侧与手杖上，健侧跟上。遵循"手杖、患侧、健侧"的顺序前行。

2）腋杖

患脚不着地的方法：双侧腋杖同时放前一步，患脚腾空，健脚跟上。

患脚可着地的方法：①四步法：右拐前移，迈左脚，移左拐，右脚跟上。②三步法：两侧腋杖向前，迈患脚，健脚跟上。③二步法：右腋杖与左脚同时移动向前，左腋杖与右脚同时移动跟上。

手杖使用方法

3）助行架

无轮助行架：举起助行架放前约15cm，放稳，患脚前行，健脚跟上。

有轮助行架：推动助行架向前约15cm，放稳，患脚前行，健脚跟上。

（3）使用拐杖上、下楼梯

1）手杖：上楼梯时，手杖放在上一个台阶上，健脚先上，患脚跟上；下楼梯时，手杖先放在下一个台阶上，患脚先下，再下健脚。

腋杖使用方法

2）腋杖：上楼梯时，健脚先上，然后患脚与左右腋杖同时上。下楼梯时，两腋杖同时先下，患脚下移，健脚跟上。

（4）整理：嘱老年人卧床，必要时协助，整理好床单位。将助行器整理好，置于床边易取处。

【注意事项】

（1）使用前应检查助行器有无损坏和故障，与地面摩擦力是否足够大。

助行架使用方法

（2）操作时，老年人穿安全防滑的平底鞋，鞋子合脚，衣服宽松合适。

（3）带轮助行架虽移动方便，但稳定性差，要注意陪护，最好使用带刹车的助行架，防止意外。无轮助行架在举起前行时，要注意预防老年人站立不稳而跌倒。

（4）未熟练使用前，陪护人员应扶持或陪伴，防止跌倒。

（5）按康复计划进行训练，避免老年人疲劳。

2. 轮椅

【操作目的】

帮助能坐起但不能行走的老年人，协助其外出活动，以促进血液循环及体力恢复，同时满足老年人社交和户外活动需要。

【环境准备】

安静、舒适、温暖。

【照护者准备】

衣帽整洁，洗手，修剪指甲，戴口罩。

【用物准备】

轮椅、外衣、毛毯等。

【操作步骤】

（1）操作前准备：检查并准备轮椅，向老年人解释，协助老年人平稳坐在轮椅上，并用约束带固定，必要时盖好毛毯。

（2）推轮椅

1）平地推行：老年人端坐于轮椅，匀速平稳向前推行。

2）上、下斜坡：上斜坡时，老年人靠后坐稳，推轮椅前行；下斜坡时，调转轮椅倒退下行，照护者随时观察身后情况。

3）上、下台阶：上台阶时，先将前轮正对台阶，下踩后倾杆使轮椅后倾，顺势使前轮上台阶，再将后轮推上台阶;下台阶时,调转轮椅方向,先下后轮,后下前轮。

(3)**整理**:使用完毕,将轮椅折叠好,置于床尾易取用处。

【注意事项】

(1)根据老年人情况选择合适的轮椅,使用前检查轮椅各部件,检查轮胎、车闸、脚踏板和安全带是否完好。

(2)上、下轮椅时应先拉车闸以固定轮椅,轮椅推行轻稳,严防老年人跌出轮椅。

(3)上下台阶及上下坡推行时应注意安全,如老年人较重,道路坡度较大,应请人帮助,合力推动轮椅。

(4)长时间坐轮椅者,应垫气垫,每隔1h,指导老年人用双手支撑身体,使双臀部离开片刻,预防压疮。

(5)扶老年人坐立,站立,动作宜慢,预防直立性低血压。

3. 床与轮椅间转移

(1)照护者推轮椅至床旁,使轮椅与床呈40°左右或椅背和床尾齐平,拉起车闸,固定轮椅。

(2)协助老年人卧于床边,屈膝。照护者一手置于颈肩部,一手置于老年人远侧膝外侧,扶老年人坐起。协助穿鞋。

(3)让老年人双手搭在照护者肩上,照护者双手扶住老年人腰部,双脚和双膝抵住老年人双脚、双膝的外侧或一脚伸入老年人双膝之间,协助老年人站立,旋转身体,坐于轮椅上。

(4)调整坐姿,翻下踏脚板,系好安全带,必要时盖上毛毯。

(5)松刹车,推轮椅。

三、言语功能康复训练

失语症分为运动性失语、感觉性失语、传导性失语、命名性失语和完全性失语(混合性失语)。早期言语功能康复训练对病情稳定后的失语症老年人的语言康复有着积极作用。语言康复训练的作用原理主要是通过运动发声器官、发音训练、视听训练等刺激大脑皮质和语言中枢神经,以促进语言功能的恢复。主要包括口腔发音器官训练、发音训练和视听训练。

(一)方法

训练时提供安静的环境,可适当应用录音机、呼吸训练器、镜子、秒表、压舌板、识字卡、图片以及与文字配套的物品等器材提高训练效果。

1. 口腔发音器官(下颌、舌、唇)训练 指导老年患者做空咀嚼动作进行下颌功能训练;鼓励老年患者伸、缩、弯曲舌头,将舌头上下左右移动;指导运动腮部和口腔肌力,如鼓励老年人张大嘴巴,运动嘴唇,对照图片用力做发简单音节、字母或闭口、吹气、深呼吸等口型。

2. 发音训练 对轻、中度失语老年人,在掌握词语的基础上,从句子和复杂词语开始训练,告诉老年人正确的发音,让其跟读、复述。可以用小卡片写出、播放器重复播放等加深记忆。鼓励老年患者准确表达以增强信心,对错误表达及时纠正;对重度失语者训练时,照护者应有足够的耐心,训练时从单个简单的字开始,然后到词,最后到句子,让老年患者逐个掌握,不断重复强化记忆。如先教患者学习"a、o、e"到"ang、eng、ing""1、2、3"到"98、99、100"等。在发音的基础上,对老年人进行构音训练,对容易混淆的词语进行区分。与老年人交流时,注意语言速度要与其相仿。如老年人喜欢使用计算机,可以安装语言训练软件进行练习。

3. 视听训练 在语言训练的同时,可以通过电视节目、音乐、报纸等方式为老年患者提供学习机会,可以采用图片结合语言的训练方法,也可以结合动作训练,如给老年患者做蹲下、吃饭、喝水等动作示范配合练习。

（二）技术

不同类型失语症制定不同的训练方法。

1. 运动性失语 以表达训练和文字训练为主。给予实物、画册等进行联想、回答问题、描写等训练。照护者先对老年患者进行构音训练，从口型和发音练起，如用嘴吹纸片的方式诱导发音，从单个字到词，再到成语和短句，坚持每天练习，有助于语言功能的恢复。

2. 感觉性失语 以听理解训练为主。主要包括听语指物、执行指令等；训练时应利用表情 - 手势 - 语言三方面结合与老年患者进行交流，训练时一边说一边做手势，鼓励其进行口型模仿练习。

3. 传导性失语 以阅读及复述为主。训练时，指导老年患者依次复述字、词、短语和句子等，由简到难练习。

4. 命名性失语 以口头和文字称呼为主。鼓励老年患者大声说出自己的想法，采取手势、表情、图片等多种形式进行指导。

（三）注意事项

1. 康复训练开始得越早，效果越好。一般在老年人意识清醒，病情稳定，能够耐受集中训练 30min 时就可以开始进行。

2. 训练前、中、后均应对老年人进行全面的言语功能评估，了解治疗效果，及时制定出有针对性训练方案，必要时调整。

3. 言语训练过程应遵循由简单到复杂循序渐进的原则。

4. 训练内容及时间的安排应恰当，要根据老年人反应及时调整。一般白天练习，开始时每天 1~2 次，上、下午分别进行，以后逐渐增加为每天 4~6 次。

5. 训练时应由“一对一”训练到老年人自主训练，逐渐过渡到集体训练或家庭训练。

四、吞咽功能康复训练

吞咽功能康复训练是为了防止咽下肌群发生失用性萎缩，提高吞咽反射的灵活性，改善对不同食物的吞咽能力，减少呛噎，避免食物误吸，减少吸入性肺炎、窒息、营养不良等并发症发生。

（一）方法

吞咽训练分为基础训练和摄食训练。基础训练是针对与吞咽活动有关的器官进行功能训练，摄食训练则是实际进食练习，具体方法如下：

1. 基础训练 适用于所有吞咽障碍的老年人。

（1）口腔、颜面肌、颈部屈肌的张力控制和肌力强化、下颌关节活动度训练及舌部运动训练。

1）口唇闭锁训练：指导老年患者面对镜子进行缩唇、展唇、噘嘴、抿嘴等动作的训练。

2）颊肌运动训练：指导进行鼓腮练习，并同时用适当阻力挤压两腮，随后轻呼气。

3）下颌运动及咀嚼训练：指导进行主被动的张口、闭口，然后松弛及下颌向两侧运动的练习。

4）舌部运动训练：舌体不可自主运动时，照护者可用压舌板轻压舌背，促进舌体前伸或用纱布包住患者舌尖轻轻向前牵拉及左右摆动等；舌体可自主运动者，则指导其进行舌体的各个方向运动训练。

（2）屏气 - 发声运动、构音训练、呼吸训练、咳嗽训练。

（3）咽部冷刺激与空吞咽训练：使用冰冻的棉棒，轻轻刺激软腭、舌根和咽后壁，然后嘱患者做空吞咽动作。寒冷刺激能有效地强化吞咽反射，反复训练可使之易诱发而且吞咽有力。

（4）门德尔松手法（Mendelsohn maneuver）：吞咽时以舌部抵住硬腭、屏住呼吸，保持数秒，同时让老年人将示指置于甲状软骨上方，置于环状软骨上感受喉部上抬。喉部上抬无力者照护者可按摩颈部、上推其喉部促进吞咽。

2. 摄食训练 适用于意识清醒，能产生吞咽反射、少量误咽能通过随意咳嗽咳出的老年人。

（1）**体位**：以端坐位为最佳，进食时指导老年患者取端坐位，头部向前，颈部弯曲，全身放松。无法端坐位者，则取 30° 半坐卧位，头部前屈，如偏瘫则侧肩部以枕垫起，头歪向健侧。这种体位食物不易从口中漏出、有利于食物运送到舌根，可以减少向鼻腔逆流及误咽的危险。照护者位于老年患者健侧，将食物送进口腔健侧。

（2）**摄食**：根据老年人饮食特点及吞咽障碍的程度，选择糊状饮食的黏稠度，少量多餐，小口多餐，小口慢咽，将食物充分咀嚼成团，吞到舌根部时屏住气，再将食物咽下并坚持做几次吞咽动作，以使食物全部通过咽部。吞下一口食物清理口腔 1 次。吞咽后指导老年患者咳嗽，以咳出残留在咽部的食物残渣。

（3）**带胃管期间摄食训练**：用小汤匙把 2~3ml 温度适中、适当黏度的米粉糊、蛋白粉糊等流食倒于健侧颊部，嘱患者用健侧带动患侧将食物送到咽部，慢慢吞下，无呛咳时逐渐增加喂食量。当患者每餐能分次吞下 200ml 以上的流食，且连续 2d 无呛咳及腹部不适时，即可拔除胃管。进行下一步吞咽功能训练。

（二）技术

吞咽康复训练操是根据老年人特点，针对口唇闭锁、进餐姿势的保持、舌的运动、吞咽等弱项。指导老年人于餐前进行训练，每个动作 3~5 次，每天 3 组。包括基础操，面部肌肉运动，软腭及喉肌运动和舌肌运动四部分。

1. 基础操——针对进餐姿势保持而设计

（1）**深呼吸**：保持正确姿势如仰卧位或放松坐位，用鼻吸气，用口呼出。

（2）**空咀嚼，空吞咽**：闭上嘴，做细嚼慢咽的动作。

（3）**头部运动**：头部慢慢地向四个方向活动。

（4）**双手上举**：双手相扣尽可能上举。

（5）**双臂外展**：双臂向前合拢，向左右外展（图 6-11）。

2. 面部肌肉运动

（1）睁眼，闭眼。

（2）微笑。

（3）噘嘴。

（4）叩齿。

（5）左右鼓腮。

3. 软腭及喉肌运动

（1）发音"a、o、e"。

（2）模仿咳嗽（清嗓子）。

（3）持续发音 a。

4. 舌肌运动

（1）张口，舌头向前伸出舔上唇，舔下唇。

（2）舌头向口角做左右摆动。

（3）**卷舌**：舌尖抬起至门牙背面，维持 5s，放松，再贴上颚向后卷。

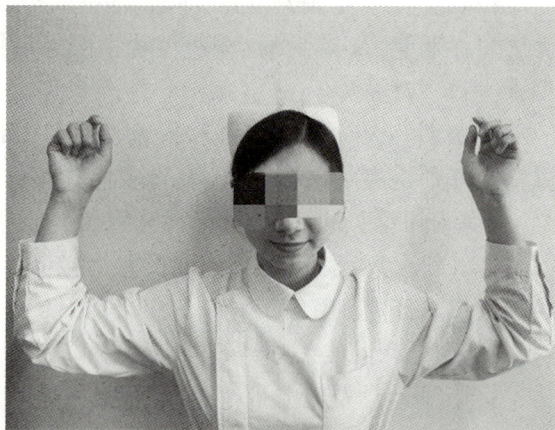

图 6-11 双臂外展

（三）注意事项

1. 训练前评估老年人的认知功能、活动能力、配合程度。

2. 根据老年人的身体状况，选择适宜的训练项目和时间。

3. 照护者要积极陪同和督促老年人坚持每天训练。

4. 严重心功能不全、哮喘者不能训练。

（邹立琴）

第五节　养老机构老年人常见疾病的健康照护与促进

情景导入

王爷爷,67 岁,诊断为血管性认知症,入住养老院。入院初,王爷爷不断吵闹要求回家。白天无法准确定位自己的床位,夜间因存在被害妄想而无法入睡。因频繁吵闹,影响其他老年人休息,且存在其他老年人或家属投诉的现象,院方提前安排王爷爷出院。回家后,王爷爷的子女请了保姆与其老伴共同照顾其生活起居。因保姆限制王爷爷出行,而遭到王爷爷的肢体攻击。2 个月后,王爷爷再次入住养老院,情绪极度烦躁。对照护者亦是多次拳打脚踢,并出现大小便失禁。终日在院子里来回走动,夜间不睡。

工作任务:
1. 该老年人出现了什么问题?
2. 针对该老年人,应如何进行全方位的照护?

养老机构老年人群躯体疾病具有以下特征:①存在不同程度的认知功能损害,多表现为失智症状。②多种脏器疾病常同时存在,临床表现复杂且不典型,多表现为老年综合征状态。③容易发生并发症。本节将重点介绍养老机构情境下认知症、老年综合征的照护技能。

一、认知症

随着经济的发展、疾病谱的改变和人口老龄化进程的加快,认知症,尤其是阿尔茨海默病的患病率显著增高,给患者本人及家庭、社会带来极大的病残安全问题和经济负担,认知症已逐渐成为社会各领域关注的重要问题。

认知症(dementia)是指在意识清醒状态下,出现的已获得的职业技能减退和社会活动障碍,认知功能减弱,记忆力减退和丧失,视空间技能损害,定向力、计算力、判断力等丧失,相继出现人格、情感和行为改变等障碍,且呈进行性加重过程。既往该病命名为痴呆症,为减少疾病名称歧视的色彩,很多学者建议更名为认知症。

ER 6-13

人口老龄化与
认知障碍的
发展轨迹

认知症是一种与年龄相关的疾病,通常会影响记忆、思维等认知功能和日常功能。然而,认知症的早期症状有时可能与正常老化中的记忆问题相似,因此需要仔细观察和鉴别。表 6-2 展示了正常老化与认知症的细微鉴别信息。

表 6-2　老化与认知症的细微差异

能力或特征	老化	认知症
日常生活能力	能独立维持	渐进性的需要协助
对疾病的感知能力	有,自觉记忆力差	早期可能有,多数对疾病无感知
回忆能力	能回忆或经提醒可回忆	经提醒不易回忆
记忆测试	可能无法完全记住测试中的物品	无法记住测试中的物品,甚至忘记做过的测试
社交技巧	无减退	失去参与的兴趣或表现不恰当

(一)健康评估

1. 病因

(1)中枢神经系统变性疾病:如阿尔茨海默病、额 - 颞叶痴呆、克 - 雅脑病(Creutzfeldt-Jakob disease,

CJD)、路易体痴呆、帕金森病和亨廷顿病等。

（2）**脑部其他疾病**：包括脑血管病变，如血管性认知症；占位性病变，如肿瘤、慢性硬膜下血肿和慢性脑脓肿等；感染，如脑炎、脑膜脑炎、神经梅毒和艾滋病等；创伤，如脑外伤等。

（3）**代谢障碍和内分泌障碍**：包括内分泌障碍，如艾迪生病、库欣综合征、高胰岛素血症、甲状腺功能低下、垂体功能减退、甲状旁腺功能亢进和甲状旁腺功能减退等；脏器功能衰竭，如肝功能衰竭、肾衰竭和呼吸功能衰竭等；维生素缺乏如维生素 B_1、烟酸、叶酸等缺乏；其他，如慢性电解质紊乱、血卟啉病和肝豆状核变性等。

（4）**中毒、缺氧**：如酒精、重金属、一氧化碳和药物等导致的中毒和缺氧。

> **知识拓展**
>
> ## 可逆性认知症
>
> 在当今医学领域，诸多病因可能导致认知功能障碍或认知症，而部分病因具有可逆性。针对可逆性因素的治疗不仅可能逆转其直接对认知功能的影响，而且还有助于预防随后可能出现的神经退行性变化。
>
> 1. 代谢和内分泌异常　维生素 B_{12} 和 B_1 缺乏、甲状腺和甲状旁腺功能失调、肝肾衰竭、低血糖以及威尔逊病（Wilson's disease）均可通过治疗改善认知功能。
>
> 2. 炎症性疾病　系统性红斑狼疮、神经肉芽肿病、桥本脑病、中枢神经系统血管炎和副肿瘤综合征，均可影响认知功能。针对性的抗炎或免疫抑制治疗能有效逆转认知损害。
>
> 3. 感染性疾病　神经梅毒、HIV 脑炎/HIV 相关神经认知障碍、单纯疱疹病毒脑炎、神经系统莱姆病（nervous system Lyme disease）和惠普尔病（Whipple disease）均可引起认知障碍。通过抗生素或抗病毒治疗，可有效逆转该类认知损伤。
>
> 4. 认知毒素　包括某些药物（如抗胆碱能药、苯二氮䓬类药物、阿片类药物）、酒精和重金属等。停用药物、戒酒或接受螯合疗法通常可逆转认知障碍。
>
> 5. 神经外科疾病　正常压力脑积水、颅内肿瘤和硬膜下血肿，可通过手术干预（如分流、切除或减压）有效逆转其引起的认知障碍。
>
> 6. 其他　短暂性癫痫性遗忘、非惊厥性癫痫、颈动脉闭塞引起的血管性皮质基底节综合征、睡眠呼吸暂停综合征、抑郁和焦虑障碍等可引起认知障碍。抗癫痫药物、血管干预、持续正压呼吸道通气治疗或精神药物治疗，通常可在一定程度上逆转认知功能损害。

2. 身体状况　导致认知症的病因不同，其临床表现各异，且不同时期的症状亦有不同，主要的临床表现如下。

（1）**认知功能缺损症状**：通常表现为记忆障碍，失认，失用，失语，以及由于上述认知功能损害导致的执行功能障碍。

（2）**精神行为症状**（behavioral and psychological symptoms of dementia，BPSD）：认知症老年人的精神行为症状往往呈现症状群特征，从症状群去理解 BPSD 更有利于医护人员掌握患者疾病的特点。

1）精神病性症状

①妄想：最常见的妄想多具有被害内容。较为典型的表现包括认为别人窃取自己的物品、认为自己的房屋不属于自己（也可归为定向力障碍）、称配偶（或其他照护者）是冒充者、认为自己被遗弃或坚信配偶不再忠实于自己。

②幻觉：以视幻觉最为常见。路易体痴呆老年人出现幻觉的频率高达 80%。视幻觉主要表现为在家中看到实际不在场的人物。

2) 额叶释放症状

①脱抑制：常见于额颞叶痴呆老年人。患有脱抑制综合征的老年人行为冲动、不恰当，注意力易分散，情绪不稳定，自知力和判断力低下，社交活动不能保持病前水平。其他与脱抑制有关的症状包括哭泣、欣快、攻击性言语、对其他人和事物的攻击性行为、自我破坏性行为、性活动增强、运动性激越、冲动等。脱抑制的表达如发脾气、攻击行为爆发和易激惹可能会引起争吵，甚至诱发暴力行为。入店行窃、赌博和冲动性购物以及其他难以控制的行为会导致经济或社交问题；缺乏判断力的认知症老年人可能会引起交通事故等。

②游荡：是认知症老年人经常伴发的行为问题之一，也是其到精神科就诊的常见原因。游荡包括多种行为形式，如核查（反复寻找照护者）、尾随、无目的乱走、夜间外走、外出走失等。

③激越：并非由外界观察者直接根据需要或患者的精神错乱判断出的不恰当的言语、语调或行为活动。认知症老年人激越较为复杂，可表现为身体的非攻击性行为、身体的攻击性行为、言语的非攻击性行为以及言语的攻击性行为。多数激越行为提示患者感觉不舒适或不满意，也有可能提示病情恶化。

④灾难性反应：突发而过度的情绪反应或躯体行为，表现为突然的愤怒爆发、攻击性言语、恐吓与攻击性行为（如打、踢和咬）等。

⑤错认：认知症老年人的错认属于知觉障碍，可表现为称自己家中出现其他人、错认自己（不认识自己在镜中的影像）、错认他人、错认电视中的事情。

3) 情感症状

①抑郁心境：抑郁症状可影响少数认知症老年人。认知症老年人诊断抑郁相当困难，尤其对于患中重度认知症的老年人。在早期进行访视时，通常根据第 5 版精神障碍诊断与统计手册的标准评定抑郁心境和症状。随着疾病的进展，抑郁的诊断可因为日益严重的言语和交流困难、情感淡漠、体重减轻、睡眠紊乱及激越等症状而变得愈加困难。因此，如果认知症老年人存在持续的抑郁心境和快感缺失、处于自我贬低状态并表达出想死的念头、在发病之前有抑郁症的家族史或个人史，则应考虑抑郁障碍。

②情感淡漠：表现为对日常活动和个人照料缺乏兴趣、社交活动减少、面部表情贫乏、语调变化减少、情感反应减弱、缺乏动机。情感淡漠和抑郁症都可出现缺乏动机，但情感淡漠往往并不伴有心境恶劣和自主神经症状。

③焦虑：部分认知症老年人，可能会出现以前未曾表现的过度焦虑，特别是对自身经济状况、未来前景以及健康状况的异常关注。这类患者常表现为反复询问即将发生的事件，且这种询问往往持续且重复，给照护者带来了显著的情感和精神负担。此外，另一种典型的焦虑表现是对独处的强烈恐惧。患者在配偶或照护者离开视线范围时，焦虑症状常会加剧，表现为反复要求不被单独留下。此类患者亦可能表现出对人群、旅行、黑暗、洗澡等日常活动的显著恐惧。

（3）神经系统症状 / 体征：重度或晚期认知症的老年人可出现吸吮等原始性反射。晚期患者最明显的表现是肌张力增高，四肢屈曲性僵硬，呈去皮质性强直。

阿尔茨海默病源性认知症认知障碍发展轨迹及其特征见表 6-3。

3. 认知症的分期　上述诸多症状在某一特定患者身上可以部分出现，也可以随病情演变次第出现，临床一般将认知症期分成 3 期。每个时期短则一年，长则十年，而且个体差异较大。

（1）遗忘期（早期）：主要表现为记忆障碍。此期的记忆改变常因患者及其家属误认为是老年人常见的退行性改变而被忽视，因此需与年龄相关记忆障碍，与"良性记忆障碍"相鉴别，后者的记忆减退主要表现为机械记忆能力下降，而理解记忆能力尚可，回忆能力下降，而再认功能则相对保留。

（2）紊乱期（中期）：除记忆障碍继续加重外，还会出现思维和判断力障碍、性格改变和情感障碍,患者工作、学习(掌握新知识)和社会接触能力减退,甚至出现人格改变,还会出现局灶性脑部和性格失态、失语或肢体活动不便等。

表6-3 阿尔茨海默病源性认知症认知障碍发展轨迹及其特征

关键特征	前临床阶段	前驱期	认知症期
认知功能	轻微的情景记忆损害和执行能力下降	明显的情景记忆损害,重复提问,放错物品,方位定向障碍,执行能力下降	严重的情境记忆损害,每日均发生重复提问、放错物品或方位定向障碍,找词困难,理解力下降,执行功能显著下降,寻路能力及书写绘画能力下降
躯体功能	正常	难以独立完成工具性日常生活活动(驾驶、财务管理、工作、购物、烹饪及药物管理),社交参与度下降	工具性日常生活活动能力的丧失,以及基础性日常生活活动能力的最终丧失(穿衣、洗澡、进食、如厕及尿失禁);社交参与度显著下降
行为表现	淡漠、易激惹、烦躁、自知力下降	淡漠、易激惹、烦躁、焦虑、自知力下降	淡漠、易激惹、对护理活动烦躁、愤怒、妄想、徘徊/游荡行为、抑郁、焦虑、睡眠问题、自知力显著下降
生物标志物	脑脊液β-淀粉样蛋白(amyloid β protein,Aβ)和tau蛋白、Aβ和tau蛋白正电子发射断层扫描(PET)或氟脱氧葡萄糖PET(FDG-PET)阳性	脑脊液Aβ和tau蛋白、Aβ和tau蛋白正电子发射断层扫描(PET)或氟脱氧葡萄糖(FDG-PET)阳性	仅在临床特征可疑或不典型时进行检测
临床考虑事项	参与临床试验,财产规划和预立医嘱	应用胆碱酯酶抑制剂,参与临床试验,监管驾驶、用药及财产管理,财产规划和预立医嘱	胆碱酯酶抑制剂,美金刚,参与临床试验,驾驶评估,强化监管,照顾者支持,财务规划和预立医嘱

(3)痴呆期(晚期):患者上述各项症状日益加重,以致不能完成简单的日常生活事件,如穿衣、进食等。患者终日卧床不起,与亲友及外界的接触能力逐渐丧失,四肢强直或屈曲瘫痪,括约肌功能障碍,最终可因出现全身各系统的并发症而死亡,如因肺部和尿路感染、压疮及全身各器官衰竭而死亡。

4.**认知评估工具** 养老机构对于认知症老年人的认知功能筛查,常用的临床初步筛查工具为MMSE,其次为MoCA及中国版Mattis痴呆评定量表(Chinese dementia rating scale,CDRS)。MMSE产生并发展于19世纪70年代初,现已成为许多国家和地区广泛应用的认知测试量表,但由于MMSE量表缺乏完整认知领域层面的评估,且过于简单,因而对认知症早期改变的检测并不敏感,也不能用于认知症的鉴别诊断。即便如此,MMSE量表仍被养老机构,甚至是临床广泛应用,而且是目前用于评估认知症老年人是否采用抗阿尔茨海默病药物治疗的主要工具。

ER 6-14

ER 6-15

ER 6-16

MoCA

Mattis痴呆
评定量表

MMSE

(二)认知症健康照护模式

1.**认知症伴发精神行为症状的7级管理模式** 认知症老年人精神行为症状的管理应贯穿全病程,从无症状期的预防,直至严重行为紊乱的治疗和干预。Brodaty等提出了7级管理模式,该模式强调,随着行为症状严重程度的不断递增,其干预强度亦随之增强。对认知症患者的问题行为进行干预时,既要阻止行为问题不断加重,也要尽可能让问题行为的严重程度减轻。值得注意的是,各级之间的界限并非截然分明。同时,行为严重程度的变化并非完全遵循逐级改变的规律。例如,肺部感染,可能使患者出现严重的行为紊乱,行为问题可从第3等级跳跃至第6等级,经过有效的抗感染治疗,其行为症状可以很快得到控制。此时,行为问题可从第6等级回至第3等级,具体见表6-4。

表 6-4　Brodaty 认知症伴发精神行为症状 7 级管理模式

分级	临床主要特点	管理方式
第一级	无认知症	常规预防
第二级	认知症 + 无 BPSD	抗认知症药物治疗, 选择性预防 BPSD
第三级	认知症 + 轻度 BPSD	抗认知症药物治疗, 非药物干预(照料者)
第四级	认知症 + 中度 BPSD	抗认知症药物治疗, 非药物干预
第五级	认知症 + 重度 BPSD	抗认知症药物治疗, 非药物干预, 个案管理
第六级	认知症 + 非常严重 BPSD	抗认知症药物治疗, 非药物干预, 转诊至老年精神科
第七级	认知症 + 极其严重 BPSD	抗认知症药物治疗, 重症特护住院管理

2. "以人为本"的照护模式　"以人为本"的照护(person-centered care)模式强调照顾认知症老年人需要特殊的知识和技能,必须由熟悉疾病的跨专业团队提供指导和服务。认知症跨专业的照护团队成员可以不隶属于同一家机构,以认知症老年人和家庭为中心,建立共同的照护目标和沟通协商机制,通过协作,使专业间的知识和技巧得以融合,取长补短,有效提升照护服务质量和效率。关注患有认知症的"人",而不仅仅是"疾病"本身,强调不仅仅关注与满足患者的基本生活需要,而是承认每位患者的价值、人格及其独特性,在老年人的生理需求、情感需求和心理需求之间寻求平衡,通过满足患者的依恋、接纳、舒适、成就、被尊重等情感需求实现优质照护。

> **知识拓展**
>
> ### 认知症照护跨专业团队成员分工和角色
>
> 　　跨专业的照护团队是将不同专业的人力资源(包括医生、护士、治疗师、护理人员、社工等)进行整合,以认知症老年人及其家庭照护者为中心,提供全面而个性化的服务。
>
> 　　1. 老年科医生的分工和角色　评估和诊断老年人是否有认知症;给予促认知药物治疗;定期随访老年人病情;协助处理行为和精神症状;需要时转诊住院或其他服务。
>
> 　　2. 责任护士的分工与角色　统筹老年人的个体化照护计划;监测老年人的身体状况和需要;评估老年人的医疗、护理以及生活起居方面的需要;转诊评估;监督服药情况以及是否有药物副反应;定期联系家属反馈老年人情况。
>
> 　　3. 物理治疗师的分工与角色　评估老年人活动能力;运动训练;肌肉功能训练;处理疼痛;处理失禁。
>
> 　　4. 职业治疗师的分工与角色　评估老年人认知和生活自理能力;评估与安排辅助器具;日常自理能力训练;吞咽训练。
>
> 　　5. 护理人员(护工)的分工与角色　提供适当的起居服务;执行个人照护计划;监测老年人日常精神、身体以及行为状况,并按需要做好记录;关心老年人个别需要,及时记录,并告知护士。
>
> 　　6. 社会工作者的分工与角色　安排心理、社交等方面的评估和服务;辅导服务;社区资源转介;家属支持服务;义工互助。

(三)认知症健康照护措施

　　本节将根据养老机构认知症老年人的病情程度来说明其照护的技巧与重点,包括认知症老年人总体康护计划、日常生活照护、沟通方式、居住环境照护等。

1.认知症老年人总体康护计划 养老机构中的老年人一旦明确存在认知症,且排除不可治愈的情况,照护者应为老年人制订一份个性化的康护计划,计划中应考虑老年人以下方面的需求:

(1)**生理方面**:认知症老年人生理功能状况;是否可以维持自我清洁、穿衣活动;进食是否规律,睡眠质量是否良好,性生活是否正常。

(2)**社会方面**:认知症老年人是否拥有足够的社会接触;是否存在社会退缩表现;是否存在不悦情绪或过激情绪;通过改变社会关系是否改变其不良行为。

(3)**情绪方面**:认知症老年人情绪是否正常;老年人对爱、亲密关系、舒适度、独立性、偏执情绪的改善等方面的需求是否得到满足。

(4)**宗教信仰方面**:认知症老年人是否存在足够机会满足自身宗教信仰方面的需求。

基于以上四个方面的需求分析,认知症老年人康复计划应包含5个要素:

1)发挥环境作用:简化环境,通过清除干扰来弥补患者观察力的不足;

2)展开有效交流:患者虽然表达困难,但其情感远比其所要表达内容更重要,虽然此病会导致老年人失去诸多能力,但仍然具有不可忽视的情感活动;

3)挖掘尚存技能:注重认知症老年人尚存的技能,协助老年人以替代其失去的能力,但同时又不能引起其注意;

4)实施灵性护理:走进认知症老年人的精神世界,与其一起享受时光。永远不要质疑、谴责和与老年人进行不休的争论;

5)丰富生活内容:尽量营造成功的机会,排除失败的可能,并不失时机地给其以诚恳的称赞,只要情况允许,尽量寻找幽默。

知识拓展

决策辅助技术在认知症照护实践中的应用

决策辅助(decision aids)是指通过向患者和照护者提供个性化的治疗护理选择,以及相应选择的利弊、结局等相关信息,帮助患者阐明个人价值观与偏好,从而促使患者和照护者作出高质量的决策。决策辅助技术在认知症照护领域的应用,主要是帮助认知症老年人及其照护者在面对复杂的医疗和护理选择时,能够作出更加符合个人价值观和偏好的决策。决策辅助的实施主要通过视频、纸质资料、音频或网络等传播媒介,提供基于高质量证据的最新临床信息,帮助认知症老年人理清其价值观,并引导其思考,促进其及照护者与医护人员进行有效交流。

在具体应用方面,决策辅助技术涵盖了认知症老年人护理的多个方面,包括日常生活、治疗护理和临终关怀等。例如,在饮食/喂养方式选择、照护地点选择、停止驾驶的决定以及护理目标选择等方面,决策辅助工具可为认知症老年人及其家属提供关键信息和指导。决策辅助工具的形式多样,包括视频、纸质资料、网络等,每种形式都有其独特的优势,以适应不同用户的需求。决策辅助工具不仅增强了认知症老年人和家庭的知识和理解,还促进了与医疗团队的有效沟通,从而提高照护质量和老年人生活质量。

2.轻度认知症老年人的照护 应帮助轻度认知症老年人维持最好的精神状态,确诊后应将老年人的病情告知其家属和养老机构的照护者,高度重视,确保老年人的居住及外出安全。

(1)**日常生活照护**:均衡饮食与及时补充水分,维持口腔卫生及身体清洁;房间内摆放其熟悉的家人照片、时钟和日历、家具,播放其熟悉的音乐。与其交谈时注意强调季节和地点等,应经常陪其聊天,鼓励其看书、读报和看新闻,以改善和维持认知症老年人的认知功能。鼓励认知症老年人尽可能参加户外活动或社交活动,使其与周围环境有一定的接触。培养其对生活的兴趣,使其情绪活跃,以减缓精神衰退。生活中应鼓励老年人自己完成其力所能及的自理活动,训练尚存在的能力,训练生活自理能力,以延缓肌力减退。

（2）**沟通技巧**：当老年人重复同样的话,照顾人员应避免说"你已经重复很多次了"之类的话,照护者只要倾听就好,并可以用其他具有吸引力的活动转移老年人的注意力。应给认知症老年人足够的时间,认真地倾听,让其说出内心的想法与感受。避免否定或指责认知症老年人,老年人出现记忆困难时,要给予理解和鼓励,使其保持积极的生活态度,应维持认知症老年人的尊严,避免与其争辩,不宜让认知症老年人承认自身的机体功能退化或错误。

（3）**居住环境照护**：减少家中容易导致认知症老年人跌倒受伤的环境,如光滑或反光的地板、容易滑动的小地毯,家具的锐角等。

3. 中度认知症老年人的照护　进入疾病中期以后,认知症老年人逐渐从健忘进入到混乱状态,相对于早期有截然不同的表现。照护者可以通过一些实用的方法来帮助认知症老年人弥补认知上的缺陷。

（1）**日常生活照护**

1）穿衣：穿衣件数不宜太多,衣服宜简单、宽松和合适,并按顺序摆放;避免纽扣过多,最好选用拉链设计;袜子成双放在一起,不易混穿;鞋子大小应合适,不宜穿系带鞋。选择样式时不宜与老年人发生争执,老年人出现错误时不要责备,否则会增加认知症老年人的不安或焦虑,增加其异常行为,甚至攻击行为的危险。

2）如厕：如厕途中要有明显的引路标记,应经常强化老年人的记忆,帮助其认识标记。认知症老年人随着病情进展,开始出现大小便失禁时,应根据老年人的习惯引导其按时去厕所。发生大小便失禁时不要责备老年人,记录发生时间,以避免再次发生。为避免夜间大小便失禁的发生,最好限制老年人晚上饮用咖啡饮品,带老年人外出应提前做好准备。

3）洗脸：照护认知症老年人洗脸时,应从后面或旁边进行帮助,因面对面会使老年人感到强迫而拒绝帮助或不合作。如老年人不肯刷牙,可用棉棒蘸盐水擦洗牙齿,每日应检查义齿和牙槽是否吻合,餐后均需清洗义齿。

4）头发：认知症老年人头发应剪短,以便于清洁。

5）指甲：认知症老年人指甲应剪短,避免其伤人伤己。

6）洗澡：认知症老年人洗澡时要有专人陪伴,不能让其单独洗澡,应养成固定时间洗澡的习惯。不要使用泡沫丰富的洗浴用品,应尽量使用洗澡椅,以免滑倒。当老年人拒绝洗澡或不能洗澡时,可分部位进行清洗或行床上擦浴。

7）服药：认知症老年人服药时必须设有专人陪伴,以协助老年人将药物按医嘱要求服下,避免其遗忘或错服。伴有抑郁症、幻觉和自杀倾向的认知症老年人,照护者一定要帮其将药物放置妥当。当老年人拒绝服药时,要耐心劝说,并坚持执行"发药到手,看药到口,用水咽下,看后再走"的药物护理原则。还可将药物拌在饭中让老年人服下;卧床、吞咽困难的老年人可将药片研碎后溶于水中让其服下。

8）饮食照护：认知症老年人一日三餐应定时定量,每次的量及品种不要太多,三餐间可以加水果、酸奶或点心,切忌吃得过饱,应尽量保持老年人以往的饮食习惯,不要使用刀叉进食。吃饭弄脏衣物时,不应该责备老年人,应给老年人足够的时间进餐,食物要简单,可切成小块,应多给老年人吃一些容易咀嚼和清淡易消化的食物,软滑的食物较受欢迎,应避免同食固体及液体食物,以免发生窒息。认知症老年人拒绝进食时,不要强迫,不可大声呵斥,更不可将食物用强制的手段喂给老年人,可以在转移其注意力后再试着让其进食。对少数食欲亢进、暴饮暴食的老年人,应适当限制其食量,可以将食物分不同等份后进食。

（2）沟通技巧

1）针对不同情况的认知症老年人，应选择不同的表达方式：谈话时使用的语调、语速、声音强度、流畅性及抑扬顿挫感等，都会影响表达的效果。为了让认知症老年人理解，与其说话时的语速应缓慢而委婉。

2）使用关怀性语言：尽量使用认知症老年人常用的习惯性用语或乡音。照护者应特别注意在老年人急躁、情绪激动时，说话音调要柔和，速度要缓慢。

3）避免忌讳性语言：应关注尊重认知症老年人，不应旁若无人地议论老年人，不能说伤害其自尊或诱发其自卑的话语，如不能说笨、傻等词语。

4）采用转移性语言：认知症老年人带着愤怒情绪拒绝照护者的合理建议时，照护者不能使用顺应性语言和等待的方式。此时，照护者可以转移老年人的注意力，使其放弃坚持要做的事情。

5）使用简单、直接和正面性语言：与认知症老年人的交流内容最好只需要其回答是或不是，避免让其做选择性的回答，以免造成回答困难。

6）使用重复、分解性语言：一段略复杂的事，要分段讲解，给认知症老年人足够的时间去思考和回答问题，必要时应给予提示，以减轻其挫败感。

7）使用形象化语言：认知症老年人的形象思维能力强于抽象思维，语言配合图片更易使其理解。

8）使用鼓励、赞赏、肯定性语言：可激发认知症老年人的正面情绪，建立其自信心。

9）使用引导性语言：引导认知症老年人谈论自己感兴趣的事情，诱发其语言连贯，以锻炼其思维能力。

（3）居住环境

1）预防认知症老年人误用药物及食用过期食物或其他异物：照护者应协助认知症老年人用药，并进行药物管理；清洁剂宜放在不可及之处；应定期清除过期食物，饼干盒中的干燥剂也应预先清除。

2）预防认知症老年人跌倒：地板应防滑，避免使用小地毯；楼梯走廊明亮，颜色应对比鲜明；家具要固定，应将其尖锐角包起来；楼道、走廊、卫生间等应有扶手，门槛应打平，走道上不宜堆积杂物。

3）预防认知症老年人走失：卧室房门应加装较复杂的门锁，并用画或窗帘加以遮盖，门上可加装风铃或感应式门铃。为认知症老年人特别定制写有其一般个人信息及监护人联系方式的卡片，放置于认知症老年人口袋中，防止其外出走失无法联络的情况发生。

4. 重度认知症老年人的照护 重度认知症老年人不仅认知功能严重退化，而且其行为能力也逐渐退化，大部分的日常生活都需要他人帮助，语言表达也逐渐减少。

（1）**日常生活照顾**：重度认知症老年人各方面的能力均下降，如穿衣、进食、服药等均无法自理，移动困难，失去认知、理解和语言能力，多卧床接受长期照护。长期卧床或大小便失禁，容易引发多种并发症，如泌尿系统感染、肺炎和压疮等，这些并发症是导致认知症老年人死亡的主要原因。对病情较重的重度认知症老年人，应给予全面细心的照护，充分考虑其饮食营养、衣着冷暖和个人卫生，严防并发症的发生。

1）饮食照护：重度认知症老年人对进食过程亦会遗忘，喂饭时可轻压其舌头或嘴唇提醒其吞咽，喂食一定要在其清醒时进行，应抬高床头或让老年人坐起接受喂食，食物应切成小块，不要食入黏性食物，不要汤与饭同喂，一次不宜喂太多，速度不宜过快。

2）皮肤照护：护理人员应为认知症老年人勤翻身、勤按摩、勤整理、勤更换衣被以预防压疮的发生。不能活动的老年人可使用气垫床或海绵垫达到整体减压的目的。还可在卧床老年人的髋关节、双膝关节之间、脚踝处放置软枕，其侧卧时后背可垫楔形背枕，以减轻压力。

3）口腔照护：每天早晚应用温盐水或漱口液为老年人清洁口腔。照护者应洗净双手，让老年人侧卧面向自己，用镊子夹住湿度适宜的纱布，轻擦老年人牙齿的外面、内面、咬面、舌的上下面及两颊，清洁后清点纱布，避免将纱布遗留在老年人的口腔中。

（2）**沟通技巧**：即使重度认知症老年人已丧失语言功能，照护者也应关心和尊重老年人，在为老年人做任何操作或照护时，都应事先告知，以增加其安全感。老年人发脾气时，应以温和的口气安抚，利用其健忘的特性，稍后再做处理。多赞美老年人以增进其配合度、减少抗拒。传达信息时，应简单明了，最好少于十个字，可搭配肢体语言、图片或实物做辅助。说话的声调应温和、友善。

（3）**居住环境**：老年人应使用行动辅助用具，避免跌倒。为避免老年人下床时发生危险，可在其床边加装床栏杆、离床警示器或红外线感应器。老年人活动与休息的空间，应避免有令其不安的噪声干扰。墙壁和地面，应避免有令人眼花缭乱的图样。

（王丽娜）

二、老年综合征

老年综合征是指由多种疾病或多种原因引起的同一临床表现。老年综合征会严重影响到老年人心身健康，在增加医疗费用的同时也增加了照护者的负担及费用，严重影响老年人、照护者及家属的生活质量。为提高老年人的健康水平和生存质量，照护者需在对老年人进行综合评估后，针对性地提供个体化的照护服务。常见的老年综合征有肌少症、尿失禁、口腔问题、视力障碍、听力障碍、孤独、多重用药、吞咽障碍等。

（一）肌少症

1988 年 Irwin 首次提出肌少症（sarcopenia）用于描述老年人的肌肉量的减少及其功能的衰减。老年人是肌少症的高发人群，全球范围内 65 岁及以上的老年人患病率为 14%~33%，而失能和住院患者肌少症患病率高达 78%。肌少症常伴随躯体功能减退、衰弱及不同程度的失能，也可增加跌倒风险，并与死亡率增高有关。自 2016 年始，世界卫生组织《国际疾病和相关健康问题统计分类》正式定义肌少症为一种疾病。肌少症越来越受到人们的重视。

1. 健康评估

（1）**健康史**：肌少症的发生机制还不十分明确，可能与下列因素有关：

1）疾病因素：恶性肿瘤、炎症、糖尿病、认知功能损伤、心力衰竭、肾衰竭、骨质疏松症等。

2）年龄相关因素：肌少症发生与老年人体合成睾酮、雌激素、生长激素、胰岛素样生长因子-Ⅰ减少有关。同时，由于老年人常存在食欲减退、消化及吸收功能下降，导致蛋白质及维生素 D 摄入减少，体内合成蛋白质减少，继发出现骨骼肌量的衰减和功能下降。老年人活动减少、活动能力下降也是引发肌少症发生的重要因素。

（2）**身体状况**

1）肌力减退，活动能力下降。日常动作如行走、坐立等完成困难，甚至导致平衡障碍、易跌倒等。

2）肌肉数量减少，平衡能力下降。易发生跌倒、骨质疏松症或骨折。

（3）**评估方法**：目前，国内关于肌少症的诊断标准已达成共识。主要包括以下几个方面：

1）筛查病例：使用肌少症五项评分问卷（SARC-F）或肌少症五项评分联合小腿围问卷（SARC-CalF）先进行筛查。建议肌少症筛查小腿围界值为男性<34cm，女性<33cm；SARC-F 评分≥4 分为筛查阳性，SARC-CalF 评分≥11 分为筛查阳性。

2）肌肉质量评估：1998 年，Baumgatner 等提出将通过双能 X 线吸收法（dual-energy X-ray absorptiometry，DXA）得到的四肢骨骼肌量，除以身高（m）的平方得到相对骨骼肌量指数，这是目前应用最多的反映骨骼肌量的指标。一般地，使用 DXA 测评时，相对骨骼肌量指数：男性<7.0kg/m²，女性<5.4kg/m² 为异常；使用生物电阻抗分析（bioelectrical impedance，BIA）技术测评时，男性<7.0kg/m²，

女性<5.7kg/m² 为异常。

3）肌肉力量评估：当前，使用握力计测定上肢握力已公认为肌少症评估诊断的首选指标。测量时左右手分别测量 3 次，取最大值，男性<28kg、女性<18kg 则为肌肉力量下降。如因手部外伤、残疾、指关节炎等无法测握力时，可使用 5 次起 - 坐试验，记录从坐姿到起立 5 次所需的时间，作为测定肌肉力量的替代方法进行评估。

ER 6-18 肌少症五项评分问卷

ER 6-19 肌少症五项评分联合小腿围问卷

ER 6-20 老年人肌少症诊断标准流程图

4）躯体功能评估：使用 6m 步速测量是躯体功能最常用的评估方法，诊断界值为步速<1.0m/s。

（4）心理社会状况：肌少症老年人因肌力下降致步速减慢，常表现出焦虑，害怕跌倒的发生。

2. 健康照护与促进

（1）**饮食照护**：增加膳食蛋白质摄入，协助老年人每日补充蛋白质 1~1.2g/kg。协助照护对象向专业营养师咨询，学习食物的构成、分量的控制、烹调方式及优选食材的知识。照护者制订饮食计划要与老年人的种族和文化背景相适应。考虑到老年人病种普遍较多，在制订营养食谱时要充分考虑老年人的已患疾病，如高血压、糖尿病、冠心病、肾病等。此外，补充维生素 D 与骨骼健康有关，有益于预防和缓解肌少症。补充维生素 B_{12} 和叶酸能够纠正老年人的高同型半胱氨酸水平，从而增加肌力。

（2）**运动照护**：帮助老年人定期进行耐力和抗阻力肌力锻炼，根据老年人的病情制订个体化的运动计划，做到循序渐进，从低、中强度开始，并长期坚持。抗阻训练方案是依靠自身力量克服外界阻力的运动。对于肌少症者，四肢骨骼肌参与的抗阻力运动不仅可以增加肌肉合成，还可以延缓肌肉衰减的速度，同时对心肺功能的要求较低。阻力可来自物体、自身重力、专门器械，如举重物、俯卧撑、哑铃、弹力带等，是增加肌肉力量和耐力的主要手段。骑自行车、游泳、使用健身器械也有利于增强老年人的肌肉功能。照护者在运动前协助老年人做好准备工作，并在运动中做好安全防护。

单纯补充蛋白质可以提高肌肉功能，但不增加肌量，而蛋白质补充与抗阻力运动联合则可以同时增加肌量。老年人在进行抗阻力训练 1h 后给予必需氨基酸，有助于其蛋白质合成达到年轻人水平。因此，营养与运动联合照护更有利于肌少症的预防和管理。

（二）视力障碍

视力障碍是指视觉功能受到一定程度的损害，即丧失了部分视力，主要包括视觉敏锐度降低及视野受损。老年人视力障碍的主要症状有视力下降，视物模糊、眼前黑影飘动、视物变形、视野缩小、复视等。视力障碍可由眼球结构生理性老化导致，但各种眼科疾病是常见病因。

1. 健康评估

（1）**健康史**

1）视力改变：询问老年人近半年内是否出现视力改变或下降，头痛或眼部不适症状以及症状发作的程度、部位、时间与特点。

2）疾病：询问是否有全身性疾病如糖尿病、高血压等，眼部疾病如角膜炎、结膜炎、缺血性视神经病变等影响视力的因素。

（2）**身体状况**：老年人视力障碍常见的表现有眼干、视力下降、视物模糊、视物变形、视物遮挡、黑矇、闪光感等。导致老年人视力障碍最常见的眼部疾病有白内障、青光眼、老视和糖尿病视网膜病变等（表6-5）。

（3）**心理社会状况**：视力障碍容易引起老年人恐惧、紧张等，当视力下降严重影响到老年人的自我照顾能力时，可导致老年人的自尊和价值感低下，出现悲观、抑郁等心理。老年人常表现为依赖行为增强、躲避社会活动、人际关系敏感等。

表 6-5　常见的眼部疾病的区别

常见疾病	原因	概况
白内障	晶状体蛋白变性	最常见,老年人感知眼前有固定不动的黑点,呈渐进性、无痛性视力减退 以手术治疗为主
青光眼	眼内压高	视神经损害和视野缺损 以手术治疗为主,辅以降压药控制眼压
老视	年龄	晶状体退化,弹性下降,睫状肌功能减退,导致眼的调节功能减弱,近点后移 戴框架眼镜
糖尿病视网膜病变	糖尿病	视网膜缺血和增殖性变化而引起视网膜结构和功能的改变,是糖尿病引起失明的最主要并发症 控制血糖,手术治疗

（4）评估方法

1）常规视力检查：采用国际统一的标准对数视力表检查视力。裂隙灯检查眼部前段,强光源检眼镜检查眼底,裸眼视力<1.0 为视力减退。

2）视力损害检查：应用 Dandona 视力损害定义标准,通过日常生活视力（presenting visual acuity,PVA）判断是否发生视力损害。PVA≥6/12 视野无异常者为视力正常,6/18<PVA<6/12 为轻度视力损害,6/60<PVA<6/18 为中度视力损害,PVA<6/60 为重度视力损害。

3）视功能检查：采用印度 Aravind 眼科医院临床验证所使用的视功能问卷（visual function-11,VF-11）进行测定,该问卷主要包括主观视觉、周边视野、视觉适应、立体视觉 4 个指标。

2. 健康照护与促进

（1）**日常生活照护**：保持室内空气流通,减少空调使用。避免长时间用眼,调整坐姿,保持良好的视觉姿势。合理饮食,多吃豆制品、鱼、牛奶等富含蛋白质饮食,多吃含维生素 A、B、C、E 较多的食物。外出戴太阳镜,避免强光直射。

（2）**围手术期照护**：眼部手术后多卧床休息,避免重体力劳动和剧烈运动,避免弯腰提重物,勿用手揉眼睛,洗澡洗脸时,防止污水进入眼内,注意保暖,饮食合理。日常生活中避免诱发因素,生活有规律,避免过度疲劳,学会控制情绪,保持心情舒畅。合理饮食,避免辛辣刺激食物,不宜饮用咖啡和浓茶。饮水建议少量多次,每次不超过 300ml,睡眠充足,枕头不宜过高,可采取仰卧位或侧卧位休息,避免俯卧位休息,避免在暗室内看电视、电影,服饰上衣领、腰带不要过紧。

（3）**用药照护**：由白内障、青光眼、视网膜等眼部疾病引起的老年视力障碍往往需要使用眼药水局部治疗。照护者应充分了解常用眼药水的作用及副作用。在使用前应核对药物种类和有效期,并检查眼药水的有效性如有无混浊、沉淀等。滴眼药水时,将滴眼剂滴入到结膜囊内,避开角膜,使用完毕,应轻提上眼睑,嘱老年人闭眼休息。如同时使用两种以上的滴眼液时,应间隔五分钟。

（4）**安全照护**：视力障碍老年人的安全问题包括跌倒、坠床、暗室环境碰撞等。老年人照护环境安全,如浴室、卧室及卫生间放置防滑地垫及安全扶手,夜间照明开关触手可及,生活所需日常用品定位放置。外出活动时,照护者在旁搀扶,以防跌倒,注意安全。

（5）**眼部自我保健操**

1）运目法：将双眼睁大,使眼球不停运动,先从右向左十次,再从左向右十次,然后停止放松,重复上述动作 3 次。

2）熨目法：每日晨起,先将双手互相摩擦使双手温热后,用一手掌熨帖双眼,重复 3 次以后,再用食指、中指轻轻按压眼球或按压眼球四周。

（6）**心理照护**：指导老年人使用视力障碍辅助工具,强化其触觉、感知觉,使老

ER 6-21

眼部自我
保健操

年人在心理和行为方面逐渐适应生活上的不便。鼓励视力障碍老年人多参与文娱活动，使他们心情舒畅。

（三）听力障碍

老年性听力障碍是指主要由内耳的退行性变引起的自然的听力损失。是老年人群中第三个常见的慢性病。一般来说，随着年龄的增长，听力都有不同程度的缓慢减退。65~75 岁的老年人中，发病率可高达 60% 左右。耳聋对老年人的生活质量、情感、社交能力均可产生不良影响。老年性耳聋者，由于与家人及朋友言语沟通困难，相处可产生误会或不和谐，往往有可能导致耳聋老年人产生一定的心理障碍，如心情郁闷，沉默寡言，离群独处，多疑猜忌，烦躁易怒等，使这些老年人愈发感到孤独寂寞，还会降低老年人的独立生活能力。

1. 健康评估

（1）**健康史**：老年性耳聋的听力损失是随着时间进展，受遗传因素与环境的综合影响导致的。主要的危险因素如下：

1）衰老：老年人全身组织趋于退化，听神经及听觉相关组织细胞发生退行性改变。

2）遗传因素：老年性耳聋的发病年龄，发展速度等方面很大程度上取决于遗传因素。遗传易感者对环境危险因素如噪声、耳毒性药物等敏感，使得发生耳聋的年龄提前，听力下降程度加重等。

3）疾病因素：高血压、高血脂等是影响耳聋的重要致病因素之一。动脉硬化可引起神经组织变性和内耳血液循环障碍，导致听神经缺乏营养物质。高血脂时，血液处于高凝状态，血小板聚集增加，小的脂肪栓塞等也均可造成内耳缺氧，使其缺乏营养而受损。

4）噪声因素：强噪声刺激可引起内耳毛细胞损伤，产生的感音神经性耳聋。老年人需避免长时间暴露于喧哗的街道、机场等噪声大的场所。

5）耳毒性药物：氨基糖苷类药物，抗肿瘤药物等可致使老年人听力损失、耳鸣和眩晕等，称为耳毒性药物。老年人肝肾功能减退，药物代谢功能下降，更易发生耳毒性作用。应尽量减少或避免使用此类药物。

（2）**身体状况**：老年性耳聋起病隐袭，进展缓慢，并逐渐加重。一般双耳同时受累，亦可一侧较重。主要特征是不明原因的双耳对称性、缓慢进行性听力减退，在噪声环境中言语交流困难。老年人常表述为：对低声听不清，对高声又耐受不了，若讲话速度快或环境噪声较强，会感知到理解困难，常伴有高调耳鸣。

（3）**心理社会状况**：老年性耳聋者，与家人及朋友言语沟通困难，相处时可产生误会或不和谐，使其产生郁闷、沉默寡言、独处、多疑猜忌等心理，而这些使老年人愈发感到孤独寂寞。

（4）**评估工具**：临床听力学检查，如纯音听阈、言语测听、声导抗测试、耳声发射以及听觉诱发电位等。

2. 健康照护与促进

（1）**生活照护**：老年人应吃富含维生素和蛋白质的食物，如蔬菜、水果、豆制品和鱼类（特别是青鱼）。限制脂肪和高糖的摄入，戒烟禁酒，禁食浓茶、咖啡和辛辣刺激的食物。保持居住环境安静，养成良好的睡眠习惯。避免长时间暴露于厂房、机场、鞭炮声等噪声大的环境。如环境不可避免时，尽量使用耳塞、耳罩等隔音设备。指导进行适度的体育锻炼，如气功、健身操等，做到长期坚持，但避免过度劳累。

（2）**疾病照护**：听力损失合并高血压和糖尿病者，要控制血压和血糖，尽量维持正常水平。积极预防和治疗心血管疾病，定期体检，监测血压，血脂和血糖等。

（3）**药物照护**：老年人避免使用耳毒性药物，如氨基糖苷类抗生素、髓袢利尿药、抗肿瘤药等。使用耳毒性药物者，应及时观测听力水平，酌情调整药量。

（4）**心理照护**：指导家属与老年人正确沟通，提供安静的沟通环境，与听力受损老年人交谈时，做到吐字清楚，速度稍缓，不高声喊叫。可使用眼神或身体语言，如说话时倾身向前以表示对老年人的话题感兴趣，激发其交谈的欲望。交谈时可触摸老年人手掌表示热情和关爱。帮助老年人接受听力减退的现实，指导耳聋老年人用视觉、唇读法、手势，与助听器互补，改善交流，加强社会交往。

（5）使用助听器的照护

1）适应证：中重度感音神经性耳聋，语言分辨率较高的老年人适合佩戴助听器。

2）佩戴时间及调整：指导老年人熟悉助听器的使用，使其顺利度过适应期，一般为3~5个月。初始，每天佩戴1~2h，上、下午分开；适应后逐渐延长佩戴时间，待完全适应后可整天佩戴。

3）训练：开始时，嘱老年人在安静的环境中训练听自己的声音，逐渐过渡为听电视或收音机，适应后开始对话训练。对话训练时，开始应在安静环境下一对一地进行，适应后则可进入较多人的环境中进行练习，最后练习在嘈杂环境中与多人说话。

（6）指导老年人进行听力下降预防保健操。在操作前，如天气寒冷，指导老年人双手掌面相对搓热后进行。

1）耳郭按摩法：双手拇指与示指相对，沿耳郭从耳根部一直捏至耳垂，反复进行15~20次，至耳郭微微发红、发热为止。

2）振耳法：双手掌面轻轻捂住外耳，使听到的声音越来越小，直至听不见任何声音，然后放开，再捂住，反复进行15~20次。

ER 6-22
听力下降预防
保健操

（四）孤独

孤独是指老年人不与周围的人、环境进行有意义的思想和情感交流，表现为喜好独处、不主动与人交谈等。主要与环境陌生、远离家人朋友、缺少亲人陪伴等有关。

1.健康评估

（1）**健康史**：询问、观察老年人有无孤独的行为表现，如经常独处、感觉无聊乏味、度日如年，不愿参与任何活动等。

（2）**心理状况**

1）认知：老年人自我感知无用，毫无价值，在人际交往过程中对微小问题过于敏感，对他人和自己的评价都较为消极，对他人的行为和意图常持怀疑或否定的态度。

2）情感：老年人常常表现出精神不佳，内心十分脆弱，情绪持续低落或容易激动。睹物思归，多愁善感的现象在他们身上经常出现，他们总感到自己是孤立的、无望的、不幸福的。

3）行为交往：老年人不主动与人交往，且在交往中也容易受到他人的影响和控制。他们对周围事物兴趣索然，很少参与社会活动，严重者连户外活动也不愿意进行。

4）思维：存在孤独心理的老年人对非语言信号的理解性变差，在内心的需求得不到满足时，会产生非理性信念，有些老年心理孤独者甚至会把消除孤独建立在给别人制造麻烦上，思维缺乏逻辑性。

2.健康照护与促进

（1）帮助老年人正确认知孤独，让老年人认识到，孤独在老年人中是普遍现象，自己并非特殊或是独立的个体。减轻老年人对孤独的恐惧，使他们正视孤独，增加适应和调节能力。

（2）为老年人的兴趣、交往提供一些机会，开展老年人活动，推动老年志愿活动工作及老年大学教育文化活动，鼓励老年人积极参与，使老年人的晚年生活丰富精彩。

（3）帮助老年人学习有意义的新知识，协助其从手机、报纸、杂志、新闻广播、网络中吸取新知识，研究新问题，活跃新思维。

（4）孤独心理严重者，如有的老年人因孤独认为生活无意义甚至表现出自杀行为，照护者应及时发现，并帮助老年人接受心理咨询及志愿者帮助，使他们走出孤独。

（5）教导子女对老年人不仅要确保物质赡养，更需进行生活照料和精神赡养，和谐美满的家庭氛围对预防或降低老年人孤独感具有重要意义。如子女应接受并督促丧偶老年人再婚,降低其孤独感水平。

(五) 多重用药

多重用药一般是指持续或同时用药达到 5 种以上,如超过 10 种则称为超多重用药。老年人平均患有 6 种疾病,平均用药达 9.1 种,多者达 36 种。过多使用药物不仅增加经济负担,减少依从性,同时还增加药物相互作用。联合用药品种愈多,药物不良反应发生的可能性愈高。因此,照护者应指导老年人合理、安全用药,避免多重用药。

1. 健康评估

(1) **用药史**:评估老年人的用药史,建立完整的用药记录,包括既往和现在的用药记录、药物的过敏史、引起不良反应的药物,以及老年人对药物的了解情况。

(2) **各系统老化程度**:评估老年各脏器的功能情况,如肝、肾功能的生化指标。以对药物使用的合理性进行监督。

(3) **服药能力评估**:评估老年人的智力状态包括阅读能力、理解能力、记忆力等;日常生活能力包括视力、听力、吞咽能力、获取药物的能力等。通过对老年人服药能力的评估,便于及时辅助老年人用药和观察用药后病情变化。

(4) **心理、社会状况**:了解老年人的文化程度、饮食习惯、家庭经济状况,对当前治疗方案和护理计划的了解、认识程度和满意度,家庭的支持情况,对药物有无依赖、期望、恐惧等心理,以有针对性地实施心理护理和社会支持。

2. 健康照护与促进

(1) **照护者应熟悉并指导老年人掌握用药五大原则,主要包括**:

1) 受益原则:是指给老年人用药时应权衡利弊,当用药的受益 / 风险比值 >1 时,认为用药对患者有益,则可用。反之,如果受益 / 风险比值 <1 者,则不用药,同时选择疗效确切而毒副作用小的药物。

2) 五种药物原则:是指老年人同时用药不能超过 5 种,这主要是考虑到用药数目与药物不良反应发生率的关系。据统计 5 种以下药物的药物不良反应发生率为 4%,而 6~10 种为 10%,用药品种应少,尽量控制在 5 种以下。

3) 小剂量原则:老年人用药要遵循从小剂量开始逐渐达到适宜于个体的最佳剂量。《中华人民共和国药典》规定老年人用药量为成人量的 3/4;临床上,一般开始用成人量的 1/4~1/3,然后根据临床反应调整剂量,直至出现满意疗效而无不良反应则为最佳剂量。

4) 择时原则:是指应用时辰药理学的相关理论,选择最佳时间服药,以提高疗效和减少不良反应。主要根据疾病的发作、药代动力学和药效学的昼夜节律变化来确定最佳用药时间。

5) 暂停用药原则:老年人在用药期间,应密切观察,一旦出现新的症状,应考虑为药物的不良反应或是病情进展。前者应停药,后者则应加药。对于服药的老年人出现新的症状,停药受益可能多于加药受益。

(2) **密切关注老年人用药情况**:照护者对老年人用药进行提醒、监督,关注是否有药物漏服、错服、忘服等,同时加强老年人用药知识,提高用药依从性。

(3) **了解老年人生活习惯对药物疗效的影响**:如会影响药物疗效,服药期间应改为适宜的饮食及生活方式。例如磺胺类药物、阿司匹林、维生素 B_2 等不宜与果汁、维生素 C 或其他抗氧化剂药物合用;使用一些抗生素,包括头孢哌酮、头孢曲松等不能饮酒,否则会出现胸闷气短、面部潮红、头痛、恶心等症状。

(4) **鼓励老年人首选非药物性措施**:指导老年人如果能以其他方式缓解症状的,暂时不要用药,如失眠、便秘和疼痛等,应先采用非药物性的措施解决问题,将药物中毒的危险性降至最低。

（5）**密切关注老年人用药后的异常情况，照护者应详细记录**：服药后是否有肠胃不适、头晕、口干、心跳加速、冒冷汗、失眠、便秘、排尿困难等不适症状，有不适症状及时就医，防止严重不良反应出现或药物相互作用的结果。

（六）吞咽障碍

吞咽障碍是指由于口腔、咽、食管括约肌或食管功能受损，不能安全有效地将食物从口腔送至胃内的进食困难。包括由中枢神经系统或周围神经系统损伤、肌病等引起的功能性吞咽障碍或口、咽、喉、食管等的解剖结构异常引起的器质性吞咽障碍。老年人随年龄增长，吞咽能力逐步下降，经口进食存在一定的风险，如发生误吸，严重时可发生窒息导致死亡。照护者应指导老年人进行有效的吞咽康复训练，以保证其营养的摄取。

1. 健康评估

（1）**健康史**：引起老年人发生吞咽障碍的常见原因如下：

1）老化：老年人的喉腔黏膜萎缩、变薄，神经末梢感受器的反射功能渐渐迟钝，咽及食管的蠕动能力减弱，并且参与吞咽的肌群和神经协调性变差，运动和感觉功能下降、牙齿的缺失等均可引起吞咽障碍。

2）疾病因素：脑血管病、老年期认知症、帕金森病、食管肿物等均可导致吞咽功能障碍。

3）药物因素：长期服用氨茶碱、精神类、抑酸类、镇静催眠类等药物。

4）进食因素：进食时如持续仰卧或平卧，床头抬高角度过低等体位不佳；吃饭过急，一口量过大，选择的食物太滑、太稀、太硬等均可导致吞咽功能障碍。

5）其他因素：吞咽障碍与老年人自理能力低有关，自理能力高的老年人，其吞咽障碍发生风险降低。精神心理因素如抑郁症、癔症、神经性厌食症；牙列不齐或缺齿、口腔溃疡、口腔干燥；气管插管或切开等。

（2）**身体状况**：老年吞咽障碍者常表现为流涎，低头时明显，饮水呛咳，食物咽下困难，咽部有异物感，自主咳嗽能力减弱，老年人咀嚼时间延长，进食费力，进食量减少，食物从口中洒落，食物在口中残留，进食后呕吐，甚至有口、鼻反流等。

（3）**心理社会状况**：吞咽障碍老年人多同时伴有不同程度的肢体瘫痪、失语或语言不清等，易出现烦躁、易怒和抑郁情绪，有的甚至拒绝进食。

（4）**评估工具**

1）才藤吞咽障碍 7 级评价法：由日本学者才藤结合康复锻炼方法制定，将症状与康复治疗的手段结合，对临床指导价值较大（表6-6）。

表6-6　才藤吞咽障碍 7 级评价法

分级	要点及说明
7 级 正常范围	摄食咽下没有困难，没有康复训练的必要，摄食时有必要改变食物形态，口腔残留少，不误咽
6 级 轻度问题	吞咽时，口腔有中度或重度障碍，改变咀嚼形态，吃饭时间延长，口腔内残留食物增多，摄食吞咽时他人提示则没有误咽，是吞咽训练的适应证
5 级 口腔问题	用一般方法摄食吞咽有误咽，但经过调整姿势或进食一口量后可充分防止误咽，此时需要积极进行吞咽训练
4 级 机会误咽	有水的误咽，用一般的方法摄食吞咽有误咽，但经过调整姿势或一口量的调整和咽下代偿后可以充分防止误咽，如果用这种方法可以保证患者的营养供给，就需要积极的进行咽下训练
3 级 水的误咽	有水的误咽，使用误咽防止法也不能控制，改变食物形态有一定的效果，只吃饭只能咽下食物，但摄取的能量不充分，可以尝试进行吞咽训练

分级	要点及说明
2级 食物误咽	有误咽,改变食物形态没有效果,水和营养基本上由静脉和鼻饲供给,这种情况随时可行间接训练,直接训练要在专门设施进行
1级 唾液误咽	唾液产生误咽,有必要进行持续静脉营养,不宜行直接训练

2)洼田饮水试验:由日本人洼田俊夫于1982年设计,通过让患者取坐位,饮用30ml温开水后观察其吞咽所需的时间和呛咳情况来筛查患者有无吞咽障碍,并可反映其严重程度,安全快捷(表6-7)。

表6-7　洼田饮水试验

分级	方法
1级为吞咽功能正常	5s内30ml温水一饮而尽,无呛咳
2级为可疑吞咽异常	5s以上完成吞咽,一次或分多次饮尽无呛咳
3级为轻度吞咽功能障碍	5s内30ml温水一饮而尽,有呛咳
4级为中度吞咽功能障碍	5~10s内分两次及以上饮完,有呛咳
5级为重度吞咽功能障碍	呛咳多次发生,10s内不能饮完

2. 健康照护与促进　照护者通过改变进餐环境、食物选择、进餐姿势等方式,尽量让老年人进餐时的吞咽障碍程度有所缓解,改善或消除误吸症状,以满足其肠内营养的需要。

(1)经口进食老年人的照护

1)餐前准备:提供安静、舒适的就餐环境。协助洗手,有义齿者将义齿洗净后佩戴好;对于刚睡醒的患者,给予适当的刺激,使其在良好的觉醒状态下进餐。洼田饮水试验3级以上者慎重选择食物:给予有适当的黏性、容易搓成团块且不易松散的食物,以半流质为宜,如鸡蛋羹、烂面、水果泥等,不宜食用的食物包括易干噎、易松散、不易咀嚼、黏性高、有骨刺、汤汁较多、块头较大、辛辣刺激的食物等。制作食物时,应顾及食物的色、香、味,荤素菜分类搅拌、分别盛放,尽可能保持食物的原有口味。选择光滑无尖角的安全餐具,避免使用刀、叉等,饮水禁用吸管,勺子宜选用边缘钝厚长柄型。

2)餐时照护:进餐前先予30~50ml冰水饮用,然后进食。控制食物温度为37~42℃,把握好摄入食物一口量,吞咽障碍的老年患者宜从5~10ml开始,酌情递增;选择恰当的进食体位,原则上是能坐起来就不要躺着,能在餐桌边就不要在床上进食;嘱老年人进餐时注意力集中,细嚼慢咽,前一口完全吞咽后再吃下一口;对于偏瘫老年人,照顾人员可位于其健侧喂食,食物不易从口中漏出,减少反流和误咽。

3)餐后处理:协助用温开水漱口,整理物品。

(2)注意事项

1)尽量为老年人创造安静的进餐环境,进餐时避免做其他分散其注意力的事情。

2)尊重老年人意愿,选择其喜欢的餐具和食物。

3)进餐过程中如发现老年人意识模糊、倦怠或不配合时应缓慢进餐。

4)对痰多老年人应先清理呼吸道再进食,禁用吸管饮水以免发生误吸。

5)餐后协助患者清洁口腔,必要时进行口腔护理,保持舒适坐位或半坐卧位安静休息30~60min。

(3)指导老年人进行吞咽障碍康复训练。操作方法见本章节相关部分。

(邹立琴)

思考题

1. 李爷爷,76岁,丧偶,退休工人,三个月前突发脑卒中后,现病情逐渐稳定,可下地行走,言语吐字不清,可以自行进食,但进食时会出现呛咳。

请思考：

(1) 李爷爷可能存在哪些健康问题?

(2) 应该为李爷爷提供哪些照护措施?

2. 张爷爷,72岁,既往从未有过脑卒中发作。近2年来逐渐出现记忆力减退,起初表现为新近发生的事容易遗忘,如经常遗落物品,经常找不到刚用过的东西,看书读报后不能回忆其中的内容等,症状持续加重,近半年来表现为出门不知归家,忘记自己亲属的名字,把自己的媳妇当作女儿。言语功能障碍明显,讲话无序,不能叫出家中某些常用物品的名字。个人生活不能自理,有情绪不稳和吵闹行为。体格检查未发现神经系统定位征,CT检查提示轻度脑萎缩。

练习题

请思考：

(1) 此患者最可能的诊断是什么? 有何依据?

(2) 应对此患者如何进行生活照护?

第七章 | 老年人常见疾病的健康照护与促进

ER 7-1

教学课件

ER 7-2

思维导图

学习目标

1. 掌握老年人常见疾病的健康照护与促进措施。
2. 熟悉老年人常见疾病的特点、危险因素及身体状况。
3. 了解老年人常见疾病特点、老年人生理功能变化。
4. 具备全面准确的健康评估能力，能够为老年患者实施恰当的照护措施，提升健康促进能力，具有爱心、耐心和责任心，尊重老年人、关爱老年人。

老年疾病是指由于机体老化引起的一系列与增龄相关的疾病，通常包括三大类：第一类为老年人特有的疾病，这类疾病带有老年人的特征，是人体在老化过程中，由于老年人的机体功能衰退和障碍而发生的疾病，这类与衰老、退化、变性有关的疾病会随着年龄的增长而增多。如老年认知症、老年性精神病、老年性耳聋、脑动脉硬化以及由此引致的脑卒中等。第二类为老年前期已患病并延续进入老年期的疾病，它与老年人的病理性老化，机体免疫功能下降，长期劳损或青中年期患病使体质下降有关。如原发性高血压、冠心病、糖尿病、恶性肿瘤、帕金森病、老年性骨关节病、老年性慢性支气管炎等。第三类是老年人与年轻人都易发生的疾病，但在老年期发病则有其特点，同样的病变，在老年人则有其特殊性。如各个年龄的人都可能发生肺炎，老年人则具有症状不典型、病情较严重的特点。又如青、中、老年皆可发生消化性溃疡，但老年人易发生并发症或癌变。

第一节 概 述

在生命过程中，人体各系统的器官组织经历着生长发育、衰老、死亡的必然进程。随着年龄的增长，人体各器官组织逐渐发生形态功能和代谢等一系列退行性改变或功能衰退。进入老年后，这种衰退速度加快，使老年人容易罹患疾病。了解老年人各系统的生理变化特点和老化特征，对老年疾病的发生发展、特点和护理具有重要意义。

一、老年人生理功能变化

（一）感觉器官的生理老化

1.**皮肤** 随着年龄增长，生理功能低下，老年人皮脂腺和汗腺退行性变化，皮肤的排泄功能和体温调节功能降低，导致皮肤干燥，易发生老年性瘙痒；皮下脂肪、弹力纤维及胶原纤维减少，长期卧床易发生压疮；功能性黑色素细胞逐渐减少，可出现老年性白斑；皮肤黑色素代偿性增生，暴露部位出现色素斑，即老年斑；老年人皮肤与指甲代谢缓慢，有利于真菌生长，易导致真菌感染性疾病。

2.**眼** 眼周围皮肤萎缩、脂肪变薄，弹性降低，腺体分泌减少，使眼睑松弛，出现眼球内陷及眼干燥症；眼部肌肉及韧带松弛，引起老年性睑下垂及眼睑内、外翻，下睑出现眼袋。角膜干燥、透明度下降，边缘部位毛细血管硬化与闭塞，出现环形混浊带，称为老年环。视网膜血管硬化、周边变薄及囊性变，瞳孔开大肌与括约肌呈不平衡萎缩，导致瞳孔缩小，视野变小。老化使晶状体调节功能和聚焦功能减退，视近物能力下降，出现远视；晶状体中非水溶性蛋白增多，晶状体调节功能和聚焦功能减退，造成晶体混浊，致使老年白内障的发病率增加。随着年龄增长，玻璃体液化区不断扩大，玻璃体后脱落可引起视网膜脱离；同时，玻璃体因失水、包含体增多、色泽改变等，可引起"飞蚊症"。

3. 耳 耳郭软骨和软骨膜弹性纤维减少，表面皮肤皱襞松弛，凹窝变浅，收集声波和辨别声音方向的能力降低；腺体退化，使老年人易患慢性外耳道炎和导致耵聍增多。中耳听骨链钙化，致砧镫关节僵硬，融合，固定。内耳、耳蜗及听觉中枢的退行性变，导致老年性耳聋。前庭系统功能衰退，易发生老年性眩晕及平衡障碍等。

4. 味觉 老年人舌黏膜上的舌乳头逐渐消失，味觉的神经末梢内味蕾数量减少，味觉功能减退，饮食中常摄入过量的盐、糖，易导致老年糖尿病及心血管疾病。老年人味觉和嗅觉功能减退，可引起食欲下降。

5. 本体觉 包括触觉、压觉、振动觉、位置觉、痛觉及温觉。老年人脑神经突触数量减少，传导速度减慢，敏感度下降，导致各种感觉减退，如对温觉减退，易造成老年人烫伤；疼痛往往是疾病的信号，痛觉减退可延误疾病的治疗时机等。老年人对躯体部位的认知能力、立体判断能力、位置觉的分辨能力下降，行走中对路况不能作出精确判断，易造成摔伤。

6. 嗅觉 50岁以后鼻黏膜逐渐萎缩，嗅神经数量减少、变性，感受气味的嗅球萎缩，导致嗅觉功能减退，对气味的分辨能力下降，引起食欲下降，尤其是不易辨别日常生活中的危险处境。

（二）呼吸系统

1. 鼻、咽、喉 老年人鼻黏膜变薄，嗅觉功能减退；腺体萎缩，分泌功能减退；鼻道变宽，鼻黏膜的加温、加湿、清洁和过滤作用减弱，使鼻窦炎及呼吸道感染的发病率增高；咽黏膜、淋巴组织及腭扁桃体萎缩，肌肉发生退行性变和神经反射减弱，容易发生呼吸道感染、呛咳、误吸甚至窒息。喉黏膜变薄，上皮角化，甲状软骨钙化，防御反射迟钝，故老年人易患吸入性肺炎。

2. 气管和支气管 老年人气管和支气管软骨钙化、黏膜和黏液腺退行性变，纤毛运动减弱，防御和清除能力下降，易患支气管炎；细支气管黏膜萎缩、黏液分泌增加，管壁弹性降低及周围组织弹性牵拉力减弱，导致阻力增高，肺残气量增加，同时有效咳嗽反射功能减弱，黏液排除障碍，从而导致肺部感染和呼吸困难。

3. 肺 老年人肺组织萎缩，呼吸性细支气管和肺泡管扩大，肺泡变薄、弹性下降及硬度增加，肺泡毛细血管血流量减少，气体交换面积减少，肺活量逐渐降低，残气量增多，导致肺气肿、桶状胸；肺动脉壁增厚、纤维化，肺静脉硬化，使肺动脉压力增高，加重右心室后负荷，容易发生右心衰竭。

4. 胸廓及呼吸肌 老年人由于普遍存在骨质疏松，造成椎体下陷、脊柱后凸、胸骨前突，引起胸腔前后径增大，肋间隙增宽饱满，出现桶状胸；肋软骨钙化使胸廓活动受限，导致呼吸费力；呼吸肌萎缩，呼吸运动无力，体力活动时易出现胸闷、气短；肺部发生感染时，咳嗽和清除分泌物的能力降低，易加重感染，甚至造成呼吸道阻塞。

（三）消化系统

1. 口腔 老年人唾液腺萎缩，唾液分泌减少，可导致口干和说话不畅，影响食物的吞咽。牙齿由于血管硬化，牙周血液供应不良，致牙周组织逐渐萎缩，牙根暴露，釉质磨损，防龋齿能力差，故易发生龋齿；牙齿松动、脱落，咀嚼无力，碎食不良，影响食物的消化与吸收而发生营养不良。

2. 食管 老年人食管黏膜及平滑肌逐渐萎缩，弹力纤维增加，易导致吞咽困难；食管裂孔增宽，易发生食管裂孔疝；食管下段括约肌张力下降，非蠕动性收缩增强，食管扩张，致食管排空延迟，易造成反流性食管炎，从而导致食管癌的发病率增高。

3. 胃 老年人胃黏膜变薄，血流减少，黏液分泌减少，易诱发消化性溃疡；胃壁细胞数目减少，胃液分泌减少，对细菌的杀灭作用和消化作用减弱，影响营养物质的吸收，可导致老年人出现营养不良、贫血等；胃蠕动减慢，胃排空时间延长，代谢产物、毒素不能及时排出，容易发生消化不良、慢性胃炎、便秘、胃溃疡、胃癌等。

4. 肝、胆 老年人肝脏实质细胞减少、变性，导致合成蛋白质的能力降低，可出现白蛋白降低、球蛋白增高，引起高脂血症；由于肝功能减退，药物在肝脏内的代谢能力下降，易引起药物性肝损害，因此，老年人药物治疗的剂量应减少。老年人胆囊及胆管变厚、弹性减低，胆汁黏稠，胆囊不易排空，易发生胆囊炎、胆石症等。

5. 胰腺 老年人胰腺萎缩，胰腺外分泌减少，消化酶及活性下降，严重影响淀粉、蛋白、脂肪等消化吸收，脂肪吸收障碍易发生脂肪泻；胰岛细胞减少、变性，胰岛素分泌减少，胰岛素生物活性的下降和抗体的产生，导致葡萄糖耐量降低，使 2 型糖尿病的发病危险增加。

6. 肠 老年人小肠血管硬化，血供减少，黏膜、腺体和肌层萎缩，小肠液分泌减少，有效吸收面积减少，易发生营养不良和急性肠麻痹；大肠黏膜和平滑肌萎缩，黏液分泌减少，肠蠕动减慢，加之老年人活动减少，肠内容物通过时间延长，水分重吸收增加，易产生憩室和便秘。

（四）循环系统

1. 心脏 随年龄增长，心脏瓣膜由于退行性变和钙化，影响了瓣膜的正常关闭与开放，从而产生狭窄及关闭不全，引起心脏血流动力学改变，最终导致心功能不全；窦房结 P 细胞减少，纤维增多，造成房室结、房室束发生不同程度的纤维化，导致心脏传导阻滞。

2. 血管 老年人动脉内膜增厚，中层胶原纤维增加，造成大动脉扩张而屈曲；小动脉管腔变小，动脉粥样硬化，血管可扩张性受限，血管阻力增加，造成收缩压升高；血压增高造成组织器官的灌流量减少，致使老年人易患冠心病、脑血管意外等疾病；老年人自主神经系统调节功能减退，易发生直立性低血压；末梢血管阻力增加，易导致静脉回流受阻，容易发生静脉曲张。

3. 心功能 老年人因静脉壁弹性纤维和平滑肌成分改变，血管收缩力减弱，静脉腔变大，血流缓慢，使静脉回心血量减少，导致心脏泵血功能降低；同时心室壁顺应性下降，心室舒张终末期压力增高，两者均导致心输出量减少；因心脏传导系统生理性退化导致心率减慢。

（五）泌尿系统

1. 肾脏 老年人肾脏重量减轻，肾小球数量减少；肾小管内膜增厚、细胞脂肪变性、弹性纤维增多及透明变性等，可形成肾囊肿。肾小球硬化，肾血流量减少，导致肾功能减退，出现肾小球滤过率、内生肌酐和尿酸的清除率、肾脏的浓缩与稀释功能均下降，容易导致水钠潴留、代谢产物蓄积，易发生痛风、肾性高血压、肾功能减退等；肾脏分泌功能下降，可影响红细胞的生成与钙磷代谢障碍，故老年人易发生贫血和骨质疏松症。另外，肾脏还是药物及其代谢产物排泄的重要途径，肾功能下降，老年人易发生药物蓄积中毒。

2. 输尿管 老年人输尿管平滑肌层变薄，支配肌肉活动的神经细胞减少，输尿管收缩与松弛能力降低，推动尿液到膀胱的速度变慢，容易反流引起逆行感染，导致肾盂肾炎的发生率增高。

3. 膀胱 老年人膀胱肌肉萎缩、肌层变薄、纤维组织增生，易发生憩室；膀胱缩小，容量减少，残余尿增多；膀胱括约肌收缩无力，支配膀胱的自主神经系统功能障碍，致排尿反射减弱，加之缺乏随意排尿控制能力，易造成尿液外溢、夜尿增多、感染、结石，甚至诱发膀胱癌等。

4. 尿道 老年人尿道肌肉萎缩、纤维化、括约肌松弛等，致排尿无力，尿流变慢，残余尿量增多。男性前列腺增生，前列腺液分泌减少，排尿不畅，引起尿潴留；老年女性因尿道粗短，腺体分泌减少，抗菌能力减弱，容易发生泌尿系统感染。

（六）内分泌系统

1. 下丘脑 下丘脑是体内自主神经中枢。下丘脑的重量减轻、血液供给减少、功能衰退，使各种促激素释放激素分泌减少或作用减低，接受下丘脑调节的垂体及下属靶腺的功能下降，引起中枢调控失常，由此导致老年人各方面功能的衰退，称下丘脑为"老化钟"。

2. 垂体 垂体是体内重要的神经内分泌组织，是接收内外信息的中枢，由于垂体结缔组织增多，血液供应减少，引起垂体功能下降，使老年人的代谢、应激功能减退，衰老加速，垂体腺瘤的发生率增高。其中抗利尿激素减少，可导致肾小管的重吸收减少，出现多尿、夜尿增多等现象；生长激素减少，造成肌肉萎缩、脂肪增多、蛋白质合成减少和骨质疏松等。

3. 性腺 男性从 50 岁开始，睾酮分泌逐渐下降，受体数目减少或敏感性降低，致使性功能渐减退；老年女性卵巢发生纤维化、子宫和阴道萎缩、分泌物减少、乳酸菌减少等易发生老年性阴道炎；雌激素和孕激素分泌减少，易出现性功能和生殖功能减退，月经停止；雌激素减少，还可使老年女性出现更年期综合征、骨质疏松等疾病。

4. 甲状腺与甲状旁腺 老年人甲状腺发生纤维化和萎缩，同化碘的能力减弱，T_3 水平降低，导致蛋白质合成减少，胆固醇增高；甲状腺生理性退化，引起老年人基础代谢率下降、体温调节受损、整体性迟缓、怕冷、皮肤干燥、便秘、精神障碍、思维和反射减慢等表现。甲状旁腺细胞减少，活性下降，血清总钙和离子钙降低，引起骨代谢障碍。此外，肾脏对甲状旁腺素敏感性降低，引起老年骨质疏松症。

5. 肾上腺 老年人肾上腺皮质与髓质细胞数目减少，重量减轻，醛固酮分泌减少，导致水和电解质平衡的紊乱，对低盐饮食和利尿剂反应降低，使老年性高血压的发病率增高。

6. 胰岛 老年人胰岛萎缩，血液供应减少，释放胰岛素延迟，胰岛素与其受体的亲和力降低，导致老年人糖耐量降低，增加 2 型糖尿病的发病风险。胰高血糖素的基础分泌量、对刺激的反应性及血浆浓度不随年龄而发生显著变化。

（七）运动系统

1. 骨骼 老年人骨骼由于生理性退化，骨吸收增加、形成减少，骨骼中的有机物质减少，造成骨密度减低，脆性增加，导致骨质疏松、骨软化、骨折、脊柱弯曲、变短、身高变矮等。又因骨细胞与其他组织细胞的老化，骨的修复与再生能力减退，容易导致骨折后愈合时间延长。

2. 关节 老年人关节生理性退化以膝关节、腰关节和脊柱最明显。关节软骨、关节囊、椎间盘、腱膜及韧带等结构，因发生纤维化与钙化而僵硬，使关节活动范围缩小；关节软骨受损形成"关节鼠"，导致老年人出现关节疼痛、背痛、颈椎病、腰椎病等；滑膜组织结构老化引起循环障碍，滑液分泌减少、黏稠；椎间盘"骨质增生"等，导致老年人出现关节疼痛、背痛、颈椎病、腰椎病等。

3. 肌肉 老年人的肌细胞水分减少，肌纤维变细，弹性下降，肌肉总量减少，肌韧带萎缩，肌力减弱，容易出现疲劳、腰酸腿痛等；脊髓和大脑功能衰退，活动减少，导致老年人动作迟缓、笨拙、行走缓慢、步态不稳等，容易跌倒。

（八）神经系统

1. 中枢神经系统 老年人脑体积逐渐缩小，重量减轻，脑神经递质能力下降，发生帕金森、脑萎缩等疾病，主要表现为思维活动减慢、反应迟钝、记忆力下降、认知障碍、精细动作变慢、步态不稳等；神经元变性、减少，引起老年人对外界反应迟钝，动作协调性差，注意力不集中，容易跌倒；自主神经变性及功能紊乱，导致血液循环、气体交换、物质吸收与排泄、生长发育和繁殖等功能失调。老年人脊髓生理性退化的形态学改变以后索较为明显，退行性变导致神经反射减弱或消失，如腹壁反射、踝反射、膝反射、肱二头肌反射等；若出现病理反射，应考虑锥体束受损。

2. 周围神经 随着年龄增长，血管粥样硬化及狭窄，神经鞘内膜肥厚，结缔组织增生，造成周围神经营养障碍，由此引起周围神经病变，如糖尿病性、癌性、尿毒症性、酒精性、维生素缺乏性及中毒性疾病等周围神经病变。

3. 脑血管 老年人脑动脉血管粥样硬化和血 - 脑屏障退化，导致脑血液循环阻力增大，易导致脑血管破裂、脑梗死、神经系统感染等疾病；脑血流量减少，供血不足，引起老年人记忆力减退、思维判断能力降低、反应迟钝等表现。

二、老年人常见疾病特点

老年人由于各器官组织生理功能减退，免疫功能下降，疾病的易感性增加，对疾病的反应性出现不同程度的降低，即使是患同一种疾病，老年人与青年人的临床表现也不尽相同。掌握老年人常见疾病的特点，对疾病的早期预防、早期发现、早期诊断和早期治疗有重要的意义。

1. 多病共存　人体有消化、呼吸、循环、泌尿、运动、生殖、内分泌和神经系统。这些系统在神经和内分泌系统调节下，互相联系、互相制约，共同完成整个机体的生命活动。老年人由于各系统功能衰退，在患病或应激状态下，抗病能力和代偿功能均有不同程度的降低，因此，易导致多脏器受损，尤其是心、脑、肾、肺等器官最易受累。老年人易患冠状动脉粥样硬化、肺源性心脏病、传导系统或瓣膜的退行性病变等可同时存在；也可以是多系统疾病同时存在，如部分老年人同时患有高血压病、冠心病、糖尿病、慢性支气管炎或肾功能减退等。

2. 临床表现不典型　老年人由于中枢神经系统和免疫系统的退化，感觉、体温、呼吸、咳嗽、呕吐等神经中枢的反应性降低，使一些老年疾病的临床症状不典型，主诉缺乏特异性。如对疼痛的敏感性和定位能力下降；患严重感染时体温不升或升高不明显；呼吸道受刺激时咳嗽反射减弱，加重肺部感染等。因此，容易延误诊断而错失最佳的治疗时机。

3. 病程长、康复慢　老年人由于神经反应迟钝，发病隐匿，症状不典型，疾病往往经过一个较长的演变过程，才出现明显的症状和体征，延误了最佳治疗时机；老年人由于多系统功能退化，代偿能力减退，受损组织器官功能的修复需要很长时间，导致病程迁延，康复缓慢。

4. 并发症多　老年人患病后常可发生多种并发症，如水、电解质和酸碱平衡紊乱、多器官功能衰竭、感染、血栓和栓塞等。长期卧床的老年患者可发生下肢静脉血栓、肌肉失用性萎缩、骨质疏松症等，甚至出现压疮、坠积性肺炎、直立性低血压等。

5. 易发生意识障碍　老年人由于脑细胞数量减少、神经纤维变性及脑血管硬化等因素，使老年人在发生感染、发热、脱水、心律失常等疾病时，容易出现嗜睡、谵妄、神志不清甚至昏迷等症状，一旦原发疾病得到控制，意识障碍也会消失。在分析老年人意识障碍时，必须排除医源性因素如服用安眠药、抗抑郁药物等，要正确鉴别，明确诊断，以免延误治疗。

6. 药物不良反应多且依从性差　老年人因各系统生理功能退化，水溶性药物分布容积减少，脂溶性药物分布容积增多，与蛋白结合减少，游离部分增多，药物吸收减少，不良反应增多；同时，老年人肝、肾功能减退，导致药物在体内的代谢与排泄减少，药物的半衰期延长，长期使用易引起蓄积中毒，造成药物不良反应增加，加之大部分老年人多疾病、多药物同时应用，药物相互作用矛盾，也造成药物不良反应的发生率增高。老年人用药依从性差，主要与用药的种类多、不良反应多、疗效不明显、随意更改药物、错服或漏服、擅自停药或减少用药剂量等有关。因此，对老年人要加强用药指导。

7. 预后不良　老年人兼有多系统慢性疾病、脏器功能减退、免疫功能低下等状况，病情复杂、合并症多。在急性病或慢性病急性发作时，病情发展迅速，往往在短时间内出现多器官功能衰竭，具有治愈率低和病死率高的特点。

8. 照护要求高　老年病的特殊性要求护士对老年人应做好全面而细致的照护。①细致观察病情：因老年人患病后缺乏典型的临床表现，因此，护士要根据老年疾病特点，及时发现并处理。②加强基础护理：老年人处于多系统功能衰退状态，要加强基础护理，提高生活质量。③注重心理护理：老年人对疾病的心理承受能力下降，加上疾病的折磨，容易产生不良情绪，护理工作中，要做好患者的心理疏导，使患者能积极配合治疗和护理。④加强药物指导：护士要掌握患者用药情况，预防药物不良反应发生,对出现的药物不良反应做到早发现、早处理;⑤做好健康指导:从饮食、活动、环境及老年人常见病、多发病的预防和治疗等方面,多方位、多层面、多途径为老年患者提供全面照护。

第二节　老年人常见慢性病的健康照护与促进

一、老年性慢性阻塞性肺疾病

情景导入

王爷爷,76 岁,吸烟史 46 年,患慢性支气管炎 20 余年,近几年活动后出现气短、咳嗽、咳痰、气喘,3d 前因咳嗽、气喘加重 1d 入院。查体:T 36.8℃,P 85 次 /min,R 27 次 /min,BP 160/90mmHg。入院诊断为慢性阻塞性肺疾病。

工作任务:

1. 请问王爷爷出现了什么症状?
2. 针对王爷爷的症状,我们应如何对其实施照护?

慢性阻塞性肺疾病(chronic obstructive pulmonary disease,COPD)简称慢阻肺,是指由于慢性气道阻塞引起通气功能障碍,以气流受限为特征的一组疾病,是呼吸系统疾病中的常见病和多发病。慢阻肺与慢性支气管炎和肺气肿有密切关系,由于老年人呼吸系统解剖生理功能的变化,在慢性支气管炎和肺气肿的早期,多数患者有慢性咳嗽咳痰的症状,但肺功能检查尚无气流受限。当病情严重到一定程度时,肺功能检查在出现气流受限且不完全可逆时,即可诊断为慢阻肺。COPD 主要累及肺部,并因呼吸功能不全而导致肺动脉高压,最终发展为慢性肺源性心脏病。

据 WHO 统计,COPD 居全球死亡原因的第三位。患病率调查显示,40 岁以上成年人中,近 1/4 有气道受阻症状;且随着年龄的增长,COPD 的患病率呈显著增高趋势,严重影响老年患者的劳动能力和生活质量,从而造成巨大的社会经济负担,已成为严重的公共卫生问题。

(一)健康评估

1. 健康史

(1)危险因素

1)内在因素:包括老年人支气管和肺组织功能减退、自主神经功能失调、肾上腺皮质功能减退、性腺功能减退、免疫球蛋白减少、单核巨噬细胞功能低下等。

2)外在因素:包括吸烟、职业性粉尘、空气污染、感染等,其中,吸烟是目前导致 COPD 最重要的发病因素,烟草中的焦油尼古丁和氢氧酸等化学成分,可损伤气道上皮细胞,使巨噬细胞吞噬功能降低和纤毛运动减退;黏液分泌增加,使气道净化功能减弱;支气管黏膜充血水肿和黏液积聚,而易引起感染。长期、反复感染会破坏气道正常的防御功能,损伤细支气管和肺泡的功能。病毒、细菌和支原体是本病急性加重的重要原因。

3)其他:年龄和性别,随年龄增长 COPD 的患病率和病死率不断上升,且男性患病风险显著高于女性。

(2)生活习惯:询问老年患者有无长期吸烟史,有无慢性咳嗽、咳痰病史,发病是否与寒冷季节或气候变化有关;了解老年患者以往的职业性质和工作环境中有无接触职业粉尘和化学物质的情况。

2. 身体状况

(1)慢性咳嗽、咳痰:通常慢性咳嗽为慢性阻塞性肺疾病的首发症状,起初咳嗽呈间歇性,早晨较重,以后早晚或整日均有咳嗽,但夜间咳嗽并不显著。一般为白色黏液或浆液性泡沫样痰,早晨排痰较多,急性发作期并发感染时痰量增多,可有脓性痰,肺部可有啰音。

(2)**呼吸困难**:呼吸困难是慢性阻塞性肺疾病的典型症状,老年人随着气道阻力的增加,呼吸困难更加突出,轻度活动即有胸闷和气促。听诊有明显的气流受阻或气流受限导致两肺呼吸音减弱,呼气时间延长。

(3)**全身症状**:因老年人气道屏障功能和免疫功能减退,在急性感染时常表现为体温不升、皮肤黏膜发绀、食欲减退、尿少、精神萎靡等。常并发肺源性心脏病、肺性脑病、呼吸性酸中毒、休克、电解质紊乱等。视诊呈桶状胸。

知识链接

吸烟与慢性阻塞性肺疾病

吸烟是目前公认的 COPD 最重要的危险因素。吸烟者慢性支气管炎的患病率比不吸烟者高 2~8 倍,烟龄越长,吸烟量越大,COPD 患病率越高。对于已经患有 COPD 者,吸烟患者的死亡率明显高于不吸烟的患者。被动吸烟也可能导致呼吸道症状以及 COPD 的发生。但是,并不是所有吸烟者都会发生 COPD,提示个体易患性在 COPD 发病中具有十分重要的作用。

---

3. 心理社会状况 老年 COPD 患者因病程长、病情反复发作、疗效不显著并逐渐加重,加之部分家属对患者关心和支持不够,家庭经济负担较重以及医疗费用保障不足等因素,患者容易产生焦虑、悲观及抑郁情绪。

4. 功能评估

(1)**肺功能评估**

1)第一秒用力呼气容积(FEV_1)占用力肺活量(FVC)百分比(FEV_1/FVC)是评价气流受限的敏感指标。第一秒用力呼气容积占预计值的百分比($FEV_1\%$)是评估慢性阻塞性肺疾病严重程度的良好指标。吸入支气管扩张剂后 $FEV_1 < 80\%$ 预计值,且 $FEV_1/FVC < 70\%$ 时,可确定为不完全可逆的气流受限。肺总量(TLC)、功能残气量(FRC)和残气量(RV)增高,肺活量(VC)减低,表明肺过度充气。

2)肺功能分级(表 7-1)。

表 7-1　COPD 临床严重程度的肺功能分级

表现	分级标准	级别
有或无慢性咳嗽、咳痰症状	$FEV_1/FVC < 70\%$,$FEV_1 \geq 80\%$ 预计值	Ⅰ级(轻度)
有或无慢性咳嗽、咳痰症状	$FEV_1/FVC < 70\%$,$50\% \leq FEV_1 < 80\%$ 预计值	Ⅱ级(中度)
有或无慢性咳嗽、咳痰、呼吸困难症状	$FEV_1/FVC < 70\%$,$30\% \leq FEV_1 < 50\%$ 预计值	Ⅲ级(重度)
伴有慢性呼吸衰竭	$FEV_1/FVC < 70\%$,$FEV_1 < 30\%$ 预计值	Ⅳ级(极重度)

(2)**运动功能**:可通过运动负荷试验、定量行走试验、耐力运动试验及呼吸肌力量等指标评定患者的运动能力。

(3)**日常生活能力**

0级:患者虽存在肺气肿,但活动时无气短,对日常生活无影响。

1级:一般劳动时出现气短。

2级:平地行走无气短,速度较快或登楼、上坡时出现气短(同龄健康人无气短)。

3级：慢走不足百步即有气短。

4级：讲话、穿衣等轻微动作时即有气短。

5级：安静时出现气短，无法平卧。

(二) 健康照护

健康照护的目的是改善老年患者呼吸功能；提高其生活自理能力；缓解或阻止肺功能进一步下降；减少COPD急性发作和并发症的发生。COPD的治疗在急性期为控制感染、改善症状；稳定期则以改善肺功能和预防感染为主。

1. 一般照护

(1) **休息与活动**：环境安静，温、湿度适宜；避免光线刺激，居室要经常通风换气。中度以上老年COPD患者急性加重期应以卧床休息为主，协助其采取舒适体位，呼吸困难严重者，取半坐卧位或端坐位。根据病情制订适当的运动计划，稳定期老年患者活动量以不引起疲劳、不加重症状为宜，如散步、太极拳、体操等，并做好安全防护。

(2) **饮食**：给予高热量、高蛋白、高维生素、清淡易消化饮食；忌食辛辣刺激、腌制食物；少食产气食物如：汽水、啤酒、豆类、马铃薯和萝卜等。腹胀者应进软食，少食多餐，细嚼慢咽；对食欲不佳者可遵医嘱服用助消化的药物。

2. 呼吸功能锻炼

(1) **长期家庭氧疗**：对老年COPD并发呼吸衰竭的患者，遵医嘱给予氧疗，氧疗有效的指标是患者呼吸困难减轻、呼吸频率减慢、发绀减轻、活动耐力增加等。对晚期严重的慢性阻塞性肺疾病患者，一般采用低浓度、低流量持续吸氧的方式，一般采用鼻导管吸氧，吸氧时密切观察患者的面色、发绀程度、咳嗽、排痰能力、呼吸幅度和节律，避免吸入高浓度的氧气，以防呼吸中枢受到抑制，导致二氧化碳潴留。

(2) **呼吸训练**：指导老年患者掌握缩唇呼吸和腹式呼吸，加强膈肌呼吸运动，降低呼吸频率，协调呼吸运动，提高肺通气量，改善呼吸功能。

(3) **保持呼吸道通畅**：对于痰多黏稠、咳嗽无力的患者，可酌情采用气道湿化、指导有效咳嗽、胸部叩击等方法，促进呼吸道分泌物排出。

3. 用药照护

常用药物有支气管扩张剂、糖皮质激素、止咳药及祛痰药。抗感染治疗时一般首选静脉滴注给药。老年人用药宜充分，疗程应稍长，且治疗方案应根据监测结果及时调整。

(1) **支气管扩张剂**：是控制慢性阻塞性肺疾病症状的主要治疗药物。包括$β_2$肾上腺素受体激动药，抗胆碱能药和茶碱类药。首选是$β_2$受体激动药定量吸入，大剂量使用可引起心动过速、心律失常，长期使用可发生肌肉震颤；抗胆碱能药同$β_2$受体激动药联合吸入可加强支气管扩张作用。

(2) **糖皮质激素**：对于重症老年COPD患者，遵医嘱吸入糖皮质激素与长效β受体激动药的联合制剂，可增加老年患者的运动耐量，减少急性发作频率，提高生活质量；但长期使用可引起老年性高血压、白内障、糖尿病、骨质疏松等，故应慎用。

(3) **止咳药**：可待因有麻醉性中枢镇咳作用，可因抑制咳嗽而加重呼吸道阻塞，不良反应有恶心、呕吐、便秘等。喷托维林是非麻醉性中枢镇咳药，不良反应有口干、恶心、腹胀、头痛等。重症呼吸衰竭老年患者应避免使用镇静、麻醉剂，以免抑制呼吸中枢。

(4) **祛痰药**：盐酸氨溴索为呼吸道润滑祛痰药，不良反应轻，溴己新偶见恶心、转氨酶增高，老年胃溃疡患者慎用。

4. 并发症照护

(1) **慢性呼吸衰竭**：老年COPD患者，晚期常伴发慢性呼吸衰竭，以Ⅱ型呼吸衰竭多见。

1) 合理用氧：对Ⅱ型呼吸衰竭患者应给予低浓度25%~29%、低流量1~2L/min鼻导管持续吸氧，以免缺氧纠正过快引起呼吸中枢抑制；若配合使用呼吸机和呼吸中枢兴奋剂时可稍提高给氧浓度。

给氧过程中若老年患者呼吸困难缓解、心率减慢、发绀减轻，表示氧疗有效；若出现呼吸过缓或意识障碍加深，应警惕二氧化碳潴留。同时观察氧中毒、肺不张、呼吸道分泌物干燥、晶状体后纤维组织增生等氧疗副作用。

2) 病情观察：密切观察老年患者有无生命体征及神志改变。皮肤潮红、多汗和浅静脉充盈，提示二氧化碳潴留；皮肤苍白、四肢末梢湿冷，可能是低血压，需及时通知医生处理；体温升高常是感染的表现；尿量代表肾功能状态。

（2）慢性肺源性心脏病：由于 COPD 引起缺氧及肺血管床减少，导致肺动脉痉挛、血管重塑，引起肺动脉高压、右心室肥大扩大，最终导致右心衰竭。

照护措施：①持续低流量吸氧；②老年患者取半坐卧位，可减轻心脏负荷和减少肺灌注量；③根据病情限制输液量，控制输液速度，一般老年肺心病患者滴速为 30~40 滴 /min，严重心衰者滴速控制在 20 滴 /min 以下，以免加重心脏负担；④排钾利尿药可引起低钾、低氯性碱中毒而加重缺氧，使用时注意补钾；⑤老年 COPD 患者由于慢性缺氧，对洋地黄耐受性差，易发生中毒。其他照护措施同慢性呼吸衰竭。

（3）自发性气胸：若老年 COPD 患者呼吸困难突然加重，并伴有明显的发绀、胸痛、患侧肺部叩诊为鼓音，听诊呼吸音减弱或消失，多提示自发性气胸。

照护措施：①应立即安置患者卧床休息，血压平稳者取半坐卧位；②遵医嘱吸氧，维持其动脉血氧饱和度 90% 以上；③尽量避免咳嗽，必要时给予止咳剂；④减少活动，保持排便通畅，避免用力屏气，必要时采取通便措施；⑤胸痛剧烈者，可给予相应的镇痛药；⑥胸腔闭式引流时，按胸腔引流护理常规护理。

5. 心理照护　照护人员应多关心和鼓励患者积极面对疾病，耐心倾听老年患者的主诉，与患者及家属相互协作，共同制订和实施康复计划，缓解老年患者的不适症状，针对其心理问题，做好疏导和解释工作，以减轻老年患者紧张、恐惧心理；鼓励患者积极配合治疗与照护，树立战胜疾病的信心。

（三）健康促进的方法与措施

1. 健康宣教　通过 COPD 的健康教育，提高老年人对 COPD 发病的危险因素及诱发因素的认识，教会老年人及家属避免 COPD 发作和加重的方法，教会老年患者和家属家庭氧疗的方法及注意事项，使老年患者了解就诊时机和定期随访的重要性。学会识别 COPD 急性并发症如肺源性心脏病、肺性脑病、呼吸衰竭等并发症的先兆表现，一旦出现，应立即就医。

2. 改变不良生活方式　帮助老年患者戒烟忌酒，进食高热量、高蛋白、高维生素饮食。注意劳逸结合，选择合适的运动项目，如慢跑、太极拳等。详细讲述老年人 COPD 的发病原因及预后，告知其适度锻炼、戒烟、忌酒、长期家庭氧疗、预防呼吸道感染的重要性。

3. 指导用药　指导老年人遵医嘱按时服药，不可骤然停药和擅自减少药量，告知老年人药物的疗效、用法、疗程和副作用。

4. 提供康复指导　告知老年患者康复治疗的目的是减轻症状，缓解和阻止呼吸功能下降，提高其活动能力，提高其生活质量。指导老年人学会腹式呼吸、缩唇呼吸，学会呼吸操等，保持良好的心态，预防呼吸道感染，避免受凉淋雨，防止粉尘及有害气体吸入，尽量不去人多拥挤的公共场所，发生呼吸道感染时及早进行治疗。

知识拓展

健康中国行动

国务院在《健康中国行动（2019—2030 年）》中指出慢性呼吸系统疾病以哮喘、慢性阻塞性肺疾病等为代表，患病率高，严重影响健康水平。我国 40 岁及以上人群慢性阻塞性肺疾病患病率为 13.6%，总患病人数近 1 亿。本行动主要针对慢阻肺、哮喘的主要预防措施和膳食、运动等方面，给出指导建议，并提出社会和政府应采取的主要举措。

要大幅度提高居民的慢阻肺知晓率，加强慢阻肺的早期筛查，注意预防急性加重，作为一名医务工作者，首先需要我们对慢阻肺有一个充分的认识，才能全心全意为老年患者服务，提高全民身体健康。

（何　敏）

二、老年性高血压

情景导入

王爷爷，62 岁。间断性头晕、头痛 2 年，加重 3d，遂入院检查。查体：T 37.1℃，P 67 次 /min，R 18 次 /min，BP 160/90mmHg。

工作任务：

1. 王爷爷出现了什么问题？
2. 我们应该给予什么样的照护措施？

高血压（hypertension）是以体循环动脉压增高为主要表现的临床综合征。老年性高血压是指年龄在 65 岁以上的老年人，在未使用降压药物的情况下，血压持续或非同日 2 次以上收缩压≥140mmHg 和 / 或舒张压≥90mmHg 者。引起老年人高血压的主要原因是外周血管阻力增加，这与老年人动脉粥样硬化、血浆中儿茶酚胺浓度增高、动脉血管对交感神经系统收缩血管的反应性增加有关。

WHO 报告显示 65 岁以上的老年人高血压患病率约为 50%，我国高血压患病率随着生活习惯及饮食结构的改变呈明显上升趋势。高血压是我国心脑血管疾病的首要危险因素，它严重影响了心、脑、肾等重要器官的结构和功能，是老年人致死和致残的主要原因之一。老年人掌握高血压防治知识，对提高老年人健康水平、提升老年人生活质量具有重要意义。

（一）健康评估

1. 健康史

（1）危险因素

1）遗传因素：原发性高血压有明显的家族聚集性，需了解老年人有无高血压家族史。

2）饮食因素：了解老年人有无摄盐过多，比如嗜好咸鱼、咸菜、腌肉等。

3）其他因素：了解老年人是否超重和肥胖；是否患有其他基础疾病。

（2）**生活习惯**：了解老年人有无烟酒嗜好，是否经常进行体育锻炼，是否经常精神高度紧张等。

2. 身体状况

（1）**收缩压升高**：65 岁以上高血压患者多以单纯收缩压升高为主，是由心脏射血时主动脉不能完全舒张、主动脉硬化、动脉内血流骤增不能缓冲所致。

（2）**血压波动大**：老年人的收缩压、舒张压及脉压的波动均明显增大，尤其是收缩压，24h 内波动可达 40mmHg。血压波动过大，可导致心、脑、肾等靶器官损害的危险性显著增加。

（3）**易发生直立性低血压**：由于老年人压力感受器官调节血压的敏感性减退，使老年人易发生直立性低血压，在体位变化时发生的血压突然过度下降，同时伴有头晕、乏力、心悸、恶心、呕吐等供血不足的症状，严重时会发生晕厥。

（4）**昼夜节律异常**：健康成年人血压呈"勺型"，白天高，夜间低；老年性高血压患者常表现为夜间血压下降不到 10%，呈"非勺型"，甚至比白天还高，呈"反勺型"。血压昼夜节律的异常显著增加了心、脑、肾等重要器官损害的危险性。

（5）**并发症多、症状不明显**：老年性高血压起病缓慢、症状不明显，常在体检或并发脑血管疾病时被发现。老年性高血压并发症多且严重，以冠心病、脑卒中常见，是老年性高血压患者死亡的主要原因。

（6）**病死率高**：老年人各系统功能随年龄增长而逐渐下降，若血压升高会加速各重要器官功能衰退，导致其心血管疾病的发生率及死亡率显著高于同龄健康人。

3.心理社会状况 老年性高血压是慢性疾病，通常需要长期服药，加之并发症较多，常使老年患者产生焦虑及抑郁等不良情绪。需了解老年患者的心理状况及有无精神创伤史。

4.功能评估

（1）**高血压分类**（表7-2）

表7-2 血压水平的分类和定义

分类	收缩压 /mmHg		舒张压 /mmHg
正常血压	<120	和	<80
正常高值	120~139	和 / 或	80~89
高血压	≥140	和 / 或	≥90
1 级高血压（轻度）	140~159	和 / 或	90~99
2 级高血压（中度）	160~179	和 / 或	100~109
3 级高血压（重度）	≥180	和 / 或	≥110
单纯收缩期高血压	≥140	和	<90

注：当收缩压和舒张压分属不同级别时，以较高的级别作为标准。

（2）**心血管风险分层**（表7-3）

表7-3 高血压患者心血管风险水平分层

其他危险因素和病史	1 级高血压	2 级高血压	3 级高血压
无	低危	中危	高危
1~2 个危险因素	中危	中危 / 高危	很高危
≥3 个危险因素或靶器官损害，或慢性肾脏病 3 期，无并发症的糖尿病	高危	高危	很高危
临床并发症，或慢性肾脏病≥4 期，有并发症的糖尿病	很高危	很高危	很高危

5.血压目标控制（表7-4）

表7-4 启动降压药物治疗的时机与血压控制目标

推荐
1. 年龄 65~79 岁、血压≥140/90mmHg，生活方式干预同时启动降压药物治疗，血压控制目标为 <140/90mmHg，在能够耐受情况下将血压降至 <130/80mmHg
2. 年龄≥80 岁，血压≥150/90mmHg 启动降压药物治疗，首先将血压降至 <150/90mmHg，若耐受良好可进一步降低
3. 年龄≥80 岁的衰弱高血压患者，血压≥150/90mmHg 考虑启动降压药物治疗，收缩压目标值为 130~150mmHg，或根据患者实际情况确定个体化的血压控制目标，如果患者对降压治疗耐受性良好，应继续降压治疗

无创血压标准测量方法

环境：安静、温度适宜。

测压前：30min 内受检者不得进行剧烈活动；禁止喝咖啡或饮酒；排空膀胱，在安静环境下充分休息 5min 以上；

测量时：

(1) 测量体位：受检者取仰卧位，充分暴露测量部位；仅测定双臂血压时，可采用坐位，椅子须有靠背。受检者的上臂高度应与心脏水平一致。

(2) 上臂血压测量：选用大小合适的袖带，袖带下缘应在肘弯上 2.5cm，听诊器置于肱动脉搏动最明显处。

(3) 下肢血压测量：目前多测定腘动脉血压，将袖带缠于大腿下部，其下缘距腘窝 3~5cm，松紧适宜。

测量要求：连续测量 2 次，每次间隔 1~2min，取后一次测量值或 2 次测量的平均值。

（二）健康照护

1. 饮食照护　合理的饮食有利于控制或减少高血压危险因素，是防治高血压安全、有效的措施。

(1) 多食富含钾、钙的食物（如新鲜蔬菜、水果、豆类等）；减少摄入食盐及含钠调味品（如酱油、味精等），每日食盐应以 5g 以下为宜。

(2) 限制膳食脂肪和胆固醇摄入量（如油炸食品和动物内脏）；少吃加工红肉制品（如培根、腊肠等）。

(3) 控制体重，体重指数（BMI）在 20.0~23.9kg/m^2。

(4) 戒烟、戒酒。

2. 运动照护　老年性高血压患者有一定的运动风险，不推荐老年人剧烈运动。应根据自身情况、循序渐进，从事有益身心健康的规律性有氧运动，运动注意事项如下：

(1) **安全**：注意穿合脚软底鞋和舒适的袜子。运动的最佳时间宜选择下午或傍晚。

(2) **规律**：进行每周不少于 3~5d，每天不低于 30min 的有氧运动，如步行、慢跑和游泳等。

(3) **评估**：老年人运动 3 周后，需评估其运动的强度与时间是否合适，为下一阶段运动做必要的调整。

(4) **复诊**：运动初期以及运动一段时间后，要随访老年患者的血压情况。

3. 睡眠管理　老年人的睡眠时间、睡眠质量与血压的升高和心血管疾病发生风险有关。

(1) **睡前**：避免情绪激动，避免喝茶、饮酒。

(2) **体位**：睡眠时应取右侧卧位，尽量避免或减少打呼噜，保持呼吸道通畅。

(3) **环境**：保持安静，护理人员集中进行护理治疗，做到三轻（说话轻、走路轻、操作轻）。

(4) **安全**：夜间如厕应有陪护，走廊及厕所保证一定照明，避免跌倒。

4. 用药照护

(1) 老年人正确使用降压药很重要，告知老年人降压药物的种类、药名、剂量、用法、常见不良反应等，强调遵医嘱按时服药的重要性。用药宜从小剂量开始，逐渐递增，以达到持续、稳定控制血压的目的，最好选用每日 1 次的长效剂型，必要时可以联合用药；避免选用可引发直立性低血压或对心肌有抑制作用的药物。告知患者不可擅自停药，防止"反跳"现象发生。

(2) **常用口服降压药物的种类和作用特点**（表7-5）

表 7-5　常用口服降压药的种类及不良反应

药物种类	药物名称	不良反应
钙通道阻滞药（CCB）	硝苯地平、维拉帕米	头痛、面部潮红、踝部水肿、心动过速
血管紧张素转化酶抑制药（ACEI）	卡托普利、依那普利	咽部发痒和刺激性干咳
血管紧张素Ⅱ受体拮抗剂（ARB）	厄贝沙坦、氯沙坦	可有轻度头晕、恶心等，偶可导致高血钾
β受体拮抗药	普萘洛尔、美托洛尔	致心动过缓、乏力、四肢发冷，对心肌收缩力、窦房结及房室传导有抑制作用
利尿药	氢氯噻嗪、呋塞米、螺内酯	血钾、血钠降低及血糖、血脂、血尿酸升高

（3）**静脉降压的药物种类和作用特点**：临床上常用于降压的血管活性药物有：硝普钠、硝酸甘油、乌拉地尔。

硝普钠静脉滴注宜避光，其不良反应有氰化物中毒、低血压等。硝酸甘油不良反应为头痛、恶心、低血压、心动过速。乌拉地尔常用于高血压危象及术前、中、后对高血压升高的控制性降压，易于耐受，不良反应短暂。

初始使用血管活性药物或剂量调整时，需 5~15min 监测一次血压，稳定后宜每 60min 测一次血压，观察药物不良反应。

5. 并发症的照护

（1）**直立性低血压**：老年性高血压患者易出现直立性低血压，其中药物（如利尿剂、α受体阻断药）引起的直立性低血压较常见。

照护措施：①药物从小剂量开始，逐渐增加，不宜骤然降压。②服药后应卧床 0.5~1h。③离床时体位改变应缓慢，做好"起床三部曲"的健康宣教，"躺 30s，坐 30s，站 30s，开步走"。④患者应避免长时间站立、沐浴时水温过高、饮浓茶或酒、便秘等。⑤当发生直立性低血压时，指导患者立刻平卧，下肢取抬高位，给予吸氧、保暖，监测生命体征，若出现异常情况，立即协助医生处理。

（2）**高血压脑病**：老年性高血压患者突然出现剧烈头痛、恶心、呕吐及嗜睡、癫痫发作和昏迷等表现时，应考虑高血压脑病。

立即通知医生并协助抢救：①取平卧位，抬高头部 15°~30°；②迅速静脉降压，并密切监测血压变化；③吸氧；④密切观察意识、瞳孔、四肢肌力的变化，必要时遵医嘱快速输注甘露醇，以减轻脑水肿；⑤加强呼吸道管理，避免误吸。

（3）**高血压心脏病**：早期老年患者仅在劳累时出现心悸、气急等轻度心衰症状；晚期除出现上述症状外，还可出现水肿、呼吸困难等严重心衰症状。对轻度心衰老年患者，适当休息，饮食与药物治疗同一般老年性高血压患者；对严重心衰老年患者，遵医嘱给予强心、利尿、扩血管等治疗；并安置老年患者取半坐卧位，吸氧，严格控制静脉输液量及速度；密切观察病情变化，出现异常情况，立即协助医生处理。

（4）**高血压肾病**：早期无症状；晚期可出现夜尿增多、水肿、蛋白尿等，最终可导致肾衰竭。

照护措施：①遵医嘱应用降压药，将血压控制在 130/80mmHg 以下；水肿老年患者应用利尿药，并准确记录出入量。②饮食宜清淡，注意钙和维生素的补充；严格限制钠盐、动物脂肪的摄入；适量摄入蛋白质和糖。③戒烟酒、控制体重、保证睡眠、保持大便通畅、进行有规律的有氧活动、减轻精神压力、保持心理平衡等。非药物治疗有助于降压、增强老年患者对降压药物的敏感性及减少降压药物的用量，以减轻靶器官的损害。

6. 心理照护　了解老年性高血压患者的性格特征，指导患者学会自我调节压力和情绪，如练习太极拳、心理训练、缓慢呼吸以及渐进性肌肉放松训练等。

（1）"心理平衡处方"：避免负性情绪，保持乐观和积极向上的态度。寻找适合自己的心理调适方法，如旅行、运动、找朋友倾诉、养宠物等。增强心理承受力，培养应对心理压力的能力。

（2）**渐进性肌肉放松训练**：强调放松要循序渐进地进行，要求被试者在放松之前先使肌肉收缩，继而进行放松，从头到脚依次体验身体各部分肌肉紧张和松弛的感觉差异，直至能自如地放松全身肌肉，达到全身心放松的效果。

（三）健康促进的方法与措施

1. 加强知识宣教　通过高血压知识的健康教育，提高老年人对高血压发病的危险因素的认识，教会老年人血压的测量及高血压急症的自我识别，为医院抢救争取时间。

2. 提供康复指导　告知老年人遵医嘱正确用药的重要性，提高患者的治疗依从性，降低心血管疾病的发病率与致残、致死率，促使其恢复生活与劳动能力，达到病而不残，残而不废。

3. 中医药　中药、针灸、中药足浴等对老年性高血压患者的康复有一定疗效，近年来广泛应用于临床治疗，其中中医足浴可改善下肢循环，通达经络，具有良好的辅助降压作用。

4. 定期监测　告知老年人最好自备家庭血压计，每天定时测量血压并记录，尤其是在有自觉症状或情绪波动时应及时测量，发现血压高于正常时应及时就诊。指导老年人定期做心电图、血生化、尿常规及眼底检查等。

三、老年冠状动脉粥样硬化性心脏病

> **情景导入**
>
> 张爷爷，65岁，患高血压10年。近一周因情绪激动，突然出现胸痛、胸闷两天，步行入院就诊。查体：T 37.1℃，P 90次/min，R 23次/min，BP 175/98mmHg。入院诊断为冠心病。
>
> **工作任务：**
> 1. 张爷爷出现了什么情况？
> 2. 应如何对其进行照护？

冠状动脉粥样硬化性心脏病（coronary atherosclerotic heart disease，CHD）是指冠状动脉发生粥样硬化，引起血管腔狭窄或闭塞，造成心肌缺血、缺氧或坏死而导致的心脏病，简称冠心病，也称缺血性心脏病。冠心病是对老年人生命威胁最大、最常见的心脏病，其患病率随年龄的增加而升高。

目前倾向于根据发病特点和治疗原则不同将冠心病分为两大类：①慢性冠脉疾病（chronic coronary artery disease，CAD）或称慢性缺血综合征（chronic ischemic syndrome，CIS）：包括稳定型心绞痛、缺血性心肌病、隐匿性冠心病；②急性冠状动脉综合征（acute coronary syndrome，ACS）：包括不稳定型心绞痛（unstable angina，UA）、非ST段抬高型心肌梗死（non-ST-segment elevation myocardial infarction，NSTEMI）和ST段抬高型心肌梗死（ST-segment elevation myocardial infarction，STEMI）。

（一）健康评估

1. 健康史　本病病因尚未完全确定，主要的危险因素包括糖尿病和糖耐量异常、高血脂、高血压、吸烟、肥胖、A型性格、遗传因素等，均可促使动脉粥样硬化。

2. 身体状况　老年冠心病临床症状不典型，并发症多，大部分老年患者最早出现和最突出的症状是发作性胸痛。根据疾病严重程度，分为心绞痛和心肌梗死两类，两者胸痛表现也有所区别（表7-6）。

3. 心理社会状况　心绞痛发作时，患者常有紧张或恐惧心理；反复发作或病情加重出现心肌梗死时，面对监护病房及一系列的检查、治疗和护理，患者易产生焦虑、烦躁及悲观情绪。

表 7-6 心绞痛和心肌梗死的胸痛区别

	心绞痛	心肌梗死
疼痛部位	在胸骨体之后,可波及心前区,界限不清	与心绞痛相似,但程度更重
疼痛的性质	呈压榨性、窒息性,有闷胀感或烧灼感,偶有濒死感	
诱发因素	体力劳动、情绪激动、饱餐、寒冷、吸烟、心动过速	无明显诱因,部分患者发病前数日可有乏力、胸部不适、活动时心悸、心绞痛等先兆症状
持续时间	一般持续 3~5min,在停止活动/舌下含服硝酸甘油几分钟后迅速缓解	持续时间较长,可达数小时或更长,休息和含服硝酸甘油不能缓解
其他症状	一般无胃肠道、低血压、休克、心衰等症状	可伴恶心、呕吐、上腹胀痛、食欲减退等消化道症状,严重时出现低血压和休克

4. 功能评估

(1)**心功能分级**:常用美国纽约心脏协会(NYHA)心功能分级标准(表 7-7)。

表 7-7 NYHA 心功能分级标准

分级	分级标准
Ⅰ级	心脏病患者日常活动不受限制,一般活动不引起疲乏、呼吸困难等心衰症状
Ⅱ级	心脏病患者体力活动轻度受限,休息时无自觉症状,一般活动可出现心衰症状,为轻度心衰
Ⅲ级	心脏病患者体力活动明显受限,低于平时一般活动量即可引起心衰症状,为中度心衰
Ⅳ级	心脏病患者不能从事任何体力活动,休息状态仍存在心衰症状,活动后加重,为重度心衰

急性心肌梗死患者的心功能评定,常用 Killip 分级(表 7-8)。

表 7-8 急性心肌梗死患者 Killip 分级

分级	分级标准
Ⅰ级	无明显的心力衰竭
Ⅱ级	有左心衰竭,肺部啰音 < 50% 肺野
Ⅲ级	肺部啰音 > 50% 肺野,可出现急性肺水肿
Ⅳ级	心源性休克,有不同阶段和程度的血流动力学障碍

(2)**心脏超声**:超声心动图不仅可直接观察心肌活动、心脏和大血管的结构,而且根据心脏收缩和舒张状况计算左心室射血分数,射血分数(ejection fractions,EF)大于 50% 心功能属于正常范围。

(3)**心电图负荷试验**:常用类型有平板运动、踏车运动及 Master 二级梯运动试验等。运动中出现典型心绞痛、心电图改变主要以 ST 段水平型或下斜型压低≥0.1mV(J 点后 60~80ms)持续 2min 为运动试验阳性标准。

(4)**多层螺旋 CT 冠状动脉成像(CTA)**:帮助判断冠状动脉管壁钙化情况和管壁狭窄程度,未发现钙化和狭窄病变者基本可排除冠心病。

(5)**冠状动脉造影**:冠状动脉造影是一种有创性的检查方法,是诊断冠心病的"金标准",可显示冠状动脉狭窄病变部位及狭窄程度。

(二)健康照护

1. 休息与活动照护

(1)**心绞痛**:心绞痛发作时应立即停止活动,就地休息;舌下含服硝酸甘油 0.5mg,必要时间隔

5min 再次含服；有条件者及时给予氧气吸入。

（2）心肌梗死：急性期 12h 内绝对卧床休息；保持病室安静、舒适，减少探视，避免不良刺激。若病情稳定无并发症，24h 内应鼓励患者在床上进行肢体活动，3d 后可下床活动；梗死后 4~5d，逐渐增加活动量，以不感疲劳为宜。最初几日持续或间断吸氧，氧流量为 2~5L/min，以减轻心肌缺氧和疼痛。

2. 饮食照护 老年冠心病患者应进食低热量、低盐、低脂、低胆固醇、高维生素、易消化的清淡饮食。

3. 用药照护 冠心病常用药根据药物作用主要可分为两大类，一类为改善心肌缺血及减轻症状的药物，包括硝酸酯类、β 受体阻滞药等；另一类为预防心肌梗死和改善预后的药物，包括抗血小板药物、调血脂药物等。临床上两类药物经常联合使用，使用时需注意药物不良反应（表 7-9）。

表 7-9 冠心病常用药作用及不良反应

药物分类	举例	作用	主要不良反应	注意事项
硝酸酯类	硝酸甘油、硝酸异山梨酯	扩张冠状动脉	头痛、头晕、面色潮红、心率反射性加快和低血压	首次使用硝酸甘油可能出现直立性低血压
β 受体阻滞药	美托洛尔、阿替洛尔	降低心肌耗氧量、改善心肌缺血、减少心绞痛发作和增加运动耐量	心脏抑制、诱发支气管哮喘	剂量个体化，可调整到心率为 50~60 次/min
抗血小板药	阿司匹林、氯吡格雷、替格瑞洛	预防老年冠心病，改善预后	过敏、胃肠道出血	严密监测出血
调血脂药物	洛伐他汀、辛伐他汀	有效降低 TC 和 LDL-C，延缓斑块进展	肝脏损害、肌病	监测转氨酶和肌酸激酶指标

4. 再灌注治疗的相关照护 冠状动脉的早期再灌注对 STEMI 预后有着重要意义。起病 3~6h，最多 12h 内进行再灌注可以有效减轻症状，改善患者预后。接诊胸痛患者后，急诊护士应立即评估胸痛症状，进行心电图检查，抽血检查肌钙蛋白。如明确为 STEMI，根据医嘱立即给予服用心肌梗死一包药（包含阿司匹林和替格瑞洛），嚼服为佳。医生会根据患者情况选择经皮冠脉介入术（percutaneous coronary intervention，PCI）或溶栓治疗。

ER 7-3

STEMI 患者就诊方式、缺血时间组成和再灌注策略选择流程

（1）PCI：理想的 PCI 治疗时间是在 90min 内，最多不超过 120min。PCI 主要包括经皮冠状动脉腔内成形术和经皮冠状动脉内支架植入术。介入手术前应给患者口服阿司匹林和氯吡格雷或替格瑞洛抗血小板聚集。如拟行桡动脉穿刺，术前应行艾伦试验（Allen's test）以评估桡动脉的代偿情况。术后做好穿刺肢体制动，密切观察患者是否发生心律失常、心肌缺血、急性冠状动脉闭塞等并发症。植入支架的

患者遵医嘱口服抗血小板聚集药物，如阿司匹林和氯吡格雷或替格瑞洛。定期监测患者血小板、凝血时间指标，密切观察有无出血倾向，如鼻出血、牙龈出血、血便、血尿等。

（2）**溶栓治疗**：预计 PCI 时间超过 120min，首选溶栓。现在临床常用的溶栓药物包括尿激酶、链激酶、重组人组织型纤溶酶原激活剂等。溶栓药物在用药前应询问老年患者近期有无活动性出血、大手术或外伤史、消化性溃疡、严重肝肾功能不全等溶栓禁忌证；协助医生做好溶栓前血常规、出凝血时间和血型等检查；用药后注意观察老年患者有无畏寒、发热、皮疹过敏、低血压及出血等现象。定期做心电图、心肌酶检查，并评估胸痛情况，以判断溶栓效果。

5. 并发症的照护 老年冠心病常伴有严重的并发症，如心律失常、心力衰竭、心室壁瘤、全身性血栓、心脏破裂、心肌梗死后综合征等，均可导致老年患者出现血流动力学障碍。

（1）**心律失常**：是老年冠心病最常见的并发症，尤以室性心律失常居多，是急性心肌梗死最常见的死亡原因，需要进行心电监护，密切观察患者心率及心律变化。

（2）**心力衰竭**：主要是治疗左心衰竭。密切观察患者是否出现呼吸困难、少尿、咳粉红色泡沫痰、双肺湿啰音、低血压等表现，症状不典型者可通过心电图、超声、标志物指标及时识别心力衰竭。避免情绪激动、用力排便等加重心脏负担的因素。一旦出现，按心衰护理。

（3）**休克**：急性心肌梗死的休克多由于心源性或剧烈胸痛引起。观察患者的血压是否有下降趋势，是否出现烦躁不安、出冷汗、少尿、脉搏细速等表现。及时识别休克征象，一旦发生，遵医嘱用药扩容，及时抗休克。

（4）**栓塞**：常发生在起病后 1~2 周，多为左心附壁血栓脱落致脑、肾、脾、四肢等动脉栓塞，遵医嘱用药，及时溶栓、抗凝。

（5）**心脏破裂**：心脏破裂是急性心肌梗死极为严重且致命的并发症。老年人心脏心室壁变薄，脆性增加，更容易发生心脏破裂。应定期勤查床旁超声心动图，以期及时发现早期心脏破裂征象。一旦发生心脏破裂，情况允许应立即手术。

（6）**心室壁瘤**：主要发生于左心室。可导致心功能不全、栓塞和室性心律失常。治疗包括抗凝等基础药物治疗、制动、手术治疗等。

（7）**心肌梗死后综合征**：在心肌梗死后几周至几个月内出现，可反复发生。有胸痛、发热等症状，做好对患者胸痛的观察与监测，对症进行止痛、抗炎治疗。

6. 心理照护 老年冠心病发作时应有专人陪伴，鼓励患者表达内心感受，并给予心理支持；向老年患者解释疾病过程，并取得治疗配合，帮助老年患者和家属提高对疾病的认识，说明不良情绪会增加心肌耗氧量，不利于疾病控制；耐心解答老年患者的疑问，消除其困惑，取得其信任。使用焦虑自查量表（SAS）、抑郁自查量表（SDS）评估患者是否有焦虑、抑郁等心理障碍，必要时寻求心理医生协助，及时干预。

（三）健康促进的方法与措施

1. 普及冠心病相关知识 通过冠心病知识的健康教育，提高老年人对冠心病发病危险因素及诱发因素的认识，教会老年人及家属学会识别冠心病的先兆表现，强调早发现、早住院及住院前就地处理的重要性，为医院抢救争取时间。积极全面的二级预防有利于降低冠心病患者的发病率和病死率，提高患者生活质量。冠心病二级预防采用 ABCDE 原则（表 7-10），从营养、运动、心理、用药、戒烟五个方面着手。

2. 规避、改变不良生活方式 避免过度劳累，改变急躁易怒性格，保持心理平衡，戒烟戒酒，合理饮食，避免暴饮暴食，注意少量多餐，适量运动。

3. 用药指导 强调药物治疗的重要性，告知老年患者药物的作用、用法、不良反应，指导其严格遵医嘱服用药物，使老年患者认识到不遵医嘱服药的严重后果，并通过随访、发放纸质版用药手册等方式提高其依从性。

表 7-10　冠心病二级预防 ABCDE 原则

代号	释义
A	Aspirin（阿司匹林或联合使用氯吡格雷）抗血小板聚集 Anti-anginal therapy 抗心绞痛治疗，如硝酸酯类制剂
B	β 受体拮抗药 Blood pressure control 控制血压
C	Cholesterol lowing 控制血脂水平 Cigarette quitting 戒烟
D	Diet control 控制饮食 Diabetes treatment 治疗糖尿病
E	Exercise 鼓励有计划的、适当的运动锻炼 Education 患者及其家属教育，普及有关冠心病的知识

4. 提供康复指导　通过康复指导，进行循序渐进的训练，改善心脏功能，提高生活质量。

知识链接

心脏康复

心脏康复可有效降低心血管疾病风险，降低发病率、再入院率及病死率，提高患者生活质量。心脏康复分为三期：Ⅰ期康复、Ⅱ期康复和Ⅲ期康复。

Ⅰ期康复：指院内康复，通过早期运动（早期离床活动和病房内外活动）、物理干预、指导戒烟、营养支持、心理支持等措施，缩短患者住院时间。

Ⅱ期康复：指院外早期康复，是心脏康复的核心。在Ⅰ期康复的基础上进一步加强运动，进行中等强度体力活动锻炼，如有氧、抗阻、柔韧性运动及平衡功能训练。

Ⅲ期康复：指院外长期康复，通过健康教育、随访管理及家庭心脏康复等帮助患者维持已形成的健康生活方式和运动习惯，继续纠正相关危险因素，提升生活质量。

四、老年性糖尿病

情景导入

李爷爷，68 岁，多饮、多食、多尿、体重明显减轻 3 个月，于 2019 年 10 月 12 日 9 点步行入院。查体：T 36.5℃，P 70 次 /min，R 21 次 /min，BP 150/82mmHg，空腹血糖 12.1mmol/L。

工作任务：

1. 该老年患者出现了什么问题？
2. 针对该老年患者的症状，我们应该给予什么样的照护措施？

糖尿病（diabetes mellitus，DM）是一组由多种病因引起的以慢性高血糖为特征的代谢性疾病，其发病与遗传和环境因素有关。糖尿病在我国已成为继心脑血管疾病和肿瘤之后的第三大死亡原因。

老年糖尿病是指年龄在 65 岁以上的老年人，体内胰岛素分泌不足或胰岛素作用障碍，引起糖、蛋白质、脂肪、水和电解质等一系列物质代谢紊乱的疾病。老年糖尿病以 2 型糖尿病为主，进入老年期前已患病约占 30%，老年期患病约占 70%。临床以血糖增高为主要表现，可导致多系统损害，死亡率高。

（一）健康评估

1. 健康史

（1）**危险因素**：老年糖尿病多为2型糖尿病，是由多基因遗传和环境因素共同作用所致；腹型肥胖，尤其是中心性肥胖（男性腰围≥90cm，女性腰围≥85cm）显著增加了高血压和糖尿病患病之间的关联强度。

（2）**生活习惯**：了解老年糖尿病患者有无家族史，有无营养过剩、体力活动不足及不良生活方式等情况。有糖尿病家族史的患者患病率是正常人的4~10倍。

2. 身体状况

（1）**起病隐匿且症状不典型**：糖尿病的典型症状有烦渴、多饮、多尿、消瘦等。但是多数老年患者症状不明显，通常起病隐匿，常有疲乏、无力、轻度口渴、尿频、多汗、皮肤瘙痒等非特异性表现，常在健康体检时被发现血糖高。

（2）**多伴有神经精神症状**：老年糖尿病患者认知能力相对较差，抑郁症发病率较高，容易出现嗜睡、晕厥、昏迷、躁动或精神错乱等表现。

（3）**以并发症为首发症状**：老年糖尿病患者急慢性并发症多，死亡率高，常以呼吸、泌尿、皮肤等多系统感染为首发症状。

（4）**多种老年疾病并存**：老年糖尿病患者常并存各种慢性非感染性疾病，如冠心病、高血压、白内障、缺血性肾病等。

3. 心理社会状况　糖尿病为终身性疾病，老年患者需要严格控制饮食、并发症多，容易产生焦虑、恐惧和抑郁等，对治疗缺乏信心，治疗依从性较差。

4. 功能评估

（1）**诊断标准**：①空腹血糖≥7.0mmol/L；任意时间血糖≥11.1mmol/L + 糖尿病症状。②口服葡萄糖耐量试验（oral glucose tolerance test，OGTT）后2h血糖≥11.1mmol/L。以上情况均可诊断为糖尿病。

（2）**其他检查**：糖化血红蛋白和糖化血浆清蛋白测定、血浆胰岛素和C-肽测定等检查，用于评估血糖控制情况。

（3）**运动耐力**：可采用分级心电运动试验、6min行走试验等，以确定心肺的储备功能。注意试验前后监测血糖，防止发生低血糖。

（二）健康照护

1. 血糖管理目标　见表7-11。

表7-11　血糖管理目标

	糖化血红蛋白	空腹血糖	餐后2h血糖
长病程的老年糖尿病患者	<8.5%	<8.5mmol/L	<13.9mmol/L
预期寿命较长的老年糖尿病患者	<7.0%	4.4~7.0mmol/L	<10.0mmol/L

注：①长病程的老年糖尿病患者血糖控制难度大、低血糖风险高。②预期寿命较长的老年糖尿病患者无低血糖风险、尚无严重心、脑、肾病变。

2. 饮食照护　饮食疗法是老年糖尿病最根本的治疗措施。其目的是控制血糖、维持理想体重，最大限度减少或延缓各种并发症的发生。

（1）**饮食照护原则**：少量多餐，蔬菜为主，鱼肉适当；品种多样，搭配合理。合理的饮食有利于减轻体重，控制高血糖和防止低血糖。

（2）**控制每日总热量**：标准体重（kg）= 身高（cm）-105；根据标准体重和活动情况计算每日所需的总热量。对营养不良或伴有消耗性疾病的老年患者应酌情增加，肥胖者酌情减少，使机体逐渐恢复至理想体重。老年糖尿病患者运动量较少,应根据自己的活动强度参照以下标准,控制热量的摄入(表7-12)。

表7-12 活动强度对应理想体重所需热量

活动强度	理想体重给予热量	
	kcal/(kg·d)	kJ/(kg·d)
休息状态下	25~30	105~126
轻体力劳动者	30~35	126~146
中体力劳动者	35~40	146~166
重体力劳动者	>40	>166

(3)**糖、蛋白质和脂肪**:①碳水化合物占总热量的50%~65%,建议尽量选择低GI食物。②蛋白质约占15%~20%,其中优质蛋白比例超过1/3,营养不良或伴有肾功能减退者适当增减摄入量。③脂肪占20%~30%,以植物性脂肪为主。

(4)**热量分配**:根据老年患者的生活习惯、病情和药物治疗的需要进行安排,每日3餐分配为1/3、1/3、1/3或1/5、2/5、2/5,或每日四餐分配为1/7、2/7、2/7、2/7。

(5)**注意事项**:①按时进食。②控制总热量,饮食均衡,食物多样,注意维生素和微量元素的供给。③严格限制甜食,可用食用糖醇或其他代糖品,水果应限量。④多食含纤维素高的食物,延迟和减少糖类食物的吸收,并保持大便通畅。⑤改变进食顺序,按照蔬菜—荤菜—主食的顺序进餐,以延迟胃排空,可降低餐后血糖波动。

3. 运动照护 适当的运动可以提高胰岛素的敏感性,降低血糖、血脂,有利于减轻体重,增强体质,还可减轻老年患者压力和紧张情绪。

(1)**运动方法**:①每周锻炼3~5次,每次运动持续30~45min为宜。②运动强度可根据患者具体情况决定,一般活动时心率以不超过(170-年龄)为宜。③选择有氧运动,如散步、打太极拳、慢跑等,其中步行活动安全,容易坚持,可作为首选的锻炼方式。④不方便运动或处于疾病恢复期的老年患者,可选择在耐受时间段、保持固定体位(卧位、坐位或立位)简单地进行四肢关节活动。

(2)**运动注意事项**:①运动前评估老年糖尿病患者的身体状况,选择合适运动方式、时间及运动量。②运动前先做热身运动,运动中注意心率变化,若出现头晕、心慌、胸闷、出虚汗、乏力、腿痛等不适,应立即停止运动、平卧,有条件测血糖;否则按照低血糖处理。③随身携带含糖食品、糖尿病识别卡,写明姓名、年龄、住址、电话及病情等,以备急需。④做好运动日记,以便观察疗效和不良反应。

4. 用药照护

(1)**口服降血糖药物**:主要包括磺脲类、双胍类、噻唑烷二酮类、α-糖苷酶抑制剂、格列奈类等(表7-13),用药过程中,要注意评估老年患者的血糖控制情况和药物不良反应,并及时给其提供用药指导和不良反应的照护措施。

(2)**胰岛素注射**:对于通过饮食和运动疗法或口服降血糖药物,血糖控制不佳的老年糖尿病患者,主张积极、尽早启用胰岛素治疗,适时优化胰岛素治疗。胰岛素制剂一般为皮下或静脉注射。

1)胰岛素静脉注射:适用于糖尿病急性并发症,如DKA、HHS、严重创伤、急危重症患者、禁食患者维持血糖。

2)胰岛素泵:胰岛素泵为一种持续皮下胰岛素输注装置,以基础量和餐前追加量的形式,模拟生理胰岛素的持续基础分泌和餐时释放,保持体内胰岛素维持在一个基础水平,保证患者正常的生理需要。

表 7-13 口服降血糖药类型、用药注意事项及药物的不良反应

口服降血糖药类型	用药注意事项	药物不良反应
磺脲类	普通片剂早餐前半小时服用	低血糖反应、粒细胞减少
双胍类（二甲双胍为首选）	餐中或餐后即服用，从小剂量开始	胃肠道反应多见，可诱发乳酸性酸中毒
噻唑烷二酮类	空腹或进餐时服用	体重增加、缺血性心血管疾病、肌痛、骨折
α- 糖苷酶抑制剂（阿卡波糖、伏格列波糖）	在餐中与第一口主食同服（或嚼服），有胃肠疾病者不宜选用	肠胀气、腹痛、腹泻，联合胰岛素或胰岛素促泌剂可出现低血糖
格列奈类（瑞格列奈、那格列奈）	注意药物的协同作用，与氯吡格雷、利福平同用可影响血糖，需密切监测血糖	心肌缺血、心肌梗死，偶见肝酶指标升高

3）胰岛素皮下注射：糖尿病老年患者或家属需要学会皮下注射胰岛素，采用胰岛素皮下注射"九步法"。

注意事项：①老年患者使用胰岛素治疗适合选择单一剂型，从小剂量开始逐渐增加。②严格遵医嘱使用，做到剂型、剂量、注射时间准确无误，检查药物是否变质，不可随意停药。③注意注射部位的轮换，因老年人记忆力较差，可选用固定的次轮换或日轮换，腹部注射时需避开脐周 5cm 的范围。④注射时注意无菌操作，一针一用。⑤关注是否出现胰岛素的不良反应：低血糖、过敏反应、注射部位皮下脂肪萎缩或增生、视力模糊等。

ER 7-4　胰岛素皮下注射"九步法"

ER 7-5　胰岛素皮下注射部位

知识链接

动态血糖监测技术

动态血糖监测（continuous glucose monitoring, CGM）是内分泌科的诊疗技术之一，动态血糖监测系统一般由葡萄糖感应器、线缆、血糖记录器、信息提取器和分析软件共 5 个部分组成。最新上市的系统仅由带有发射功能的葡萄糖感应器与分析软件这两部分构成。置于皮下的葡萄糖感应器中含有的葡萄糖氧化酶，在规则的时间间隔（1~15min）与皮下组织间液的葡萄糖发生化学反应，所产生的电信号，由葡萄糖感应器发射到分析软件，再转换成血糖值。该技术具有实时血糖监测和历史回顾的双重特点（3h、6h、12h 和 24h 血糖曲线图），可预设高低血糖报警，并可显示血糖快速变化的趋势。

CGM 技术适用于反复出现低血糖、夜间无症状低血糖、空腹高血糖、血糖波动大及需要胰岛素强化治疗的患者。并且不需要频繁指尖采血，减少患者痛苦，提高了患者的依从性。老年人患者若使用 CGM 时，应给予充分指导，包括如何正确安装、佩戴、使用及注意事项。

5. 心理照护　了解老年患者患病后的心理反应，加强护患沟通，以消除患者焦虑、悲观心理，提高治疗的依从性。与患者及家属共同商讨制订饮食、运动计划，鼓励家属和朋友多给予亲情和温暖，增强其战胜疾病的信心。

6. 并发症的照护

（1）急性并发症

1）糖尿病酮症酸中毒（diabetic ketoacidosis, DKA）与高血糖高渗状态（hyperglycemic hyperosmolar status, HHS）：DKA 早期"三高一少"症状加重出现乏力、呕吐、头痛、呼吸深快并有烂苹果味。HHS 起病缓慢，随着病情加重，患者常出现严重脱水和不同程度的意识障碍，如定向力障碍、嗜睡、昏迷等。相较于 DKA，失水和神经精神症状更明显。

照护原则为尽快补液以恢复血容量、纠正失水状态：①补液是首要措施，遵医嘱大量补液和用药，观察心率、血压、尿量、周围循环的表现，注意纠正水、电解质平衡紊乱。当血糖降至 11.1~13.9mmol/L，为避免低血糖的发生，可考虑换含有 5%~10% 的葡萄糖，并持续给予胰岛素，观察酮症是否纠正。②严密观察和记录老年患者生命体征、神志、呼吸气味、皮肤弹性及 24h 出入量等变化，遵医嘱监测血糖、尿糖、血酮体、尿酮体及电解质变化。③加强生活照护，注意保暖，做好皮肤和口腔护理。昏迷老年患者给予定期翻身、拍背、按摩下肢、吸痰等照护，以预防感染、压疮、坠积性肺炎及下肢静脉血栓形成等。④强调预防为主，控制血糖、及时防治感染和消除诱因是主要的预防措施。

2）低血糖：对于糖尿病患者，血糖≤3.9mmol/L 就属于低血糖，临床表现为心悸、焦虑、出汗、饥饿感等交感神经兴奋症状。严重者表现为神志改变、认知障碍、抽搐和昏迷等中枢神经症状。无症状低血糖是指老年患者出现低血糖但是临床无特殊症状，应特别警惕夜间无症状低血糖，严重者直接进入低血糖昏迷。

照护措施：当发生低血糖时，应及时检测血糖，根据病情进食糖果或静脉注射 50% 葡萄糖，神志不清的老年患者，切忌喂食，以免发生窒息。

预防措施：加强用药教育，提倡饮食规律、适量运动及少饮酒，预防低血糖发生。

ER 7-6

低血糖的救治流程

3）感染：老年糖尿病患者容易并发各种感染。

皮肤感染：金黄色葡萄球菌是常见的致病菌，化脓性感染如疖、痈等，严重者可发生败血症或脓毒血症。真菌感染的主要表现为足癣、体癣。保持皮肤清洁，勤换衣服，嘱患者不要抓挠皮肤，尽早求医。

呼吸道感染：肺炎、肺结核等；防止呼吸道感染，避免到人员聚集的场所。

泌尿道感染：最常见，如肾盂肾炎、膀胱炎。严重者可发生肾周围脓肿、肾乳头坏死。患者应保持会阴部清洁，老年女性患者，每次小便后，要用温水清洗。

（2）慢性并发症

1）大血管病变：是糖尿病最严重的并发症，常侵犯主动脉、冠状动脉、脑动脉，常见病变包括冠心病、脑卒中和下肢动脉硬化，是缺血性心脑血管病变，是老年 2 型糖尿病患者的主要死因。评估老年患者有无头晕、困倦；有无心慌、胸闷及心前区不适；有无肢端感觉异常、麻木、疼痛和间歇性跛行。定期进行各种疾病筛查，全面控制危险因素。

2）微小血管病变：主要累及视网膜和肾脏，多见于病程超过 10 年的糖尿病患者。应纠正不良生活方式，进一步强化血压、血糖管理，对预防和延缓微小血管病变极为重要，肾脏出现病变的患者还需注意控制蛋白摄入量。

3）糖尿病足：糖尿病足指下肢远端神经异常和不同程度周围血管病变导致足部溃疡、感染和 / 或深层组织破坏。照护措施包括注意足部保暖，选择宽松、柔软、透气性好的平跟厚底鞋、浅色棉袜，易于观察渗液渗血；观察足部皮肤颜色、温度及感觉有无改变，有无皮损；若足部皮肤干燥，可用滋润护肤膏；修剪趾甲应与脚趾平齐，避免过短；温水清洗足部，水温低于 37℃。

（三）健康促进的方法与措施

1. 举办社区知识讲座　社区内举办专业讲座，详细讲述老年糖尿病的发病原因及预后，建立良好生活方式，积极治疗基础疾病，以预防糖尿病的发生。

2. 建立良好生活方式　告知老年糖尿病患者坚持合理饮食、适量运动及药物治疗的重要性，控制各项指标接近正常水平，保护脏器功能，防止或延缓并发症的发生，提高老年人生活质量，降低病死率和致残率。

3. 提高自我管理能力　照护者应帮助老年糖尿病患者提高自我管理能力，密切关注血糖状态、

定期体检、遵医嘱服药。教会老年人及家属识别糖尿病酮症酸中毒、高渗性高血糖综合征及低血糖等急性并发症的先兆表现。一旦出现，立即就医。

（张春梅）

五、老年性脑血管疾病

脑血管疾病（cerebrovascular disease，CVD）是指由于脑血管病变导致脑部功能障碍的一类疾病的总称。CVD 已成为全球第二大死亡原因，老年人因功能衰退、基础疾病多等特点，CVD 的大部分患者存在不同程度的失语、吞咽困难、肢体瘫痪等神经功能障碍症状，并且会有部分患者产生恐惧、紧张、悲观等不良情绪，甚至出现严重心理障碍。且老年人 CVD 的患病率、致残率和死亡率远高于中青年，因此，老年 CVD 患者的健康照护显得更为重要。

（一）健康评估

1. 健康史

（1）**危险因素**：老年 CVD 最常见的临床类型为脑卒中，包括出血性和缺血性脑卒中。高血压是绝大多数脑卒中的首要危险因素，65 岁以后脑卒中的危险性与收缩压水平密切相关，基线收缩压每增加 10mmHg，脑卒中发病相对危险增加 49%。糖尿病可将老年 CVD 的发病风险增加 1 倍以上，约 20% 的糖尿病患者因脑卒中死亡。单独房颤可使脑卒中风险增加 4~5 倍，其他类型的心脏病、血脂异常等均会增加脑卒中的风险。另外排便用力、寒冷、情绪激动等因素都是老年 CVD 的诱发因素。

（2）**生活习惯**：了解老年人有无吸烟、饮酒、久坐、缺乏运动等不良生活习惯。吸烟可使缺血性脑卒中的风险增加近 1 倍，使出血性脑卒中的风险增加 2~4 倍，被动抽烟同样是脑卒中的重要危险因素。饮酒后数小时内，出血性和缺血性脑卒中的风险均大大增加。

2. 身体状况

老年人患脑卒中后认知障碍、大小便障碍、肌力差及躯干控制能力低等问题较为突出；废用发生多、快、重且易退化，并发症往往成为死亡原因。因系统功能衰退明显、各种活动能力下降，对康复训练的耐受性低，配合度差，训练易于间断，功能障碍更难以纠正，残疾发生率高。

3. 心理社会状况

脑卒中多发病突然，并伴有一定程度的功能障碍，在给患者造成躯体不适的同时也会带来不同程度的心理刺激。老年人主要表现为患病后因生活自理能力进一步下降导致的悲观绝望感，因担忧疾病预后引起的紧张恐惧感，部分老年人发生脑卒中后死亡感也会加重。同时家庭支持、亲友反应也会加重老年患者的心理负担。

4. 功能评估

老年 CVD 患者会出现多系统的功能障碍，大约 3/4 的存活者不同程度丧失劳动能力，严重影响老年人的日常生活。

（1）**运动功能评估**：老年脑卒中患者约 70% 存在运动功能损害，运动功能评定主要是对肌张力、肌力、肌肉协调及平衡能力进行评定。目前运动功能的评定多由康复师进行，采用人工评价和量表结合的方式。脑卒中后偏瘫老年患者的运动功能恢复一般依次经历以下 6 个阶段：

Ⅰ期：迟缓阶段。

Ⅱ期：出现痉挛和联合反应阶段。

Ⅲ期：连带运动达到高峰。

Ⅳ期：异常运动模式。

Ⅴ期：分离运动阶段。

Ⅵ期：正常运动阶段。

（2）**感觉功能评估**：感觉功能评定包括浅感觉（痛觉、温度觉、触觉）、深感觉（运动觉、位置觉、振动觉）和复合感觉（形体觉、定位觉等）评定。老年人因感觉减退使得评估难度较大，评估时需耐心、慎重，不用引导性提问，必要时反复核对，临床可使用简化的感觉指数评分法。

（3）**言语功能评估**：发生 CVD 后部分老年患者会出现语言 - 交流功能障碍，评估老年患者的发音情况及各种形式的语言表达能力，包括读、写、听、说及手势表达，根据需要进行专业的言语功能障碍评定。

（4）**吞咽功能评估**：吞咽障碍是指不能将液体或食物从口腔安全送达胃内，也包括口腔准备阶段如咀嚼和舌运动异常。洼田饮水实验是目前应用最多的吞咽障碍评定方法，但在使用过程中需注意老年患者的意识状态。实验结果为 3~5 级时，需根据老年患者情况采取管饲饮食；1~2 级时，可拔除鼻胃管经口进食。

（5）**认知功能评估**：脑卒中后认知功能障碍是因脑部缺血缺氧导致的脑实质损伤而产生的智能损害综合征。以记忆、理解判断、视空间等一项或多项认知功能受损为主要表现。临床多使用量表进行评估，包括智力状态简易评定量表（MMSE）、蒙特利尔认知功能评定量表（MoCA）、老年人认知功能筛查量表（CASI）等。

（6）**平衡功能评估**：临床应用较多的为三级评定法。1 级指在静息状态下不借助外力，老年人可保持站立位或坐位平衡；2 级是指支撑面不动，身体某个或几个部位运动时可保持平衡；3 级是指在外力作用下仍可保持平衡。

脑卒中 FAST 评分

FAST（face arm speech time）评分是国外推荐使用的用于发现早期脑卒中症状的评分量表，主要从面、手臂、言语和时间四个方面进行判断。

面：是否可以微笑？是否感觉一侧面颊麻木或者无力？

臂：是否能够顺利举起双手？是否感觉一侧手臂乏力或者无法抬起？

言语：是否可以对答如流？是否说话含糊不清？或难以理解对方的语言？

时间：如果存在上述其中一项，请立即拨打急救电话进行紧急救治。

（二）健康照护

1. 肢体障碍照护　老年脑卒中患者多伴有不同程度的肢体功能障碍，康复护理是提高患者自理能力，促进肢体功能恢复的重要措施。临床老年患者生命体征平稳之后即可进行早期康复训练，即使昏迷患者也应尽早给予患者按摩及被动锻炼，以防止肢体的痉挛和畸形，当瘫痪肢体出现主动运动后，即开始增强肌力和灵活性的锻炼。随着患者病情的稳定和康复，逐步加大康复训练的内容和运动量。老年人对活动的耐受性较差，应根据具体情况制定个性化康复训练方案。照护者可对老年人患肢进行按摩，既可促进血液、淋巴液回流，减轻和防止水肿，又能给予患者运动刺激，促进运动功能恢复。鼓励患者坚持康复治疗和训练，最大限度降低肢体功能障碍。

ER 7-7

脑卒中的康复护理

2. 吞咽障碍照护　存在吞咽功能障碍的老年人，进食时让其头前倾，保持 30°仰卧位，这样不仅能促进吞咽过程，同时还能减少误吸的发生。选择柔软、易变形、有适当黏性、不易松散及不易滞留黏膜的食物，食物量从一口量（1~4ml）开始，逐渐加量。

3. 言语障碍照护　存在言语障碍的老年人，可通过控制声门，在各种音调和响度范围内产生规律的振动，从而发出不同音质的声音。根据患者的言语障碍表现，在康复医师的指导下选择合适的发声训练方法，包括音调训练、响度训练、音质训练，从而改善发声肌群的肌张力，逐渐恢复正常发声。

4. 用药照护　大面积梗死可出现脑水肿及颅内压增高，需进行脱水降颅压治疗，常用药物为甘

露醇、呋塞米等。使用甘露醇期间应记录患者 24h 出入量，观察尿液颜色、量、性状等；甘露醇输液速度较快，照护者要认真观察以免出现空气栓塞，防止药物结晶；溶栓治疗时需进行严密心电监护，照护者需观察老年患者神志、语言、运动、肢体等变化以判断用药效果及病情进展。溶栓治疗 2h 内绝对卧床，翻身动作要轻柔，转头不宜过快、过猛。观察有无皮肤黏膜、牙龈、消化道、颅内出血等；老年患者如诉头痛、恶心、呕吐应立即告知医务人员。抗凝药物可减少脑缺血发作，使用期间需严密观察老年患者有无出血倾向，如出现皮肤瘀斑应认真观察部位、面积、颜色等并及时告知医务人员。

5. 饮食照护 少食饱和性脂肪及胆固醇含量较高的食物，如猪油，肥肉。多食新鲜蔬菜、水果、豆类以及富含维生素 C 的食物，注意补充足够的水分。伴血压高的患者要限制钠盐的摄入量，不得超过 3.0g/d。可经口进食的老年患者，注意喂食速度要慢，勿催促，每次喂食量要小，保证充分咀嚼，从健侧将食物放入，不要逗笑老年患者，以免发生误吸。

6. 皮肤照护 保持皮肤清洁，维持其完整性，避免发生压疮。老年人皮肤弹性降低、干燥松弛、变薄起皱，故较易损伤，加之发生脑卒中后多数患者长期卧床，照护者需密切关注老年脑卒中患者的皮肤状况，保持皮肤清洁，定期按摩患肢，促进血液循环。翻身是预防压疮最经济、有效的方式，但老年脑卒中患者多病情重，翻身需根据病情进行，注意动作轻、慢，避免拖、拉、拽等动作，减少摩擦以免引起皮肤破溃；必要时使用气垫床、软枕、泡沫敷料等减轻局部压力。

7. 心理照护 由于老年患者对疾病的认识不足、患病后日常生活自理能力下降、肢体功能障碍、家庭社会支持不足等因素，可导致老年人出现焦虑、易怒、抑郁、恐惧等不良情绪。照护者应理解老年人的感受，鼓励其表达内心的感受。在照护过程中，态度要和蔼亲切，对患者有足够的耐心和同情心，尽量陪伴减少老年人的孤独感，认真分析每一位老年人不同时期的心理特征，针对性地给予疏导，严重抑郁者应陪同其进行专业的心理治疗。同时要关注老年人家属，引导家属与老年人正确沟通，并教会家属常用的心理疏导方法和技巧。

（三）健康促进方法及措施

1. 早期识别 通过媒体、义诊、社区等各种方式加强脑卒中疾病相关知识的宣传，尤其是先兆症状。教会老年人及家属学会识别早期症状，并及时正确处理，及时就医，争取抢救时间。

2. 举办社区大讲堂 社区内举办专题讲座，详细讲述老年人 CVD 的发病原因及后果，告知其改善不良生活方式，积极控制基础疾病，注意日常防护可较好预防 CVD 的发生。

3. 提供康复指导 告知恢复期老年患者康复治疗的目的、方法，宣传坚持康复治疗的必要性和重要性。照护者应积极为老年人提供康复相关信息。将患者视为整体的社会人，不但要帮助患者进行生理功能的康复，指导进行积极、正确的肢体功能锻炼促进躯体功能恢复。亦要兼顾其心理状态的康复，进行及时的心理干预可以促进患者生理、精神、情绪及心理的康复。

六、老年性帕金森综合征

情景导入

　　李爷爷，75 岁，退休前职业为警察。3 年前出现步态缓慢伴不稳感，未重视。近半年出现右侧肢体活动缓慢，右手无法持筷，不自主抖动，尤其激动、紧张时易出现，目前穿衣、洗澡尚可自理。

　　工作任务：

　　1. 李爷爷有可能出现哪些问题？

　　2. 针对李爷爷的症状应该提供哪些照护措施？

帕金森病（Parkinson disease，PD）又称震颤麻痹，是中脑黑质致密部多巴胺能神经元变性死亡而引起的慢性进行性神经性疾病。发病率仅次于阿尔茨海默病，我国65岁以上老年人群的帕金森病患病率为1.7%，且随年龄增大而增长。静止性震颤、运动迟缓、肌强直和姿势步态异常等运动障碍为该病主要特征，同时伴有大量非运动症状。尽管帕金森病治疗手段不断完善，但仍无法治愈，且随着病情进展，患者生活自理能力逐渐降低，因此有必要采取有效措施提升帕金森病患者，尤其是老年患者的照护水平，以提高其晚年生活质量。

（一）健康评估

1.健康史 年龄和遗传因素是帕金森病不可改变的危险因素，正常人黑质多巴胺能神经元以每10年6.9%的速度减少，而当多巴胺减少到正常的10%~30%时即可引起帕金森病发病，故年龄越大帕金森病的发病率越高。帕金森病发病过程中，锰、铅、铜、镉等重金属含量发生明显变化，提示可能是帕金森病发病的潜在危险因素。长期接触鱼藤酮、百草枯等除草剂、杀虫剂亦是帕金森病的危险因素。外伤、感染、应激、炎症反应、运动、生活方式等因素也与老年帕金森病的发生、发展密切相关。

2.身体状况 老年帕金森病起病隐匿，进展较缓慢，主要表现为：

（1）**静止性震颤**：为多数老年患者的首发症状，静止时出现或明显，随意运动时减轻或停止，精神紧张时明显，入睡后消失，表现为典型的"搓丸样"震颤。

（2）**肌强直**：老年患者肢体、颈部或躯干有明显阻力，这种阻力呈现各方向均匀一致的特点，类似弯曲样软铅管的感觉，故称为"铅管样直"。

（3）**运动迟缓**：老年患者动作变慢，始动困难，主动运动减少。运动幅度减小，尤其是重复运动时。

（4）**姿势步态障碍**：老年患者难以维持身体平衡，易跌倒。行走时常会越走越快，难以停步，称为"慌张步态"。另外，帕金森病会引起老年人的认知、感觉、睡眠、排泄等功能障碍。

老年人发生帕金森病时往往会出现日常运动功能明显受限。同时由于姿势不稳、肌肉僵直等使跌倒风险增加，加之老年人多伴有骨质疏松等，故易发生骨折等不良事件。

3.心理社会状况 随着病程的延长和病情加重，患病老年人逐渐失去自理能力，加之部分老年帕金森病患者与子女及外界交流减少，导致抑郁在老年帕金森病患者中的发病率逐年增高。同时由于疾病所致的身体运动功能的异常亦会导致老年人出现自卑、无用、无助及恐惧心理。

ER 7-8

静止性震颤

4.功能评估 目前临床常用Hoehn-Yahr（H-Y）分级评估运动功能（表7-14）。

表7-14 Hoehn-Yahr（H-Y）分级

分期	内容
Ⅰ期	单侧身体受影响，但没有影响平衡
Ⅱ期	双侧身体受影响，但没有影响平衡
Ⅲ期	平衡受影响，轻度到中度双侧症状，可以独立生活
Ⅳ期	重度双侧症状，仍可独立行走和站立
Ⅴ期	无帮助时只能坐轮椅或卧床

（二）健康照护

1.安全照护 老年PD患者因运动功能的改变，易发生跌倒。研究表明，35%~87%的PD患者经历过多次跌倒，其跌倒风险是同龄健康个体的9倍。因此，应为PD患者提供安全的活动环境，避免在活动场所摆放过多杂物，建议 PD 患者在宽敞整洁、光线充足的环境中活动；尽量移开活动范围内的障碍物，家具集中放置；地面进行防滑处理，铺防滑垫；保持地面清洁干燥，避免跌倒；指导老年人使用辅助器具如扶手、拐杖等；坐便、桌椅高度合适。建议 PD 患者合理使用辅助工具，在日常活动时正确佩戴髋部、膝部等易受伤部位的保护器具；步行时使用手杖、带压缩式制动器的轮式步行架；出现冻结步态或无法行走的 PD 患者使用轮椅。

2. 饮食照护 老年 PD 患者由于不自主震颤，能量消耗高，晚期常伴自主神经功能紊乱，严重者还可出现饮水呛咳及吞咽困难等症状，咀嚼吞咽功能下降或者消失，从而影响到正常进食。加之几乎所有的抗帕金森药物都存在消化吸收方面的副反应，可导致患者体重下降、营养不良。照护者应根据老年人的具体需求和病情程度针对性地进行饮食照护。对于早期存在异动症的老年人其每日所需能量要高于正常人；而进入晚期后，异动症症状减轻或者消失时，其所需能量又低于正常人，故照护者应根据病情发展指导其调整摄入总能量。指导老年人多食用含纤维素丰富、低脂、低盐易消化食物及促进排便的水果。对于上肢震颤明显的老年帕金森病患者，避免其碰热汤、热水；对持筷和端碗有困难者，应选用不易打碎及带有大把手的餐具。高蛋白饮食可降低治疗常用药物左旋多巴类的疗效，故不宜盲目增加蛋白质的摄入量。PD 患者应保持适量饮水，每天总量 2 000~3 000ml。充足的水分能使身体排出较多的尿量，减少膀胱和尿道细菌感染的机会，也能防止和改善便秘症状。

知识链接

音乐疗法在帕金森病护理中的应用

帕金森病目前尚无完全逆转和治愈的有效方法，加之老年患者自身条件和用药的局限性让越来越多的研究者将目光转向非药物干预方法。音乐疗法成本低、容易实施，并且能够改善帕金森患者的运动、非运动症状，提高生活质量，逐渐受到学者的重视和关注。

有节奏的音乐刺激可能会绕过大脑皮质的运动辅助区，直接作用于大脑运动前区皮质达到改善运动障碍，增加运动协调性；提高认知能力，改善吞咽功能和言语障碍；调整负性情绪，提高患者生活质量的目的。但目前缺乏多中心、大样本的随机对照试验，且机制尚未完全明确，有待进行更深入研究。

3. 康复照护 帕金森病目前尚无特效的治疗方法，在规范药物治疗的同时，坚持康复训练可大大提升老年 PD 患者的生活质量。运动训练可推迟和防止老年 PD 患者关节强直及肢体挛缩。老年 PD 患者运动障碍的一大特点是易疲劳，难以持久性活动，故进行运动训练应循序渐进。

（1）**疾病早期**：照护者要鼓励老年人从事力所能及的活动、坚持适量的运动锻炼。注意运动强度不可过大，时间不宜过长，以免损伤肌肉或关节。

（2）**疾病中期**：根据老年 PD 患者已出现的运动障碍，有针对性、有目的地给予指导。如起步困难者可在脚前方放置一个小的障碍物作为视觉提示，或使用节奏性强的音乐进行听觉提醒，以帮助起步和练习走路。对于步态异常者，照护者应鼓励老年人行走时双臂摆动，两腿间尽量保持一定距离，以增加平衡；尽量不要在原地转弯，转弯时以弧线方式前移；穿舒适的鞋子行走，裙摆或裤子不宜太长，以免发生意外。

（3）**疾病晚期**：老年人因显著的运动障碍常卧床不起，应帮助其采取舒适体位，保持各关节的功能位，定时进行被动关节活动、按摩四肢肌肉，注意动作轻柔。PD 患者运动时需集中注意力，避免与他人进行非必要的交谈，建议 PD 患者运动训练时有照顾者跟从，以降低训练过程发生跌倒、骨折等意外事件的风险。照护者应明确暂停运动训练的时机，防止过度劳累诱发跌倒，当 PD 患者出现眩晕、胸闷、呼吸困难、四肢酸软、疼痛、出冷汗等表现时立即停止运动。

4. 用药照护 老年 PD 患者需长期服用多种药物，照护者应加强对其进行用药指导。复方左旋多巴是目前治疗帕金森病最有效、最基本的药物，但约有 60% 的老年 PD 患者在使用此类药物治疗 5 年后会出现一系列不良反应，主要包括：

（1）**开关现象**：指疾病症状在突然缓解（开期）与加重（关期）之间波动。

（2）**剂末恶化**：又称疗效减退，指疾病症状随血药浓度发生规律性波动。

（3）**异动症**：表现为手足徐动样不自主运动、舞蹈症、肌强直或肌阵挛。

因此，服用该药前，应详细告知老年人及其家属药物的疗效和不良反应。此类药物需要吞服，避免嚼碎服用；避免与高蛋白食物一起服用，蛋白质会影响此药吸收，推荐在摄入高蛋白食物前 30~60min 服用。避免擅自忽然停药，忽然停药易出现肌强直、发热、精神错乱及意识模糊等表现。金刚烷胺是目前已知的唯一有效治疗异动症的药物，但老年人不易耐受，易出现精神错乱、幻觉等精神方面的不良反应。为避免失眠，建议在黄昏前服用，有肾衰竭、心脏病的老年人禁用。

老年 PD 患者多合并糖尿病、高血压、心脑血管、呼吸系统等多种慢性病，因此，在以上帕金森病药物治疗基础上多联合使用其他药物。照护者需熟知各种药物的治疗及安全剂量、服药方法、不良反应和配伍禁忌，协助老年人按时、准确服药。尤其关注高血压、糖尿病、心律失常、胃溃疡、胃部手术、前列腺增生、甲状腺功能减退、癫痫、精神分裂症等疾病的合并用药，这些疾病的治疗药物与老年帕金森病的治疗药物存在相互影响，如老年人出现不适症状应及时就医。

5. 心理照护 针对老年 PD 患者的不同文化层次及社会背景进行评估，向老年人及家属讲解疾病知识以获取老年人的配合及家属的支持，激励老年人建立控制疾病的信心。鼓励老年 PD 患者向家属及照护人员倾诉内心的想法，从而发现老年人的心理问题，针对性地进行照护。照护者可帮助老年 PD 患者培养自身的兴趣爱好，对老年人的进步给予充分的鼓励和赞扬以增强其自信心，有助于积极情绪的出现。

6. 中医照护 中医照护的主要特点是基于中医基础理论，通过采用适当的中医药方法，达到调整机体阴阳之偏盛偏衰，使之恢复平衡。主要是从根源缓解患者症状，提高机体免疫力，达到缓解患者痛苦的目的。老年 PD 患者的中医照护方法有：针灸、推拿按摩、拔火罐、刮痧、穴位药物贴敷、太极拳、八段锦、五禽戏、太极剑以及多种中医食疗和药疗。

（三）健康促进方法及措施

1. 宣传疾病相关知识 通过各种形式向老年人普及帕金森病的发病机制、主要表现，鼓励其早发现、早治疗。向患病老年人讲解疾病的注意事项，并进行日常生活的安全指导、运动指导、药物安全的自我监督等。可根据 PD 患者及照护者的阅读水平，为其提供清晰易懂的健康教育材料。

2. 提高家属的照护技能 家属应配合医护人员，做好相应的家庭护理工作。告知家属要了解老年 PD 患者的疾病特点及进展，不断提升其照护技能，密切关注老年患者的心理状态、生活起居和情绪等情况，为患者提供良好的康复环境。

3. 积极预防 针对老年帕金森病的发病因素，及早预防。去除环境危险因素，对于有家族史的未患病老年人提早采取措施进行预防。

4. 搭建交流平台 为老年 PD 患者搭建病友交流平台，鼓励患者互相交流并学习疾病的自我管理措施及经验。

七、老年性恶性肿瘤

恶性肿瘤是一类与衰老有关的疾病，其发病率和病死率随年龄增加而升高。老年人发生恶性肿瘤的危险是中青年的 11 倍，50% 以上的肿瘤患者为 65 岁以上老年人。医学技术的进步使罹患恶性肿瘤的老年人存活率不断提高，但多数老年人仍承受着巨大的身心痛苦。了解老年恶性肿瘤患者的需求，采取综合治疗和照护方法，缓解躯体症状，调节心理状态，以促进和提高老年恶性肿瘤患者的生存时间和生活质量。

(一)健康评估

1. 健康史 老年人恶性肿瘤本质上与其他年龄肿瘤并无差异。但由于老年人机体实质脏器的萎缩和功能降低，免疫衰退，T细胞活化受损，细胞免疫功能缺陷，表现为对外源性抗原的免疫应答降低，故老年人易患感染、肿瘤等疾病。照护者须详细收集老年患者的遗传、免疫、物理、化学及生物因素，进行全面评估。

2. 身体状况 恶性肿瘤的局部表现包括肿块、疼痛、出血、梗阻等，全身症状包括发热、乏力、贫血、消瘦等，不同部位的恶性肿瘤有不同的表现。老年人的恶性肿瘤表现为：①发展较为缓慢，临床资料显示老年人恶性肿瘤多为高分化型、恶性程度低，进展较年轻人慢。②转移机会比年轻人少。③临床症状轻。④隐性癌比例增加，隐性癌是指无明显相关临床症状和体征，在特殊检查中偶然发现或生前未怀疑，不是死亡原因而在尸检中发现的恶性肿瘤。

3. 心理社会状况 多数老年患者对自身所患疾病及治疗方法缺乏必要的认识，因疾病症状的折磨而出现焦虑情绪。70%~80% 的老年恶性肿瘤患者伴有不同程度的抑郁情绪。部分子女工作繁忙，探视少，会加剧老年人的孤独感和被遗弃感。老年恶性肿瘤患者渴望被尊重、被重视，希望家人及医务人员以他（她）为中心。照护者需了解不同老年人的具体心理社会状况，给予针对性的照护。

4. 功能评估 恶性肿瘤的表现可引起多种功能障碍，照护者需要了解老年恶性肿瘤患者各系统功能障碍的状况。

(1)**肿瘤本身所致功能障碍**

1)原发性损伤：如恶性肿瘤破坏骨关节所致的肢体活动功能障碍；恶性脑瘤导致的大脑功能受损。

2)继发性损伤：恶性肿瘤的消耗导致的贫血、营养不良，长期卧床导致肌肉萎缩、肌力减退、关节挛缩、下肢深静脉血栓等。

3)疼痛：癌痛产生的原因主要为肿瘤浸润、压迫以及肿瘤治疗损伤产生的疼痛。疼痛评估的常用工具有数字评分法、视觉模拟评分法和面部表情评定法。

(2)**肿瘤治疗所致功能障碍**

1)手术损伤：如乳腺癌根治术后上肢淋巴结性水肿和肩关节活动障碍；肺癌肺叶切除术后呼吸功能障碍。

2)放疗损伤：如放疗所致骨髓造血功能抑制。

3)化疗损伤：如骨髓造血功能抑制、消化系统的不适及多发性神经病变等。

(二)健康照护

1. 疼痛照护 疼痛是恶性肿瘤患者常见的症状之一，50%~80% 的恶性肿瘤患者有不同程度的疼痛，晚期患者更高达 60%~90%。疼痛不但限制患者活动、减少食欲、影响睡眠，也会使患者产生焦虑、抑郁等不良情绪反应，严重者甚至产生自杀想法和行为。照护者应全面收集老年恶性肿瘤患者的疼痛史，包括疼痛的发作时间、部位、程度、性质、病程、持续时间、伴随症状、疼痛治疗史、疼痛对患者和家属的影响等。相对年轻人，老年患者对疼痛敏感性低，不能反映疼痛的真实状态，因此，照护人员要仔细观察老年人的症状和体征给予准确判断，从而为合理用药提供准确资料。治疗期间，照护者要注意纠正老年患者及家属对癌痛的错误认知，消除其对强阿片类镇痛药成瘾性的担忧，帮助其树立控制癌痛的信心。监督老年恶性肿瘤患者严格按医嘱服药，并密切观察用药过程中出现的不良反应。

2. 舒适照护

(1)**皮肤照护**：老年恶性肿瘤患者的皮肤弹性降低，皮肤防御能力下降，增加了压力性损伤发生的风险。照护者应准确评估，快速识别压力性损伤高危患者，及时采取针对性的措施。注意观察老年人的皮肤状态，不能自行翻身者需协助其 2h 翻身一次，避免局部组织长期受压。对于大小便失禁的老年恶性肿瘤患者，注意会阴、肛门周围皮肤状况，保持清洁干燥，必要时插导尿管。对于恶性肿瘤后期发生恶病质的老年人需尽量避免拖、拉、拽等动作以免引起皮肤破损。

（2）**口腔护理**：自理能力不受限的老年人，督促其每天清洁口腔。不能自理的老年人，护士要注意每天仔细检查其口腔黏膜状况，观察有无溃疡、出血、真菌感染等情况。晨起、餐后及睡前协助老年人漱口，保持口腔清洁；口唇干裂者可指导其涂润唇膏；有溃疡或真菌感染者遵医嘱适当用药。

3. 安全照护　疾病的消耗和治疗后的不良反应常导致老年恶性肿瘤患者全身疲乏，易发生跌倒、坠床等风险。照护者应保证环境安全，如病房光线充足，过道通畅无障碍，设置夜灯，厕所、过道设置扶手，湿滑地面设置警示标志。患者改变体位时应缓慢，下床活动时应着长短适当的衣物、穿防滑鞋。行走不便者，应使用合适的辅助器材。合理使用床栏，必要时使用保护性约束。

4. 饮食照护　对于恶性肿瘤晚期的老年人，应依据老年人的饮食习惯调整饮食，少量多餐，给予高热量、高蛋白、易消化的饮食，同时注意食物的色、香、味，尽量满足老年人的愿望。必要时进行管饲或者胃肠外营养，以保证老年人的营养供给。当化疗后的老年人出现恶心、呕吐时，应避免进餐时的不良刺激，如异味、污物等。老年患者的味觉、咀嚼及消化功能等均下降，应进行个体化的饮食指导。老年恶性肿瘤患者在治疗过程中发生便秘时，照护者应嘱患者食用高纤维素的食物，如豆芽、红薯、南瓜等，刺激肠蠕动；饮水量在日常的基础上适当增加，避免诱发心、脑血管事件。饮食行为调整无效者，可遵医嘱给予缓泻剂和软化剂，观察并记录患者的排便量、排便时间、性质及颜色等。

5. 用药照护　老年恶性肿瘤患者因疾病原因需使用大量化疗药控制肿瘤生长，有疼痛症状的老年人需使用镇痛药物，这些药物在治疗疾病的同时易产生较多的副作用。照护人员要仔细观察，发现并及时报告老年人出现的不良反应。

患恶性肿瘤的老年人在用药过程中最常见的药物不良反应是消化道症状，如恶心、呕吐及便秘。照护人员应帮助老年人及时查找引起恶心、呕吐的原因，安慰其勿过度紧张，紧张、焦虑均可促发或加重症状。老年人发生呕吐时应嘱其侧卧位或头偏向一侧，照护者轻拍其背部，帮助老年人漱口或用纱布轻轻擦拭口腔，对于意识障碍的老年人应仔细检查其口腔内是否有残留物。准确记录老年人恶心呕吐时的症状、呕吐物的性状、量等。强阿片类镇痛药物易引起患者便秘，且较顽固不易纠正，提倡使用强阿片类镇痛药物之前，嘱老年人多食用纤维素丰富、易消化的食物，照护者可帮助老年人定期按摩腹部，适量运动以促进胃肠蠕动。

6. 心理照护　老年恶性肿瘤患者在疾病不同时期会出现不同的表现，应根据其表现提供相应心理照护：

（1）**疾病诊断期**：老年人往往出现震惊、否认、恐惧的心理，此时照护者不要轻易拆穿患者的否认，亦不能刻意欺骗。应采取真诚的态度回答老年人的询问，注意保持与医务人员及家属对病情说法的一致性。照护人员注意维持患者适当的希望，耐心倾听诉说，根据其对自己病情的认识程度进行沟通。

（2）**疾病治疗期**：老年人会出现焦虑，害怕疾病进展，并伴有一定的侥幸心理，希望能创造奇迹。老年人更容易相信虚假夸大的药物疗效信息，照护者一方面应主动关心该期的老年人，引导其主动配合治疗，以控制症状减轻痛苦，另一方面防止老年人上当受骗。

（3）**康复期**：康复期的老年人会出现失望、忧郁等表现，照护者要经常陪伴老年人，给予鼓励和支持，允许其用哭泣、悲伤等表达情感。根据其意愿安排家属及亲友见面，同时需密切观察老年患者的心理状况，注意进行适当的心理疏导和死亡教育，严防此期患者自杀。

（4）**安宁期**：安宁期的老年人心境较为平静，多处于对疾病的接受状态。照护者要给老年人足够的空间，尊重其意愿，勿强迫与其交谈或陪伴。为其创造安静、舒适的环境，尽量帮助老年人完成其未了的心愿。

7. 灵性照护 灵性照护可有效提升患者的机体功能，减少悲痛、抑郁等不良情绪，提升幸福感，照护人员应在充分了解老年恶性肿瘤患者的灵性需求的基础上，帮助老年恶性肿瘤患者感悟生命意义、寻求自我价值、感受信念与信任、给予爱与宽恕、减少对死亡的恐惧，缓解各种不确定和不舒适感，最终恢复内心的宁静。照护人员应当运用专业的临床护理知识与技能，协助或回应患者寻求希望与宁静、缓解痛苦、走出困境。

8. 家属照护 恶性肿瘤患者的家属长期照料家人，这使其工作、社会交往受到影响，精神悲伤、体力和财力的消耗使其心力交瘁。需要隐瞒病情的家属，既要掩饰内心的情感、抑制自己的悲伤，又要努力安慰老年患者，使其承受着巨大的身心压力。照护者要关注家属，注意与其沟通，建立良好的关系，鼓励家属参与老年人的照护活动，应耐心指导家属、示范相关护理技术，使其在照料亲人的过程中获得心理慰藉，同时也能减少老年患者的孤独感。鼓励家属表达情感，耐心倾听，积极解释患者的各种生理、心理表现，减轻家属的疑虑及负担。

（三）健康促进方法及措施

1. 宣传疾病相关知识 通过媒体、社区课堂、讲座等形式向老年人普及恶性肿瘤的危险因素、前期表现等，使其远离危险因素，尽早发现症状及时就诊。督促老年人养成良好的生活习惯，戒烟限酒，坚持运动，作息规律。

2. 定期体检 定期体检有助于及时发现疾病，恶性肿瘤的早期发现有助于疾病治疗，告知老年人定期体检的重要意义并督促其执行。

3. 死亡教育 由于我国传统文化的影响，老年人多对死亡较为忌讳，不愿提及。通过各种形式进行死亡教育，纠正错误的死亡观，使老年人能够正视死亡、面对死亡。

4. 促进心理健康 及时发现老年人孤独、自卑、焦虑、抑郁等不良情绪，给予心理疏导与安慰，症状严重者需转介专业人员进行相应治疗。

（康佳迅）

八、老年性血脂异常

> **情景导入**
>
> 张爷爷，65岁，经常抽烟喝酒，爱吃肥肉，不爱运动，体格检查：血压130/75mmHg，体重指数 26.26kg/m²，实验室检查显示：总胆固醇（total cholesterol，TC）6.15mmol/L，甘油三酯 8.58mmol/L，高密度脂蛋白胆固醇 HDL-C 1.0mmol/L，低密度脂蛋白胆固醇 3.3mmol/L。
>
> **请问：**
> 1. 张爷爷当前主要的诊断是什么？
> 2. 我们应如何对张爷爷进行照护？

血脂异常（dyslipidemia）通常是指血浆中胆固醇（cholesterol，CH）和/或甘油三酯（triglyceride，TG）、低密度脂蛋白胆固醇（low-density lipoprotein，LDL-C）升高，高密度脂蛋白胆固醇（high-density lipoprotein，HDL-C）降低。血脂异常是动脉粥样硬化性心血管疾病（atherosclerotic cardiovascular disease，ASCVD）及心血管事件的独立危险因素，同时增加肿瘤的危险。因此，加强老年人的血脂管理，对降低心血管病患率、提高生活质量、实现健康老龄化有重要意义。

血脂异常分类较繁杂，常用的有病因分类和临床分类2种，最实用的是临床分类（表7-15）。

表 7-15　血脂异常的临床分类

类型	TC	TG	HDL-C	相当于 WHO 表型
高胆固醇血症	增高			Ⅱa
高甘油三酯血症		增高		Ⅳ、Ⅰ
混合型高脂血症	增高	增高		Ⅱb、Ⅲ、Ⅳ、Ⅴ
低高密度脂蛋白胆固醇血症			降低	

（一）健康评估

1. 健康史

（1）**危险因素**：①不可干预因素：包括遗传因素，年龄与性别；②可干预因素：包括吸烟、饮酒、缺乏体力活动、不合理饮食与营养、超重与肥胖、高血压、糖尿病、高尿酸血症、睡眠呼吸障碍、精神紧张和负性情绪等。

（2）**生活习惯**：了解老年人有无家族性高胆固醇血症；有无吸烟、饮酒、久坐、缺乏运动等不良生活习惯；有无摄入过多脂类食物；有无肥胖、高血压、糖尿病、高尿酸血症、睡眠呼吸障碍等病史及用药情况。

2. 身体状况

（1）**黄色瘤、眼底改变**：由脂质在真皮内沉积所引起的黄色瘤是一种异常的局限性皮肤隆起，其质地柔软，多呈结节、斑块或丘疹状，颜色可为黄色、橘黄色或棕红色，最常见的是眼睑周围扁平黄色瘤。严重的高甘油三酯血症可产生脂血症眼底改变。

（2）**动脉粥样硬化**：动脉粥样硬化是脂质在血管内皮沉积所致，是导致心脑血管疾病和周围血管病变的独立危险因素。长时间沉积会引发血管动脉粥样硬化斑块，这些斑块在动脉壁内堆积，使动脉管腔狭窄，严重时还可能造成血栓，斑块沉积在冠状动脉会引起冠心病；斑块沉积在脑血管会导致脑供血不足，继而引发脑卒中。

（3）**多种老年疾病相互影响**：血脂异常作为代谢综合征的一部分，常与肥胖症、高血压、冠心病、糖耐量异常或糖尿病等疾病同时存在或先后发生。

（4）**其他**：严重的高胆固醇血症有时可出现游走性多关节炎，严重的高甘油三酯血症可引起急性胰腺炎。

3. 功能评估

（1）**血脂异常诊断标准**：测定空腹（禁食 12~14h）血浆或血清 TC、TG、HDL-C、LDL-C。抽血前一天的晚餐忌食高脂食物，不饮酒。诊断采用《中国血脂管理指南（2023 年）》中血脂水平分层标准（表 7-16）。

表 7-16　中国 ASCVD 一级预防人群血脂合适水平和异常分层标准

单位：mmol/L

分类	TC	LDL-C	HDL-C	TG
理想水平	—	< 2.6	—	—
合适水平	< 5.2	< 3.4	—	< 1.7
边缘升高	≥5.2 且 < 6.2	≥3.4 且 < 4.1	—	≥1.7 且 < 2.3
升高	≥6.2	≥4.1	—	≥2.3
降低	—	—	< 1.0	—

（2）**ASCVD总体风险评估及血脂干预靶点目标值**：依据 ASCVD 总体发病风险采取不同强度干预措施是血脂异常防治的核心策略，是血脂异常治疗决策的基础，为了有效降低 ASCVD 风险，提出了不同风险等级个体 LDL-C 和非 HDL-C 的目标值（表 7-17）。

表 7-17　ASCVD 总体发病风险评估及血脂干预靶点目标值

危险分层	临床疾病和/或危险因素	LDL-C 推荐目标值	非 HDL-C 推荐目标值/（mmol·L⁻¹）
超高危	发生过≥2 次严重 ASCVD 事件ᵃ或发生过 1 次严重 ASCVD 事件，且合并≥2 个高危险因素ᵇ	<1.4mmol/L 且较基线降低幅度>50%	<2.2
极高危	不符合超高危人群的其他 ASCVD 患者	<1.8mmol/L 且较基线降低幅度>50%	<2.6
高危	LDL-C≥4.9mmol/L 或 TC≥7.2mmol/L 糖尿病患者（年龄≥40 岁） CKD 3~4 期 10 年 ASCVD 发病风险≥10%	<2.6mmol/L	<3.4
中危	10 年 ASCVD 发病风险 5%~9%	<2.6mmol/L	<3.4
低危	10 年 ASCVD 发病风险<5%	<3.4mmol/L	<4.2

注：
ASCVD：动脉粥样硬化性心血管疾病；ACS：急性冠脉综合征；LDL-C：低密度脂蛋白胆固醇；TC：总胆固醇；CKD：慢性肾脏病；HDL-C：高密度脂蛋白胆固醇。
ᵃ 严重 ASCVD 事件：①近期 ACS 病史（<1 年）；②既往心肌梗死病史（除上述 ACS 以外）；③缺血性脑卒中史；④有症状的周围血管病变，既往接受过血运重建或截肢。
ᵇ 高危险因素：①LDL-C≤1.8mmol/L，再次发生严重的 ASCVD 事件；②早发冠心病（男<55 岁，女<65 岁）；③家族性高胆固醇血症或基线 LDL-C≥4.9mmol/L；④既往有冠状动脉旁路移植术或经皮冠状动脉介入治疗史；⑤糖尿病；⑥高血压；⑦CKD3~4 期；⑧吸烟。

（二）健康照护

1. 饮食照护　饮食控制是治疗血脂异常的基础，老年人在满足每日必需营养需要的基础上控制总能量，合理选择各类营养要素构成比例。可参照成人高脂血症人群推荐食物（表 7-18）。

表 7-18　成人高脂血症人群推荐食物名单

食物类别	宜选择的品种	减少、限制的品种
谷薯类	糙米、全麦面粉、玉米、青稞、荞麦、黄米、燕麦、小米、高粱、藜麦、红薯、紫薯等	黄油面包、糕点等高能量加工食品，以及油条、油饼等油煎油炸食品
肉类	鱼虾类、瘦肉、去皮禽肉等	肥肉、加工肉制品、咸肉、鱼子、蟹黄、鱿鱼、动物内脏等
蛋类	鸡蛋、鸭蛋等	咸蛋等
奶类	脱脂奶、低脂奶、鲜牛奶、低糖酸奶等	奶油、黄油等
大豆及豆制品类	黄豆、黑豆、青豆、豆腐、豆腐干等	油豆腐皮、豆腐泡等油炸豆制品
蔬菜类	新鲜蔬菜	腌制蔬菜
水果类	新鲜水果	添加糖高的水果制品
食用油	紫苏油、亚麻籽油、核桃油、橄榄油、茶籽油、菜籽油、葵花籽油、玉米油、芝麻油、豆油、花生油、青稞胚芽油等	棕榈油、椰子油，猪油、牛油、羊油及其他动物油
调味品	低钠盐（每日不超过 5g）	酱类、腐乳等高盐调味品；红糖、白糖、糖浆等

（1）**脂肪摄入**：血脂异常老年人重点关注脂肪摄入，每日脂肪摄入不超过总能量的 20%~25%，烹调油不超过 25g，避免动物油等饱和脂肪酸摄入，减少动物内脏等胆固醇含量高的食品摄入，多选择富含 n-3 多不饱和脂肪酸的食物，如深海鱼、鱼油等。

（2）**碳水化合物**：每日摄入碳水化合物占总能量的 50%~65%，选择富含膳食纤维的碳水化合物，每日饮食应包含 25~40g 膳食纤维。

（3）**蛋白质**：蛋白质宜选择大豆蛋白等植物蛋白，适当摄入动物蛋白，包括瘦肉、去皮禽肉、鱼虾类和蛋类，奶类宜选择脱脂或低脂牛奶等。

（4）**注意事项**：避免过度加工食品，烹饪方法可选择蒸、煮、氽、拌等方式，注意清淡饮食，少盐少糖，戒烟限酒。但不提倡过于严格的饮食控制以及过快地降低体重，以避免高龄老年患者抵抗力降低，发生跌倒等不良事件。

2. 运动照护　运动可以改善脂质的代谢，达到预防并治疗血脂异常及其引起的其他并发症。

（1）**运动目标**：老年人应维持健康体重，减少体脂含量，努力将 BMI 控制在 $18.5~23.9kg/m^2$ 的正常范围，同时腰围男性不超过 90cm，女性不超过 85cm。

（2）**运动前评估**：血脂异常老年人应先进行运动负荷试验，充分评估其安全性后，再进行身体活动。

（3）**运动处方**：建议每周进行 5~7 次身体活动或有氧运动，包括快走、慢跑、打太极拳等，每次运动时间控制在 30~40min，运动强度以脉搏达到 120~140 次/min 为宜。

（4）**注意事项**：老年人运动时应注意避免运动导致的损伤和跌倒，运动强度宜循序渐进、量力而行，以运动后第 2 天感觉精力充沛、无不适感为宜。

3. 用药照护　当生活方式干预不能达到降脂目标时，应考虑加用降脂药物。

（1）**他汀类药物**：他汀类药物是降胆固醇治疗的基础。老年人服用他汀类药物时应从小或中等剂量开始并根据疗效进行个性化调整，适时考虑联合治疗方案。他汀类药物的不良反应主要包括肝功能异常、他汀类药物相关肌肉并发症（肌痛、肌炎、肌病以及横纹肌溶解），新发糖尿病、头痛、失眠、抑郁以及消化不良、腹泻、腹痛、恶心等消化道症状。

（2）**贝特类药物**：贝特类药物可显著降低 TG 和升高 HDL-C，常见的不良反应为胃肠道反应，与口服抗凝剂联用可使抗凝作用增强。应根据抗凝功能检测结果调整抗凝剂用量。

（3）**胆固醇吸收抑制剂**：包括依折麦布，可抑制饮食和胆汁胆固醇在肠道的吸收。不良反应轻微，且多为一过性，主要表现为头疼和消化道症状。与他汀类药物联用也可发生转氨酶增高和肌痛等不良反应。

（4）**烟酸类药物**：烟酸类药物大剂量时具有降低 TC、LDL-C 和 TG 以及升高 HDL-C 的作用，最常见的不良反应是颜面潮红，其他有皮肤瘙痒、皮疹、肝脏损害、高尿酸血症、高血糖、棘皮症和消化道不适等，慢性活动性肝病、活动性消化性溃疡和严重痛风者禁用。

（5）**树脂类药物**：包括胆酸螯合剂，可阻断肠道内胆汁酸中胆固醇的重吸收。与他汀类药物联用，可明显提高降脂疗效。常见不良反应有胃肠道不适、便秘、影响某些药物的吸收等。

（6）**降脂中药**：血脂康能够降低 LDL-C，并显著降低冠心病患者总死亡率以及心血管事件发生率，不良反应少；脂必泰具有降低胆固醇的作用。

（7）**注意事项**：①调脂药物应坚持长期使用，无特殊原因不应停药。停药后血脂升高甚至反跳，使心血管事件及死亡概率明显增加。②老年人常患有多种慢性疾病，伴有不同程度的肝肾功能减退，降脂药物剂量的选择需要个体化，起始剂量不宜太大，应根据治疗效果调整降脂药物剂量，并注意药物间的相互作用。③老年血脂异常患者需规律地治疗监测，及时调整用药剂量。

4. 自我管理　血脂异常老年人可能由于对高血脂的危害性认识不足，缺少主动求医的意愿，直到出现严重的并发症才引起重视。照护人员应帮助血脂异常患者及存在高危因素的患者树立健康理念,增强自我管理的意识,学习相关的知识和技能,提高对自我负责的能力。

指导患者建立良好的生活方式,做到均衡饮食及适量运动。建议摄入高纤维食物,可增强患者饱腹感,减少热量的摄入,并提高食物纤维与胆汁酸结合,增加胆盐在粪便的排泄,降低血清胆固醇浓度;避免进食高热量、高脂、高胆固醇食物,减少胆固醇合成;戒烟限酒;根据患者病情制订科学的运动计划;指导患者正确服用调节血脂药物,观察和处理药物不良反应。

(三) 健康促进的方法与措施

1. 建立良好生活习惯　告知老年人保持健康的生活方式对治疗血脂异常的重要性。做到均衡饮食,增加体力活动,预防肥胖等。

2. 举办社区知识讲座　血脂异常的知晓率低且多数血脂异常老年人无任何症状和体征,导致老年人重视程度较低。可在社区内开展专业知识讲座,告知老年人血脂异常对健康的危害,血脂异常与糖尿病、肥胖症及心脑血管疾病的关系,指导老年人改变不良生活习惯。

(张春梅)

思考题

1. 张爷爷,76岁,吸烟史46年,患慢性支气管炎20余年,近几年活动后出现气短、咳嗽、咳痰、气喘,3d前因咳嗽、气喘加重1d入院。查体:体温36.8℃,脉搏85次/min,呼吸27次/min,血压160/90mmHg。入院诊断为慢性阻塞性肺疾病。

请思考:

针对张爷爷的症状,我们应如何对其实施照护?

2. 王爷爷,66岁。患者无明显诱因出现咳嗽、咳白色黏痰,偶有痰中带血,予以抗感染治疗后未见明显好转,疼痛感逐渐加重。行支气管镜检查,黏膜活检提示低分化鳞癌。患者抽烟20余年,每日约20根,患者父亲和母亲均患结肠癌去世。患者和家属得知检查结果后均表示震惊,不能接受,悲伤难过。

请思考:

(1) 恶性肿瘤的危险因素有哪些?

(2) 应如何为王爷爷提供照护措施?

3. 李奶奶,65岁,因"反复活动后胸闷不适5年,加重伴气喘1d"入院,既往有高血压病史25年。患者进食晚餐后,因琐事与家人发生争吵,之后突发呼吸困难,端坐呼吸,烦躁不安,大汗淋漓,面色苍白,听诊双肺布满湿啰音,心率126次/min,血压188/104mmHg。

请思考:

(1) 李奶奶目前出现了什么问题?

(2) 我们应该为李奶奶提供哪些照护措施?

练习题

第八章 | 老年人常见心理行为问题的健康照护与促进

ER 8-1 教学课件
ER 8-2 思维导图

学习目标

1. 掌握老年人常见心理行为问题（老年焦虑症、老年抑郁症、离退休综合征和高楼住宅综合征）的健康照护与促进的措施。

2. 熟悉老年人心理健康标准。

3. 了解老年人心理行为变化特征。

4. 具备全面准确地评估老年人的心理行为问题（老年焦虑症、老年抑郁症、离退休综合征和高楼住宅综合征）、实施恰当的心理照护和正确的健康促进措施的能力。

人的心理活动受多种因素的影响，科学技术的发展和进步，使得人类抵御自然灾害的能力不断增强，自然环境对人的心理影响相对减少，而诸如衰老、疾病、遗传等生理因素，社会变迁、工作变动、职位升降、婚恋状况、家庭关系、经济收入等社会因素对人的心理影响却越来越大，已经成为影响心理活动的主要因素。老年期是人生历程中的最后一个转折期，这一时期，不仅机体衰老加快，疾病增多，面临着死亡的考验和挑战；而且老年人的职业状况、家庭结构、婚姻状态、经济境遇等方面都在发生变化，这些变化对老年人的感觉、知觉、记忆、智力、情绪、情感、性格及兴趣等心理过程都会产生影响。

第一节 概 述

一、老年人心理行为变化

老年人的情绪不稳定，常表现为易兴奋、易激动、爱唠叨；常回忆过去的辉煌而对眼下的衰老伤感；因生活或身体上的不适而产生焦虑感；因活动范围变小产生孤独感；因工作能力下降产生无能感。

（一）老年人心理行为变化的影响因素

1. 生理因素 感官的老化、患病率的增加、死亡的威胁，特别是身体功能的日渐衰退和疾病的不断缠身使老年人与死亡显得特别接近，面对死亡，大多数老年人会表现为紧张、恐惧和悲观的情绪反应。

2. 社会心理因素 社会心理因素对老年人心理行为影响尤为突出，特别是当老年人离开工作岗位后，感到社会地位、经济收入下降，毕生从事的事业统统"丧失"，加之健康状况每况愈下，使老年人产生风烛残年的消极情绪。而家庭经济状况、人际关系、婚姻状况、社会环境等社会因素对老年人的心理状态也会产生重要的影响。

（二）老年人心理行为变化特点

1. 失落 即心理上若有所失、遭受冷落的感觉。老年人离退休后，其主导活动和社会角色发生了改变，从工作单位转向家庭，过去那种热闹的氛围一去不复返，对新生活往往又不能很快适应，被冷落的心理感受便会油然而生。

2. 孤独　老年人离退休后，儿女已经长大独立成家，自己体力衰弱，行动不便，与亲朋来往的频率减少，因而人际交往发生了变化，倍感孤独。如果不幸丧偶，则更感到寂寞孤单。

3. 多疑　许多人进入老年期后对周围人不信任，常计较他人的言谈举止，严重者认为他人居心叵测，常因此而猜疑重重。此阶段老年人由过去对外界事物的关心转向对自己躯体的关心，而这些关心可因某些主观感觉而加强，从而易出现多疑或疑病症状，表现为头部不适、耳鸣、胃肠道功能异常以及失眠等；有时稍有不适，就要向周围人诉说；过分关注报刊书籍上的医学常识并对照自己，常为此而心神不定、惶惶不安，甚至多次求医就诊。老年人由于判断力和理解力减退，常变得极为固执，甚至发展成为妄想。

4. 紧张、恐惧　很多老年人喜欢按自己生活经验来判断自己的病情，而对医学知识了解甚少，担心病情是否会引起生命危险，心理上承受着较大的压力，从而产生一系列的情绪反应，尤其是长期卧床的老年人，常处于消极自责状态，难以解脱。

5. 悲观、抑郁　老年人病后丧失劳动能力，情绪往往变得异常悲观，表现为寡言少语、厌恶社交、抑郁痛苦及对生活缺乏信心。

二、老年人心理健康标准

心理健康的标准是动态的，不同年龄、社会文化和时代具有不同的标准。综合国内外心理学家对老年人心理健康标准的研究及我国老年人的实际情况，可从以下几个方面进行界定：

1. 充分的安全感　家庭环境对安全感的影响最为重要，安全感是人类的基本需要之一，需要多层次的环境条件，如社会、自然及家庭环境等。

2. 充分了解自己　能客观分析自己的能力，并作出恰如其分的判断。能否对自己的能力作出正确判断，对自身的情绪有很大的影响。如果过高估计自己的能力，勉强去做超过自己能力的事情，常常会得不到预期结果，而产生挫败感；如果过低估计自己的能力，自我评价过低，缺乏自信心，常常会产生被动依赖和抑郁情绪。

3. 生活目标切合实际　生活目标的制定要切合个人实际，不宜超出自己及家庭的能力范围，否则就会产生心理压力和精神负担，从而产生挫折感。

4. 与外界环境保持接触　老年人退休后与社会的联系减少，容易产生抑郁或焦虑情绪。与外界环境保持接触，一方面丰富自己的精神生活，另一方面可以及时调整自己的行为，以便更好地适应环境。与外界环境保持接触包括三个方面，即与人、自然和社会的密切接触。

5. 保持人格完整与和谐　保持人格中的能力、兴趣、性格与气质等心理特征和谐统一，才能在生活中体验到幸福感和满足感。如果一个人的能力很强，但对所做的事情缺乏兴趣，也不适合他的性格，难以体验到成功感和满足感；同样如果对自己做的事情感兴趣，但能力很差，力不从心，也会产生压力而感到烦恼。

6. 具有一定的学习能力　现代社会科学技术飞速发展，各种知识、技能更新速度很快，为了更好地适应新的生活方式，老年人应不断学习新的知识和技能，如使用计算机、上网等。学习不仅可以锻炼老年人的记忆力和思维能力，而且可以预防脑功能减退和老年认知症。

7. 保持良好的人际关系　融洽和谐的人际关系表现为乐于与人交往，能与家人保持情感上的融洽，并得到家人的理解和尊重，同时有知己和朋友；在交往中保持独立而完整的人格，有自知之明，不卑不亢；能客观评价他人，取人之长补己之短，宽以待人，友好相处；既乐于帮助他人，也乐于接受他人的帮助。

8. 能适度表达和控制情绪　在生活中，对不愉快的情绪必须予以释放或宣泄，以求得心理上的平衡。但情绪发泄要适度、适当，否则既影响自己的身体和生活，又容易产生人际矛盾。

9. 有限度地发挥自己才能　老年人的才能与兴趣爱好应该得到充分发挥,以对自己、家庭和社会有利,又不影响他人的利益为目标。否则,只顾发挥自己的才能和兴趣而损害了他人或团体的利益,就会引起人际纠纷,增添不必要的烦恼,反而无益于心理健康。

10. 个人基本需求得到一定程度的满足　在愿望合理、条件允许的情况下,应使老年人的需求得到一定程度的满足,由此会产生愉快感和幸福感,这种感觉有益于心理健康。但老年人也要对自己的需求有客观的认知,在充分考虑个人及家庭条件,在法律与道德规范允许的情况下,以满足个人适当的需求为最佳的选择。

第二节　常见心理行为问题的健康照护与促进

一、老年焦虑症

> **情景导入**
>
> 张爷爷,65 岁,退休在家,平时只要有点不顺心的事情,或哪里不舒服就烦躁、易怒,见什么都烦,吃饭担心碗筷不干净,不愿意和别人接触,与家里人关系不融洽。
>
> **工作任务:**
> 1. 该老年人出现了什么问题?
> 2. 针对该老年人的症状,我们应该给予什么样的照护措施?

老年焦虑症(anxiety disorder in the elderly)指首次发病于 60 岁以上,个体由于达不到目标或不能克服障碍的威胁,导致自尊心、自信心受挫,或内疚感增加而形成的一种紧张不安带有恐惧型的情绪状态。几乎每个老年人都有过焦虑的体验,适度的焦虑有益于老年人更好地适应外界变化,利于自我调节,保持身心平衡,而持久过度的焦虑则会严重影响老年人的心身健康。

(一)健康评估

1. 健康史　评估老年人有无体弱多病、行动不便、力不从心;生活和工作中有无各种应激事件如离退休、丧偶、丧子、经济窘迫、家庭关系不和、搬迁、社会治安以及日常生活常规的打乱等;有无疾病如老年性痴呆、甲状腺功能亢进症、抑郁症等,以及某些药物副作用。常见的发病因素如下:

(1)**遗传因素**:焦虑症是环境因素与易感素质共同作用的结果,易感素质是由遗传决定的。遗传在焦虑症的发生中起重要作用,有研究表明双卵双胞胎一方发病而另一方的发病率为 25%,而单卵双胞胎则为 50%。

(2)**生物学因素**:焦虑反应的生理学基础是交感和副交感神经系统活动的普遍亢进,常有肾上腺素和去甲肾上腺素的过度释放。

(3)**病前人格特征**:自卑、自信心不足、胆小怕事、谨小慎微、对轻微挫折或身体不适容易紧张、焦虑或情绪波动。

(4)**精神刺激因素**:轻微挫折和不满等精神因素可成为焦虑症的诱发因素。

2. 心理状况　老年人常见表现为广泛性焦虑发作,又称慢性焦虑症,包括对未来的害怕不安、痛苦的内心体验、精神运动性不安以及伴有自主神经功能失调等症状。

(1)**急性焦虑**:老年人发作时突然感到不明原因的惊慌、紧张不安、心烦意乱、失眠或激动、哭泣,常伴有潮热、大汗、口渴、心悸、气促、脉搏加快、血压升高、尿频、尿急等躯体症状。严重时,可出现阵发性气喘、胸闷,甚至有濒死感,并产生妄想和幻觉。一般持续几分钟或几小时,之后症状缓解或消失。

（2）**慢性焦虑**：老年人表现为提心吊胆，有不安的预感，入睡困难，睡中易惊醒，对外界刺激敏感，处于高度警觉状态，容易激怒，生活中稍有不如意就烦躁不安，易与他人发生冲突、出现注意力不集中，健忘等。

持久过度的焦虑可严重损害老年人的心身健康，加速衰老，增加失控感，损害自信心，并可诱发高血压、冠心病；急性焦虑发作可导致脑卒中、心肌梗死、青光眼、高压性头痛失明以及跌伤等意外发生。

ER 8-3

汉密尔顿
焦虑量表

3. **评估工具**　可采用标准化评定量表对焦虑的程度进行评估，如汉密尔顿焦虑量表（Hamilton anxiety scale，HAMA）、焦虑自评量表（self-rating anxiety scale，SAS）、老年焦虑量表（geriatric anxiety scale，GAI）等。

（二）健康照护

1. **正确对因处理**　指导老年人及其家属认识、分析焦虑产生的原因和表现，正确对待离退休问题，解决家庭经济困难，积极治疗原发疾病，避免使用或慎用抗焦虑药物。

2. **调整自身认知**　对患有焦虑症的老年人，应从调整认知着手，使其认识到焦虑症不是器质性疾病，对人的生命没有直接威胁，并不可怕，是可以通过治疗得到改善或治愈的。从认知角度调整，减轻老年人对焦虑的恐惧，降低老年患者的心理压力和负担，增强治疗焦虑症的信心。

3. **支持性心理治疗**　部分老年人患焦虑症与生活事件有关，如退休、家庭成员有重大变故等。这种情况下，应鼓励老年患者讲出自己的心理感受，耐心倾听，并加以解释和指导，给老年人提供宣泄自己消极情绪的机会，使其精神上解脱；同时合理开导，避免老年人产生不良认知。

4. **团体心理辅导**　团体心理辅导是治疗者和多位老年焦虑症患者组成团体辅导小组，通过治疗者讲解、成员倾诉、团体分析和讨论、已康复患者现身示范等，让老年人在团体中说出自己的感受，通过团体成员间相互的信任和温暖的氛围，给老年人提供社会支持，使其发现自己存在的问题和在集体中的作用，从而正确认识焦虑症并解决问题。缺乏家庭支持系统支持的退休老年人通过团体心理辅导，可以从团体中寻找到支持力量，相互鼓励、探索自我、接纳自我，形成积极的自我评价，减缓焦虑症状。

5. **心理放松训练和积极的自我暗示**　心理放松训练和积极的自我暗示是缓解老年焦虑症状的有效措施之一。老年焦虑症患者在感到焦虑不安时，可以听一些比较舒缓的音乐，受到音乐旋律和意境的感染，缓解心理压力，使心情平静下来，保持愉快的心情；也可以做做运动，消耗体力，把不安发泄出来，改善睡眠状况；还可以用最舒服的方式轻松地坐下或躺下来，松开任何紧绷的衣物，闭上双眼，对自己进行积极的自我暗示，集中注意力于头部，在心里反复告诉自己："我的头部感到温暖且放松"，尝试去体会这种感觉，等头部体会到温暖放松的感觉后，再把注意力依次集中在自己的颈部、左臂、右臂、左腿、右腿……用同样的方式做自我暗示，速度不要太快，一直到自己全身都放松下来，焦虑情绪会随着暗示和放松渐渐得到平缓。

6. **转移注意力**　当老年人处于非常紧张、焦虑的状态时，可以试着转移注意力，放弃对焦虑的关注，转移注意力到一些新的事物上去，比如散步、聊天，有意识地为自己安排一些任务，使注意力集中在该项任务上而忘却紧张焦虑；到自己想去的地方如景色优美、令人心旷神怡的环境中等。通过转移法将自己的注意力从引起焦虑情绪的刺激上移开，也可以控制焦虑情绪的蔓延和加重。

知识拓展

自我疏导

轻微焦虑的消除，主要是依靠个人，当出现焦虑时，首先要意识到自己这是焦虑心理，要正视它，不要用自认为合理的其他理由来掩饰它的存在。其次要树立起消除焦虑心理的信心，充分调动主观能动性,运用注意力转移的方法,及时消除焦虑。当你的注意力转移到新事物上时,心理上产生的新的体验有可能驱逐和取代焦虑心理,这是一种常用的方法。

7. 用药治疗　重度焦虑应遵医嘱应用抗焦虑药物,如安定、氯氮平、奥沙西泮、氟西泮等,并注意老年人用药原则。

ER 8-4

抗焦虑药物

(三)健康促进方法及措施

1. 提供老年焦虑症健康教育资料

(1)**发放印刷材料**:包括健康教育折页、健康教育处方和健康手册等,放置在村卫生室、乡镇卫生院、社区卫生服务中心、医院咨询台等地方,每年提供印刷材料并及时更新补充,保障使用。

(2)**播放音像资料**:包括网络下载的视听传播材料。

2. 设置老年焦虑症健康教育宣传栏　乡镇卫生院、社区卫生服务中心、医院等区域明显位置设置宣传栏,每 2 个月更换 1 次宣传内容。

3. 开展公众健康咨询活动　利用心理健康主题日,开展老年焦虑症的健康咨询活动并发放宣传材料。

4. 举办老年焦虑症健康知识讲座　定期举办老年焦虑健康知识讲座,引导其学习、掌握健康知识以促进心身健康。

5. 开展个体化健康教育　乡镇卫生院、社区卫生服务中心的医务人员对有需要的老年人针对性地给予个体化健康知识和健康技能教育和培训。

6. 家庭支持　老年焦虑症患者通常会变得比较脆弱,家庭成员的正确态度和对老年人的支持也能提供很大的帮助。可以采取家庭会谈的方式进行心理协调,建立良好的家庭气氛,充分调动家庭成员的积极性,使老年人在生活上得到关心、体贴,让老年人感到自己在家庭中及家人心目中的地位,增加老年人的自我认同感,使老年人产生积极的情绪和良好的心理体验,缓解焦虑情绪。

二、老年抑郁症

情景导入

王奶奶,75 岁,工人,初中文化,结婚 10 年后,丈夫因病去世。职场工作中,郁郁不得志。3 个月前其独生子在出差途中遭遇空难。从此,王奶奶变得情绪低落,郁郁寡欢,不愿与他人来往,别人的笑声让她觉得聒噪不安。整日独坐家中,暗自伤心落泪。

工作任务:

1. 王奶奶出现了什么问题?

2. 针对王奶奶的症状,我们应该给予什么样的心理照护?

抑郁症是老年人常见的精神障碍之一。老年抑郁症(late life depression,LLD)广义上指年龄在 60 岁以上的抑郁症患者,狭义上是指首次起病年龄在 60 岁之上的抑郁症患者,以持久的情绪低落为主要临床症状的一种精神障碍性疾病,其危害性不容忽视,如不及时诊治将严重影响老年人生活质量,导致老年人精神残疾,抑郁严重的老年人会有自杀倾向(男性自杀风险更高),也可增加其配偶罹患老年抑郁症的可能,同时会增加心身疾病的患病风险和死亡风险等。

(一)健康评估

1. 健康史

(1)**遗传因素**:老年抑郁症与基因、家族史有密切关系,老年抑郁症患者家庭成员的患病率远远高于一般人群,说明此病具有明显的遗传倾向。

（2）**药物因素**：有一些药物如抗焦虑药、抗癫痫药、抗肿瘤药、抗组胺药、抗帕金森病药、治疗心脏病及高血压的药物，用于关节炎、过敏、哮喘等治疗的肾上腺皮质药，用于避孕和控制更年期症状的女性雌激素药，用于肝炎、成人白血病、恶性黑色素瘤和一些癌症治疗的α干扰素等均可促使老年抑郁症的发生。

（3）**疾病因素**：老年抑郁症的发生常有基础疾病的背景，其中最主要的是心血管和神经系统疾病。多数老年患者都患有慢性疾病，如高血压、冠心病、糖尿病等，或有躯体功能障碍如脑血管疾病所致的偏瘫等。这些老年人长期受疾病折磨，活动能力受限、社交范围缩小，又承受着医疗费用的压力，因此，抑郁症的发病率明显高于未患有该类疾病的老年人。

（4）**社会心理因素**：社会心理因素为老年抑郁症的重要因素之一，包括社会支持度低、负性生活事件、人格特征、认知功能等因素。空巢、离异、丧偶、养老机构的老年人以及离退休老干部，由于情感需要无法满足，容易产生孤独感、无用感以及失望感。

2. 心理状况　典型抑郁发作表现为情绪低落、思维迟缓及言语活动减少等。老年抑郁症发作的临床症状常不太典型，与青壮年期患者存在一些差别，认知功能损害和躯体不适的主诉较为多见。

（1）**情感低落**：是抑郁症的核心症状。主要表现为持久的情绪低落，老年患者常闷闷不乐、郁郁寡欢、度日如年；以往有的兴趣爱好也变得无兴趣，觉得生活枯燥乏味；提不起精神，高兴不起来，甚至会感到绝望，对前途无比失望，有明显的无助与无用感。

半数以上的老年抑郁症患者还可有焦虑和激越，紧张担心、坐立不安，有时躯体性焦虑会完全掩盖抑郁症状。

（2）**思维迟缓**：老年抑郁症患者思维联想缓慢，反应迟钝。自觉"脑子比以前明显不好使了"。

老年抑郁症患者大多存在一定程度认知功能（记忆力、计算力、理解和判断能力等）损害，比较明显的为记忆力下降，需与老年期认知症相鉴别。认知症多为不可逆的，而抑郁则可随着情感症状的调整有所改善，预后较好。

（3）**意志活动减退**：老年人可表现行动缓慢，生活懒散，不想说话（言语少、语调低、语速慢），不想做事，不愿与周围人交往。总是感到精力不足，全身乏力，甚至日常生活都不能自理。对生活的热情、乐趣减退或丧失，不愿意参加社交活动，甚至闭门独居、疏远亲友。

（4）**自杀观念和行为**：严重抑郁发作的患者常伴有消极自杀观念和行为。老年抑郁症患者的自杀危险性比其他年龄组患者高，尤其抑郁与躯体疾病共病的情况下，自杀的成功率较高。因此，老年患者家属需加强关注，严密防备。

（5）**躯体症状**：此类症状很常见，主要表现为疼痛综合征，如头痛、颈部痛、腰酸背痛、腹痛和全身的慢性疼痛；消化系统症状，如腹胀腹痛、恶心、嗳气、腹泻或便秘等；心血管系统疾病症状，如胸闷和心悸等；自主神经系统功能紊乱，如面红、潮热出汗、手抖等。此外，大多数老年人还会表现为睡眠障碍、入睡困难、睡眠浅且易醒、早醒、体重明显变化、性欲减退等。

（6）**疑病症状**：老年患者往往过度关注自身健康，以躯体不适症状为主诉（消化系统最常见，便秘、胃肠不适是主要的症状），主动要求治疗，但往往否认或忽视情绪症状，只认为是躯体不适引起的心情不好。因此，表现出明显的紧张不安、过分的担心，辗转于各大医院，遍寻名医，进行各项检查的结果是阴性或者问题不大、程度不严重时，会拒绝相信检查的结果，要求再到其他大医院、其他科室检查，也会埋怨医生检查不仔细、不认真、不负责任等。

ER 8-5

老年抑郁量表

3. 评估工具　可采用标准化评定量表对抑郁的程度进行评估，如老年抑郁量表（geriatric depression scale，GDS）、汉密尔顿抑郁量表（Hamilton depression scale，HAMD）。

（二）健康照护

1. 心理疏导

（1）照护者要认真仔细地帮助老年抑郁症患者进行有效的全面照护，耐心倾听其诉说，尽量满足需求，提高对治疗的信心。

（2）进行护理操作时，可以适当地播放较为柔和的音乐，有利于平复老年患者情绪；由于老年抑郁症患者反应较慢、思考较为简单，因此，在照护过程中照护者应面带微笑、保持饱满的情绪与老年患者进行沟通交流，耐心地倾听其倾诉，尽量满足患者的内心需求。

（3）对老年患者的不良情绪进行分析，根据分析结果采取有效方式进行交流和疏导；对于病情较为严重的老年患者可以采取催眠疗法，引导其进入特殊的意识状态，缓解不良情绪。

（4）若老年患者病情较为严重且伴有自杀倾向，要嘱其家属进行全天陪护，待病情有所好转时，及时与老年患者有效地沟通交流，并全面分析其轻生及病情恶化的因素，实施针对性的心理干预。

2. 认知疗法照护

老年抑郁症患者往往存在一定的认知偏见，而这些认知偏见又与抑郁发作有密切的关系，并妨碍康复。照护者要向意识清醒的老年患者详细讲解发病原因、临床症状以及治疗方法等，并告知其自身病情，有利于提高其治疗依从性。照护过程包括训练老年患者自我监察；进行行为激活；帮助其识别不良认知；验证不正确的想法；结束治疗和预防复发。老年人遇到问题时，常常低估自己解决问题的能力，容易产生无望感。而认知疗法可以帮助老年患者识别并纠正自身存在的不合理假设和理念，鼓励其重建对生活的积极思考方式。

3. 用药照护

（1）遵医嘱给予老年患者抗抑郁药物前，结合老年患者的精神状态评估实际情况，预先告知老年患者服药后将产生的相应不良反应，通过不良反应症状的提前暗示，形成心理准入铺垫，使其在不良反应发生时，能够在精神、心理层面做到接受或适应，改善或消除抵触、恐惧心理，增强患者的康复信心。

（2）待老年患者病情改善后，若需减少药量则应提前告知，获得配合，并以抚慰口吻告知其疾病改善的具体情况，以降低思想顾虑和惶恐不安的心理。

（3）若老年患者出现拒绝服药情况，照护者应切忌急于劝导或强制服药，应待其情绪平复后再给予引导。

4. 运动疗法

体育锻炼对心理健康有促进作用，运动方式有慢跑、跳绳、健身舞、散步、足球疗法、太极拳等。运动疗法可提高老年患者对疾病的认识，使其身心状态迅速得到调整，从运动中体验到快乐，感受到自身的变化，增强信心，从而形成良性循环，有利于老年抑郁症患者的康复。

（三）健康促进方法及措施

1. 自控疗法

自我监督和评估、自我强化，帮助老年患者制订每天的计划，要求其每天用日记的形式记录自己的成绩和进步。

2. 社交技巧和自信心训练

社交活动中帮助老年人恰当地运用语言；语言表达准确、简练、有幽默感；选择对方感兴趣的话题；学会赞扬别人但要有的放矢。在自信心方面帮助老年人列出自己性格中的积极方面，对自己的成功给予积极评价；制定可以完成的目标，循序渐进地改变和进步。

3. 健康教育

（1）当老年抑郁症患者精神状态转好时，由高年资照护者制定全面的集体照护方案，定期展开老年抑郁症专题讲座，并定期进行放松训练和康复性训练等。健康教育内容主要包括抑郁症病因、治疗、预防、转归等，还可对具备一定文化程度者发放健康宣传手册。

（2）组织老年抑郁症痊愈患者进行榜样示范，交流康复心得，切实提高老年患者对抑郁症的认识，掌握自我精神调节方法，树立治疗信心，从而进一步提高老年患者治疗依从性。

4. 家庭支持

鼓励家属经常与老年人沟通交流，尤其是独居、丧偶、有精神障碍的老年人，子

女应尽量抽出更多的时间陪伴,不仅在生活上给予照顾,同时在精神上给予关心,与他们保持密切的联系,给他们言语上的安慰与支持和实质性的帮助,有些老年抑郁症患者长期处于困境中,情绪有时十分低落或易怒,不太稳定,这时需要对其进行心理疏导,可以让家属陪同一道进行心理咨询,合理地抒发情绪,表达愿望。

5. 社会学习 鼓励老年人尽量多参加社区组织的活动,内容涉及咨询建议、美化环境、帮困助弱、社会治安、文娱体育等许多方面。照护者在老年患者康复阶段,可以定期组织开展各类型的文化娱乐活动,如外出游玩、体育比赛、歌唱比赛等丰富多彩的娱乐活动、社会活动,转移老年患者对疾病的注意力,引导老年患者在活动中学会调整人际关系,逐步从抑郁阴影中走出来,发掘生活乐趣,以提高老年患者的生活信心,消除不良情绪。

三、离退休综合征

情景导入

李奶奶,61岁,去年年底退休,过去一直忙忙碌碌,常常抱怨工作辛苦,有时候甚至还盼着自己早点退休,好赶紧回去享清福。可是如今真退下来了,却觉得心里空荡荡的。吃饭、睡觉、看电视,成了每天生活的全部内容。这样枯燥无味的生活过了不到1个月,李奶奶就受不了了,她整天愁眉苦脸,郁郁寡欢,对什么事情都提不起兴趣。女儿给她买了十字绣,她绣了几天就不耐烦了,儿子带她去最热闹的商圈逛街,她看到水泄不通的人群和喧嚣扰攘的环境就心烦气躁,邻居们找她打牌,她也毫无兴趣。

工作任务:

1. 李奶奶出现了什么问题?
2. 针对李奶奶的症状,我们应该给予什么样的心理照护?

离休和退休是生活中的一次重大变动,老年人的生活内容、生活节奏、社会地位、人际交往等各个方面都会发生很大变化,会由于适应不了环境的突然改变,而出现消沉的情绪和偏离常态的行为,甚至引起疾病。离退休综合征(retirement syndrome)是指老年人离退休后不能适应新的社会角色、生活环境和生活方式的变化,而出现焦虑、抑郁、悲哀、恐惧等消极情绪,或因此产生偏离常态行为的一种适应性心理障碍,这种心理障碍往往还会引发其他躯体疾病、影响身体健康。据统计,1/4的离退休人员会出现不同程度的离退休综合征。

(一)健康评估

1. 健康史 导致老年人离退休综合征的常见原因有:

(1)**人格特点**:平时工作繁忙、事业心强、好胜而善于争辩、严谨和固执的人易患离退休综合征,因为他们过去每天都紧张忙碌,突然变得无所事事,这种老年人心理适应比较困难。相反,那些平时工作比较清闲、性格比较散漫的人反而不容易出现心理异常反应,因为他们离退休前后的生活节奏变化不大。

(2)**个人爱好**:退休前除工作之外无特殊爱好的老年人容易发生心理障碍,这些人退休后失去了精神寄托,生活变得枯燥乏味、缺乏情趣、抑郁。而退休前就有广泛爱好的老年人则不同,工作重担卸下后,反而可以充分享受闲暇爱好所带来的生活乐趣,自然不易出现心理异常。

(3)**人际关系**:人际交往不良,不善交际,朋友少或者没有朋友的人容易引发离退休综合征,这些老年人经常感到孤独、苦闷,烦恼无处倾诉,情感需要得不到满足;相反,老年人如果人际交往广,又善于结交新朋友,心境就会变得比较开阔,心情开朗,消极情绪就不易出现。

(4)**职业性质**:如拥有实权的领导干部离退休后,人际往来变少可导致巨大的心理落差。

（5）**性别因素**：通常男性比女性更难适应离退休的各种变化。中国传统的家庭模式是"男主外，女主内"，男性退休后，活动范围由"外"转向"内"，这种转换比女性明显，容易心理失衡。

2. **心理状况**　离退休综合征的老年人表现为坐立不安，行为重复，往返犹豫不决，整日不知干什么好，可出现强迫性定向行走；注意力不能集中，常做错事；性格变化明显，容易急躁和发脾气；对什么都不满意，多疑，当听到他人议论工作时常会烦躁不安，猜疑其有意刺激自己。具体表现如下：

（1）**无力感**：许多老年人不愿离开工作岗位，认为自己还有工作能力，但面对"岁月不饶人"的现实，老年人常感无奈和无力。

（2）**无用感**：在离退休前，一些人事业有成，受人尊重，退休后喝彩与赞扬消失，退休成了"失败"，如此反差，老年人心理上便会产生巨大的失落感。

（3）**无助感**：离退休后，老年人离开原有的社会圈子，社交范围变窄，朋友变少，孤独感油然而生，新生活模式往往使老年人感到不安、无助和无所适从。

（4）**无望感**：无力感、无用感和无助感都容易导致离退休后的老年人产生无望感，对于未来感到失望甚至绝望。加上身体的逐渐老化，疾病的不断增多，有的老年人常感觉得已经走到生命的尽头，油干灯尽。

以上情形并非每一个离退休的老年人都会出现，离退休综合征形成的因素是比较复杂的，与每个人的人格特点、生活形态和人生观有着密切的关系。

（二）健康照护及促进措施

1. **正确认识离退休**　老年人随着年龄增加，由原来的职位退下来，这是一个自然的、正常的、不可避免的过程。只有充分理解新陈代谢、新老交替规律，才能对离、退休的生活变动泰然处之。离退休后，要消除"树老根枯""人老珠黄"的悲观思想和消极情绪，坚定美好的信念，将离退休生活视为另一种绚丽人生的开始，重新安排自己的工作、学习和生活，做到老有所为、老有所学、老有所乐。

2. **发挥余热，重归社会**　离退休老年人如果体格壮健、精力旺盛又有一技之长，可以积极寻找机会，做一些力所能及的工作。一方面发挥余热，为社会继续作贡献，实现自我价值；另一方面使自己精神上有所寄托，使生活充实起来，增进身体健康。但工作须量力而为，不可勉强，要讲求实效，不图虚名。

3. **充分认识老有所学的必要性**　帮助老年人挖掘自身的具体条件和兴趣，学习和参加一些文化活动，如阅读、写作、绘画、书法、音乐、舞蹈、园艺、棋类等以开阔视野、陶冶情操，丰富精神生活，减少孤独、空虚和消沉之感；同时还能起到健脑、健身的目的。

4. **安排好家庭生活，处理好"代沟"问题**　家庭是老年人晚年生活的主要场所。老年人需要和睦的家庭与家庭成员的理解、支持和照料。老年人与子女之间在思想感情和生活习惯等方面，有时因思维方式和处理方法不同产生"代沟"。作为子女应尽孝道，赡养与尊重老年人；作为老年人不可固执己见，独断专行或大摆长辈尊严，应理解子女，以理服人。遇事多和老伴、子女协商，切不可自寻烦恼和伤感。

5. **培养爱好，寄托精神**　许多老年人在退休前已有业余爱好，只是工作繁忙无暇顾及，退休后可利用闲暇时间充分享受这一乐趣。即便先前没有特殊爱好，退休后也应该有意识地培养一些，以丰富和充实自己的生活。写字作画，既陶冶情操，也锻炼身体；种花养鸟也是一种有益活动，鸟语花香别有一番情趣；另外，跳舞、气功、打球、下棋、垂钓等活动都能使参加者益智怡情，增进心身健康。

6. **生活自律，保健身体**　老年人的生活起居要有规律，离退休后也可以给自己制定切实可行的作息时间表，早睡早起，按时休息，适时活动，建立、适应一种新的生活节奏。同时要养成良好的饮食卫生习惯，戒除有害于健康的不良嗜好，采取适合自己的休息、运动和娱乐的形式，建立起以保健为目的的生活方式。

7. 必要的药物和心理治疗　老年人出现身体不适、心情不佳、情绪低落时，应该主动寻求帮助，切忌讳疾忌医。对于患有严重的焦躁不安和失眠的离退休综合征的老年人，可在医生的指导下适当服用药物，并接受心理治疗。

知识拓展

正念行为训练

正念行为训练的具体流程如下：

1. 由专业的心理医生以讲座、咨询、宣传图册的方式进行正念训练宗旨、内容、要点、注意事项的宣传讲解。

2. 在专业心理医生的指导下进行团体正念技术的训练，包括躯体扫描技术、正念呼吸训练、正念运动练习、正念放松训练、正念五官训练。该过程持续 8 周，训练 5 次，每次 90~120min；其余时间在家中自行练习，以强化巩固。

3. 定期进行体验交流和讨论，两周 1 次。

8. 扩大社交，排解寂寞　退休后，老年人的生活圈子缩小，但不应自我封闭，不仅应该努力保持与旧友的关系，更应该积极主动地去建立新的人际网络。良好的人际关系可以开拓生活领域，排解孤独寂寞，增添生活情趣。在家庭中，与家庭成员间也要建立协调的人际关系，营造和睦的家庭气氛。

四、高楼住宅综合征

高楼住宅综合征（high rise housing syndrome）是指长期居住于高层闭合式住宅里，与外界很少接触，很少到户外活动，从而引起的一系列生理和心理的异常反应，多发生于离退休的老年人。在冬春季，由于老年人的活动量少，免疫能力下降，高楼住宅综合征尤其多见。它是导致老年人肥胖症、高血压病、冠心病、糖尿病和骨质疏松等疾病的常见原因。

（一）健康评估

1. 原因　老年人居住高楼出门不方便或房屋隔离不便交往。

2. 心理状况

（1）**精神空虚、无所事事**：生活规律被打破，转为松散、无规律的生活状态。

（2）**孤独、悲观**：社会交往少，难以与人相处，怀疑自身价值，不爱活动，陷入无趣、无欲、无望的生活状态。

（3）**躯体化症状**：如失眠、早醒、睡眠质量差、头痛、食欲减退、心慌气短、高血压等。

（二）健康照护与促进措施

1. 加强体育锻炼和活动量　加强运动，下楼到户外锻炼，锻炼项目可以根据自己的爱好、条件和体力进行选择，如散步、拳术、跳绳、体操等。居住在高楼的老年人，每天应下楼到户外活动 1~2 次，并养成习惯。

2. 增加人际交往　平时左邻右舍应经常走动，串串门，聊聊天，以增加相互了解，增进友谊，这样也有利于独居高楼的老年人调适心理，消除孤寂感。

3. 多参加社会活动　在天气晴朗的节假日里，老年人应尽可能与儿孙们一起到附近公园呼吸户外的新鲜空气，增加一些活动量。有条件的可去郊外或自然、人文风景区放松自己，同时要注意运动适量，循序渐进，持之以恒，否则不仅无益，反而有害，特别是体质衰弱的高龄老年人和患慢性疾病的老年人，需在医生指导下进行，以免发生意外。

4. 保持室内空气畅通　尽量保持一定的开窗时间,使室内空气处于对流交换状态,保持新鲜洁净,提升空气质量。

5. 合理膳食,增加营养　多食瘦肉、鸡蛋、鱼类、乳类、豆类及其制品等含有优质蛋白质的食品,这些食品不仅有助于人体消化吸收,而且富含人体必需的氨基酸,可增加人体的耐寒和抗病能力。

6. 简易穴位按摩　空闲时可对印堂穴、太阳穴以及耳前耳后等穴位适当按摩并注意劳逸结合,这不仅能使人精力得到恢复,也会使健康状况得到有效改善。

（贾红红）

思考题

1. 潘爷爷,74 岁,丧偶,退休工人,自老伴 3 个月前去世后数次出现紧张、焦虑、记忆减退、失眠,近 1 个月来症状加重,并容易激怒,生活中稍有不如意就心烦意乱,易与他人发生冲突。

请思考:

（1）潘爷爷可能存在哪些心理行为问题?

（2）我们应该为潘爷爷提供哪些照护措施?

2. 王奶奶,65 岁,有两个孩子,均在外地成家,退休后,无所适从,无心参加各种娱乐活动,闷闷不乐。

请思考:

（1）王奶奶存在哪些心理问题?

（2）如果你照护王奶奶,如何对其进行心理照护?

ER 8-7

练习题

第九章 | 老年人社会参与和健康促进

ER 9-1 教学课件　　ER 9-2 思维导图

学习目标

1. 掌握社会参与、老年人社会参与的概念、影响因素、模式，促进老年人社会参与的策略。
2. 熟悉老年人社会参与的意义和理论基础，老年人社会参与活动的类型。
3. 了解社会参与的分类、老年人社会参与的国内外现状。
4. 学会通过拓展知识的学习，全面准确地帮助老年人制定社会参与方案。
5. 具备较高的老年健康照护与促进人员的职业素质，爱岗敬业，尊重、关爱老年人，与老年人换位思考的意识和基本能力。

　　老年人参与各项社会活动，可以重新认识自我，形成新的社会网络，降低孤独感。社会活动在满足老年人自身多元需求的同时，也可以实现老年人的自身价值，有助于其晚年的身心健康，提高幸福感。为此，在老年人群中提倡社会参与或对其社会参与进行干预，会产生一定的促进成功老化和健康老化的积极作用。

第一节　老年人社会参与概述

一、社会参与的概念与分类

（一）社会参与的概念

　　随着时代进步，社会参与的种类和内容日益丰富，这一概念的内涵也逐渐延伸扩展，受各项研究关注的群体特征不一、社会参与角度不同以及研究者学科背景差异的影响，学者们对社会参与概念的界定与类别的选用存在差异。

　　社会参与（social participation）是指参与者在社会互动过程中，通过社会劳动或社会活动的形式，实现自身价值的一种行为模式。这一概念体现三个核心内容：第一，社会参与是社会层面的；第二，社会参与是与他人联系的；第三，社会参与是体现参与者价值的。

（二）社会参与的分类

　　1. 根据其所涉及的与他人分享的资源模式，将社会参与分为三种：集体性参与、生产性参与和政治性参与。

　　（1）**集体性参与**：指成员参加活动的目的只是为本群体作贡献，参与所用的资源是成员的时间，大家可以聚在一起开展娱乐活动或外出旅行，不要求有物品的介入。

　　（2）**生产性参与**：要求人们提供一些服务和物品，要有助于他人，其参与目的是为其他人或者其他群体作贡献，例如为他人提供照料，开展有偿或志愿服务，为此，参与者不仅需要有时间还要有特别的技能资源。

　　（3）**政治性参与**：需要为社会做决定和分配资源，其所需要的资源最多，要求有时间资源、特别的技能资源以及包括社会知识和社会能力等方面的更多资源。

这三种社会参与在分享资源方面有一个等级或分层积累特征，以集体性参与需要资源最少到政治性参与需要资源最多为特点。能够做到高等级的社会参与，就能够做到低等级的参与，但做到高等级参与的个体不一定非要做低等级的参与。

2. 根据个体与其他人的互动程度以及互动目的，将社会参与分成由低级至高级的1~6级。

（1）处于1级社会参与水平的人与其他人没有互动，属于独处，活动范围多半是在家中。其目的可看作是为与其他人交往做准备。

（2）处于2级社会参与水平的人也是独处，但周边有其他人，例如在社区漫步，在ATM机器上转账取钱，其活动场所一般是社区。

（3）处于3级互动水平的老年人可以是当面的互动，也可以是通过网络的互动，但并没有与对方一起做特别的事情，如在商店里付款、问询等。

（4）第4级社会参与水平为一个人与其他人有了合作式互动。4级为任务或者目标导向，人们之间的互动具有为达到共同目的而共同行动的特征。

（5）第5级社会参与水平是一个人有目的地主动接触另外一个人或一些人，以帮助他人为目的，例如照顾他人或参加一些志愿活动。

（6）最高等级6级，是以社会为目标对象，期望对社会有所贡献。参与的程度已经不是简单地对人或对社区，目标对象已经扩展到社会，例如参加一些政治团体或组织。

3. 有研究把社会参与分成正式参与和非正式参与的几大类别，如两大类、四大类、八大类、十大类、十二大类等。两大类分类，一类是将社会参与分解成正式参与，例如参加会议、志愿活动等；另一类是非正式参与，例如给朋友打电话或其他交往等。

二、老年人社会参与概述

（一）老年人社会参与的概念

对老年人社会参与的关注是社会发展到一定阶段的产物。"老年人社会参与"这一概念最早是20世纪40年代美国著名社会学家欧内斯特·W·伯吉斯在他的象征互动理论中提出的。伯吉斯将象征互动理论中社会参与的概念与老年人相结合，强调老年人生存的社会价值、老年人生命的终极意义，他认为老年人可以在社会活动中作出应有的贡献。老年人社会参与（social participation for the aged）是指老年人参与社会经济、政治、文化等各种活动。狭义上的老年人社会参与是指老年人通过各种形式直接参与社会活动，广义上还包括为自己家庭成员服务的劳务和活动（间接参与社会发展）。该概念强调"对社会有效用的、有贡献的行为"。

（二）老年人社会参与的意义

随着年龄增长、社会角色减少以及各种负面生命事件的产生，老年人成为社会隔离的高危人群，而社会隔离影响着老年人的健康结局。社会参与对老年人的健康自评、认知功能、生活满意度、长寿以及死亡有着正面影响，对老年人的健康更是一种保护性因素。相比年轻人，老年人从社会参与中获得的益处更大。为此，应鼓励和引导老年人进行社会参与，把自身与社会的距离缩小到最低限度。社会参与既是老年人适应社会、适应老年生活的选择，也是国家和社会解决人口老龄化问题的重要举措，其意义主要呈现在：

1. 经济意义 人口老龄化不可避免地带来了劳动力结构性短缺、社会抚养比增大以及社会服务内容增加等社会问题，因此，老年人在退休后积极参与社会经济的生产与发展，不仅是开发老年人力资源，继续发挥人才资源的作用，也是缓解人才资源结构性短缺的有效途径。此外，老年人参与社会活动也是构建社会资本的重要途径，社会需要为老年人创造一个发展空间，老年人也要提高参与意识和"老有所为"的观念。

2. 生命健康意义 社会参与类型与数量影响老年人健康相关生活质量。劳动活动型、休闲娱乐型及身体功能型社会参与的老年人比不参与的老年人拥有更高的健康相关生活质量，且社会参与数量较多的老年人健康相关生活质量也更高。分析其原因为进行社会参与的老年人通常会接触到更多的人和事，扮演更多的角色。老年人通过社会参与，可以避免进入老年期后因角色中断、地位下降造成内心孤独，又可以帮助老年人实现精神寄托，增进其心身健康，有助于提升老年人心理健康水平和健康相关生活质量。

3. 自我实现价值意义 老年人的发展包括内在和外在两个方面，即内在的自我完善和外在的社会参与，这两者均通过老年人的有所作为来实现，而"老有所为"正是反映老年人性质、体现老年人价值的形式。老年人在各种形式的社会参与过程中，不仅能更加客观正确地认识和评价自己，还能继续发挥余热，在晚年期再现自我价值。

（三）老年人社会参与国内外发展现状

1. 国外现状 国外对老年人社会参与问题的研究起步较早，美国学者欧内斯特·W·伯吉斯最先将社会参与的概念引入到老年人群体，突出强调老年人具有的社会价值。

1982年的联合国第一次老龄问题世界大会通过的《维也纳国际行动计划》、1991年的《联合国老年人原则》以及2002年的联合国第二次老龄问题世界大会提出的《积极老龄化政策框架》，进一步拓展了老年人社会参与的内涵和外延。老年人必须充分参与社会发展进程，享有社会发展进程带来的成果，不应被剥夺任何有益于社会发展的机会。

从各国实践来看，美国、日本以及其他发达国家和发展中国家的法律和政策大多支持、引导和鼓励老年人的社会活动参与。20世纪80年代，国外已经把老年人看作一种重要的社会人力资源，认为老年人的闲暇活动、参与社区或其他团体的活动有助于保持其与社会的联系，能够得到各种好处，可提高生活的满意度和幸福感。志愿组织已经成为一种促进老年人与集体、社会结合的重要机制，能够保持老年人与社会的一体化，抵消其自身角色和他人交往方面的损失。老年人积极参加老年大学、俱乐部和人才中心等老龄组织和团体，对其退出主要角色后维持自我意识有特殊意义。

知识链接

维也纳国际行动计划

1982年，联合国第一次老龄问题世界大会通过了第一个面向全球的老龄政策指导性文件——《维也纳国际行动计划》，其原则和建议包括：老年人在精神、文化和社会经济方面对社会的贡献是宝贵的，应予以承认并进一步促进；老龄是经验与智慧的象征，老年人应能根据自己的信仰和愿望取得更大的成就；老年人应积极参与社会政策的制定和执行；应消除劳动力市场歧视，保证老年人在职业生活中得到平等待遇；老年人就业的权利应以其工作能力而不应以年龄为依据；除非老年人自愿，社会组织不应降低雇员的退休年龄；应避免在教育方面对老年人歧视，通过拨付适当教育资金和制订适当教育方案来体现老年人平等享受教育权利的原则；政府、媒体、机构、NGO（non-governmental organizations，非政府组织）以及老年人自身均需要作出多种努力，消除对老年人的偏见和排斥。

---

2. 国内现状 我国在建国初期就建立了职工退休制度，1958年中央颁布《关于安排一部分老干部担任某种荣誉职务的决定》，这是涉及老年人参与社会、发挥作用的最早文件。随着社会发展和变迁，老年人社会参与主体的范围不断扩大。从20世纪80年代至今，老年人的社会参与大致分为三个阶段：

（1）**第一阶段**：社会参与的主体仅为离休老干部。1982 年，《中共中央关于建立老干部退休制度的决定》明确指出："我们党的老干部是党的宝贵财富"，之后逐步规划了老年人社会参与的途径和具体内容。

（2）**第二阶段**：社会参与的对象扩大到科技工作者。1986 年，中央办公厅和国务院办公厅转发了《关于发挥离休退休专业技术人员作用的暂行规定》的暂行规定，对支持和帮助离退休人员继续发挥作用的具体问题作了详细规定。1990 年，江泽民同志为中国退（离）休科技工作者团体联合会题词，指出"团结广大退离休科技工作者，为科技进步、经济繁荣、社会发展和民族振兴再作贡献"。此阶段科技工作者被纳入"老有所为"工作范畴的第二个老年人群。

（3）**第三阶段**：从 1996 年至今，国家不断从政策层面和组织机构建设层面把"老年人与发展"放在优先采取行动的重要位置，老年人社会参与的理念发生根本转变，由"特权"向"普惠、权利"转变，更加体现人本主义价值取向。社会参与的对象扩大到广大老年人群，国家成立了专门组织机构，推动老年人社会参与的实践深入。在这一阶段有三个重要的时间节点。

第一个时间节点是 2002 年世界卫生组织提出"积极老龄化"的政策框架，为我国制定老龄政策提供了全新的视角。随着我国老龄化趋势加重，国家先后出台了相关的政策对老年人予以保护和对养老服务发展进行指导，针对鼓励和支持老年人参与社会活动作出具体规定。如 1996 年颁布并于 2009 年、2015 年和 2018 年三次修订的《中华人民共和国老年人权益保障法》规定"老年人可以通过老年人组织开展有益身心健康的活动"以及"国家和社会采取措施，开展适合老年人的群众性文化、体育、娱乐活动，丰富老年人的精神文化生活"等。

第二个时间节点是 2017 年《"十三五"国家老龄事业发展和养老体系建设规划》中提出的老年人积极参与家庭发展、互助养老、社区治理、社会公益等活动，继续发挥并实现个人价值，以及通过培育积极老龄观、加强老年人力资源开发、发展老年志愿服务、引导基层老年社会组织规范发展，扩大老年人社会参与。此后出台的《国家积极应对人口老龄化中长期规划》《国务院办公厅关于推进养老服务发展的意见》等也强调到 2022 年底建立积极应对人口老龄化制度框架。

第三个时间节点是 2021 年 10 月全国老龄工作会议对新时代老龄工作作出全面部署。中共中央、国务院于 2021 年 11 月通过《中共中央、国务院关于加强新时代老龄工作的意见》，呈现出理念适老化、政策一体化、治理多元化的特色，着力解决老年人在养老健康、精神文化生活、社会参与等方面的现实需求问题，深入挖掘老龄社会潜能，激发老龄社会活力，切实增强广大老年人的获得感幸福感和安全感。2022 年，党的十九届五中全会审议通过的《中共中央关于制定国民经济和社会发展第十四个五年规划和 2035 年远景目标的建议》中提出要积极开发老龄人力资源、发展银发经济、推动养老事业和养老产业协同发展。

> **知识链接**
>
> ## 中共中央、国务院关于加强新时代老龄工作的意见
>
> 为实施积极应对人口老龄化国家战略，加强新时代老龄工作，提升广大老年人的获得感、幸福感、安全感，中共中央、国务院于 2021 年 11 月通过《中共中央、国务院关于加强新时代老龄工作的意见》，主要内容是 8 个部分 24 条。其中，第 1 部分"总体要求"包括"指导思想"和"工作原则"两方面内容；第 2~6 部分为重点任务，主要包括健全养老服务体系、完善老年人健康支撑体系、促进老年人社会参与、着力构建老年友好型社会、积极培育银发经济五个方面的内容；第 7 部分为保障措施，主要包括加强人才队伍建设、加强老年设施供给、完善相关支持政策、强化科学研究和国际合作；第 8 部分为组织实施，具体包括加强党对老龄工作的领导、落实工作责任和广泛动员各方参与等内容。

该意见有效应对我国人口老龄化,事关国家发展全局,事关亿万百姓福祉,事关社会和谐稳定,对于全面建设社会主义现代化国家具有重要意义。

增强老年人的社会参与不仅有利于老年人的身心健康,使之享受社会进步的成果,而且对于整个社会的发展具有重要的意义。当前我国老年人的社会参与率仍较低,且参与活动主要以休闲娱乐类为主,对于能力提升、社会交往等类型的活动参与仍较少。

(四) 老年人社会参与理论基础

1. 角色理论 角色理论是科特雷尔(Cottrell)提出的社会学理论之一,是社会老年学家解释个体如何适应衰老的最早尝试之一。角色理论认为,角色是个人与社会相互衔接的一种形式。社会通过角色赋予个人相应的权利、义务、责任和社会期望,个人通过角色获取相应的社会地位和生活回报。角色理论关注老年人角色变化的出发点是其在角色变化与调适过程中所遇到的问题,解释了老年人参与社会的目的,把与老年相伴的角色丧失称为"角色退出"。这种"角色退出"是一种不可逆转的角色丧失和中断。角色理论认为,从社会学角度来说,老年人适应衰老的途径,一是正确认识角色变换的客观必然性;二是积极参与社会,寻求新的次一级角色,老年人必须靠自己的力量寻找控制自己生活的方法,以及维系自己生活的种种联系。角色理论为老年人社会参与提供了一种研究视角,老年人在衰退期间,仍然可以通过角色转化实现新的次级角色,如参与再就业、政治活动、文化活动和社会活动等,从而在老年阶段实现自我价值和社会价值。

2. 活动理论 活动理论是以欧内斯特·W·伯吉斯为代表的社会学家们发展起来的,是最早、最为人们广泛接受的老年社会理论。活动理论由活动、平衡、角色丧失、生活满意度四个主要概念组成。活动理论认为,老年人应该寻求适宜的活动角色,从而取得积极的自我形象,并增加生活的满足感。老年人退休后新的社会角色及其社会发展程度取决于社会活动参与的程度。社会活动卷入水平越高,生活满足感越强。老年人应尽可能地保持中年人的生活方式以弱化衰老意识,积极参与力所能及的一切社会活动,以保持身心活力。

3. 社会交换理论 社会交换理论是由美国社会学家埃默逊(Emerson)和布劳(Blau)提出。该理论认为社会互动的内在动机是通过资源交换以满足自我需求的行为。在交换过程中双方都考虑各自的利益,企图以最小的成本换取最大的报酬。多德(Dond)首次将社会交换理论用于分析老年人,认为应该从社会交换理论,即权利和资源不平等的角度去理解老年人所处的地位。老年人社会地位下降的根本原因在于老年人缺少可供交换的权力资源和价值。据此提出,发展与老年人有关的政策和社会服务的原则应当是力求最大限度地增加老年人的权力资源,以保持老年人在社会互动中的互惠性、活动性和独立性。

(五) 老年人社会参与的影响因素

老年人社会参与受到个人内部因素和外在环境因素的双重影响,这些因素通常与人口、社会、文化、健康及环境有关。社会参与对老年人的健康和实现积极老化有促进作用,因此发现并寻找促使他们社会参与的因素极为必要。

1. 健康状况 健康状况是老年人参与社会活动的前提条件。随着年龄的增长,老年人的身体状况和心理都会产生很大的改变,机体的老化导致躯体活动能力受到限制,进而影响老年人进行社会参与,不能实现参与社会活动的意愿。因此,健康状况差的老年人,可能会逐渐放弃一些生产性的活动,从而转向一些非生产性活动,或者逐渐从整个社会活动中退出。

2. 文化程度 教育程度和社会地位高的老年人,其综合素质和文化水平越高,参与社会的意识就越强,有更多的机会继续从事生产性活动,更多地参与社交和娱乐活动。

3. 收入状况 经济收入对老年人社会参与的影响较为明显。老年人经济支配能力直接影响其社会参与能力与机会,尤其在一些依赖经济投入的社会活动上,老年人的收入越高,参与率越高。

个体收入高的人,可能是因为其自我实现的需求和自身追求高,也可能是依然从事工作,社会参与程度自然就会更高。

4. 家庭状况 家庭负担、子女数、居住方式等家庭状况会影响到老年人社会参与。老年人,尤其老年女性往往会将一部分精力用于烦琐的家务工作,对于追求完美的女性,更是可能将绝大多数精力都消耗在家务中,导致自己没有精力和时间参与到社会交往和娱乐等社会活动中。但是,深度照看孙辈不仅使老年人与隔代亲人有更多的接触,也加强了与子女的联系,同时也会通过照看孙辈的生活接触到其他不同年龄的老年人。子女数与老年人社会参与呈负相关,子女数越多,老年人社会参与越低,可能与这部分老年人的多数时间都用来与子女进行交流或者是子女对老年人社会参与不放心,而阻碍了老年人的社会参与。独居老年人和与他人一起居住的老年人相比,其社会参与度更高。

5. 社区状况 老年人群的社会参与活动需要地方及社区基层组织具体安排与实施,如果没有相应的政策和执行主体,仅仅依靠老年人的自我组织及自我参与,会影响老年人的主观幸福感受。因此,基层社区组织能力是影响老年人社会参与水平的重要因素。社区卫生服务中心提供的服务和治疗、社区的运动设施、社区的宣传等都会影响老年人能否找到适合自己身体状态、感兴趣、安全方便的活动进行参与。

6. 关系网络 老年人的社会参与是一种连续性的影响结果,老年期的生活方式是由中年期的生活方式发展而来的,并持续至老年阶段,如果中年期比较活跃,热衷参与各种社会活动,进入老年期后,他们的社会参与也会保持较高的活跃度。老年人的社会参与应尽量与中年期的社会活动保持一致,保持社会关系和生活方式的连续性所带来的参与社会活动的机会。目前我国较为普遍的社会关系网络是由生育和婚姻事实所发生的亲属关系和地缘关系联系的网络。农村老年人的亲属关系和地缘关系网络较广,其在村庄内的地位和作用也被村里人所看重,他们参与社会活动的机会也较大。除此以外,老年人在自己年轻时所积累的个人社会关系网络同样扮演了重要角色。

7. 其他 有医疗保险和养老保险的老年人的社会参与度远远高于没有保险的老年人。完善的医疗保险对老年人健康发挥着重大作用,间接地促进了老年人的社会参与水平;养老保险提供了一定的经济基础,使老年人更有安全感,以积极愉悦的心情进行社会参与。另外,城乡基础设施也与老年人社会参与呈正相关,城乡基础设施越完善,老年人的社会参与度越高。

年龄和健康状况明显影响到老年人在不同时间点的社会参与情况,而教育和职业资源则决定其社会参与的深度。友好型环境可以使老年人有更多和更高程度的社会参与。

为完善老年人社会参与机制,应该从政府层面、社区层面、家庭层面和老年人自身层面重视起来:在政策制定、硬件建设和管理上,不断完善养老服务设施建设和保障体系,开展常态化社会参与活动,畅通"老有所为"渠道,为老年人营造良好的社会参与环境;同时大力发展城乡老年教育,鼓励老年人积极参与多样的社会活动,使得老年人通过社会参与紧密联系社会,跟上时代的发展,实现自我价值,提高自身的健康水平,为顺利实现老龄化社会的和谐发展创造条件。

(朱 波)

第二节 促进老年人健康的社会参与

情景导入

某市一大型社区工作人员为丰富社区老年人的生活,促进老年人身心健康,决定组织开展一系列活动,以增加老年人的社会交往,提高老年人的社会参与,且在活动中多发挥老年人的主动性和创造性。

老年人社会参与是老年人分享社会发展成果的权利，影响老年人社会参与的因素既包括老年人的主观能动性又包括社会环境的接纳程度，当社会为老年人社会参与提供的必要条件与老年人自身的意愿和能力相一致时，老年人就能按照自己的愿望和能力选择适合自己的方式参与社会活动。

一、老年人社会参与的契机

老年人在退休后，一般都会选择重新再参与社会生活。在老年人社会参与经历中，诸多力量驱动老年人参与社会活动，这种驱动力被称为参与契机，老年人社会参与的契机主要有如下几类：

（一）自我寻找

老年人社会参与的契机首先是从身边资源中主动寻找，通过外在资源的利用，达到自我参与的目的。

（二）他人推荐

老年人社会参与的契机是从身边资源中经过被推荐或介绍"被动"获取而来，或老年人由于偶然的机会得到参与的契机，并对契机进行综合分析而作出某种参与行为。

（三）原生活状态延续

老年人社会参与的契机也可以是原生活方式的延续。原来在退休前从事的工作，退休后延续，如退休前从事教学工作，退休后依然返聘。

二、老年人社会参与的组织体系

（一）老年学术组织

老年人按照专业自愿组织的一些学术性组织，如老年书画研究会、老年历史研究会、老年摄影学会等。

（二）老年自助、服务性组织

1. 专业技术和自我服务性质的老年组织　主要是由老年人自己组织、自我管理、自我服务、自我教育的各种管理组织和各类专业协会，如退休工作者科技协会、退休教师协会、退休医生协会、退休法律工作者协会、老年体育协会、老年大学等组织。退休科技人员和技术工人组织的退休工程师协会、退休科技工作者协会和职工技术服务队等，进行专题讲座、翻译、指导研究、人才培训、技术开发和技术咨询服务、医疗保健等专业技术活动。这些组织为发挥老年人的技术专长提供了用武之地，一些组织还为社会创造了十分可观的经济效益。

2. 生产经营型的老年组织

（1）由企业、街道、农村的老年人组织的经济实体，一些企业的离退休老职工自动组织起来，参与开发新产品、技术攻关、修旧利废、维修设备、职工技术培训、咨询服务等。服务的范围主要有三类，包括面向社会开展便民服务的修理、洗染、食杂、饭店、旅店、照相等服务网点；承揽紧紧围绕企业生产的机械加工、设备维修等项目，为企业生产服务；承揽技术革新、设备改造、技术攻关等项目，为社会和企业开展技术服务与攻关服务。

（2）在农村，有些老年人从事适度规模经营，壮大了集体经济，有些老年人从事种植、养殖业，有些老年人带头学习科学技术，成为种植、养殖专业户。老年人在农村推广科技知识，发展农村商品经济、提供农业社会化服务方面发挥了重要作用。

（三）老年技术咨询服务组织

该类组织是以长期担任政府领导工作且具有丰富经验的老干部、老专家和大批科技工作者为主体，从事各种咨询服务工作。主要形式是参加政府的咨询委员会、咨询小组或担任咨询顾问，对当地的重大社会问题、经济问题进行调查研究，提出可行性分析，拟订方案，为政府充当参谋角色。另外一个比较多的服务是老年教育工作者在退休后积极参与举办职工大学、夜校及各种职业培训班，也有老年人自愿到贫困地区或回到家乡，为改变当地教育落后面貌和开展科技兴农、科技扶贫而继续工作，为社会培养了大批有用人才。

（四）老年文体组织

各地为了活跃老年人的文娱、体育活动，普遍成立了老年合唱团、老年艺术队、老年秧歌队及老年太极拳学习班等，积极开展各种文化体育活动，活跃老年人的晚年生活。

三、老年人社会参与的模式

（一）全民参与健康促进

老年人的全民参与健康促进，是以看电视、聊天等参与程度较低的放松休息为主的活动，互动较少。此种社会参与是一种基础性参与，不需要老年人投入过多的体力和脑力，老年人只要身体和智力允许，均可以参与这种放松休闲式活动。这种参与能够成为老年人重返社会的契机，在参与这种活动中收获其他层次的社会参与信息，并以此为基础，开展更深层次的参与活动。

（二）"互助"与"自助"式社会参与

互助养老是老年人实现生活互助和情感慰藉的互动方式，它具有灵活性、多样性、自愿性及自治性等特征，老年人可以在家庭、社区和养老机构等多种场合实现形式多样的互助。

1. 基于地缘和血缘的"亲友邻里互助"　主要是在亲缘和地缘的联系下，在亲人和熟人间缔结的养老互助关系，它以亲情、友情和信任关系为纽带，满足老年人的日常人际交往、精神慰藉等需求，以较为安全可靠的形式减轻子女的负担。老年人们经常结伴外出晨练、旅游、休闲、购物、有喜事相互通知、有困难相互关照，遇到不顺心的事约朋友来聊一聊，生活得不亦乐乎。

2. 以"时间储蓄"为载体的"轻老互助"　以社区为依托，在政府的推动下，由社区负责倡导和组织老年人开展互助服务，实现了陌生老年人间的友情互助资源的流动。它的优势是有较为系统和规范化的管理体系，对老年人需求和老年服务的累积有专业的评估指标和计量方法，且有志愿者的服务作为补充。例如，江苏省泰州市一些社区活跃着"居家养老志愿者"，他们为社区贫困的"空巢老年人"服务，并记录累计时长，把志愿服务时间储蓄起来。"时间储蓄银行"的做法是对企业退休人员居家养老问题的探索，让他们享受到更高效的社会化服务。在社区里组织成立退休人员自管小组，动员身体好、低龄的退休人员，结对帮扶家庭特困或高龄的退休人员，为他们提供买菜、烧饭、谈心等 20 多项力所能及的服务。同时，社区居家养老志愿者将享受其他低龄老年人提供的同等时间服务，从而形成"轻"帮"老"的老年互助养老模式。

3. 不同辈分群体间"拟家庭式的互助"　是基于不同人群的生活需求，在固定的生活场所内构建"家庭"的结构和氛围，使老年人体验到被子女关注和照料的幸福感。该互助模式是将老年人的互助意愿与社会其他群体的需求有机结合起来，在政府的协助下，实现社会群体间的互助，满足不同年龄群体的社会需求，人性化地解决了社会问题。例如，德国一些地区有由当地政府和福利机构合资建造"老年人之家"，内设公用厨房和大餐厅，配有专门的人员负责维护和管理。单身的老年人可选择到那里结伴而居，相互照顾，结伴游玩，既填补了孤独，也节省了生活的费用。

4. 以社会团体组织为依托的老人间的互助　通过地方老年协会等行业性或专业性社团组织，组织老年人参与文化娱乐活动、为遭遇特殊困难的老年人提供法律援助等帮助，实现老人间的互动与互助。

（三）创造价值式社会参与

创造价值式社会参与是参与程度最高、参与意义最明显、互动性最强的老年人社会参与。这种模式的社会参与主要包括学术研究、发明创造、组织领导等具有重大社会意义的行为，是一种创造经济财富的行为，是一种高层次的参与。这种社会参与行为，能直接为社会带来财富的增长。老年学术组织、专业技术和自我服务性质的老年组织、生产经营型的老年组织、老年技术咨询服务组织等是老年人创造价值式社会参与的有效载体，为社会创造了十分可观的经济效益。积极开发老龄人力资源、发展银发经济，是目前在国家层面提出的让老年人参与社会、为社会创造财富的有力举措。

四、老年人社会参与活动的类型

广义上，老年人无论以何种形式保持与社会的联系都属于社会参与活动。具体形式上可以分为经济活动参与、志愿活动参与、休闲文化活动参与和政治活动参与。

（一）经济活动参与

继续就业是老年人经济活动参与最主要的一种形式，延长退休年龄是实现继续就业的一种方式，但决不是仅有的方式。还可以根据不同老年人的特征，建立一些新的岗位甚至企业。如香港特别行政区的"银杏馆"，是一家以社会企业形式经营，以聘用九成长者为员工的食肆，从 2005 年成立至今，已经发展为包括餐厅、有机农庄、食品制造、乐队、长者就业中介服务等业务的综合性企业，其宗旨就是为有经济和心理上需要工作的老年人提供就业机会。

（二）志愿活动参与

志愿活动社会参与有两种形式。一种是自愿参与但组织方会付给老年人一定的经济补贴，比如参加居委会组织的志愿者进行的环境打扫、社区监督等活动。另一种为公益性事务的志愿活动，是指老年人以个人身份或者通过志愿者团体、社区、街道以及其他社会组织团体等形式自愿参与的、无偿的服务、劳动或其他援助性活动。我国现有的老年公益活动类型主要包括由政府、非营利组织和社区开展的志愿活动，其中社区志愿活动是老年人参与志愿活动最重要的平台，活动内容主要涉及社区治安巡逻、环境保护、青少年教育、专业技术志愿服务等。志愿活动是一种正式的老年人社会参与方式。

（三）政治活动参与

政治活动参与是公民或团体试图影响政府决策和人事结构的行为，包括投票、游行、参与政府的运行管理等。在我国，老年人最普遍的政治参与方式为参加选举投票。随着老年人口占总人口比例不断增高，老年群体在政治选举中所处的地位将越来越重要。同时，在社区层面，老年人社会参与的社区行政类活动形式亦是多种多样，包括社区议事会、听证会、业主委员会等，还有社区自治类的楼道会议等。政治参与活动需要老年人具有一定认知基础、理论知识或实践经验，并且在参与中与社会其他群体形成强烈的互动关系。

（四）休闲文化活动参与

老年人参与休闲文化活动的形式非常丰富，是老年人利用闲暇时间、提升生活质量、丰富晚年生活的重要方式。总体来看，我国老年人偏向于参与受场地限制少、形式简单的休闲娱乐活动，如听广播、看电视、散步、读书看报、网络浏览、歌舞活动等。除此之外，参加老年大学和老年学校组织的培训学习，也是老年人对"活到老，学到老"这一理念的积极实践。

老年人活动策划方案的撰写内容及要求如图9-1所示。

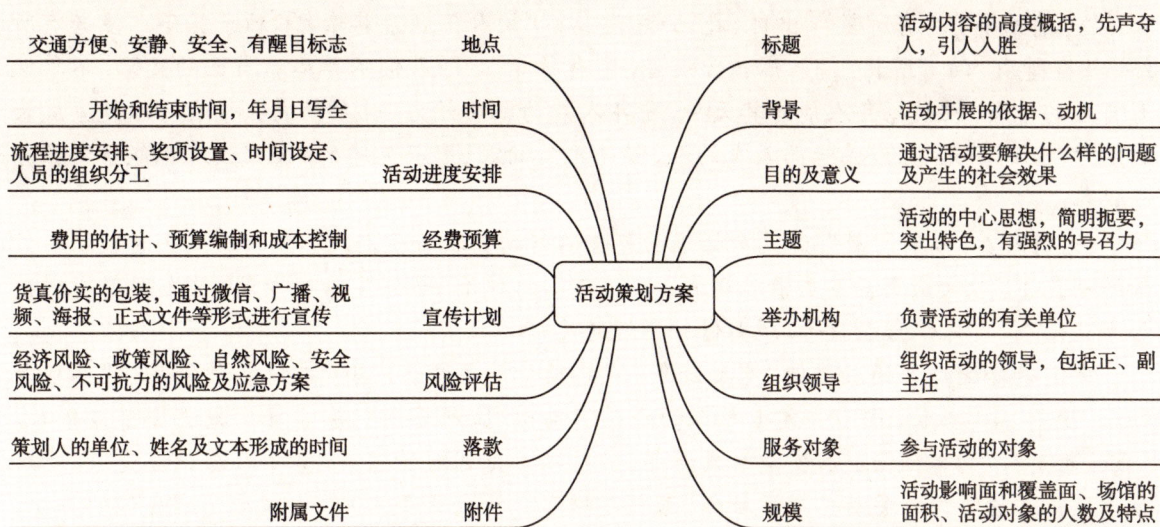

交通方便、安静、安全、有醒目标志	地点	标题 —— 活动内容的高度概括，先声夺人，引人入胜
开始和结束时间，年月日写全	时间	背景 —— 活动开展的依据、动机
流程进度安排、奖项设置、时间设定、人员的组织分工	活动进度安排	目的及意义 —— 通过活动要解决什么样的问题及产生的社会效果
费用的估计、预算编制和成本控制	经费预算	主题 —— 活动的中心思想，简明扼要，突出特色，有强烈的号召力
货真价实的包装，通过微信、广播、视频、海报、正式文件等形式进行宣传	宣传计划	活动策划方案
经济风险、政策风险、自然风险、安全风险、不可抗力的风险及应急方案	风险评估	举办机构 —— 负责活动的有关单位
策划人的单位、姓名及文本形成的时间	落款	组织领导 —— 组织活动的领导，包括正、副主任
附属文件	附件	服务对象 —— 参与活动的对象
		规模 —— 活动影响面和覆盖面、场馆的面积、活动对象的人数及特点

图 9-1 策划方案的撰写内容及要求

（五）照料和家务活动参与

照料和家务活动包括参加家庭活动（含轻重家务活动、帮助他人以及购物）、成人照料、帮忙照顾（外）孙子女（16岁以下）。相对于休闲文化活动和志愿活动来说，照料和家务活动对身体各方面的功能以及所需要的持续性要求较高。传统的家庭生活中，通常由成年女性承担照料家庭的各项工作，而许多亚洲国家存在老年人深度照看孙辈的现象，这会增加老年人与子女、孙辈的联系，同时因照看孙辈的生活，通过不同途径接触其他不同年龄的老年人。在老年人社会交往圈子不断缩小的现实下，照料孙辈等家务劳动也可以在一定程度上扩大老年人的社会交往圈。

五、老年人社会参与的促进策略

积极老龄化的框架认为个人、家庭和国家共同决定了积极老龄化的实现，也就是说，影响积极老龄化实现的因素包括个人因素、行为因素、卫生与社会服务因素、社会和环境因素、经济决定因素。老年人参与社会活动，能够从生理和心理上降低机体的老化速度，有助于保持健康；从社会效益上，老年人完全可以成为社会劳动力和智力结构的有机组成部分；从经济上，社会参与可以增加收入，还可以减轻政府、社会或家庭成员的赡养负担。老年人的社会参与既是社会经济发展的需要，也是自身安度幸福晚年的需要。老年人的发展包括内在和外在两个方面，而这两者均是通过老年人的有所作为来实现。老龄化问题处理得好坏，不仅直接关系到老年人群本身的幸福，还将影响到中青年人对未来的信心，甚至影响到整个社会经济的可持续发展，可以从以下几个方面来促进积极老龄化。

（一）为老年人提供完善的支持体系

建立老年人心理辅导网络，给予老年人心理及情感上的辅导。通过个人或团体消除老年人孤寂的心态及生活隔绝的不安。通过老年人自助团体或支持性团体帮助老年人，让老年人有朋友维系感情，满足心理需求，积极贡献自己的能量。

老有所养，幼有所教

"老有所养，幼有所教"，出自《礼记·礼运篇》："故人不独亲其亲，不独子其子。使老有所终，壮有所用，幼有所长，鳏寡孤独废疾者，皆有所养"。即人们不单奉养自己的父母，不单抚育自己的子女，要使老年人能终其天年，中年人能为社会效力，让年幼的孩子有可以健康成长的地方，让老而无妻的人、老而无夫的人、幼而无父的人、老而无子的人、残疾人都能得到社会的供养。

"老有所养，幼有所教"，这两句话里面包含的行动关联着我们的一生。我们小时候躲在父母的羽翼下，长大成家后自己长出羽翼，保护自己的孩子，等到父母变老后，这个羽翼变得更加丰满，不仅要保护自己孩子，还要保护年迈的父母。

我国老龄化进展的加速使"空巢老年人"的数量逐年增长，国家采取多种措施让"孤独老年人"变得不再孤独，很多关爱老年人的公益活动出现，很多部门和企业定期去探望老年人，"独居老年人"的幸福指数和安全系数升高，但这些都是客观的照料，老年人真正盼望的，还是自己的儿女的陪伴与关心。对于社会、家庭奉献了一生的老年人，他们理应受到我们的关爱。关爱老年人，敬重老年人，尊重老年人是我们每一个人所传承的"中华美德之魂"。

（二）开发科技产品，提供老年人多元接触渠道

科技缩短老年人与其他人的隔阂，科技也克服老年人对外参与的障碍。通过网络，可以让老年人接触真实或虚拟世界的生活刺激；通过资讯平台可以结交朋友，增进归属及参与感；老年人也可以使用电话或手机对外联系，与远距离的亲朋好友保持联络；发展辅助工具研发，消除老年人与社会接触的困难，如轮椅等。

（三）扩展老年人社会参与的活动

政府与民间应携手，有计划地创造老年人友善环境，并推动老年人积极参与社会。强化家庭及社区功能，结合社会福利及社区发展的输送网络，满足老年人社会需求。整合人力市场资源，建立老年人人力银行，发展更多开发老年人潜力的计划方案，让老年人充分参与并发挥贡献。

（四）加强资讯宣传

资源的转介与运用需要有效宣传，才能使民众容易取得。资讯宣传要符合老年人需求、接收方式及渠道。

（五）为老年人量身打造参与计划

有规划会让老年人在参与活动中感觉有方向感、有目标。参与前制定完备的规划，具体实施计划，拟实现的目标，产生的效益，有效掌握成效及达到效果。同时应关注老年人的个体差异性，让老年人能参与不同选项及不同程度的活动，对每个老年人制定明确目标，使老年人体验参与的意义和价值。

（六）对个别老年人事先做好完备的资料收集与状况评估

社会参与前要对老年人做周全性评估，对老年人了解越多越能使安排符合其需求。做义工是老年人重要的社会参与方式，尽早做评估可以做必要的能力培训，也可以做适当鼓励及安排，但要采取自愿，不可强迫老年人担任义工。照护者协助老年人社会参与时，要对自己的能力有所了解，发挥自己的优势，或及早弥补自己不足之处，才能称职地协助老年参与者。

（七）社会参与宜有明确目标，了解满足老年人的需求

社会参与要能满足老年人需求，无论是身体、认知、心理社会、文化、精神或情绪需求。活动需求越有意义、活动目的越明确，越能激发老年人的参与动机和兴趣，社会参与越有效果。

（八）社会参与要善用优势观点，尽量维持老年人的独立自主性

随着年龄增长老年人渐有衰退或身体受限，推动策略要着重维持或增进老年人尚存的功能和能力。对老年人衰退或残障部分应通过辅助器材、环境及措施等尽量克服。但是不要过分强调老年人的衰退及残障，尚未参与就先给予老年人过多的阻碍或限制。

（九）尽量激发老年人潜在能力，满足老年人更高层次的需求

要相信无论有无功能衰退或受限，每个人的基本需求就是相同的；老年人仍有学习、成长及改变的潜力。每个老年人都有其独特的生活历程、特质、能力、需求，要尊重老年人的个别差异，设想如何安排、怎样进行及过程如何变通能开启老年人潜力，激发其独特的能力或创意，达到自我实现，向更高层次的需求满足发展。

（十）社会参与要配合老年人原有生活平衡，且首要考虑安全

延续老年人兴趣喜好、经验、特质、能力，才能提高其参与的动机意愿。同时，延续老年人过去的生活经验及角色，可减少社会参与对老年人造成过强刺激或变动，以免影响其日常生活。在老年人的所有社会参与活动中安全是首要考虑。在参与前、中、后期都要注意其身心状态及征兆的变化，必要时可咨询医师意见。

老年人社会参与，既可使老年人在社会参与过程中获得尊严，感受自己生命的价值和意义，同时也是促进人口老龄化与经济协调发展、达到建立和谐社会目的的重要举措，是解决老龄化问题的重要环节。国家应当从政府层面、社区层面、家庭子女层面和老年人自身层面来完善社会参与机制，同时采取积极的针对性措施为老年人社会参与提供各种支持。应丰富社会参与的途径，针对不同层次及参与需求的老年人提供多元化的活动种类，为受教育程度高、有一定知识技能的老年人提供其发挥才智的机会。家庭成员应多鼓励老年人参与社会活动，纾解老年人因角色变化引起的不适感。应重视老年人力资源开发，发展银发经济和老年志愿事业，加快完成社区适老化升级，为老年人社会参与提供环境建设与制度保障，逐步构建起老有所用、老有所为、老有所乐的老龄化社会，从而推进和实现健康老龄化、积极老龄化的战略目标。

（朱 波）

思考题

自 2009 年起，全国老龄办在全国开展"老年友好型城市"建设试点工作。老年友好型城市建设有助于对各类老年人关怀措施进行综合统筹，与居家养老、积极老龄化联系紧密。请查阅国内外友好型城市建设资料，为你所在的城市建设老年友好型城市提供思路，以消除老年人参与家庭、社区和社会生活的障碍，帮助老年人尽可能参与到社会交往中，形成对老年人友好的城市环境。

练习题

第十章 │ 特殊老年人的健康照护与促进

教学课件

思维导图

学习目标

1. 掌握特殊老年人（失能老年人、失独老年人、空巢老年人、农村留守老年人）的概念、常见问题的健康照护与促进措施。
2. 熟悉"候鸟"老年人、随迁老年人、隔代养育老年人的健康照护与促进的措施。
3. 了解特殊老年人的概念。
4. 学会准确评估特殊老年人常见问题，能给予恰当的健康促进方法及措施。
5. 具备关爱特殊老年人，充分了解特殊老年人的意识。

我国全面进入老龄化社会，老年人口快速增长。与此同时，老年人口内部结构变动加剧，突出表现在需要接受短期康复治疗或长期照护的失能老年人口持续增加；患慢性病老年人增多，所患疾病主要为高血压、脑血管疾病及糖尿病；无子女老年人比例上升等，形成了失能老年人、失独老年人、空巢老年人、农村留守老年人、"候鸟"老年人等特殊老年群体。

第一节　特殊老年人常见问题

一、概念

特殊老年人指年龄60周岁以上，生活不能完全自理，符合下列条件之一的老年人，具体包括：

1. **农村留守老年人**　子女外出务工、求学、经商等而被迫留守在农村的老年人。
2. **城市空巢老年人**　子女成年后离开家庭而独自居住在城市中的老年人。
3. **失独老年人**　失去独生子女的老年人。
4. **失能老年人**　由于年老、疾病等原因，生活不能自理的老年人。
5. **"候鸟老年人"**　跟随子女在城市生活，但季节性回乡养老的老年人。
6. **随迁老年人**　为了照顾儿辈、孙辈到新的地方城市生活，但户籍仍在老家的流动老年群体。
7. **隔代养育老年人**　帮助子女隔代养育孙辈的老年人。

此外，特殊老年人还包括享受低保、低收入人口社会救助的老年人，退役军人和其他享受抚恤补助待遇的优抚对象中的老年人，计划生育特殊家庭中的老年人，以及为社会作出重大贡献的老年人等。

二、常见问题

大部分发达国家的老龄化趋势是"边富边老"或"先富后老"，而我国的老龄化则呈现明显的"未富先老"特征。同时由于计划生育、城乡分割、人口流动等原因，失能老年人、失独老年人、空巢老年人、农村留守老年人、"候鸟"老年人、随迁老年人、隔代养育老年人七类特殊老年群体的养老问题日益受到关注。

（一）生理问题

1. 功能减退 首先表现在器官功能上，步入老年期之后，各种器官的健康程度都随之递减，循环系统的运行缓慢、消化系统的慢慢老化，以及呼吸系统的负担加重，这些都是老年人身体器官的显著变化；其次较为明显的则是运动系统，骨骼、关节、肌肉的老化；最后为机体调节能力以及体型的变化。

2. 睡眠障碍 由于年龄增长和身体功能的衰退，老年人会出现各种睡眠问题，如入睡困难、易醒多梦、熟睡时间少等。特殊老年人由于失独、空巢、隔代养育等各种外部因素的影响，失眠问题尤为严重。失眠可以引起焦虑、抑郁，并导致身体和精神活动效率降低，妨碍正常的社会参与。而反复失眠又会产生恐惧心理并过分关注睡眠的不良后果，从而形成恶性循环，使失眠问题持续存在。

3. 营养不良 每天摄入的食物对身体健康、衰老过程和寿命有持久的影响。良好的营养状况对维持老年人的机体健康尤为重要，应引起老年人及其照护者在满足日常生活需求时，对进食的足够重视。有些经济状况差的老年人，收入的降低迫使他们减少每月饮食支出，从而降低饮食预算。

（二）心理问题

1. 情绪改变 失能老年人由于生活不能自理，接触社会和同事的机会减少，表现为好静少动、情感淡漠，产生与世隔绝的感觉；空巢老年人子女不在身边，退休后易产生孤独感，甚至产生抑郁倾向；失独老年人由于心理负担过重，长期沉默寡言、苦闷压抑，急躁易怒、感情脆弱易激动等。

2. 认知功能下降 认知功能的改变与神经系统的老化有关。在衰老的过程中，认知功能的改变造成老年人自理能力下降，社会适应力减退，使其日常生活受到限制。主要表现为：

（1）**感知觉**：老化会使老年人出现视觉、听觉、味觉、嗅觉等方面的改变，如视物模糊、味觉减退、嗅觉迟钝，对气味的分辨力下降。知觉包括空间知觉、时间知觉、移动知觉及痛知觉等方面。老年人因衰老的影响会发生知觉异常，例如老年人痛知觉的改变引起其痛阈的变化。

（2）**记忆**：人的记忆可分为近期记忆和远期记忆。老年人记忆方面的问题主要是近期记忆减退，而对远期记忆的影响较少。表现为储存新信息的能力下降，如遗忘名字、放错物品位置、不能回忆起每天所进行的某些活动和谈话内容。

（3）**思维**：思维主要包括概括、类比、推理和问题解决方面的能力。思维随年龄增长出现衰退的时间较晚，与自己专业有关的思维能力在年老时仍能保持，但在概念、逻辑推理和问题解决方面的能力有所减退。

知识链接

特殊困难老年人居家适老化改造思路

2022年《关于推进"十四五"特殊困难老年人家庭适老化改造工作的通知》要求各地推进特殊老年人家庭适老化改造工作。

新技术开发应用：在老年人家中增设门磁、烟感、医疗呼救等意外报警系统、自动升降床、自动沐浴器等适老化生活设备可有效提高老年人生活品质，减轻家属或照护人员负担。

促进邻里互助：各住宅楼的底层可考虑增加一些促进社交与互助的公共区域，另外最好增设一定面积的公共厨房与就餐空间。

社区与城市更新：社区养老服务设施以及相关生活设施宜在就近的商业服务网点周边集中设置，并提供快捷公共交通，这样不仅方便老年人出行，也能降低上门照护的成本。

（三）社会问题

1. 照护体系 目前，国家对特殊老年人制定了一些帮扶政策，但仍不能满足特殊老年人需求。

虽然各地根据实际情况，对特殊老年人给予一定的帮助，如社区照顾、经济补贴等，但尚没有明确规定的责任和义务。要想解决特殊老年人的养老困境，必须在高质量发展理念下实现制度体系的升级和优化，让老年人真正老有所养。

2. 家庭关系　随着老年人口的增加，家庭关系和社交网络也会受到影响。在现代社会，家庭关系变得更加核心化，子女可能离开家乡、迁徙他乡工作或生活，导致老年人孤立。同时，老年人的社交圈可能变窄，失去工作、朋友的联系后，社交孤立感往往会增加，在这样的情况下，老年人的精神健康可能受到挑战。为了解决这一问题，需要加强社区的老年人关怀和建设，并提供丰富多样的社交活动和服务。

3. 权益保障　随着老年人口比例的增加，老年人的权益保障尤为重要。由于老年人在法律、经济和社会参与方面可能面临特殊的困境，他们更容易成为各种欺诈和剥削的目标。保护老年人的财产安全、维护老年人的合法权益，成为社会以及相关机构和政府必须面对和解决的新挑战。

第二节　健康照护与促进

一、失能老年人

> **情景导入**
>
> 　　李爷爷今年已经 80 多岁了，曾经是一位退休教师。然而，随着年龄的增长，他的身体和认知能力逐渐减退。他的视力下降，听力不敏，行动不便，同时记忆力也开始衰退。这些问题导致他难以独立完成日常活动，比如，穿衣、洗漱、进食等。他的家人十分关心他的生活状况，但由于工作和学业的压力，无法全天候照顾他。
>
> **工作任务：**
> 1. 李爷爷属于哪一类型的特殊老年人？
> 2. 如果你是李爷爷的照护人员，应该如何对其进行相应的健康指导？

失能老年人（disabled elderly）是指由于年迈体弱、疾病等原因导致部分或完全丧失生活自理能力的老年人。随着人口老龄化进程逐渐加剧，失能、半失能老年人口数量也在持续增加，预估到2050 年失能、半失能的老年人将超过 1 亿。我国老龄科学研究中心关于失能老年人的判定标准是：吃饭、穿衣、上下床、上厕所、室内走动和洗澡 6 项指标中，有 1 项或 2 项不能自理的定义为"轻度失能"；有 3 项或 4 项不能自理为"中度失能"；5 项及以上不能自理为"重度失能"。

（一）健康评估

1. 生活自理能力评估　包括基本日常生活能力（ADL）和功能性日常生活能力（IADL）的评估。有多种标准化的评估量表可供照护者使用，目前使用最为广泛的工具是 Katz 量表和 Lawton 量表。

2. 心理社会状况评估　主要包括情绪和情感、认知功能及家庭评估。对于情绪和情感，主要采用汉密尔顿焦虑量表（HAMA）、汉密尔顿抑郁量表（HAMD）及老年抑郁量表（GDS）进行评估。在已确定的认知功能筛查试验中，对老年人的测试最普及的是简易智力状态检查（MMSE）。此外，评估失能老年人家庭对其健康的影响，有益于老年人的健康促进，常用于家庭功能评估的量表是家庭关怀度指数量表（family APGAR）。

ER 10-3

Lawton 量表

（二）健康照护

失能程度是影响健康照护需求的关键因素，失能程度与个体的生活自理能力密切相关。随着

失能程度的增加，老年人所需照护和实际接受照护均会增加，且不同养老方式下的失能老年人需求不同，选择家庭养老的失能老年人最需要医疗帮助，而选择机构养老的失能老年人则最需要日常生活照料。

1. 生活照护 饮食服务是失能老年人日常照护的首选项目，这也是失能老年人生活的最基本需求。其次是个人卫生服务和起居照护服务。因此，社区可以根据失能老年人的特殊需求提供家庭体力劳动服务（打扫、洗衣、购物等）、洗澡服务、帮助穿衣、就餐服务及救助服务等。

2. 疾病照护 失能老年人对康复护理有着强烈的需求，还有部分失能老年人由于患有慢性病或者年老原因导致身体功能下降，需要专业的医疗护理服务。为此，社区应定期组织医疗咨询或定期体检，尤其对于血压、心脏、血糖方面的监测。此外，社区可以积极探索饮食治疗、中医治疗、中西医结合治疗等，为失能老年人提供多种模式服务，有利于失能老年人身体功能的恢复。

3. 心理照护 为失能老年人提供专业的心理疏导至关重要，社区需定期组织开展文体娱乐活动，并鼓励失能老年人参加，形式可以多样化，如一对一谈心、多人座谈会、看节目、听广播新闻等，旨在让失能老年人参与到活动中，提高失能老年人的兴趣与乐趣，让失能老年人不再感觉到孤单和自卑。

（三）健康促进方法及策略

1. 健康教育 建立失能老年人健康档案依托社区卫生服务中心、乡镇卫生院，对辖区内 60 岁以上的失能老年人建立健康档案，在内容上分为三部分，即个人健康档案、家庭健康档案和社区健康档案。个人健康档案包括个人基本信息、既往史、住院电子病历等；家庭健康档案主要涵盖家庭成员基本信息、家族史、家庭功能评估等；社区健康档案主要记录失能老年人的需求、动态健康观测、所提供的医疗护理服务等。医生可以随时随地提取有关信息，快速全面地了解情况。另外，社区每年免费提供 1 次健康管理服务，包括生活方式和健康状况评估、体格检查、辅助检查、健康指导、中医体质辨识和中医药保健指导。

2. 社会救助与福利 为经济困难的失能老年人提供养老服务补贴、护理补贴，并建立补贴标准动态调整机制。探索通过政府购买服务等方式，为经济困难的失能老年人提供必要的访视、照料服务。从经济补贴、生活照护和精神慰藉三个方面，帮助生活部分自理或完全不能自理的独生子女父母。

3. 康复与护理 失能老年人的主要亲属照护者中，未接受过护理教育与培训的占比较高，要帮助失能老年人家庭成员提高照护能力，应给予照护者有关照护和急救知识的技能培训。专业化的社会组织可以根据被照护老年人生活自理能力的不同程度，以及所患的主要疾病提供相关培训。

知识拓展

失能老年人家庭照顾者喘息服务

喘息服务（respite care）又称间歇性护理服务、暂托护理服务，是指将在家中照顾的老年人暂时送到喘息服务机构或请其上门提供居家照护，由专业照护人员提供短暂性、周期性、计划性的照顾服务，使其家庭照顾者短暂地休息一段时间，以防止其身心发生不良反应的一种服务方法。

国内在近几年出现了依托互联网等信息技术平台的"互联网＋护理服务"，由医院注册护士上门提供护理服务，这也是喘息服务的延伸。研究表明，大部分失能老年人的家庭照顾者存在喘息服务需求。因此，政府部门可联合专业院校加大专业服务人才的培养，促进喘息服务的推广应用。

二、失独老年人

失独老年人指独生子女因各种原因死亡,未再生育和没有收养子女的老年人。2010年我国失独家庭已经超过100万个,预计2050年我国失独家庭数量将超千万。

(一) 健康评估

独生子女家庭占全国家庭户数的比例一直维持在较高水平,失独家庭的比例也因此呈现出逐年增加的趋势。

1. 心理状况评估 失独老年人缺乏心灵寄托,可能会产生抑郁、焦虑、自闭、害怕与人沟通等心理问题。常用的评价工具有:老年人精神抑郁量表(GDS)、状态-特质焦虑问卷(STAI)和90项症状自评量表(SCL-90)。

2. 社会状况评估 包括对失独老年人婚姻状态、社会压力、人际交往方面的评估。照护者应重视失独老年人社会环境的评估,具体包括经济状况、生活方式、社会关系、社会支持等诸多方面。可采用社会支持评定量表(SSRS)、一般自我效能感量表(GSES)和简易应对方式问卷(SCSQ)等评估工具。此外,老年人生活质量作为生理、心理及社会功能的综合指标,可用来评估老年人群的健康水平(表10-1)。

ER 10-4

90项症状自评量表

ER 10-5

一般自我效能感量表

表10-1 老年人生活质量评估

项目	评估内容	评估工具
生活满意度评估	生活兴趣、决心以及毅力、知足感、自我概念及情绪	生活满意度指数量表
主观幸福感评估	积极情感、消极情感、生活满意度	纽芬兰纪念大学幸福度量表
生活质量综合评估	躯体、心理、社会功能、环境等	老年人生活质量评定表 生活质量综合评定问卷

(二) 健康照护

不同于其他社会弱势群体,失独老年人最突出的特点是普遍存在心理创伤。在解决失独老年人的养老问题时,除了要在物质层面对其给予关照,更要在精神层面提供帮助。

1. 心理照护 可发动社会力量,充分利用高校、医院、社会组织、慈善机构等单位和部门的资源,经常举办走访失独家庭和献爱心活动,与失独老年人谈心,减少其孤独感,使其更好地融入社会。另外,鼓励失独老年人之间的互相扶助、相互倾诉、宣泄情感,从而使其得到精神上的慰藉,这对于缓解其精神困境也大有好处。

2. 社会支持 在养老照护上,社区可以提供生活方面的照料,例如对失能、半失能的失独老年人,社区可定期派社区卫生服务人员上门进行日常的护理工作等;在医疗服务上,社区可对失独老年人进行定期上门免费的身体检查,做好相关的病例记录,免费提供常见疾病的药物,以方便失独老年人简单地自我照顾;另外,通过媒体、网络等渠道加强宣传引导,提高社会对失独老年人的关注度和理解度,营造温馨和谐的社会氛围。

(三) 健康促进方法及策略

1. 树立帮扶失独老年人的良好风气 失独老年人一部分心理压力来自世俗眼光,应给予失独老年人更多的关注、关心和关爱。同时,也可以通过各种途径,营造关爱失独老年人的氛围。如通过公益广告、媒体报道、标语横幅等宣传手段,唤起全社会对失独老年人的关注,引导社会各界积极参与到关爱、保护失独老年人的行动中去。弘扬传统美德,倡导尊老爱幼、家庭和睦、邻里互助的传统美德,鼓励人们关注失独老年人,积极参与帮扶活动。

2. 完善政府主导的政策体系 政府应在开展对失独家庭调查的基础上,了解失独老年人的实际困难和诉求，制定和完善失独老年人的社会保障政策，以满足其基本生活需要，使失独老年人在生活、就医等问题上享受一定的福利。

(1) **医疗保障制度方面**：为了减轻失独老年人带来的精神负担，在失独老年人就医问题上，可以设立相应的补助政策。比如，建立健全医疗保险制度，确保失独老年人在就医时能够得到及时有效的治疗；设立医疗绿色通道，帮助失独老年人解决"看病难"问题；定期为失独老年人提供健康检查和咨询服务，关注他们的身体健康状况。

(2) **经济支持方面**：建立专项救助资金以及提供医疗补助，为失独老年人的生活提供经济支持，以减轻他们的经济压力。

3. **失独群体内的互帮互助** 很多失独老年人在失去子女以后无法走出阴霾，部分人会把自己困于阴影之中，不愿与外界沟通交流，但是面对与自己有同样经历与遭遇的人，他们愿意诉说分担，然后彼此鼓励。德国开展的"多代屋"活动的主要目的就是让年轻人与老年人组合，让不同代的人在一起交流从而使老年人得到心理上的满足。同时，一种名叫"老年之家"的互助养老模式也在世界范围内被广泛借鉴，这种养老方式是让老年人自发组建大家庭，共同分担家务，相互帮助，一起参加娱乐活动。失独老年人之间的这种互帮互助，抱团取暖，不仅对失独老年人的心理健康有好处，更是一种精神慰藉的方式。

三、空巢老年人

空巢老年人是指没有子女照顾、单居或夫妻双居的老年人，分为三种情况：一是无儿无女无老伴的孤寡老年人，另一种是有子女但与其分开单住的老年人，还有一种就是儿女远在外地，不得已独守空巢的老年人。而独居老年人是指不仅子女离家，而且丧偶，是比空巢老年人更弱势的群体。

近年来，人口老龄化进程的加快与家庭功能的弱化，使得空巢家庭越来越多，根据民政部的统计，2010年全国65岁以上"空巢老年人"有4 150万人。全国老龄委的数据显示，2015年我国老年空巢家庭率已达50%以上，大中城市高达70%。预计到2030年，中国空巢老年人家庭数量占老年人家庭的比例可能达到90%。随着独生子女的父母步入老年，空巢家庭将成为我国老年人家庭的主要形式。同时，年龄的增长以及身边缺少子女的照顾，由此产生的一系列问题，使空巢老年人逐渐成为社区卫生服务对象中人群数量大、服务项目多且难度较大的一个群体。

（一）健康评估

1. **身体状况评估** 空巢老年人因家庭成员照料缺位面临着身体功能衰退、失能的风险，在老年人身体健康的衡量指标上，国际上通常使用基本日常生活自理能力（ADL）和功能性日常生活自理能力（IADL）两个量表。

2. **心理状况评估** 空巢老年人比一般老年人在心理上更容易产生孤独和寂寞。父母可能会经历痛苦、悲伤、烦躁不安和抑郁的情感体验，严重者可以表现为空巢综合征，出现精神空虚、无所事事、情绪不稳、消沉抑郁、烦躁不安、孤独悲观、社会交往少，从而导致各种躯体症状或疾病，甚至会诱发老年期认知症、老年性抑郁症等精神或心理疾病。照护者可以通过交谈、观察等方法，对空巢老年人的精神状态、心理反应进行评估，也可选择相应的心理测量工具，如：老年抑郁量表（GDS），SCL-90量表，焦虑自评量表等进行评估。

3. **认知功能评估** 老年人认知功能是反映其精神健康状况的重要指标，目前学术界通用的量表是MMSE，认知能力的高低在很大程度上影响到老年人的感觉、直觉、思维及语言等能力。

（二）健康照护

1. **自身方面** 协助老年人建立新型的家庭关系。让老年人减轻对子女的心理依恋，尽早将家庭关系的重心由纵向关系（父母与子女的关系）转向横向关系（夫妻关系）。其次，老年人要充实新的生活内容，尽快找到新的替代的角色。如培养兴趣爱好，建立新的人际关系，调整生活方式，参与各种社会活动和公益性劳动等。条件允许的可通过养宠物、种植蔬菜、养花种草等来改善空巢老年人的孤独感，减轻对子女的心理依恋，做到空巢不空心。

2. 子女方面　子女应加强对老年人的"精神赡养"。子女应该在情感上和理智上建立体贴父母的习惯，即使"离巢"，也要增加与父母的联系和往来的次数，避免父母家庭空巢综合征的发生。和父母住同一城镇的子女，要常回家看看。对于身在异地的子女，除了托人照顾父母，更要注重对父母的精神赡养。子女应及时了解空巢老年人的不良情绪，经常与父母通电话进行情感和思想的交流。

3. 社区方面　社区工作者可以通过与空巢老年人交流、观察、健康评估等途径收集其心理健康的相关资料，包括基本情绪状况、环境压力、生活条件、人际关系和人格特点等，并鼓励空巢老年人倾诉，释放其内心的压抑与痛苦，了解空巢老年人存在的心理问题，帮助老年人重新认识和利用内在或外在的支持资源。

知识链接

心理资本在空巢老年人中的中介作用

心理资本是个体在成长与发展过程中所呈现出来的一种积极的心理状态，相关研究表明心理资本较好的老年人，其抑郁情绪较低。

心理资本较高的老年人有着较为乐观的生活态度，可以很好地应对外界的压力，能够帮助其寻找积极的心理资源缓解孤独感对其带来的影响，预防抑郁情绪的产生。由于心理资本是可以改变和开发的，我们可以根据此项研究，从心理资本角度对空巢老年人进行有目的的干预，通过提升其心理资本水平来缓解孤独感导致的抑郁情绪。

（三）健康促进方法及策略

1. 加大社区帮扶力度　居委会安排社区的家政服务人员，专门负责多户空巢老年人的饮食起居，协助处理一些简单的家务，老年人每天的饭菜可兼顾老年人的喜好，事先预订，患有慢性病的老年人还可以与社区家庭病床相结合，以便得到及时诊治。提高老年人对慢性疾病的认知，许多老年人生病不及时就医，认为身体出现症状是正常衰老所致，而不是疾病所致，从而延误了疾病的最佳诊断和治疗时机。做好慢性病的健康教育使老年人具备有关慢性病的常见症状及影响因素等知识，使其认识到健康的生活方式对疾病的预防及康复有着重要意义。

2. 健全空巢老年人社会支持系统　空巢老年人社会支持系统的建立不仅仅是空巢老年人个人和空巢家庭的问题，更是一个全社会各环节都需要共同参与，协同配合的问题。

（1）**建立老年人社区**：老年人社区可以让空巢老年人获得更多的活动机会，使他们不会彻底孤立，以大力倡导"敬老、养老、助老"的传统美德为基础，各级政府应当加大对老年人生活社区的公共休闲福利设施的投入力度，以政府的名义举办社区老年文艺及公益活动，让空巢老年人老有所乐。

（2）**关爱老年人**：建立义务关爱老年人的组织，可以让空巢老年人得到更多的关爱，使他们不会感到孤独。如建立老年活动中心、老年人俱乐部，开展文化娱乐活动，加强空巢老年人们之间的沟通，扩大其社会交往范围。

（3）**家庭教育**：家庭教育应注重孝心，弘扬中国传统文化，唤醒全社会对空巢老年人的关注。

（4）**建立健康档案**：为空巢老人建立健康档案，实现村级卫生室、乡镇卫生院和县级医疗机构的数据共享，确保老人能得到及时、有效的医疗服务。

ER 10-6

空巢老年人

四、农村留守老年人

农村留守老年人是指那些因子女（全部子女）长期（通常半年以上）离开农村户籍地进入城镇务工或经商或从事其他生产经营活动而在家留守的父母。很多农村留守老年人生活较为艰难，居住环境差，或承担着繁重的体力劳动，或担负着抚养、教育孙辈的重任，承受着生活压力、抚养压力且缺乏社会支持等。

（一）健康评估

1. 健康状况　农村老年人年轻时大都从事过各种重体力劳动，加之这代人的自我健康保护意识大多都很差，因此，要重视农村留守老年人的健康状况，主要包括对其营养状态、现病史与既往史以及衰弱程度的评估。目前衰弱的评价主要有两种方法，即衰弱表型（frailty phenotype，FP）和衰弱指数（frailty index，FI）。

2. 心理状况　许多农村留守老年人为了维持生计不得不继续从事土地耕作、打零工、操持家务等劳作。生活压力及所能获得的社会支持较为薄弱，导致农村留守老年人心理健康问题较为突出，特别是对于丧偶、独居、家庭不和睦的老年人，更易产生孤独、焦虑、恐惧、抑郁等心理问题。

3. 经济状况　家庭经济条件也是影响农村留守老年人心理健康状况和生存质量的重要因素。家庭经济情况好的农村留守老年人所背负的生活压力较小，有利于维持良好的身心健康。如经济条件差，当遇到生病等问题时，经济压力会加重留守老年人的孤独感。

（二）健康照护

1. 生活照护　农村留守老年人自身要注意调节好心态，增强心理上的自立程度；生活上，锻炼自己的自立与自理能力，注意锻炼身体，养成良好的生活习惯。积极寻找精神寄托，充实新的生活内容，如和邻居聊天、下棋，参加村里的公益活动，帮助村里做些力所能及的工作等。村委会应建立志愿者服务队，为留守老年人提供诸如理发、环境卫生清理、房屋修缮、协助就医等日常生活服务。

2. 心理照护　为了有效地调节因儿女不在身边而产生的不良情绪体验，照护者应积极主动地营造一种更有利身心健康的文化娱乐氛围。

（1）老年人可利用视听设备，通过看电视、听广播、与朋友交流来获取新的信息，不仅活跃了思维，丰富了交流内容，而且无形之中缩小了与外出子女在认知上的差距，更利于增加家庭内部的共识。

（2）帮助留守老年人培养一些新的兴趣爱好，如棋类、扑克、老年体操、太极拳、村民故事会等活动。通过丰富的活动增加生活的乐趣，减少儿女远离带来的寂寞感，增强生活的信心和力量。另外，子女应该多抽时间常回家看看父母，经常与老年人电话联系。合理安排兄弟姐妹共同承担起抚养老年人的责任，让老年人感受到家人的关心与温暖。

（三）健康促进方法及策略

1. 提高医疗护理服务质量　疾病是农村留守老年人最大的风险，医疗保障至关重要。做好农村合作医疗的参保宣传工作，扩大医保覆盖面，减轻留守老年人的就医负担，不断完善新型农村合作医疗保险制度；增加乡村医生数量，落实相关政策，优化乡村医生工作环境和待遇，吸引更多医疗人才到农村服务；鼓励医学专业毕业生到农村就业，定期对乡村医生进行专业技能培训，提高其诊疗水平和健康管理能力；引入先进的医疗设备和技术，提升农村医疗服务的整体质量。积极建立集预防、医疗、保健、健康教育和康复服务为一体的农村老年健康照护模式，拓宽服务范围，提高服务质量，吸引更多的老年人到社区卫生服务站就医。

2. 鼓励外出务工人员返乡就业　通过大力发展县域经济，创造投资环境，吸引外出务工人员返乡就业、农村剩余劳动力家乡附近就业，缩短其回家探亲的周期，子女常回家看望父母有助于降低对留守父母的负面影响；同时政府在技术和经济上也要给予大力支持，促进农村经济发展，提高村民经济收入，减少劳动力流失，从而促使子女照顾父母。

3.加强农村敬老院建设　建设农村敬老院，对老年人的吃、穿、住、行实行统一保障，统一服务管理，为鳏寡孤独的老年人提供保障空间，集中供养，解除留守老年人的养老问题，使农村老年人老有所养，老有所乐。

五、"候鸟"老年人

近年来，随着生活水平的提高，在老年人中出现了飞来飞去的"候鸟"一族。老年人出于自身健康的考虑，为了回避常住地的不良气候环境而前往更适合生存的地方旅行和游览。他们具有一定的流动性、季节性和跨区域性，这种"候鸟"式养老在许多城市悄然兴起，并迅速地吸引了越来越多老年人的关注。

(一)健康评估

1.身体状况　"候鸟"老年人每次旅行前都应进行一次全面的身体评估，征得医生同意，方可前往。营养状态可采用微型营养评定问卷进行营养评定。微型营养评定问卷是一种适合于老年患者营养状况评价的简单易行的方法，可较早发现老年患者的营养不良风险并尽早进行干预。

2.心理状况　"候鸟"老年人的心理问题与文化程度、子女数量、子女探望间隔时间、居住方式、医保异地结算、主要收入来源、异地住房、娱乐活动、患病种类等因素有关。很多地区的社会保障政策都将外地户籍排除在外，"候鸟"老年人在新的生活环境中无法享受养老、医疗等社会保障，担心患病后无法立即得到相应的医疗报销。症状自评量表(SCL-90)可用于分析老年人的心理健康状况。

(二)健康照护

1.社区照护　社区作为"候鸟"老年人居住地的管理单位，应该积极地发现并解决老年人的心理问题。在详细了解"候鸟"老年人的心理健康等情况的基础上，找出潜在影响其心理问题的根源所在，以便于及时了解他们的心理健康状况并给予帮助。其次，社区通过发放报纸，举办学习活动，宣传栏开展老年人心理健康知识宣传和建立心理健康咨询室，帮助"候鸟"老年人心理调适和疏导，维护身心健康。同时，社区为"候鸟"老年人创造再就业或者志愿服务的机会，发挥其自身的余热，如建立老年活动中心，老年活动俱乐部以及老年大学，促进老年人之间的交流与互助。加强社区内的基础设施的建设，为"候鸟"老年人提供集体活动所需的场所和条件。

2.家庭照护　家庭成员首先应引导父母对新环境的认知，让他们明白自己并非局外人，迈出融入城市生活的第一步。同时子女要尽好养老义务，并积极为"候鸟"老年人的衣、食、住、行等创造良好的条件及生活环境，使老年人的生活丰富多彩。鼓励"候鸟"老年人多参与社区活动和多交朋友，建立新的人际关系网络，满足"候鸟"老年人精神需求。

(三)健康促进方法及策略

1.促进社交与活动

(1)**社交活动**：鼓励老年人参加迁徙地的社交活动，结交新朋友，丰富自己的社交生活，搭建"候鸟"老年人之间、"候鸟"老年人和迁入地居民之间充分互动的桥梁，帮助其疏导由于迁移后的不适应带来的焦虑、沮丧等负面情绪，减轻心理压力。

(2)**适度运动**：根据老年人的身体状况和兴趣爱好，制订个性化的运动计划。适度运动有助于增强体质，提高免疫力。

(3)**文化娱乐**：提供丰富多彩的文化娱乐活动，如书法、绘画、音乐等，以满足老年人的精神文化需求。

2.提升公共服务水平

(1)**跨地区医疗保障**：由于"候鸟"老年人对于医疗卫生服务的需求较高，应该努力逐步破除医疗保险关系的区域壁垒，确保老年人在迁徙过程中能够获得及时的医疗服务，尽快实现医疗保险的异地转接、跨省转接，为"候鸟"老年人平等地享受医疗资源打开方便之门。这包括与当地医疗机构建立合作关系,提供远程医疗咨询和紧急救援服务等。

（2）**定期健康检查**：迁徙后,老年人应定期进行健康检查,以便及时发现并处理新的健康问题。

（3）**药物管理**：确保老年人在迁徙过程中药物供应充足,并遵循医嘱进行规律治疗。同时,应定期评估药物疗效和副作用,及时调整治疗方案。满足不断增长的"候鸟"老年群体的各项需求。

六、随迁老年人

随迁老年人又被称为"老漂族",指的是年龄在 60 周岁以上,为了照顾儿辈、孙辈来到新的地方生活,但户籍仍在老家（农村或其他城市）的流动老年群体。伴随城镇化背景下人口流动的常态性发展以及"独一代"（实行计划生育后的子女一代）婚育高峰的到来,不少子女选择将住在家乡的父母接到自己所在的地方同住,代为照管家务、照看孙辈,回到三代合住的家庭模式中,随迁老年人规模由此扩大。他们面临着转变之前熟悉的生活环境、生活习惯、思维方式等方面带来的各类挑战,这类人群在陌生的城市中重建社会关系、融入城市社区生活等都有较大的困难。因此,随迁老年人如何融入城市生活,是一个较为普遍的社会问题,也成为影响随迁老年人晚年生活质量的重要因素。

（一）健康评估

1.**心理健康**　很多老年人随迁的来源地为农村,农村与城市的生活习惯截然不同,老年人容易产生心理落差。评估此类老年人心理健康可采用总体幸福感量表,它是由美国国立卫生中心制定的一种定式型测查工具,汉化修订后有较高的信效度,包括对健康的担心、精力、对生活的满足和兴趣、忧郁或愉快的心境、对情感和行为的控制以及松弛与紧张（焦虑）6 个维度。

2.**人际关系**　由于地域的差异、生活习惯的变化、风俗习惯等的不同,有些人会产生地域偏见,这些偏见会使不熟悉甚至不适应当地环境的随迁老年人更加不愿意融入当地的生活,久而久之产生孤独感,甚至自卑,不愿和人接触。因此,除了评估老年人的性格因素,还应注意评估是否存在地域偏见等因素。

（二）健康照护

1.**子女照护**　同住子女在提供随迁老年人必要的经济、生活照料和情感需求方面支持的同时,建议同住子女首先要肯定随迁老年人在隔代照料上的付出,理解随迁老年人在生活方式和思想观念与其自身的差异,包容随迁老年人在育儿方面的态度和观念,避免与老年人的正面冲突,养成尊老的家庭氛围,形成良好的家庭代际关系。其次子女要依据随迁老年人的精神和物质需求,并予以满足。此外,子女还应多关心陪伴随迁老年人,增加代际情感互动机会,在条件允许情况尽量使老年人与配偶共同随迁。

2.**社区照护**　社区管理者、本地居民和随迁老年人子女要多方努力,促进随迁老年人与本地居民的直接接触。

（1）社区要为随迁老年人提供丰富的社区活动,如下棋、红歌赛、安全讲堂、老年人互助等活动,增进随迁老年人与本地居民之间的直接互动,加深彼此的了解,促进双方信任的建立。

（2）本地居民应该从邻里关系的角度来看待随迁老年人,通过帮助他们了解社区环境、提供日常生活帮助等方式,改善随迁老年人对本地居民的看法。

（3）子女应该鼓励或陪同随迁老年人积极参加社区活动,尤其是日常提升性活动（如休闲娱乐、身体锻炼、社会交往）。

（三）健康促进方法及策略

1.**社区方面**　社区应根据随迁老年人特点,搭建融入平台,以方便随迁老年人与社区人员的交往及老年人休闲活动。社区的专业社工要有针对性地解决老年人城市生活适应问题和家庭关系问题,同时组织开展育儿讲座,传授科学育儿知识和观念,化解老年人与子代在育儿方面的分歧和矛盾,社区还需积极开展社区卫生服务,建立随迁老年人的健康档案,免费为随迁老年人体检,加强老年人慢性病等疾病的预防控制,常态化地开展老年人健康教育。

2. 社会方面 制定和完善针对随迁老年人的社会保障政策,如提供异地就医结算、养老金异地领取等便利服务;为随迁老年人提供必要的福利支持,如交通优惠、旅游景点门票优惠等;招募志愿者为随迁老年人提供陪伴、照料等服务,使随迁老年人与户籍老年人所享受的社会保障项目数量或类别机会均等,打破社会福利属地化管理的制度,解决随迁老年人在城市领取养老金和异地医保问题。同时在劳动人口减少,社会抚养负担加重的背景下,可发展养老服务产业以提供更多适合老年人的工作岗位,满足老年群体多元、多层次的需求。

七、隔代养育老年人

随着社会变迁、家庭经济负担增加、年轻人工作压力增大以及家庭结构的改变,很多父母没有充足的时间和精力亲自照料子女,从而出现了将子女交由(外)祖父母抚养的隔代养育现象。人们常常关注于隔代抚养对儿童成长的影响,却忽视了隔代养育中的另一个群体——隔代养育老年人的健康状况。

(一)健康评估

1. 健康状况评估 隔代养育老年人健康状况评估主要采用日常生活自理能力量表(ADL)。ADL得分按≤16分为正常,17~21分为下降,≥22分为明显障碍分成3个等级,总分≤20分者为生活可以自理,>20分者为生活不能完全自理。

2. 心理评估 家庭关系是影响隔代养育老年人心理状态的关键因素,全家对于孩子的过度关注以及对孩子未来的较高期望,对隔代养育的老年人造成了较大的心理压力;自身的经济条件、文化程度、孙辈性别、性格特点等因素也会影响隔代养育老年人的心理状态。抑郁和照料家庭的压力是两种最明显的心理问题,可采用老年抑郁量表和简易智力状态检查进行评估。

(二)健康照护

1. 家庭照护 祖辈来担负孙辈的照料责任,长此以往将对老年人的健康产生不容忽视的影响。年轻父母应适当调整工作时间,更多地参与家庭照料,逐步减少老年人的照料内容和时间,同时也使老年人能够享受到子女对他们的照料,保证老年人的心身健康。

2. 社区照护 增加社区医院内全科医生的数量,提供多代同堂、一站式服务的医疗机构和医护人员,让父辈和祖辈不致因为照料孩子而推迟自己对生理及心理健康方面的医疗需求。此做法可以使家庭中的几代人同时享受到便捷的医疗卫生服务,既能有效防止和缓解祖辈因照料孙子女产生的抑郁情况,又能提高医疗卫生服务提供的效率。

(三)健康促进方法及策略

1. 加大对农村地区公共医疗卫生资源的投入,改善农村户籍老年人的健康状况。增加老年人的社交活动时间,可以在各个社区设立专门的托老托幼活动中心,将托老所、托幼所和老年人活动中心结合在一起,并配备专门人员,让老年人能足不出社区,既进行社交活动,又照看到孙辈。

2. 社区可以定期举办关于儿童养育方面的讲座与宣传,解决老年人养育孙辈过程中的问题与困惑;还可以加大对儿童上下学交通、学校基础设施、食品安全等方面的监管,让老年人对孙辈所处环境更为放心和安心,减少忧虑的情绪。

> **知识链接**
>
> ### 隔代照料对老年人抑郁症状的影响——基于 CHARLS 的实证研究
>
> 使用 2018 年中国健康与养老追踪调查(China Health and Retirement Longitudinal Study,CHARLS)全国基线调查数据,运用二元 logistic 回归分析隔代照料中对老年人抑郁症状的影

响。分析显示,提供隔代照料的老年人大多认为"儿孙绕膝、尽享天伦之乐"是其晚年幸福生活的真实写照。隔代照料可以弥补老年人情感慰藉的缺失,在一定程度上可以维持或者改善与子女的关系,同时照料孙辈可以缓解其孤独感,提高生活满意度,减少抑郁情绪,改善心理健康状况,有助于中老年人实现自身价值。

(岳一婷)

思考题

1. 有家人祖孙三代住在一起,儿子儿媳都是独生子女,婚后生了两个孙子,今年一个 6 岁,一个 4 岁。因为儿子儿媳做生意很忙,带孙子的担子就都落到了老两口身上,两个孙子在爷爷奶奶的精心照看下长得人见人爱。但几个月前,两个孙子接连感冒、发热、上吐下泻、神情萎靡,接连跑了好几趟医院,一家人被折腾得人仰马翻。两个孙子连续生病,老太太十分心疼,也十分自责,她觉得是自己的错没带好孩子:"我怎么带孩子都不会了呢!老了真是没用了!"她越想越想不开,听儿子一句无心的话也觉得是在责怪她,看儿媳一个无心的表情也觉得是在责怪她。结果,孙子的病好了,她开始夜夜睡不着觉,一天到晚盯着孙子,生怕再有差错,原本开朗的性格也不爱说话了,精神开始恍惚,偶尔说话就是"活着也没什么意思了。"家里人看她状况越来越不对,只好带她来医院。

请思考:

(1) 案例中老年人出现精神恍惚的因素有哪些?

(2) 我们应该为案例中的老年人采取哪些健康促进策略?

2. 2021 年,退休的张爷爷和妻子决定每年去到更暖和的地方过冬。再三考量后,两位老年人决定将"栖息地"选在西昌。"气候好、空气好、阳光好,对我的呼吸道疾病恢复有帮助。"谈及选择的原因,张爷爷强调了自然条件的重要性。今年,是张爷爷和妻子在外地过冬养老的第 3 年。每年 10 月下旬,两位老年人便会从成都出发,来到凉山州西昌市度过整个冬天,直到次年 4 月天气回暖时,两位老年人再回到成都。

ER 10-7 拓展资源   ER 10-8 练习题

请思考:

(1) 像张爷爷夫妇这样选择异地过冬的老年人,属于何种类型的特殊老年人。

(2) 简述该类老年人的生活方式中可能存在的问题及解决办法。

第十一章 ｜ 老年人健康照护风险

教学课件

思维导图

学习目标

　　1.掌握老年人常见健康照护风险（跌倒、噎食／呛食、烫伤、坠床、走失、压疮、肺部感染、下肢静脉血栓、关节半脱位、用药、自杀）危险因素的评估。

　　2.熟悉老年人健康照护过程中的不安全因素。

　　3.了解老年人常见的健康照护风险种类。

　　4.具备全面准确地评估老年人常见健康照护风险（跌倒、噎食／呛食、烫伤、坠床、走失、压疮、肺部感染、下肢静脉血栓、关节半脱位、用药、自杀），并实施恰当的预防措施及应对措施。

　　受共患多种疾病、病程长且并发症多样化等因素影响，老年人在医院、社区居家及养老机构照护过程中，跌倒、噎食／呛食、烫伤等各类意外事件的发生风险趋于增加，发生意外甚至会危及生命。因此，培养并提高家庭及养老机构中老年健康照护者的服务风险意识，客观、全面、科学认识各类意外风险事件种类及诱发因素对促进老年服务事业高质量发展至关重要。养老机构管理者还可通过积极响应、坚持贯彻国家相关卫生政策条例，推进标准化管理及实施综合责任保险等全方位管理措施，针对性地制定风险防范与应对策略，逐步建立完善的安全保障及风险防控体系。

第一节　概　述

一、健康照护风险的相关概念

（一）风险

　　风险（risk）是由危险因素、风险事故及风险损失等要素构成，具体是指在某一特定环境或特定时段内，某种损失或危险发生的可能性或人们所期望达成目标与实际结果之间的差距。广义上是指风险结果可能为损失／获利，或既无损失，也无获利，例如金融风险。狭义上是指风险结果仅为损失而无获利可能，例如照护风险。

（二）健康照护风险

　　健康照护风险（healthcare risk）是指养老照护领域内，因照护行为致使养老机构（或照护者）及老年人遭受损失或伤害的可能性。风险事件发生与照护行为的实施相伴而生，即为老年人提供缓解痛苦、促进康复照护服务的同时，也可能会对老年机体造成不同程度损伤和／或侵害。但受老年人个体差异、照护环境安全管理及照护者素质能力等多因素影响，个别风险事件具有极大偶然性、突发性和个体差异性，并难以被预测。另外，并不是所有风险事件经照护者干预、老年人及家属参与管理后都可被完全防范与规避，仍存在对老年人造成伤害的意外风险，体现照护风险难以防范的临床特点。尤其对自身抵抗能力较低、共患多种慢性疾病、心理卫生状况不佳的老年人而言，风险事件一旦发生即会加重病情，进一步诱发身心损害，甚至危及生命。

二、健康照护风险的分类

（一）个别风险与共同一般风险

根据各类风险事件的易患人群进行分类，即个别风险是指老年人易高发的风险事件，而共同一般风险是指老年人及其他年龄组人群都容易遭遇的意外事件。以跌倒为例，帕金森病作为神经系统变性的常见疾病，受遗传、环境、老化等因素影响，平均发病年龄约60岁，导致居家、住院或机构内老年人的身心状态发生改变，发生跌倒的个别风险大大增加。而家庭或机构内因地板沾水湿滑致跌倒风险增大，这又是该环境内所有老年人、照护者及工作人员等面临的共同一般风险。

（二）重大风险与日常风险

根据风险事件发生概率和损失程度进行分类，具体内容见下表（表11-1）。

表 11-1　风险类别

区分	风险	损失程度	发生概率	损失区分
重大风险	感染风险	大	中	人身损失
	食物中毒风险	中	中	人身损失
	火灾风险	大	小	人身损失、建筑物损失
	灾害风险	大	小	人身损失、建筑物损失
日常风险	照护风险	小	高	人身损失
	发错药事故风险	小	高	人身损失

三、老年人健康照护中的不安全因素

健康照护实践强调避免老年人对照护者过度依赖，并鼓励其最大限度地发挥生理、心理、社会方面的潜在能力或残存功能，延长独立生活和生活自理时限。该目标的基本前提是客观、全面评估健康照护中的不安全因素，预防并有效应对老年人可能发生的各类意外风险事件。

（一）老年人自身因素

健康照护风险很大程度来自老年人自身，具体包括人体解剖因素（老年机体组织各器官系统发生结构变异或持续功能退行性改变）、疾病综合因素（共病种类较多，且易发生合并症及并发症），以及躯体健康因素（老年机体应对疾病的防御能力和创伤修复能力）等，可显著影响医疗及健康照护行为的实施效果。老年人自身风险的另一个表现就是该群体相较其他年龄组人群而言，罹患同种疾病所呈现的首发症状或继发性改变可能截然不同，临床误诊率或漏诊率较大，导致老年人个体诊疗和照护需求存在较大差异。此外，老年人的经济能力及其自我决策能力等方面的不良现况，也是导致其健康照护风险较高的重要因素。

（二）疾病自然转归的因素

疾病发生、发展和转归都需遵从科学规律，而不以老年人及照护者的意志为转移。例如，患病初期，临床症状不明显或未表现出应有的典型症状，容易造成漏诊，甚至误诊；实施诊疗照护过程中，机体内耐药性菌群的出现及大量繁殖，导致药物治疗效果不佳，甚至无效；初期治疗效果显著，但待患者情况好转后，一旦出现肿瘤细胞广泛转移，甚至手术都难以清除全部病灶的情况，便会造成即便完善的医疗及照护措施也不能逆转的不良结局。

（三）医学科学技术的局限性

现代医学科学技术的迅速发展对人类医学事业及老年健康照护事业的发展起到极大推动作用。但因人类机体的特异性和复杂性，人们对许多疾病的致病因素、发病机制及治疗措施尚未完全解读或暂存空白，即在某一特定阶段或特定区域内，医学科学技术的发展仍存在局限，不能解决所有的医疗与照护问题。

（四）健康照护者的认知局限

照护经验是通过对单个或大量老年人长期观察和照护实践后逐步累积的，直接影响老年照护服务的质量。而影响照护者认知能力的因素有很多，包括照护者自身的主观认知因素与身体健康因素，也包括客观环境因素和老年人的心理卫生、疾病病程与症状水平等因素。

照护者认知局限性的另一方面，是医学科学对某种病症的探索极为有限，或照护者从未遇到过某罕见病种，或在某种特殊条件或某个特定时段/空域内发生的特殊疾病，仅有少数照护者能对其能予以正确认识。另外，对疾病检测手段的待完善性也是制约照护者认知能力的重要因素。

（五）医疗器械、药品、血液等带来的风险

照护者完成健康照护服务时常依赖于一些现代医疗设备、药品及其他医疗辅助物品。现有医疗辅助设备与物品虽经严格的规范化质检，但仍存在漏查的质量缺陷，并随使用时间延长而趋于明显，降低检查结果精准度，假阳性、假阴性结果增多，临床漏诊率、误诊率增高。而诊疗器械作为异物接触或侵入人体后，也存在感染等医疗风险。

药物与毒物仅存在量的区别，而无质的差异。实施照护服务时，用药时机不当、剂量过大、持续时间过长，治疗疾病的药物就有可能会成为危害生命的毒物，并成为照护风险发生常见的客观因素。此外，用于治疗疾病的血液及血液制品虽来源于其他"健康"人体，但仍存在对"问题"供血者漏检的可能。同时，还受血液检测"窗口期"因素影响，亦存在疾病传播风险。

（六）管理因素

管理因素，是指养老机构在人力资源管理、设备环境管理、安全保证制度的构建等多方面的因素，直接或间接对老年人或照护者造成不同程度损害。目前，我国普遍存在家庭养老功能薄弱，专业服务力量不足；机构养老基础设施条件较差、管理服务模式单一、照护者人力配置不足、专业照护服务知识及技能待完善等问题，导致照护者工作负荷过重、照护服务能力不足等现状，存在较大的照护安全风险隐患。

知识链接

健康照护师

国内人口老龄化快速发展，失能/半失能老年人持续增长，家庭照护功能却趋于弱化，不能满足老年人慢病诊疗、康养调理、生活照料、慰藉陪护等照护需求。由此，为解决老龄化社会健康照护供给失衡的社会矛盾，健康照护师这一职业应运而生。

健康照护师即是掌握基本医学护理和生活照料复合技能，在家庭、医院、社会、养老机构等场所内，以老年人、孕产妇、婴幼儿、病患者及残障人士为服务对象，提供包括：观察发现照护对象健康问题，实施预防、康复及照护措施或提出送医建议；提供合理营养、适宜运动、心理疏导和生活照料服务；为照护对象家庭提供整洁生活环境及健康生活方式指导等方面的高质量、专业化服务内容。

2022年，人力资源和社会保障部颁布《健康照护师国家职业技能标准（2022版）》，该标准包括职业概况、基本要求、工作要求和权重表四方面内容，并将本职业划分为五级/初级工、四级/中级工、三级/高级工、二级/技师、一级/高级技师，共五个等级。不仅体现了以职业活动为导向、以职业能力为核心的指导思想，还突出技能综合性与适用性特点，符合健康照护实际需求。

第二节　老年人健康照护风险的防范与应对

情景导入

庄奶奶，77 岁，因"反复咳嗽、咳黄白色黏痰、胸闷气促伴双下肢水肿，夜间不能平卧 1 个月余"入院。体检：左肺呼吸音低，双肺闻及散在湿啰音，心界正常，心律不齐，各瓣膜听诊区未闻及杂音，双下肢水肿。动态心电图：主导节律为心房纤颤；超声心动图：射血分数 58%，左心房、右心房增大，主动脉增宽、硬化，左心耳附壁小血栓；肺功能：重度混合性通气功能障碍，以阻塞性为主。在家服用硝苯地平、美托洛尔、氯吡格雷、门冬胰岛素、甘精胰岛素，入院前于外院先后使用过哌拉西林 / 他唑巴坦、头孢曲松、头孢哌酮 / 舒巴坦、莫西沙星、美罗培南等抗菌药物，并同步接受化痰、平喘、抗凝、降压、利尿等治疗。

工作任务：
1. 该老年人出现了什么问题？
2. 针对该老年人的症状，应该采取什么应对措施？

一、跌倒

跌倒（fall）是指突发、不自主、非故意的体位改变，倒在地面或更低的平面上。按国际疾病分类（ICD-11），可将其分为两类：①从一个平面至另一个平面的跌落；②同一个平面的跌倒。跌倒在老年人群中高发，且后果多严重，是导致老年人伤残和死亡的重要原因之一。现阶段，我国老年人跌倒发生率约 19.3%，已成为 65 岁及以上老年人的第六大死亡原因。每年约 30% 居家老年人在社区或家中发生跌倒，超半数 80 岁及以上老年人至少跌倒 1 次。其中 5% 的跌倒还可导致老年人骨折，不仅严重威胁老年人的心身健康、日常活动及独立生活能力，也大大增加其家庭经济和社会养老负担。

（一）防范方法及措施

老年人跌倒并不完全是意外，也不仅与年龄和健康状况相关，而是多种潜在危险因素复杂交互作用的结果。由此，对风险因素客观、准确、全面地识别与认知是制定规范、有效防范措施和干预方案的前提和基础。

1. 危险因素评估

（1）老年人自身健康因素：老年人因各器官和组织细胞逐渐发生形态、功能和代谢的退行性改变或趋于衰退，容易高发脑血管疾病、骨关节疾病、神经系统疾病、精神障碍、眼部疾病等。最新研究证实，跌倒在所有导致居民伤害死亡及疾病负担的原因中高居首位，且男性及高龄老年人是伤害防控的重点人群。但考虑皮下脂肪含量、药物分布特点、特殊生理结构等性别化差异因素，女性对药物不良反应的作用更为敏感，也更易跌倒，尤其需关注老年女性跌倒风险以及跌倒后高发骨折所引发的健康负担。

（2）药物因素：若 4 种以上药物联合应用，会显著增加跌倒风险。尤其是镇静、抗惊厥、抗抑郁等精神类药物，用药后，药物作用于锥体外系引起头晕、反应迟缓和直立性低血压，影响老年人的平衡及认知功能。与不服用以上药物的老年人相比，服用精神类药物者发生跌倒和骨折的风险增加 2 倍，并且用药种类越多，跌倒风险越大。

（3）外界环境因素：不良环境因素在老年人跌倒众多危险因素中占重要地位，规范环境管理可有效减少老年人跌倒和跌倒严重伤害的发生，具体可从居家、养老院及医院内的室内外环境方面进行综合考虑。室外环境危险因素，包括台阶、人行道缺乏及时维护和修缮，突发雨雪天气或阶段性人员拥挤时，可能引发老年人跌倒。室内不良环境则包括地面不防滑、地毯松脱；走廊、公共区域墙壁、卫生间无扶手或设有障碍物；过强、过暗的灯光；未配置呼叫器等紧急救助工具，或呼叫器使用方法不正确、存有故障或呼叫后照护者回应不及时等。

（4）**功能锻炼和安全器具使用因素**：适当功能锻炼可有效改善和缓解老年人生活自理能力趋于下降的状态。但由于身体功能及自理能力存在差异，锻炼过程中老年人常会发生跌倒等意外事件。另外，失能老年人如未能规范使用拐杖、助行器、轮椅、坐便器、助行车、约束带等安全器具，也可能会诱发跌倒风险。

（5）**人员管理因素**：为老年人提供照护服务的家属、临床护士、养老机构的照护者以及志愿者，如未接受专业照护培训而盲目遵从医嘱，可能会因为安全意识不健全、照护知识不扎实、照护技能不规范、工作态度不端正，对照护过程中的特殊情况、突发事件束手无策，或因采用错误照护措施而增加跌倒风险，甚至加重跌倒后损伤。

2. **预防措施**　跌倒防控旨在对各种潜在或现存危险因素进行客观评估，在不影响日常生活的前提下，由照护者制订防范措施以及适合于老年人的锻炼计划，降低跌倒风险。

（1）**健康教育**：健康教育被公认为是有效预防跌倒的干预措施。通过在社区、临床老年科室及养老机构中成立跌倒防控健康室，向老年人及其照护者普及跌倒风险的相关知识，鼓励其参与跌倒管理，逐步增强防范意识，并对高危人群进行针对性、科学性、系统性的技能培训，有效降低并部分消除危险因素。

（2）**积极治疗相关疾病**：积极治疗帕金森病、老年认知症、脑卒中等神经或精神性疾病，可有效降低跌倒风险；对罹患高血压、糖尿病等慢性疾病的老年人，除治疗基础疾病外，还应密切关注直立性低血压、低血糖诱发晕厥等伴发症状，防止病情恶化。另外，对关节疼痛、畸形、躯体移动障碍的老年人，需指导其本人及照护者选择正规的专科医院进行规范治疗及康复锻炼，降低跌倒风险，提高晚年生活质量。

（3）**用药照护**：对多种慢性疾病并存、多种药物联合应用或药物不良反应显著的老年人，应早期评估跌倒风险，遵医嘱换药或停药，以避免药物对其维持平衡及精神心理状态的负性影响。还可在保证疾病治疗效果的前提下，尽量减少精神类药物的服用剂量、频次或用其他药物替代治疗，这也是降低老年人跌倒风险的优选措施。

（4）**照护者培训**：通过规范、系统的知识培训和技术指导，提高照护者防范跌倒风险的知识和技能水平，以及跌倒后的应对措施。

（5）**评估并筛查跌倒风险**：充分了解老年人既往病史及现病史，客观选择量表评估工具，以有效识别导致跌倒发生的危险因素，科学筛查存在跌倒风险的高危老年人，预先制定应对措施。

（6）**运动照护**：科学规律的运动照护是防控老年人跌倒的重要措施，主要包括平衡性、肌力、柔韧度、协调能力训练等。但因运动过程中，老年人身体疲乏、重心偏移、暴露于环境中的危险概率增加，跌倒风险随之增大。由此，照护者需科学评估老年人的身体及心理状态、可控危险因素等，科学制定个性化的运动方案，确保运动锻炼的安全性和适用性。

（7）**加强细节照护**：需结合老年人自身情况制定个性化服务方案，规范康复训练或日常活动过程中安全器具的使用流程。客观评估老年人思维、行动及认知能力，对不宜独处者应予以适时安全防护或将其安放在照护者可及的视线范围内。为老年人设计室内及室外居住环境时，应充分考虑光线充足、地面防滑、安全扶手等细节防范设施的合理配置。

（8）**营造适老化环境**：医疗机构需顺应国家卫生政策着力于老年友善医院建设，降低环境因素所致的跌倒发生率。院内可增设老年患者绿色通道、无障碍卫生间、墙壁拉手、电梯内扶手和固定在墙面的可折叠座椅、彩色放大指示牌等符合老年人行动习惯的设施。

老年友善医院

老年友善医院建设作为老年友好城市内容之一，亦是完善公共卫生服务的质量的重要举措。国家卫生健康委以北京市老年友善医院创建工作的示范成果为基础，分别于 2019 年与 2020 年牵头发布《关于建立完善老年健康服务体系的指导意见》《关于开展建设老年友善医疗机构工作的通知》，以在全国积极推动并逐步夯实老年友善医疗机构政策的落实，有效应对当前人口老龄化的发展现状。

2021 年北京老年医院应国家卫生健康委老龄健康司号召拟定《老年友善医疗机构评定技术规范》，标准细则分为 3 套：第一套适用于综合医院、康复医院和护理院；第二套适用于中医院和中西医结合医院；第三套适用于社区卫生服务中心等。其中前两套包括 4 个大项指标、16 个分项指标与 79 个次分项指标；第三套包括 4 个大项指标、14 个分项指标及 70 个次分项指标。其中，4 个大项指标中的老年友善文化（精神、行为、物质与制度文化层面）、老年友善管理（管理重点是对所涉及为老年人提供服务的医务工作者）、老年友善环境（物理、文化及社会环境）的评定内容通用，但老年友善服务（核心内容是常见老年综合征和老年照护问题）设定了 3 种不同专用内容。

（二）应对措施

1. 照护者需建立积极的处理态度。发现老年人跌倒后，首先要稳定其情绪，对跌倒后出现恐惧心理的老年人给予心理支持，减轻心理压力。

2. 照护者让老年人维持跌倒后姿势，尽量减少活动，对其生命体征、意识状态等重要指标予以全面评估。排除明显外伤、骨折后，还需密切观察老年人的皮肤、关节、生命体征、情绪、饮食等情况，并做以客观记录。

3. 对跌倒后仅发生软组织损伤的老年人，照护者切勿急于在损伤部位实施搓揉、按压、热敷等措施，避免损伤部位出血量增多、肿胀程度加重。可对红肿部位进行冷湿敷，10~20min/ 次；还可保持伤侧肢体高于其心脏水平，尽量卧床休息，减少下地活动时间。

4. 对跌倒后神志清楚、疼痛感加剧、疑似骨折的老年人，照护者切勿盲目搬动或搀扶，以免骨折端移位，骨折面刺伤血管、神经而加重病情。照护者需原地陪护老年人，并迅速通知急救人员或就近寻求他人帮助。

5. 对跌倒后神志不清、昏迷、呕吐的老年人，照护者需协助其原地平卧，头偏向一侧，保持呼吸道通畅，同时将其衣扣松解，结合室外温度适当予以保暖，并立即通知急救人员。

二、噎食 / 呛食

噎食 / 呛食是指食物堵塞咽喉或卡在食管的第一狭窄处，甚至误入气管，引起呼吸困难或窒息，甚至死亡。主要表现为：进食时突然不能说话，面部涨红伴呛咳反射，不自主地用一手拇指与示指呈"V"字状用力按住颈前喉部或捶打胸前，另一手指向口腔。轻者呼吸困难、面色紫绀、双眼直瞪、双手乱抓或抽搐；重者意识丧失、全身瘫痪、四肢发凉、大小便失禁、呼吸停止、心率由快而弱最终停止。如抢救不及时或照护不当，死亡率极高，也是导致老年人猝死的常见原因。

（一）防范方法及措施

1. 危险因素评估

（1）生理因素：老年人咽喉部位的生理、形态及功能退行性变化趋于明显，咽腔扩张，食管伸展性及弹性下降。口腔内牙齿松动，甚至缺失，又因咀嚼肌张力降低而咀嚼困难，耐受较硬食物的能力趋于减弱。同时,老年人对食物刺激的敏感性降低,感觉和传递进食信息的速度亦慢。

(2)**疾病因素**:罹患精神障碍的老年人受幻觉妄想支配,常会暴饮暴食、咀嚼食物不充分而强行快速吞咽,导致大块食物团块堵塞呼吸道;受食管占位性疾病或炎症等因素的影响,老年人常主诉食管部位异物感显著,进食或饮水时易发生呛噎;脑卒中疾病恢复期,老年人可能出现咀嚼困难、无法顺利将食物送至咽喉部、持续流涎等后遗症,导致吞咽困难;帕金森疾病的老年患者常伴发肌强直、运动过缓、静止性震颤、认知或精神障碍、感觉障碍等症状,呛噎风险较大。

(3)**药物因素**:受抗精神病类药物锥体外系副作用影响,精神障碍老年患者服药后,一方面,因咽喉肌运动不协调,抑制吞咽反射而出现吞咽困难,使食物误入气管;另一方面,服药后老年人常表现为饥饿感显著,且不知饥饱,集体进食时,因抢食、进食过快发生急性食管阻塞。

(4)**体位因素**:老年人进食的有利体位主要为坐位、半坐位或侧卧位,而易导致进食水困难和呛噎的体位为仰卧位。行动不便的卧床老年人,常将食物偷偷带回卧室,平卧于床上完成进食。但该体位使老年人的食管处于水平位,当食物过于干燥或黏性较大时,易在吞服过程中卡于或黏附于老年人咽喉部引发梗阻,患者主诉吞咽有异物感,伴发呛咳。

(5)**食物因素**:易导致老年人发生呛噎危险的食物依次为馒头、鸡蛋、禽肉、汤圆等。煮鸡蛋、馒头、禽肉中所含水分较少,不易咀嚼,而汤圆、粽子黏性较强,吞咽时易发生呛噎。

(6)**照护者因素**:照护者未曾或未全面接受系统培训,缺乏防噎食的知识而盲目喂食老年患者,导致噎食发生。培训后的照护者未能严格执行分级照护措施,默认甚至协助老年人私藏食物、未对老年人接受健康宣教后的效果予以客观评价,或评价效果欠佳时未及时改进、对各种意外事件评估不全面等都会加大呛噎风险。

2. 预防措施

(1)**饮食种类的照护**:饮食的基本种类包括,普通饮食(简称普食)、软质饮食(简称软食)、半流质饮食(简称半流食)、流质饮食(简称流食)。照护者需明确老年人选择饮食种类的适用标准,主要包括:普食主要适用于消化功能无障碍、饮食不受限制的老年人;软食适用于消化吸收功能差,咀嚼不便的老年人;半流食适用于口腔及消化道疾病、中度发热、体质虚弱或术后的老年人;流食适用于进食困难、高热、大手术后恢复期、急性消化道疾病、病情危重或全身衰竭的老年人。

(2)**进食环境的照护**:舒适的进食环境可使老年人心情舒畅,食欲增加。

具体措施为:①饭前半小时,照护者协助老年人完成如厕、洗手、漱口等清洁卫生的基本准备。评估并准备进食环境,保持室内环境清洁、整齐、空气清新。②照护者保持衣着整齐,干净利落,以舒缓口吻与老年人沟通,营造轻松和谐的气氛。③客观评估老年人自主进食的能力,并结合食物种类、饮食习惯等,合理摆放餐具。④鼓励老年人集体或共同进餐,增进食欲。⑤照护者不宜在协助老年人进餐时,过度谈笑或加紧催促,需注意观察其吞咽情况。⑥照护者在老年人完成进餐后,需及时撤去餐具,清理食物残渣,并协助漱口或刷牙,保持口腔清洁。

(3)**进食体位的照护**:照护者明确各进食体位的照护措施及注意事项,可有效降低呛噎危险。

具体包括:①坐位进餐,是老年人首选的进餐姿势,应结合病情协助老年人尽量靠近椅背以维持稳定,调整座椅距离以保持其身体和桌子间空隙最小,脚下放置脚垫以促进舒适。②半坐卧位进餐时,需协助老年人头部和上半身上抬,肩下垫软枕/垫,背部及膝下加放软枕/垫,颌下垫餐巾或毛巾,调整餐桌以保持其双侧手臂可轻松放置,维持稳定卧位,并避免衣服及被褥被弄脏。③侧卧位进餐时,应协助老年人尽量采取右侧卧位,防止胃区受压迫引发不适。但当老年人恢复一定进餐能力时,根据其双侧利手分布与功能水平,协助侧卧位便于左/右侧手拿放餐具。

(4)**不同身体状况老年人的饮食照护**

1)对身体状况不佳、不能自主使用餐具的卧床老年人:照护者应实施全面饮食照护。具体措施为:鼓励老年人参与饮食选择,确认其最想选择的食物种类;控制喂食速度,连续喂饭前确认其口中食物已全部吞咽；取喂过程应尽量在其视野内完成，最大限度调动其主动参与进食；避免多种食物混合进食，单样品尝味道可促进食欲；对有吸食能力的老年人建议吸管辅助进食，无进食能力者则使用勺子或长嘴壶，并应将稳定放置于嘴角，避免呛噎发生。

ER 11-3
长嘴壶

2）对有吞咽障碍后遗症的脑卒中老年人：一方面可通过改善食物性状，即将固体食物优化为泥状或糊状，降低吞咽难度；稀液体食物中加入面糊增加黏稠度，降低误吸风险。另一方面，改变进食体位或姿势，减少误吸，增加食物摄入量。此外，适当放慢进食速度，保持进食环境安静，加强语言训练亦有助于吞咽功能恢复。

3）对患帕金森病的老年人：可通过改善进餐环境，选择安静、光线明亮、气氛轻松的就餐环境；完善饮食措施，以维持直立坐位、肘部可撑于桌面、用吸管或使用双把手、小开口、抗摔打的水杯饮水、鼓励少食多餐为基本原则，制定个性化的进食照护方案。

4）对有视力障碍的老年人：应考虑其身体状况、饮食习惯及喜好，细致加工食物，并固定摆放饭菜及各餐具位置，维护其就餐安全。营造和谐气氛，鼓励老年人自主进食。

5）对咀嚼有困难的老年人：应准备碎、烂、小、易入口的食物，并叮嘱其小口慢食。

6）对牙齿缺如的老年人：需严格注意进食安全，禁食粗糙、带骨、黏性、太硬的食物，依据牙齿缺如对进食的影响适当给予流食、半流食、软食等。

（5）加强吞咽功能训练：通过皱眉、鼓腮、露齿、龇牙、吹口哨、张口等动作锻炼面部肌肉；通过伸舌锻炼舌肌，有效促进老年人吞咽功能康复、减缓吞咽功能障碍的恶化速度，防止呛噎再次发生。

（二）应对措施

1. 立即停止进食　进餐过程中，如发现老年人呛噎，照护者应立即让其停止进食，协助就地侧卧。

2. 应急处理

（1）**对意识清醒的老年人**：照护者鼓励其用力咳嗽，并叩击背部或腹部，排出食物颗粒。具体方法为：

1）背部叩击法：协助老年人坐位或站立位，身体前倾，照护者在其背后，一手置于老年人胸部辅助，另一手掌根部对准老年人肩胛及脊柱区，用力、连续、急促拍击4~6次。拍击过程中注意老年人头部平齐或低于其胸部水平，充分利用重力作用将异物排出。

2）海姆利希急救法：①照护者帮助老年人站立，经其背后用双侧手臂由腋下环绕老年人腹部。②一手握拳，将拇指一侧放置在老年人的胸廓下端与脐上腹部。③另一手抓住拳头，肘部张开，用快速向上的冲击力挤压老年人腹部。④重复上述步骤，直至异物排出。

（2）**对意识模糊，甚至昏迷老年人**：照护者应立即协助采取仰卧位，并骑跨于髋部，按"海姆利希急救法"推压冲击脐上部位，使气道内压力瞬间迅速增大，肺内空气被迫排出的同时，使阻塞气管的食物／异物上移并排出。如单次冲击无效，间隔几秒钟后，重复操作，直至食物阻塞团块冲出气道。另外，照护者还可用手指掏出或用辅助器具夹出气道内堵塞食物，缓解呛噎症状。

ER 11-4
海姆利希
急救法

3. 寻求帮助　如阻塞食物／异物未被清除成功，照护者在重复上述应急处理措施的同时，需大声呼救，并立即拨打急救电话，寻求专业救助。

4. 健康宣教　急救成功或获取专业救助后，照护者需对老年人及其家属进行健康知识宣传，防止呛噎危险再次发生。

三、烫伤

烫伤（scald）是由无火焰的高温液体（沸水、热油、钢水）、高温固体（烧热金属等）或高温蒸气等导致机体组织损伤。老年人皮肤组织的生理功能和抵抗能力均下降，主要表现为表皮、真皮及皮下组织萎缩变薄，分泌排泄与体温调节功能降低，冷热痛觉反应性减退及对病原微生物的防御能力减弱。因机体内传导刺激的神经纤维或大脑感觉中枢敏感性的降低，导致老年人皮肤触觉、痛觉和温觉等浅感觉功能持续减弱，对不良刺激的防御能力亦被削弱。当老年人遭遇无火焰的沸水、热油等高温液体、灼热金属等高温固体或高温蒸汽等意外情况时，皮肤组织极易发生烫伤。

（一）防范方法及措施

1. 危险因素评估

（1）**主观因素**：老年人因共患多种疾病常需多重服药，又因记忆功能受损、自理能力降低、服药依从性差，甚至抗拒服药。当出现头痛、头晕、腹胀、消化不良等不适症状时，较倾向采用中医疗法。因拔罐、艾灸、红外线理疗方法的成本低且操作简便，已成为老年人倾向性选择较大的常用治疗手段。同时，老年人自主实施中医疗法时，主观认为治疗时间越长、频次越多，效果就越好。因此，拔罐、艾灸时大多会超时，皮肤烫伤风险增加。

（2）**客观因素**：老年人感觉器官功能退化，反应较迟钝，对温度的敏感性降低，一旦感觉皮肤疼痛或伴发热灼感时，往往皮肤已被烫伤。另外，照护者实施照护操作方法不当也是导致老年人皮肤烫伤的危险因素之一，例如拔罐罐内温度过高、红外线治疗仪距离皮肤太近、短波时患者体内有金属异物、艾灸治疗时入睡等，均易导致背部、腹部或体内皮肤组织烫伤。而身体距离油锅太近，油炸时未能及时躲避喷溅的热油，易造成脸部、手臂皮肤的烫伤。低温烧伤、热物接触烫伤则多发生于冬季，则体现该疾病的季节性特征。其他热水袋、电热宝、电热毯等盛放开水的装置或发热物品及器械，照护者手法生疏或不规范也会诱发皮肤烫伤。

2. 预防措施

（1）**强化照护者风险意识**：照护者需具备较强烫伤风险防范意识，重视老年人居室内水、电系统的日常维护与保养，有效避免危险事件发生。

（2）**评估老年人自理能力**：照护者应客观评估老年人的自理能力，对视力不佳、行动不便的老年人，更应予以细心观察，及时发现其需求，陪伴或协助完成日常生活。

（3）**加强生活照护**

1）陪伴老年人洗浴：老年人应尽量避免单独洗浴。照护者在协助老年人洗浴或足浴时，要提前备好热水，试触水温（≤40℃），以不烫伤老年人为宜。另外，结合老年人意愿，在旁陪伴或在浴室门外守候，避免发生水温过高或过低引发烫伤。听到老年人呼叫后，须敲门征得同意后，再进入浴室予以协助；但如若呼之不应，应立即入室评估并予以协助。

2）选择适用于老年人的保温杯：老年人可使用容量不超过300ml的保温杯，并尽可能选用杯底大、带把手、不容易发生倾倒的保温杯，不宜使用细、高、容易发生倾倒的保温杯。

3）规范发热物品的安全使用：老年人日常使用热水袋、电热宝、暖宝贴等发热物品时，首先需掌握安全准则，尽量由照护者陪同使用。对意识模糊、感觉迟钝的老年人，避免发热物品直接接触其皮肤组织，定期检查用热部位皮肤状况，规范记录具体放置时间及位置，并客观评估使用前后照护效。

（4）**协助老年人戒烟**：照护者需协助老年人戒烟，并禁止在房内或床上吸烟。如果老年人拒绝配合，可在公共区域设立独立吸烟室供其使用。

（5）**健康宣教**：向照护者和老年人介绍烫伤的相关知识，增强预防烫伤风险的危险意识。尤其对高龄、肢体活动受限的老年人，以及老年糖尿病患者，更应注意对低温烫伤的防范。

知识链接

中药火灸疗法

中药火灸疗法是在外敷中药的基础上，采用酒精间接燃烧产热，通过温通经络、活血化瘀、祛风散寒等作用，达到止痛目的一种方法，临床可推广应用于肌筋膜疼痛综合征、类风湿关节炎、强直性脊柱炎、颈椎病、腰间盘突出、骨质增生等多种痹症的治疗。

中药火灸疗法过程中的温度控制是疗效的基础，亦是不安全因素的来源，温度控制不当极容易造成烫伤，还可诱发患者对中药火灸疗法产生恐惧与误解。证据显示，44℃为理论的烫伤温度临界值，当温度达到44~51℃时，皮肤损伤程度与温度持续接触时间成正比，皮肤表面温度保持44℃并持续6h可引起表皮基底层细胞不可逆性损伤。当温度达到49℃并持续接触皮肤3min后可损害表皮，超过9min可导致表皮坏死；51℃以上可在极短时间内损伤皮肤。由此，中药火灸疗法需控制灭火温度在44℃以下，4~5次点火循环，可以在保证安全性的情况下，提升治疗效果。

（二）应对措施

老年人烫伤后，照护者要迅速协助其远离热源。具体应对措施为：

1. 根据烫伤程度，科学制定照护措施。

（1）**I度烫伤**：损伤老年人皮肤表层，局部组织轻度红肿、无水疱、疼痛明显。照护者应立即将无破损创面浸于凉水中行冷却治疗，以减轻余热损伤、减轻肿胀、止痛、防止水疱产生。冷却治疗越早施行，止痛及减缓余热损伤肌肤的效果越佳。照护者还可将冰块放置于损伤处进行持续冷敷30min，止痛治疗效果显著。但当烫伤部位不宜采用浸泡法进行冷却治疗时，可将用凉水浸湿后的毛巾或包裹冰块/袋的毛巾放置于皮肤受损处进行湿敷。

（2）**II度烫伤**：损伤老年人皮肤真皮层，局部红肿疼痛，有大小不等的水疱。上述冷却治疗后，受损皮肤疼痛加重，水疱增多，照护者应叮嘱老年人切勿戳破水疱并及时就医，以免因代谢能力差，组织更新慢，免疫力低导致创面修复延长，继发感染。

（3）**III度烫伤**：损伤老年人皮下、脂肪、肌肉、骨骼，并呈灰色或红褐色变化。照护者应立即用清洁被单或衣服简单包扎皮肤破损处，避免污染和二次损伤。叮嘱老年人切勿在创面涂擦紫药水或膏类药物，保持创面清洁，迅速就诊。

2. 当老年人身着衣服或鞋袜的部位被烫伤，照护者切勿立即脱去衣裤、鞋袜，否则可能会导致表皮皮肤脱落，增加痛苦，诱发感染，延长病程。照护者可立即用冷水浇淋受损部位，再脱去或剪开衣裤、鞋袜，既能降低疼痛，还可防止表皮脱落后加重水肿和感染。之后，进一步冷却治疗后，遵医嘱涂抹烫伤膏。

3. 当老年人表现烦渴时，可酌情给予少量热茶水或淡盐水，避免因大量饮水后出现脑水肿，加重病情。

4. 对受损面积过大、深度较深的重度烫伤老年患者，就诊途中可能会出现休克或呼吸、心跳停止。照护者应协助医务人员立即进行人工呼吸或胸外心脏按压的救护措施。

5. 照护者应加强对老年人烫伤风险的防范意识，提高对此类风险事件的认识和紧急处理能力，保护老年人日常生活的安全。

四、坠床

坠床是指老年人从离地面有一定高度差的床上以翻滚或旋转的姿势，以身体任意部位触碰地面的意外行为，是日常照护过程中常见的不良风险事件。降低坠床发生率作为医疗机构护理工作的重要内容，亦是评价临床/家庭照护质量的标准之一。65岁以上老年人群每年约1/3发生坠床1次或多次，不仅影响其心身健康，降低生活自理能力，增加家庭负担，更成为引发医疗照护纠纷的显著隐患。

（一）防范方法及措施

1. 危险因素评估

（1）自身因素

1）生理因素：老年人反应及感觉迟钝、行动迟缓、平衡能力下降，尤其老年女性，围绝经期后体内雌性激素水平下降导致骨质疏松，坠床风险增加。

2）疾病因素：受持续老化、共患慢性病等多因素影响，老年人的生理功能、认知功能及心理健康水平下降，躯体活动能力受限，从床上起身站立、行走或移至轮椅的安全性趋于降低。

3）心理因素：老年人心理上表现出的固执不服老、不愿麻烦他人，是常见的危险因素。过高预估自身体力，常期望自主独立完成或不愿使用辅助器械完成倒水等日常活动，但却无力提起暖瓶或自如完成倒水过程，继而发生滑倒或坠床。

4）药物因素：老年人服用镇静、催眠、抗精神病及抗心律失常药物后，因对药物耐受性、敏感性与其他成人年龄组不同，服药后可能出现眩晕、低血压等不良反应。尤其，睡前服药且夜间起床如厕时，发生坠床的风险最为常见。

（2）环境因素：老年人居住房间内光线不足或未安置夜光灯；床榻高度不合适，无床栏、无呼叫器；起床动作过快可导致头晕、体力不支而坠床；床旁物品摆放凌乱不易取放。

（3）照护者因素：照护者因缺乏评估技能及专业知识，未按完整流程对老年人自身及其居住环境等进行全面评估，或评估所得坠床危险因子与客观事实存在较大差异，个体化防范措施制定不科学、内容不完善。

2. 预防措施

（1）一般照护：对服用可能会引起老年人头晕、直立性低血压的药物，照护者应严密监护，客观评估其照护需求，并及时予以满足。对长期卧床的老年人，照护者需协助其在床上进行早期开展主动及被动活动，防止肌肉萎缩或肌力下降。老年人起床改变体位活动时应遵循"平卧30s—双腿下垂30s—行走"的"三部曲"原则，避免因突然改变体位而诱发低血压。照护者陪同老年人于白天下床如厕或室外活动，并选择穿肥瘦、长短合适的衣裤和防滑鞋；夜间则尽量在床上使用便器，以免下床不慎发生意外。

（2）**环境照护**：卧室内保持充足光线，按老年人生活习惯合理且固定位置摆放物品至易取放处，清除床旁障碍物，加设床旁护栏。

（3）**健康教育**：对老年人及其照护者进行坠床防范风险的健康教育，加强坠床风险认识，提高危险意识，明确坠床后可能出现的不良健康结局、防范与应对措施。例如，可将简化总结的防坠床知识"无人时勿下床，有人时定扶牢，行不便多召唤，床栏随需稳拉定"制作成海报或卡片分发老年人及照护者，时刻提醒，保持警惕。

（二）应对措施

具体详见跌倒应对措施。

五、走失

中国人民社会救助研究院发布《中国走失人口白皮书（2020）》对中国老年人走失问题进行分析后指出，全国每年走失老年人约有 50 万，平均每天 1 370 位老年人走失。走失老年人的基本特征为高龄化（平均 75.89 岁）、女多男少（58% 女性，42% 男性）、教育水平较低、有既往走失史。另外，65 岁以上老年人最容易走失，比例高达 80%；曾接受过救助的走失老年人中，再次走失率近 25%。虽个体、家庭、社会及政府等多维因素参与老年人走失问题，但主要原因为是失智与缺乏照顾。受老龄化加速、大规模人口流动、空巢率增多、适龄化改造不足等因素影响，走失风险仍在逐年增加。

（一）防范方法及措施

1.危险因素评估

（1）**自身因素**：精神障碍的老年人受幻觉、妄想病症支配，或老年人对居住环境不适应，走失风险较大。罹患老年性认知症的老年人主要表现为记忆力下降、幻觉、反应迟钝，走失风险较大。走失老年人中，有 72% 遭受记忆力障碍困扰，并确诊为老年认知症者占 25%。

（2）**社会因素**：人口流动致随迁老年人数量增多，该群体因对居住环境不熟悉、社会支持水平降低、医保就医不便利等因素，加剧走失风险。我国老年人走失主要发生在大量人口流出的地区，这与留守老年人问题相伴相生。

2.预防措施

（1）全面评估老年人的年龄、疾病、生活习惯等，对危险因素较多、走失风险较大的老年人，照护者需重点监护，及时发现其心理变化和思想动态。

（2）日常照护活动中，照护者多与老年人沟通，了解并及时满足其合理需求；实施照护服务时，避免使用刺激性语言；对思维紊乱、记忆力下降或有精神症状的老年人，照护者应对其全天守候监护，必要时可合理使用约束用具，或在家中、公共区域安装摄像头，或随身佩戴智能装置及个体信息卡等，方便观察、巡视及找回。

（3）认知症老年人须戴胸卡，记录其姓名、年龄、照护者联系电话及家庭住址等信息。

知识链接

认知障碍患者住院期间走失风险管理方法的证据总结

1.环境改造　基于环境的运动反应模型研究表明，环境具有通过认知与情感渠道吸引机体注意力的特征，大脑对此具有独立的初始处理路径，继而产生综合且具有意义的影响。环境改变可转移或吸引患者注意力，并对其游走行为产生显著影响。

2.行为干预　游走行为作为认知障碍患者的主要临床表现之一，其空间感和方向感的迷失是导致患者走失的主要原因，尤其对无人照护的认知障碍患者更具危险性。由此，临床可组建成立多学科干预小组开展风险管理，为患者提供更加全面、专业、细致的行为干预。

3. 心理及生理干预　按摩、气垫治疗及芳香疗法的实施可减少患者躁动，进而降低走失风险。正念训练、规律运动、绘画及音乐课程等干预可通过调节患者情绪水平、改善记忆功能，有效预防患者走失。

4. 智能设备　通过报警器、手环、惯性传感器，以及基于 3D 摄像机的荧光染料系统等管理设备的研发推广及随身佩戴，可有效协助临床照护者依托人工智能和数字化技术，实现对认知障碍患者的智能化走失风险的智能化管理。

（二）应对措施

1. 智能化防走失装置的应用　为防止老年人走失或方便寻找，可在人口流动地区为老年人佩戴 GPS 腕表式、指环式、纽扣式、腰带扣式等多种造型的智能装置。该装置具有双向呼叫应答功能，以重量轻、操作简便、不易损坏、信号覆盖范围广为特点，是一种适合几乎所有老年人携带的新型便携装置，已在国外普遍应用。启动该装置的 GPS 定位功能后，照护者即可准确定位老年人的具体位置，迅速赶往救援。另外，还可在老年人身上缝制联系布条，避免走丢。

2. 完善照护及救助机制　积极打造全国统一的寻人网络平台，使其成为全国人口报失和查找的多功能综合信息平台。在全国救助站设置布局警务点，并连通警方人口信息和户籍网络光缆，由驻站民警协助查找走失人员信息。开通 110 救助站之间的双向连接，发挥其更大的信息分流作用。定期向社会详细公布各城市救助站的具体位置并及时更新，帮助走失老年人尽快回家。

3. 健康教育　走失老年人回家后，照护者应尽量用平静、温和的语态对其进行安抚。观察老年人生命体征，确认其有无发生身体损伤，系统给予照护措施及方案，避免走失风险再次发生。

六、压疮

压疮（pressure ulcer），又称压力性损伤，是指短时间内较强压力和较长时间卧床或坐椅子上（如轮椅）的持续压力，导致皮肤承力最大的部位由于血液循环障碍、组织营养缺乏等原因引起的局部组织破损和坏死。它是长期卧床患者或躯体移动障碍患者皮肤易出现的最严重问题，具有发病率高、病程发展快、难以治愈及治愈后易复发的特点。老年人的皮肤及皮下组织受压力、摩擦力、剪切力、潮湿、疼痛等因素刺激，会出现局部皮肤颜色呈紫色或褐红色改变。如若照护不及时或处理不当，病情持续发展，受压部位充血或水疱形成，老年人即会疼痛难忍。病情进一步恶化后，受损区域皮肤及深部组织的完整性被破坏，水疱破溃而伴发感染，组织坏死，溃疡形成，老年人疼痛感加剧。如得不到及时、规范的照护服务，皮下组织坏死、变黑，深达骨骼，严重时可引起脓毒败血症而危及老年人的生命。

（一）防范方法及措施

1. 危险因素评估　客观评估压疮高危人群，以及诱发和加重压疮的各种危险因素，是预防老年人发生压疮的基本前提。危险因素包括老年人的机体活动减少、意识状态改变、感知觉障碍、皮肤干燥松弛而缺乏弹性、营养不良且皮下脂肪萎缩变薄、局部潮湿、排泄物刺激、体温升高、使用矫形器械等。目前国际常用的压疮危险因素评估工具有诺顿（Norton）量表（表 11-2）、Braden 量表（表 11-3）、Waterlow 压疮危险因素评估表（表 11-4）。

2. 压疮的评估　对压疮进行客观评估是管理压疮的基础。完整评估内容包括压疮的发生时间和持续时间、危险因素、陈旧伤口照护措施、当前健康问题与用药情况、心理健康状况、行为和认知状况、社会和经济状况等因素。照护者应检查后记录压疮的发生数目、位置、大小、颜色改变、有无分泌物、出血和气味、是否存在静脉窦、坏疽或焦痂、瘘管或窦道、伤口边界红斑范围、愈合情况以及疼痛情况。另外，还应以美国国家压力性损伤咨询委员会（NPIAP）/欧洲压力性损伤咨询委员会

ER 11-5

防走失手环

表 11-2 诺顿（Norton）量表——美国卫生保健与研究组织（AHCPR）推荐

评估项目	评分等级			
	4	3	2	1
身体状况	良好	一般	不好	极差
精神状况	思维敏捷	无动于衷	不合逻辑	反应迟钝
活动能力	可以走动	需要他人帮助	依赖轮椅	卧床
灵活程度	行动自如	轻微受限	严重受限	不能活动
大小便失禁情况	无失禁	偶有失禁	经常失禁	完全失禁

注：总分值范围为 4~20 分，分值越低，发生压疮的危险性越高。14~15 分：轻度危险；12~13 分：中度危险；分值 <12 分：高度危险。

表 11-3 Braden 量表

评估项目	评分等级			
	1 分	2 分	3 分	4 分
感觉（对压力所导致不适的感觉能力）	完全受损	高度受损	轻微受损	无受损
潮湿（皮肤潮湿的程度）	持续潮湿	经常潮湿	偶尔潮湿	很少潮湿
活动力（身体的活动程度）	卧床	坐位	偶尔行走	经常行走
移动力（改变和控制身体姿势的能力）	完全受限	重度受限	轻微受限	不受限
营养（日常进食）	非常缺乏	可能缺乏	充足	极佳
摩擦力和剪切力	有现存问题	潜在问题	无明显问题	—

注：总分值范围为 6~23 分，分值越低，发生压疮的危险性越高。分值 ≤9 分：极度危险；10~12 分：高度危险，预测灵敏度为 90%~100%；13~14 分：中度危险，预测灵敏度为 65%~90%；15~17 分：轻度危险，预测灵敏度为 50%~60%；分值 ≥18 分：无危险。

（EPUAP）联合发布的压疮分期系统（见应对措施部分）为标准，科学判断压疮分期，指导临床照护措施的科学制定。

3. 预防措施

（1）严密观察：观察并监测卧床老年人，尤其是对长期卧床且无力活动老年人的受压部位皮肤状况进行持续监测与动态评估，这是预防压疮最重要的照护措施之一。具体为①查看受压部位皮肤有无发红等颜色改变，解除压力后是否褪色及恢复所需时间，是否有潮湿、水疱等情况。②及时观察老年人的营养状况，包括消瘦程度、皮肤弹性、皮肤颜色、皮肤温度及疼痛感等情况。③观察老年人的活动及自理能力，包括自主完成翻身的情况、躯体活动度、有无意识障碍等。④观察老年人的全身状况，包括有无昏迷、烦躁不安、水肿及大小便失禁等。

（2）营养照护：对过度消瘦、营养不良的老年人，在病情允许情况下给予高蛋白、高维生素等营养丰富的食物和充足水分。不能进食者，则应遵医嘱由照护者完成鼻饲或经静脉补充营养。

（3）避免皮肤长时间受压：为避免卧床老年人的皮肤长期受压，可采用的措施有①定时翻身，协助老年人经常更换卧床姿势，常规翻身频次为 1 次 /2h，必要时 1 次 /h，并做好翻身记录。长期卧床患者可采用 30°斜侧卧位，避免骶尾部和大转子受压；病情允许时可抬高床头限 30°内，避免身体下滑形成剪切力。②明确侧卧位、俯卧位及仰卧位时的压疮好发部位，遵医嘱合理使用透明膜等医用耗材予以保护。③规范使用保护垫，以保护骨隆突处。④保持床面、被褥及内衣平整、无褶皱、无碎屑；半坐卧位时，于腿下（如腘窝处）垫软枕，减小剪切力；避免使用破损便器，以防皮肤摩擦受损。⑤保持身体、贴身衣物、床面及被褥清洁、干燥，避免潮湿和污渍对老年人皮肤造成刺激。⑥根据

表 11-4　Waterlow 压疮危险因素评估表

评估项目		得分等级	评估项目		得分等级
体型	正常	0	运动能力	完全	0
	超过正常	1		烦躁	1
	肥胖	2		冷漠	2
	低于正常	3		限制	3
皮肤类型	健康	0		卧床不起	4
	薄如纸	1		轮椅	5
	干燥	1	组织营养状态	恶病质	8
	水肿	1		多器官衰竭	5
	潮湿	1		单器官衰竭(心/肺/肾)	5
	颜色差	2		外周血管病	5
	破裂/红斑	3		贫血(血红蛋白含量<8g/dl)	2
性别	男	1		吸烟	1
	女	2	神经系统缺陷	糖尿病	4~6
年龄/岁	14~49	1		运动/感觉缺陷	4~6
	50~64	2		截瘫	4~6
	65~74	3	大手术/创伤	整形外科/脊柱手术	5
	75~80	4		手术时间>2h	5
	>81	5		手术时间>6h	8
控制大小便能力	完全控制/导尿	0	药物治疗	长期服用细胞毒性药物/大剂量服用类固醇和/或抗菌药	4
	偶有失禁	1			
	大便失禁	2			
	大小便失禁	3			

注：如果评分≥10分，则表示患者有发生压疮的危险，建议采取预防措施。

老年人的病情及身体活动状况，每日协助其进行全身各关节的主动及被动活动，观察皮肤状况并给予温水擦浴，以促进局部血液循环。

（4）**健康教育**：照护者为老年人者阐明压疮发生的原因、病情发生及发展过程、预防及治疗照护措施，督促老年人积极参与并配合照护工作，减轻其痛苦。

（5）**强化照护者的责任心**：照护者要提高高危老年人的压疮风险意识，认真落实预防压疮的防范措施。

（6）**完善皮肤评估**：照护者需检查老年人皮肤有无红斑、皮肤温度、水肿、硬度和疼痛情况。除直接观察方法外，还可使用水分测量装置及超声、激光多普勒血流测定等多种皮肤评估新技术作为辅助手段。

（二）应对措施

1.改善老年人的营养状况。首先，可自主经口进食的老年人，每天应摄入充足的优质蛋白，适量的脂肪、矿物质、维生素，丰富的膳食纤维。其次，为保证老年人机体水分充足，又避免过量饮水造成心肾负担加重，建议每日饮水量（除去食物中的水）一般以每日每千克体重约 30ml 为宜。最后，对管饲饮食照护的老年人，应注意在管饲液中加入营养液。

2. 对压疮 I 期的老年人，即局部皮肤完整，但有指压不变白的红斑，照护者首先需警惕这一压疮早期表现，照护重点为去除病因，防止病情恶性化持续发展。具体应协助老年人翻身（常规 1 次 /2h，必要时 1 次 /h），勤换贴身衣物及床单，并保持平整、无褶皱及碎屑；避免对受损皮肤进行局部按摩，以免加重损伤；对局部皮肤进行湿热敷，4~5 次 /d。

3. 对压疮 II 期的老年人，即部分表皮缺损伴真皮层暴露，浅表呈开放性溃疡，创面粉红色、无腐肉，也可表现为完整或破损的浆液性水疱。为避免水疱破裂后继发感染，照护重点应保护皮肤，预防感染。照护者用碘伏等消毒制剂擦拭水疱基底部，用无菌注射器抽出水疱内渗出液。若水疱面积较小，创面上可涂抹碘伏等消毒液，晾干后敷裹无菌纱布以保护创面，切忌受损处局部皮肤再受压。

4. 对压疮 III 期或 IV 期的老年人，即 III 期老年人的全层皮肤缺损，可见皮下脂肪，但无筋膜、肌腱、韧带、软骨暴露；可见腐肉和 / 或焦痂，但未掩盖组织缺失深度；可由潜行或窦道。IV 期老年人的全层皮肤或组织缺损，伴骨骼、肌腱或肌肉外露，创面基底可见腐肉和焦痂覆盖，常伴有潜行或窦道。照护重点是清洁伤口，清除坏死组织，处理伤口渗出液，促进肉芽组织生长。但当组织出现焦痂、腐肉，甚至潜行窦道时，需请专业医护人员行规范诊疗，并注意保护暴露的骨骼、肌腱和肌肉。

5. 照护者需及时将老年人皮肤改变及压疮病情进展情况汇报给上级医生，再由其告知家属，阐明压疮发生的原因并针对性提出处理方法。

七、肺部感染

肺部感染（pulmonary infection）是指发生于老年人机体终末气道、肺泡以及肺间质的炎症，是由病原微生物、理化因素、免疫损伤、过敏等因素所致。临床上最常见的肺部感染是由细菌、真菌、病毒等病原体感染所导致，占老年性疾病并发感染的 60%，被认为是老年人的自然终点，占各类死因的 74.5%。其中，肺炎死亡者中老年人约占 70%，疾病严重程度随增龄而逐步增加。我国老年人链球菌性肺炎引起的病死率较青年人高 3~4 倍，细菌性肺炎占老年感染性疾病死因的首位，60~70 岁患者病死率高达 51%~61%。老年人肺部感染成为 21 世纪亟须面对和解决的重大医学健康照护问题之一。

（一）防范方法及措施

1.危险因素的评估

（1）易感体质：老年人肺脏的弹性回缩力、胸壁顺应性和呼吸肌肌力均下降，使呼吸阻力增加、呼吸调节功能变差，最终导致呼吸中枢对低氧血症和高碳酸血症的反应迟钝。此外，老年人的免疫功能也随增龄而逐渐衰退，尤其 IgM 抗体随年龄增长而降低，体液和细胞免疫功能趋于下降，同时因糖尿病、高血压等多种慢性疾病共存，进一步降低机体免疫功能。由此，受营养不良、过度消瘦等因素影响，老年人机体抗感染能力降低，成为肺炎高危人群。

（2）受多因素影响：生理方面，高龄、衰弱、吸烟史、自理能力、体重，是否有呼吸系统慢性疾病史；社会环境方面，高密度人口分布、快节奏生活方式及长周期较差空气质量，都是导致老年人发生肺部感染的易感因素。

（3）临床症状不典型：老年人发生肺部感染后的临床表现与其他成人组有所差异，因对致热原的反应较差，感染后低热或不发热。另外，衰弱老年患者的基础体温本就偏低（≤36℃），在监测体温时应对比其日常基础体温以判断是否发热。老年人发生肺部感染后，还会出现进食减少、原有疾病症状加重、认知功能障碍、表达症状不清晰、倦怠或嗜睡等表现。因此，照护者需悉心观察并记录老年人的基础生命体征及其他症状，坚持早发现、早诊断、早治疗。

（4）多种慢性疾病共存：是影响老年人社区获得性肺部感染死亡率最主要的独立危险因素。认知症是老年吸入性肺炎发生的显著危险因素，肺部感染死亡率高达 42.9%~50.0%，是认知正常老年人的 2 倍及以上。但老年认知症患病群体中，肺炎相关死亡率的研究报告结果跨度较大，尚需进一步完善明晰。而 80 岁及以上的高龄老年人，罹患多种慢性疾病、非典型性多发症状复杂且不典型等高危因素并存是老年肺炎患者死亡最重要的原因。

2. 预防措施

（1）**口腔照护**：老年人口腔的自主清洁功能弱，细菌、病毒等致病菌易定植于上呼吸道，增大肺部感染风险。照护者应督促或协助老年人勤漱口，以清除残留食物碎屑，防止病菌入侵。但漱口不可完全代替刷牙，还应尽量选用小头、软毛牙刷每日早晚两次口腔清洁。同时，做好义齿的清洁照护。

（2）**鼓励戒烟**：照护者应鼓励老年人坚持绝对戒烟，并尽量减少被动吸烟，保持室内空气清新。具体可以"知 - 信 - 行"的健康教育模式指导其循序渐进地推进戒烟过程中要做到①不断向老年人传授有关吸烟危害性的理论知识，即吸烟不但会诱发心脑血管疾病，还会增大肺炎发生风险，加速智力下降；②帮助老年人建立戒烟信念，强调无论何时戒烟都可以有效降低并发各种疾病的概率；③从行动上予以指导和帮助，嘱咐老年人家中不备烟，如厕、外出勿随身带烟，引导参与读书、运动等文体娱乐活动，分散注意力，丰富晚年生活，逐步减少吸烟次数和数量。

（3）**营养照护**：照护者告知老年人平衡膳食的重要性，优先选择高蛋白、高维生素、低脂、低盐食物。对于体重过低或过度衰弱的老年人，无须过度限制膳食。当 65 岁及以上老年人的 BMI $< 18.5kg/m^2$ 时，并发感染的风险性增高，照护者应尽可能评估其饮食喜好，完善加工食物色泽、质地、温度等，弥补老年人因衰老而逐渐退化的味觉、嗅觉，增进食欲。另外，照护者还应叮嘱老年人多饮水，尤其秋冬季节，老年人的鼻黏膜常因气候干燥而受损出血。充足饮水量可保持鼻黏膜湿润，有效抵御致病菌入侵，也利于毒素排出。

（4）**运动照护**：照护者在全面评估老年人身体状况的基础上，合理制定或持续优化个性化运动方案，增设锻炼耐力、肌肉力量、平衡力的运动训练项目。通过运动照护的实施，不但有效增加老年机体抵抗力，还可促进其消化能力，增进食欲。

（5）**生活照护**：排除雾霾天气，照护者可将老年人的居住房间每天早晚开窗通风（至少 30min/ 次），促进室内空气流动并予以有效置换。另外，在气温较低的寒冬季节，为防止冷空气对老年人的不良刺激，照护者可选择在其外出活动时完成室内通风。

（6）**健康教育**：存在高危易感因素的老年人，应尽可能避免暴露在危险因素多、人员密度高的环境中，与呼吸道疾病的患者发生直接 / 间接的接触。另外，致病菌还可通过手接触在老年人之间、老年人与照护者之间造成直接或间接交叉感染。因此，当照护者同时承担两位及以上老年人的照护责任时，在接触呼吸系统感染老年人前后务必洗手，同时还要提醒和协助老年人洗手，有效切断感染链。

（7）**疫苗接种**：肺炎链球菌疫苗可有效减少侵袭性疾病的发生风险，也可改善肺炎的严重程度。照护者可结合专业人员意见，建议年龄 <65 岁且共患多种基础疾病或年龄≥65 岁的老年人接种肺炎链球菌疫苗。对 65 岁以前有过该疫苗接种史的老年人，可在医生指导下，间隔 5 年后，进行重复接种。

知识链接

规范化护理预防老年卧床患者的肺部感染

口腔护理：推荐使用含 0.12% 氯己定的口腔护理液进行口腔护理（≥2 次 /d），也可根据患者病情和口腔清洁情况适当增加频次；每 2~4h 湿润口唇和口腔黏膜 1 次。

排痰护理：病情允许情况下，给予叩背，鼓励咳嗽、咳痰等。

呼吸机相关性肺炎预防措施：做好人工气道护理，无菌剪口纱每日更换 1 次，如气管切开伤口处渗血、渗液或分泌物较多，随时更换。泡沫敷料每 3~4d 更换 1 次，完全膨胀时及时更换。保持适当的气囊压力，机械通气患者每 4h 监测，尽量使压力维持在 20~30cmH$_2$O。

误吸相关预防措施：识别误吸高危人群，此类患者进行肠内营养支持时，推荐使用经鼻十二指肠或经鼻空肠管等。

（二）应对措施

1. 严密监护　严密监测并评估老年人的身心状况，尽早识别非肺部感染症状，精准诊断后予以规范治疗。照护过程中，需观察老年人的意识状态、生命体征、痰液性状、出入液量等，如病情持续恶化或出现难以缓解的高热症状，应通知医生进行规范治疗。

2. 保持呼吸道通畅　帮助老年人叩背，必要时可遵医嘱服药、吸痰及雾化吸入，促进排痰，改善并保持呼吸道通畅。

3. 口腔照护　评估口腔状况，遵医嘱选择合适的漱口液，抑制口腔细菌繁殖及溃疡发生。

4. 生活照护　叮嘱患病老年人尽量卧床休息，并加强营养照护，改善机体状况，促进疾病恢复。

5. 心理照护　主动寻找机会与老年人沟通，鼓励其诉说内心感受，表达不舒适的具体部位、原因及症状体征。

八、下肢静脉血栓

下肢静脉血栓（lower extremity venous thrombosis，LEDVT）是常见的血管血栓性疾病，具体指静脉血液在下肢静脉血管内的凝结，可导致下肢水肿、继发性静脉曲张、皮炎、色素沉着、淤滞性溃疡等。老年人易患静脉血栓，患病率随老化进展有增高趋势，急性静脉血栓最常见于 50~80 岁年龄段。下肢静脉血栓最常见，约占总数的 75%。其中，42%~46% 发生在小腿静脉。不仅影响老年患者术后的康复，还可造成肺栓塞等严重后果而危及生命。

ER 11-6

下肢静脉血栓

（一）防范方法及措施

1. 危险因素评估

（1）自身因素：高龄老年人因年龄、肥胖、高血脂、糖尿病、既往心脑血管发作史、类风湿关节炎病史、慢性呼吸系统疾病史、下肢静脉曲张、慢性静脉炎等均可使其血液成分改变，机体处于高凝状态。同时，老年人静脉内膜较粗糙、静脉瓣萎缩，瓣膜下静脉窦处易发生血小板黏附而形成血栓。另外，基因缺陷（如 C 蛋白缺乏症、S 蛋白缺乏症、抗凝血酶缺乏症等）所引起的血液高凝状态也成为诱发 LEDVT 的高危因素。

（2）手术因素：老年人常见的下肢骨科手术，包括人工关节置换术、人工股骨头置换术、人工膝关节置换术及髋、膝关节周围骨折行手术治疗。接受手术治疗的老年人，一方面下肢血管因手术创伤受损，机体启动自我修复程序，大量凝血活酶进入血液循环；另一方面术后体力虚弱，活动减少，卧床时间延长，促进静脉回流的肌肉弹力作用降低，如此多重因素叠加，增大 LEDVT 的发生风险。

（3）照护者因素：照护者对老年人易患 LEDVT 风险的认知不足；术后未结合老年人身心状况，早期下床活动或床上进行主动、被动运动训练；因缺乏专业照护知识，未及时预见性精准评估老年人状况，延误最佳诊治时间。

2. 预防措施

（1）严密监测：老年人接受下肢骨科手术治疗后，常会感到肢体疼痛、肿胀严重，照护者应加强观察，避免与下肢淋巴水肿、动脉栓塞等症状相混淆而误诊。具体观察内容包括对比监测患肢及健侧皮肤的温度、色泽、疼痛感；与健侧相同部位患肢的周径变化情况。

（2）**药物预防**：药物预防以低剂量肝素或低分子肝素治疗为首选，常于术后12h皮下注射，或口服抗凝药，如法华林。另外，也可遵医嘱协助老年人应用低分子右旋糖酐、阿司匹林、脉络宁、生脉注射液、血栓通注射液、红花注射液等综合辅助治疗。照护者需掌握上述不同药物使用的适应证及禁忌证、用药方法、用药途径等，严格遵循医嘱协助老年人合理用药，并注意观察用药后的反应，及时规范记录。

（3）**机械预防**：主要是使用下肢静脉泵，间断气囊压迫及分级加压弹力袜。老年人在照护者的协助下，早期抬高患肢、早期应用连续被动活动进行康复训练、早期下床活动。

知识链接

急性下肢静脉血栓腔内治疗处理策略

急性下肢静脉血栓是血管外科最常见的静脉急症，发病率较高。若处理不当，血栓急性期脱离会造成肺栓塞。临床常用规范治疗处理策略包括：

1. 导管接触性溶栓　将溶栓导管置入静脉血栓内，溶栓药物直接作用于静脉血栓，相较于系统溶栓，具有提高溶解率、降低远期并发症发病率，治疗时间短，并发症少等优势。临床优先推荐脉冲式给药，该方法是急性静脉血栓最常用的腔内治疗手段，对于无溶栓禁忌患者是首选方法。

2. 经皮机械血栓清除术　采用旋转涡轮或流体动力原理打碎或抽吸血栓，以迅速清除或减少血栓负荷、解除静脉阻塞。但该方法在实际临床操作中存在一定局限性，尤其不适用于合并髂静脉狭窄的慢性期血栓患者。

3. 静脉支架　主要适用于合并髂静脉狭窄或闭塞的下肢深静脉血栓。

4. 腔静脉滤器　目前急性下肢静脉血栓形成是否行腔静脉置入依然存在争议。但临床专家认为，腔静脉滤器增加了稳定性，延长了回收窗，其平均回收时间为201d，极大满足了临床需求。

（二）应对措施

1. **严密观察**　对血栓急性期的老年人，照护者应遵医嘱叮嘱其绝对卧床休息1~2周，并将患肢抬高于心脏水平20~30cm，促进静脉回流。叮嘱老年人切勿用力排便，禁止对患肢热敷按摩，防止血栓脱落。开始离床活动时，需协助老年人穿弹力袜或使用弹力绷带，增加静脉回流，缓解下肢水肿。同时，严密观察老年人下肢肿胀和末梢循环情况，切勿因包扎过紧而加重病情。术后鼓励老年人早期开始足和趾的主动活动，防止肌肉萎缩，促进血液循环。

2. **治疗照护**　溶栓抗凝疗法是治疗LEDVT的主要方法，但需要严密观察老年人的神经系统症状、大小便颜色等，如有异常立即通知医生，避免出现严重出血的并发症。患肢静脉滴注溶栓药时，照护者必须掌握溶栓过程及用药剂量，尽量减少穿刺次数，最好选择静脉留置针，拔针时局部压迫5~10min，防止出血。溶栓后叮嘱老年人不宜过早下床活动，患肢不宜过冷、过热，以免栓子部分溶解后血栓脱落。

3. **健康教育**　照护者需叮嘱老年人患肢切勿负重，逐渐增强对股四头肌的功能锻炼，扶双拐下地行走。继续中西医抗凝、溶栓治疗，并及时观察患者症状，若出现头痛、意识模糊或呼吸急迫、咳嗽、咯血等症状时迅速就诊。病程早期，老年人禁忌久站或久坐。对重度髂股静脉血栓的老年人，应适当限制站立及坐位时间，并抬高患肢3个月，促进患肢建立侧支循环，缓解水肿。

标准化踝泵运动功能锻炼

相较于常规康复锻炼,标准化踝泵运动功能锻炼可有效提升老年髋部骨折手术的患者术后髋关节功能康复效果和生活能力,降低深静脉血栓发生率,对术后康复质量及安全性具有较高的临床价值。

标准化踝运动功能锻炼内容包括:

1. 常规康复干预 被动运动锻炼,术后指导家属从远心端逐步向近心端按摩方向按摩患者下肢;采用肢体智能运动训练治疗护理器对患者实施锻炼;主动运动,对具备一定活动能力的患者实施踝泵、直抬腿、关节屈曲的练习。

2. 踝泵运动功能锻炼标准方案构建 内容包括:踝泵运动概念、锻炼目的、锻炼方法、培训责任人、监护责任人,锻炼质量保证体系等,确保通过标准化踝泵运动功能锻炼者能得到规范培训及效果评价。

3. 实施标准化踝泵运动功能锻炼程序 通过培训,使患者及家属了解踝泵锻炼的目的、对髋关节功能恢复的意义、锻炼过程中遇到问题的反馈途径,并在科学理解锻炼原理与方法的基础上开展示范练习与互动评价。

4. 监督并评价标准化踝泵运动功能锻炼方案效果 术后第1周,按锻炼时间表每阶段性开展现场督导与问题总结,尤其需对患者锻炼过程中可能出现的疼痛、不适及心肺情况进行全面评估,适当调整锻炼方案。

九、关节半脱位

关节半脱位(subluxation of joint)又被称为关节内紊乱,是指关节部慢性劳损,并在外力(超过人体生理承受范围)或其他因素(外伤、劳损、炎症、退行性改变等)作用下发生关节半脱位,且关节位置不能自行恢复,以致该关节的内外力学平衡受到破坏,出现疼痛、肿胀、活动障碍、眩晕、头痛等一系列临床症状。临床关节半脱位常见的好发部位有颞下颌处、肩锁关节处、膝关节处、寰枢关节处、髋关节处等。老年人受老化因素影响,其骨骼、肌肉、关节、椎间盘等都发生一系列退行性改变,成为关节半脱位的高发人群。如治疗及照护措施不当,退行性改变极易迁延成为习惯性脱位,严重影响其生活质量,照护者需结合危险因素,做好预防及应对措施。

(一)防范方法及措施

1.危险因素评估

(1)生理因素

1)骨关节及肌肉系统的退行性改变:老年人单位体积骨量减少,尤其老年女性围绝经期后,雌激素水平下降,骨量丢失加剧,骨质疏松症多发。同时,老年人肌肉总量仅占其总体重的25%(成人为50%),肌肉收缩力减弱、肌肉和韧带萎缩松弛、肌力减退且易疲劳,这些变化加速并加重关节磨损,老年人发生关节结节侵蚀、关节盘移位、关节囊松弛、关节窝变浅等退行性改变,尤其在承重较大的膝、髋关节和脊柱部,脱位风险更大。

2)牙列缺损或缺失:当老年人的日常口腔照护被忽视或措施不当时,牙齿常发生缺失和过度磨损,导致咬合垂直距离降低、颌位不稳定、咬合关系紊乱,长时间错位咬合可改变髁状突解剖位置的正常调节,致使颞下颌关节即使在无明显外因的情况下,也容易脱位,甚至会迁延形成习惯性脱位。此外,过度哈气(开口>40cm)、大笑、气管插管、安放开口器、吸痰等诱因,也可导致老年人下颌处的髁状突过度移位而发生颞下颌关节脱位。

3）睡眠形态改变：受大脑皮质功能减退、新陈代谢减慢、体力活动减少等因素影响，老年人的睡眠时间减少，出现早睡、早醒、夜间睡眠减少、白天瞌睡增多、睡眠断断续续等一系列睡眠模式改变特征。由此，床上辗转难眠或室内活动量相对增加，使关节脱位危险性增大。

（2）**疾病因素**：老年人多发脑卒中、脑萎缩、老年认知症等脑血管疾病，导致全身肌张力减弱、肢体运动不协调，例如颞下颌关节处咬合与吞咽功能不良、自主性调节功能减弱，不自主地过度张口或在有习惯性脱位的情况下不能自主限制过度张口，导致髁突反复前脱位。另外，老年人免疫及抵抗能力下降，为感染性疾病的高发人群，如咽部感染、颈椎结核等可刺激寰枢关节滑囊、韧带产生充血、渗出，松弛而脱位。

（3）**手术因素**：高龄老年人最常见的髋骨骨折类型即为股骨颈骨折（占50%），手术治疗时，髋臼磨损较大、假体选择大小不适；采用内固定手术或髋关节置换术进行治疗。临床发现，半髋关节置换术比全髋关节置换术具有更低的脱位和局部骨折风险，可作为高龄髋部骨折患者急救的首选术式。而肩锁关节脱位大部分有明确的外伤史，对于急性不稳定肩锁关节脱位，大多学者主张早期行手术治疗，且当前带袢钢板重建喙锁韧带在临床中逐渐得到推广。

（4）**功能锻炼因素**：术后功能锻炼方式、持续时间也可能会引发脱位。例如，偏瘫后老年人肩关节半脱位好发于肌张力迟缓阶段（多为患病后1个月内），发病率的高低可能与脑卒中后上肢瘫痪程度以及肩关节有无主动运动有关。其中，后者与关节脱位发病率的关系为：无主动运动为81%；轻微主动运动为40%；有主动运动的最低为7%。

（5）**药物因素**：长期服用吩噻嗪类药物，可使老年机体产生肌张力障碍或锥体外束反应，关节部受中枢性异常肌反射活动影响，致脱位风险增大。

（6）**照护者因素**：照护者对关节半脱位的理论知识了解甚微，常凭借生活经验处理问题，例如将老年人主诉眩晕、头痛、呕吐、耳鸣而无颈肩痛及肢体麻木的症状错误判断为"梅尼埃病"或"骨质增生压迫椎动脉"，忽略对颈椎病变的深入研究。

2. 预防措施

（1）**严密监测**：对高龄、有关节半脱位病史、偏瘫后肌张力迟缓、运动不协调、睡眠质量较差等危险因素较多的老年人，照护者需严密观察病情。另外，对老年人的主诉症状需认真记录，必要时咨询专业人员，切勿经验性误诊，错过疾病治疗的最佳时机而延误病情。

（2）**生活照护**

1）饮食方面：照护者协助老年人保持营养平衡，适当限制热量摄入的同时，应保证充足优质蛋白、低脂、低糖、低盐、高维生素和适量含钙食物，不但有效提高骨量，还可控制体重，减轻骨关节承重。另外，对因牙列缺损或缺失、咀嚼肌肌力下降等原因导致咀嚼能力受损的老年人，照护者需督促其及时修补，恢复正常咬合关系，并尽量选择摄取细、软、松的食物。

2）睡眠方面：通过改善睡眠环境、白天适当运动、睡前稳定情绪等措施，必要时遵医嘱服用镇静剂或安眠药，逐步改善患者睡眠，减少夜间活动，避免脱位风险。

3）运动方面：照护者需综合评价老年患者健康状况，并结合其病情或治疗需要科学拟定运动康复方案。早期协助老年人床上被动运动，逐步过渡至床旁、室内、室外短距离、室外较长距离的主动运动，促进骨关节功能恢复。

（3）**用药照护**：对长期服用可能对肌肉、关节、骨骼功能造成负性影响药物（如吩噻嗪类药物）的老年人，照护者应严密观察其骨关节、肌肉系统功能变化，定期陪同复诊诊察，遵医嘱协助其服用调整肌肉功能的药物。

（二）应对措施

1. 急性脱位的照护　对于急性关节脱位的老年人，照护者需立即联系急救人员予以复位，并协助进行固定治疗，限制关节的大幅度运动，促进被牵拉过度受损的韧带、关节盘、关节囊逐渐恢复。

2. 习惯性脱位的照护 对于复发性或习惯性关节脱位的老年人，除配合医生完成复位及固定治疗外，还需全面评估导致关节脱位的诱发因素（如关节囊松弛、关节窝过浅、肌肉张力失常等），针对性予以规范治疗。考虑老年人多体质虚弱、基础疾病多、机体代谢状况不佳等原因，应尽量选择保守治疗。另外，还应积极配合功能锻炼、关节局部按摩及辅助理疗，以逐步增强肌力、恢复关节囊弹性，降低脱位风险。

3. 心理照护 老年人组织再生与恢复能力减弱，治疗时间较青年人长，照护者需在理解的基础上，耐心解释，帮助树立早日康复的信心。

十、用药

老年人生理、心理功能均趋于退化，具有共患病多、病情复杂、病程长、慢性病发病率高等特点，导致接受药物治疗时存在同时服用多种药物或不恰当地超剂量用药等情况，即多重用药（polypharmacy）。另外，老年人用药后，药物的吸收、分布、代谢和排泄与同龄组及青年组人群存在较大差异，同时受用药依从性较低等因素影响，即可能出现用药后的不良风险可能超过预期获益的潜在不适当用药（potentially inappropriate medication，PIM）问题后，引发严重的药物不良反应（adverse drug reaction，ADR）。60 岁以上老年人因药物治疗而发生不良反应的危险性是一般成人的 2.5 倍。

（一）防范方法及措施

1. 危险因素评估

（1）**多种药物联合使用**：老年人用药潜在风险中最危险的因素即为多种药物联合使用。在我国，受老年病科医生与全科医生缺乏、医生缺乏对老年病的综合分析能力、老年人常自购药品并自行用药等因素影响，老年人多种药物联合使用现象非常普遍。18.74% 的老年人平均每天服用 3 种药物，21.52% 的老年人平均每天服用 6 种的药物。而合并用药种数又与 ADR 发生率呈正相关，即合并用药 0~5 种，ADR 发生率为 4.2%；合并用药 5~10 种，ADR 发生率为 7.4%。

（2）**重复用药**：老年人患病后心理状态不稳定，因过度焦虑而间断寻找多位医生就诊咨询，重复开药概率较大。同时，市场上同类药品名称多样化、规格差异较大，老年人又对各复方制剂成分缺乏认识，重复服药的危险性较高。

（3）**老年人特殊的生理、病理因素**：老年人在药动学、药效学方面与其他成人存在明显区别，主要表现为药物的肝代谢、肾排泄能力降低，半衰期延长，易发生中毒反应；老年人对药物的敏感性增强，导致正常剂量下 ADR 增加，甚至出现药源性疾病。

（4）**用药依从性差**：证据提示，住院老年人服药依从率最高，护理中心、保健中心、门诊等其他机构老年人服药依从率次之，社区老年人服药依从率最低。老年人用药时常按个人思维习惯，拒服、擅自增量或减量、更改用药频次现象较多见。另外，由于记忆力减退，老年人还常常突然中断服药，或一次漏服、下次剂量加倍，导致机体内血药浓度波动过大，ADR 或药源性疾病多发。

2. 预防措施

（1）照护者需熟悉老年人服用药物的适应证、种类及剂量，如不确定应及时咨询熟悉病情的医生或药师。协助完善药品管理，尤其对特殊储存药品，应严格遵照说明书妥善保管，以免因药品失效或效价降低而发生药品使用安全的问题。另外，客观评估老年人的自护能力，协助其建立服药计划表（包括用药时间、剂量、方法等）。还可根据药物种类及剂型（如内服药与外用药、处方药与非处方药、急救药与常规药等），用不同颜色进行显著标识，便于老年人辨识和记忆。

（2）实时监测老年人用药后的反应，尤其调整药物剂量或更换药物种类后，观察是否出现消化系统（口干、胃肠不适、便秘等）、泌尿系统（排尿困难、尿潴留等）、循环系统（心跳加速等）、神经系统（失眠、倦怠嗜睡、视物模糊等）、呼吸系统（持续干咳等）等症状。如发现不适，需及时就医，防止严重 ADR 或药物相互作用的结果出现。另外，对长期用药的老年人，应定期去医院监测其肝肾功能,并根据检查结果向医生咨询优化处方。

(3)加强健康宣教,提高老年人的用药依从性。照护者需时刻关注老年人用药的具体情况,通过提醒及监督杜绝漏服、错服、忘服、为增加疗效而自行调整剂量,或症状好转后自行停药的现象。如出现上述情况,应及时咨询医生,并告知老年人自行停药后可能会出现戒断反应,擅自增加药物剂量不一定会增加疗效,反而可能会引发毒副作用等。另外,针对社区多重用药老年人依从率最低的问题,应加快普及家庭医生相关知识,提高医疗服务在老年社区人群中的可及性和科学性,并重视用药的连续性与依从性。

(二)应对措施

1. 发生药物错服后的照护　照护者可通过主动询问、查看药瓶等方式,全面了解老年人错服的药物种类。在立即联系急救人员的同时,协助老年人分多次饮温水,并将手指深入咽部进行催吐,收集呕吐物、药品、药瓶、说明书等,前往医院协助就诊检查。

2. 出现药物不良反应后的照护　发现老年人出现用药后的不良反应,照护者需积极采取措施进行紧急处理:①立即查看药品说明书,了解不良反应的类型及相应处理办法;②对出现昏迷、休克等严重症状的老年人,需立即停药,迅速联系急救人员并开始现场心肺复苏抢救;③严密监测并记录老年人的生命体征、意识状态等重要指标,为诊疗提供依据。

十一、自杀

世界卫生组织《2019 年全球自杀状况》报告显示,2019 年有 70 多万人死于自杀,自杀仍是全球主要死因之一,自杀也是老年人死亡的重要原因。其中,丧偶或独居的 70~80 岁老年人是自杀高危群体。此外,农村老年人自杀死亡率高于城市,且以农村老年男性多见。自杀方式多以半夜至凌晨时段跳楼、自缢、跳河为主;自杀诱因为孤独寂寞产生抑郁心理、身体疾患产生恐惧心理、家庭重大变故产生逃避心理或家庭矛盾产生绝望心理。为有自杀倾向的老年高危人群提供健康照护服务,防止其采用极端手段结束生命,是促进健康老龄的重要工作内容之一。

(一)防范方法及措施

1. 危险因素评估　面对退休、老化、丧偶和死亡等问题,很多老年人都存在适应困难、孤独、绝望、恐惧等心理反应。由于个体需要及满足程度的差异,老年人的自杀动机存在较大差异。综合生理、心理、社会环境变化对老年人的影响,分析其危险因素如下:

(1)自身因素

1)生理方面:疾病是老年人选择自杀的重要原因之一。老年人常因患病而产生恐慌。当确诊患有慢性、难治性,甚至是无法治愈性躯体疾病,并伴发难以忍受的疼痛症状时,老年人常难以面对现实,会试图用自杀来消除疼痛,并缓解为家庭造成的经济负担。

2)心理方面:重度抑郁症是诱发老年人自杀最常见的原因。部分丧偶独居的老年人,因为长期遭受疾病折磨、性格孤僻内向、子女及亲友疏于关怀、突发重大家庭变故等负性应激事件的叠加,孤独抑郁的心理反应趋于严重,对生活失去希望,甚至感到悲观、绝望,并萌发自杀念头。此外,精神分裂症患者也具有较高的自杀风险。自杀意念分为主动与被动自杀意念,前者称为自杀想法,患者制订自杀计划但未执行;后者又称为死亡意愿,是一种对死亡的渴望,老年人与被动自杀意念关联更加显著。

3)认知方面:老年人经过多年生活经验累积后,形成固化、刻板、个性化显著的价值观和人生观。受传统伦理观念主导,老年人认知中有子女赡养父母长辈的"义务本位",当其转变为"权利本位"的现代法律观念,老年人基于伦理的道德与现实社会之间产生冲突,导致其情绪低落又无处倾诉,诱发自杀。同时,当疾病、家庭矛盾、失去亲人等各种挫折不断袭来时,会使他们的生活态度产生转变,认知上难以接受加之缺乏应对能力,可能会诱发自杀。

（2）**家庭因素**：当老年人与子女共同生活时，常因生活琐事、子女教育、消费观念等问题产生摩擦，自觉被忽视，甚至被遗弃，内心感到痛苦和矛盾。面对激烈市场竞争，子女离乡背井寻求学习和谋生机会，导致空巢家庭越来越多。同时，老年丧偶者在配偶去世后前 6 个月的死亡率比平均死亡率高 40%。受丧偶或其他家人的离世事件打击，老年人精神心理上起伏较大，产生强烈的孤独感、寂寞感和失落感，加重其对社会生活的疏远和隔绝。

（3）**社会因素**

1）社会角色改变：老年人退休后，从工作岗位回归家庭，面对社会角色的改变及社会功能的缺失，经济收入减少，短时间内难以适应而在思想上产生空虚感和失落感。尤其是退休前权高位重、阅历丰富的老年人，心理上反应程度更严重，反应持续时间也较长。

2）社会对老年人的歧视：老年歧视是重要的社会歧视问题，是实现和谐老龄化的阻碍因素之一。它会通过资源掌握者的权力和能力，将歧视性认知、情感态度转化为行为、习惯、法律或社会政策，造成在工作场所、医疗卫生教育、公共服务、媒体、家庭等各领域对老年人资源和机会分配不公，损害老年人的生活质量和尊严，恶化代际关系。

3）养老保障制度不完善：当前养老保障制度存在的主要问题为，法律体系建设滞后，缺乏有效且较权威的法律依据和标准；已制定的政策实用性差，灵活度有待提高；管理监制体制不健全、不规范。该现象直接导致老年人在不同地区就医、办理养老保险或参与社会互动时，因相关规定差异加大，而手续过于繁琐，甚至享受不到应有经济福利及权益保障，只能将大部分甚至全部养老责任及压力推回家庭或个人独立承担。

2. 预防措施

（1）自杀风险的评估

1）明确并避免评估误区：实施评估前，照护者需明确常见评估误区，包括主观认为谈论自杀的老年人不会自杀；主观认为询问老年人自杀倾向会诱导其实施自杀；当行为、思想有激越表现的老年人突然恢复平静时，主观认为是其病情好转征象而在照护过程中掉以轻心；主观认为老年人自杀成功率低于其他年龄组人群。明确以上误区后，通过阅读相关资料或听专人讲解，避免遗憾发生。

2）明确评估内容：当老年人，尤其 70~80 岁年龄段的独居、罹患重病老年人表现出行为孤僻内心、与家人及朋友人际关系较紧张、患有抑郁症；因人格改变呈现敏感、易怒、悲观、抑郁等情感障碍；饮食和睡眠习惯与以往迥异较大；近期负性生活事件（罹患重病、家庭矛盾激化、亲友重大变故等）累积较多；行为或思想上表现出自杀迹象等情况，照护者要予以严密观察，认真评估和记录。

3）明确评估技巧：首先，照护者对老年人表现出的语言线索（主诉："我要了结自己""我会很久不在"等）、行为线索（偷买或偷藏药物、立遗嘱、告别亲朋等）予以重视。其次，照护者可用关心、舒适语气，选择合适时间对表现出以上线索的老年人开展评估，即当其感受照护者能换位思考，理解自己时；当其对自己的孤独感、无助感、绝望感予以倾诉时；当其谈及内心悲观情绪而未表现出不适时。最后，照护者评估时，需具体详细了解其当前精神状态和关于死亡、自杀的想法；当前是否有详细自杀计划；当前的所有社会支持系统。科学评估其自杀风险程度后，及时予以危机干预。

4）明确评估工具：照护者可应用自杀风险评估工具，对医疗机构、养老机构及社区家庭内的老年人进行评估，并依据结果对其自杀风险进行等级评定，适时制定预防及应对措施。常用的老年自杀评估工具见表 11-5。

（2）情感支持及心理照护：照护者一旦发现老年人具有较高自杀风险，应尽全力提供情感支持。通过有效沟通，一方面表达关心和爱护之情，另一方面给予其充分表达内心感受和想法的时间与机会，鼓励其通过情感暴发和哭泣进行释放。另外，照护者还可积极联系社会慈善及公益组织，上门访视老年人，有效化解其孤独和寂寞感受；加强与老年人子女、亲友等社会支持系统的沟通，从道德、法律层面督促其定期探视并排解老年人内心的孤独。

表 11-5　老年人自杀评估工具

评估内容	量表名称	维度	条目个数
自杀意念	Beck 自杀意图量表	—	19
	自杀意念自评量表	—	26
	终生自杀意念量表	—	1
	自杀意念筛查问卷	—	4
	阳性和阴性自杀意念量表	—	14
自杀态度	自杀态度调查问卷	4	29
	老年自杀观念量表	4	31
自杀行为	自杀行为问卷	—	30
	自杀可能量表	—	36

ER 11-7
自杀量表

（3）完善政府职能

1）兴办养老福利事业：政府需促进家庭养老与社会养老有机结合发展道路的实现。由政府部门引领，通过招商引资、承建基金会等多渠道办法兴办养老院、托老所、老年人休闲活动中心、老年人互助协会等机构组织，更好地为老年人提供优质服务。同时鼓励老年人以子女出资和社会补贴相结合的方式入住正规养老机构，真正实现"老有所养"。还可通过老年人互助机制的构建，即组织低龄老年人为高龄老年人义务服务，把义务服务的时间进行累积并建档，待低龄老年人发展为高龄老年人后，即可免费享用所累积的服务时间。帮助老年人重新寻找归属感，提升其主观幸福感，避免因独居而产生情绪障碍。

2）完善老年人医疗及养老保障制度：针对部分老年人因难以承受治疗疾病的经济重担而选择自杀的问题，政府相关部门需加大力度完善各项医疗保险制度，通过按比例逐步提高老年人报销费用的标准，减轻老年弱势群体的就医负担。同时，还应积极组织志愿者为老年人提供身体检查、心理咨询等日常医疗照护服务，并建立针对重大疾病诊疗的紧急"老年人绿色通道"，条件允许时尽量采取先治疗后分期付款的方式，最大限度地降低老年人患病后的心理负担。

（二）应对措施

1. 应急处理　照护者发现老年人自杀后，须立即申请紧急救援，并根据其自杀方式，现场就地开始急救处理，挽救生命。具体处理方式为：

（1）**对服毒或服药过量的老年人**：现场应通过刺激其舌根部，促进其呕吐，协助意识清醒者大量饮水，增加呕吐效果。协助医生进一步洗胃、导泻治疗，并服用相应特效解毒剂。

（2）**对割腕、跳楼、撞车的老年人**：现场应注意压迫止血、保护伤口、稳定骨折部位，避免加重病情。

（3）**对自焚的老年人**：应紧急将其与火灾现场隔离，并注意保护创面，避免感染。

（4）**对自缢的老年人**：须及时解开颈部绳索，恢复呼吸通畅。

（5）**对溺水老年人**：须清除口腔异物，及时按压其胸腹部，协助排出呼吸道及消化道水分。

（6）**对煤气中毒的老年人**：须立即开窗通风，保持室内空气流通，现场进行紧急心肺复苏，争取抢救的时间。

2. 后续处理　急救人员到达现场后，对自杀未遂或抢救及时的老年人，照护者应协助医护人员继续抢救，配合完成与病情有关资料的收集（服药类型、初步急救措施等）。当急救成功后，需在专业人员指导和帮助下对老年人及其家属进行危险因素评估，并制定个性化预防措施，防止自杀危险再次发生。对自杀身亡或抢救无效的老年人，照护者除配合医生完成文件记录外，还应积极调整情绪,寻找合适的方法进行心理疏导。对于抑郁伴自杀意念的老年患者,应督促其遵医嘱全病程规律服药,并明确告知老年患者及照护者药物治疗目标、药物起效时间及药物不良反应等,加强随诊复查。

(段 莉)

思考题

1.周大爷,74 岁,既往有高血压病史并长期服用硝苯地平缓释片,伴有急性尿潴留。周大爷在卫生间等待家属帮忙洗澡时,家属因更换床单位,再三叮嘱患者不可自行变换体位。但患者着急小便,自行起身时不慎跌倒,主诉无不适,测血压 120/70mmHg,脉搏 81 次 /min,呼吸 20 次 /min,入院后给予伤口换药,破伤风注射,红外线照射。

请思考:

(1)患者周大爷发生跌倒的可能原因有哪些?

(2)应为周大爷提供哪些照护措施?

2.庄奶奶,89 岁。因多发性脑梗、双膝关节退行性改变,于两周前收入疼痛科治疗,入院时 T 36.5℃,R 20 次 /min,P 108 次 /min,Bp 142/89mmHg,经脑细胞营养、活血化瘀、双膝关节灌注治疗后,上述疼痛症状缓解,病情趋于平稳。患者儿子作为唯一看护人在病房照护,三天前因特殊情况需回家处理事情,留患者独在医院。下午 4 点半护士巡视病房时发现患者未在病床,询问同房病友后得知,该患者于 1h 前自行走出病房后未归。上报总值班人员,值班医生与其儿子联系后确认患者未回家,遂立即报警,并组织人员在病房楼层、院内及医院周围寻找。夜间 8 点民警在距医院 2km 的工地民房内找到患者,医院立即安排人员将患者接回医院。回院观察患者情绪平稳,但主诉不认识家属、管床医生及值班护士。

练习题

请思考:

(1)患者发生了什么问题?可能的原因是什么?

(2)应为患者提供哪些预防及应对的照护措施?

第十二章 | 老年人健康促进信息技术

ER 12-1
教学课件

ER 12-2
思维导图

> **学习目标**
>
> 1. 掌握老年人主动健康及科技应对促进方案。
> 2. 熟悉老年人主动健康及科技应对的概念。
> 3. 了解智慧养老相关的核心信息技术。
> 4. 具备为老年人制定主动健康及科技化应对促进方案的能力。

以主动健康理念助力健康老龄化，推进预防关口前移，促进"以疾病为中心"向"以健康为中心"转变，是积极应对人口老龄化的核心路径。我国是世界上老龄化速度最快的国家之一，即将进入中度老龄化社会，低龄老年人占比增加，老年人受教育水平提高，健康需求日益增长，健康产品和服务消费能力不断增强。随着科技的进步，一系列助老、适老科学技术的发展为老年人健康促进带来了便捷和舒适，可提升老年人对健康信息的获取、识别和使用能力，助力老年人实现健康目标。同时，新技术的使用也为老年人带来新的挑战。

第一节 老年人主动健康

一、主动健康的概念

主动健康（proactive health）是践行积极老龄化的必要条件。主动健康的核心强调将健康关口前移，立足全人群和全生命周期，将个体的主观能动性与健康联系起来，做自身健康的第一责任人。主动健康强调以政府为主导、个体为单位、多部门协作的全民参与健康管理模式，辅以生物、信息等新兴技术实现主动健康素养的提高、健康风险的精准预测、健康事件的智能预警、健康结局的有效干预和健康水平的全面提升。

二、老年人主动健康促进方案

（一）老年人主动健康内容

1. 锻炼和身体活动 积极的身体活动是健康老龄化的基石。科学证据表明，经常锻炼的人不仅寿命更长，其生活质量也会提高。世界卫生组织（World Health Organization，WHO）在《关于身体活动和久坐行为指南》中强调，所有老年人应定期进行身体活动。老年人进行身体活动除了一般的获益外，还有助于防止跌倒，避免与跌倒相关的损伤；预防骨骼损伤和与年龄相关的肌肉功能下降；改善全因死亡率、心血管疾病死亡率、心理健康、认知健康和睡眠等。老年人在身体活动中应选择适当的活动形式，达到有效的活动水平。

（1）**老年人活动水平**：WHO推荐老年人身体活动应达到的推荐水平。

1）有氧活动：每周进行至少150~300min的中等强度有氧活动；或每周至少75~150min的高强度

有氧活动；或等量的中等强度和高强度组合活动。中等强度有氧运动包括健身走、慢跑（6~8km/h）、骑自行车（12~16km/h）、登山、爬楼梯、游泳等；高强度有氧运动包括快跑（8km/h 以上）、骑自行车（16km/h 以上）等。

2）肌肉锻炼：中等强度或高强度的肌肉强化活动，锻炼所有主要肌肉群（包括腿部、背部、腹部、胸部、肩部和手臂），每周 2d 或 2d 以上。活动形式如俯卧撑、仰卧起坐、肱二头肌弯举等。

3）平衡锻炼：中等或更高强度的功能性平衡和力量训练，每周 3d 或 3d 以上。活动形式可采用太极拳（剑）、五禽戏、八段锦、乒乓球、羽毛球等传统运动，以及单腿站立、侧身行走、倒退行走、下蹲、椅式站立、小腿伸展以及跨越障碍物等。

（2）老年人活动形式：老年人由于身体功能受限，即使未达到推荐身体活动量，少量活动也有益于身体健康。对于 65 岁及以上的老年人，身体活动形式应灵活多样，可以作为娱乐休闲（游戏、比赛、运动或有计划的锻炼）、交通（轮式运动、步行和骑自行车）、工作或家务的一部分，在日常工作、教育、家庭和社区环境中进行。

（3）老年人在身体活动时注意事项

1）从少量活动水平开始，逐渐增加频率、强度和持续时间。例如心肺功能较弱的老年人可采用慢跑和步行交替的阶段式"间歇跑"锻炼方案（表 12-1）。

表 12-1 "间歇跑"的锻炼方案

阶段	慢跑	步行	重复次数	总时间	总距离
第一周	30s	30s	开始 8 次，以后每天增加一次，加至 12 次	8~12min	500~800m
第二周	1min	30s	开始 6 次，以后每天增加一次，加至 10 次	9~15min	1 200~2 400m
第三周	2min	30s	开始 6 次，以后每天增加一次，加至 10 次	15~25min	2 400~4 000m
第四周	4min	1min	开始 4 次，渐加至 6 次	20~30min	3 200~4 800m

2）充分评估自身的能力，在允许的范围内进行身体活动，并根据身体状况适时调整活动强度。

3）伴有慢性病的老年人应基于卫生保健专业人员建议，结合自身需求、能力、功能受限、用药情况和整体治疗方案确定活动类型和活动量。

4）所有老年人均应限制久坐时间。每天适当强度的身体活动，可减少久坐行为对健康的不利影响。

2. 健康饮食　健康的饮食习惯不仅关系到老年人体重，也与多种慢性病的预防相关。地中海饮食模式、低盐饮食模式已被证实对高血压、糖尿病、心脏病及整体认知功能等的预防和改善具有显著作用。《中国居民膳食指南（2022）》强调要坚持以谷物为主的平衡膳食模式，每天的膳食应包括谷薯类、蔬菜水果、畜禽鱼蛋奶和豆类食物；坚持吃动平衡，每天进行身体活动，食不过量，维持健康体重。老年人由于代谢能力下降，味觉减退，导致蛋白质、微量元素等摄取和吸收不足，影响免疫力，增加疾病风险。老年人应注重饮食种类丰富，合理搭配；提倡老年人和家人、亲友共同进餐，保持良好食欲；定期健康体检，纠正不健康饮食习惯，保持合理体重。

3. 保持良好睡眠　老年人需要每天 7~9h 的充足睡眠来保持身心健康。研究发现，睡眠质量不仅关系到老年人的认知功能，而且睡眠不足 6h 的人患老年认知症的风险更大，死亡风险更高。老年人可通过以下策略保持良好睡眠：保持规律的作息时间；避免白天小睡（超过 30min）；适量身体活动锻炼（应避免在睡眠时间前 3h 内运动）；可尝试正念冥想等方法改善睡眠。

4. 戒烟戒酒　无论多大年纪、吸烟多长时间，戒烟都会改善身体健康，降低患癌症、心脏病、中风和肺部疾病的风险。老年人戒烟应做到：充分意识到吸烟的危害以及二手烟对家人健康的威胁；定制戒断和奖励行为计划；加入戒烟同伴支持小组；积极进行身体活动或培养新的兴趣爱好；必要时寻求医疗帮助或专业干预。

老年人对酒精的代谢较慢，过量饮酒易损害其判断力、协调性和反应时间，发生跌倒、骨折和车祸等事故。老年人抑郁也与饮酒过多有关。戒断或限制饮酒可以改善心脏健康，并防止大量饮酒导致的加速衰老。以下策略可帮助老年人戒酒或减少饮酒：记录每天饮酒量，定制行为日记；尝试喝水、果汁等代替酒精；培养其他兴趣爱好；必要时寻求家人支持和医疗帮助。

5. 定期体检　定期体检有助于发现老年人早期无法察觉的慢性疾病，如糖尿病、癌症和心血管疾病等，帮助老年人减少和控制疾病危险因素。老年人应至少每年进行一次体格检查，根据自身健康状况，合理安排检查和随访次数。

6. 情绪健康与压力调节　老年人由于听力和视力适应性下降，记忆力减退，身体活动减少和家人亲友的离世等使其社会关系受挫，出现不同程度的社交隔离和孤独感，增加老年人患心脏病、抑郁症和认知能力下降等风险。老年人应保持规律的身体活动和锻炼；通过电话、视频等多种方式与家人或朋友保持联系；积极参加老年大学等活动，重构社交网络；学习新知识和新技能，以充实空闲时间，保持情绪健康。积极锻炼身体、保持兴趣爱好、尝试新鲜事物，如饲养宠物等有助于缓解压力。

7. 认知健康　认知功能随着年龄增长而下降，健康的生活方式有助于保持老年人的认知健康。研究表明，每周进行至少 150min 的中等至高强度的体力活动，戒烟限酒；地中海饮食，积极的血压控制和阅读、游戏、手工等认知刺激活动可改善老年人认知功能。

（二）老年人主动健康促进策略

1. 多主体协同健康宣教，提升老年人主动健康意识和能力

（1）加强老年健康知识宣传和教育，充分利用传统媒体、短视频、微信公众号等多种媒介，面向老年人及其照护者广泛传播运动健身、营养膳食、心理健康、疾病预防、养生保健等科普知识。

（2）家庭成员应提高自身健康文化水平，传播健康理念，践行健康生活方式，做好老年人主动健康的促进者和监督者。

（3）社区医院组织老年人定期体检，做好重点人群慢性病的早期筛查、干预及分类指导。

（4）社会层面应创新发展老年教育。依托老年大学推出符合老年人健康需求的优质课程资源，打造县（区）、乡镇（街道）、村（社区）三级老年教育体系，鼓励老年人社会参与和再就业。

知识链接

国家老年大学

国家老年大学是在积极应对人口老龄化国家战略背景下，依托国家开放大学而建，于 2023 年 3 月挂牌成立，旨在搭建全国老年教育资源共享和公共服务平台。国家老年大学融合众多教育资源，结合数字技术，打造数智学院、健康学院等系列在线课程，满足老年人健康服务需求。

鼓励老年人参加老年大学有以下好处：

1. 提高老年人健康素养水平，促进老年人终身学习、主动健康、乐享生活。
2. 学习可成为一种应对身体问题的自我治疗，增加了老年人生活的连贯性。
3. 学习可以帮助老年人拓展社交和归属感。
4. 参加课程可以帮助老年人打发空闲时间，避免无聊和恐慌。
5. 帮助老年人学习知识技能，增强自我效能。

---

2. 促进环境适宜化改造，为老年人主动健康促进提供环境支持

（1）**推动体医融合，打造健康社区**：社区应依据老年人体育健身活动指南，推广适合老年人的体育健身休闲项目、方式和方法,组织群众性健身活动(广场舞、团体操、健步走等)并定期开展。设置身体活动的专门场地和活动设施,依据现实环境打造健康步道、健康主题公园等。

(2)**医养结合,加强老年人心身功能维护**:健康体检进社区、进家庭,开展老年人认知、视力、听力评估。有条件可设置社区食堂,针对老年人饮食特点制作健康营养餐,通过摆放体重计、食物模型、膳食平衡宝塔等方式,指导老年人合理膳食、吃动平衡,改善老年人健康饮食习惯。

(3)**扩展老年人文化服务供给,丰富老年人休闲生活**:设置老年活动中心,定期组织老年人进行下棋、舞蹈、观影等多种形式的文娱活动。有条件的可设置公共图书馆,促进老年人自我学习。营造社会尊老爱老风尚,打造老年特色旅游,保障老年人身心健康。

(4)**家庭和社区环境适老化改造**:老年人家居环境适老化改造,在保障老年人安全的前提下,最大限度促进和维护自我活动能力。如老年人起居和活动区域地面做好耐污、防滑;走廊安装扶手,设置壁灯、地灯或声控、感应照明系统,保持实时充足照明;厨房安置烟雾报警,炉灶安装自动断火等功能;沙发、座椅、床头安装辅助起身装置等。小区出行路面进行防滑改造,社区服务中心、城市公共交通等充分考虑老年人需求特点进行升级,提供安全舒适的出行环境。完善文化场馆和旅游场所公共信息设施,鼓励老年人"走出去"。

3. 借助信息技术,促进和维持老年人主动健康行为　老年人在践行主动健康的过程中,可以辅以系列信息技术,促进老年人主动健康行为,为老年人提供安全保障,维持主动健康行为的依从性。如现有的运动监测设备,可根据老年人的基础疾病评估和体质分析,科学合理地安排运动计划,并通过穿戴式设备进行实时监测和预警,帮助老年人安全、有效地进行身体活动。

第二节　老龄化科技应对

情景导入

郭爷爷,65岁,子女都在外地,退休后一个人在家,日常生活也不规律,子女比较担心他一个人在家的生活和健康状况,准备给他配置一套智能设备,用于监测其健康和行为习惯,但郭某觉得用起来太麻烦,强烈反对。

工作任务:
1. 有哪些科技手段可以为郭爷爷实现健康监测?
2. 智慧科技在老年人健康促进中还有哪些应用?
3. 怎样帮助郭爷爷更好地接受智能科技服务?

一、科技化应对的概念

科技化应对是解决老龄化社会的先进技术方案,即依托多学科合作,聚焦于新技术、新产品及服务的研发与设计,以更好的满足老年人的主体需求。科技化应对是通过科技赋能,辅以可穿戴设备、物联网、人工智能等技术手段进行智能监测、预警及辅助,提高老年健康服务科技化、智能化水平。

二、老龄化科技应对促进方案

(一)老龄化科技应用的主要领域

以科技为依托的智慧产品和服务将完善传统照护在健康管理、康复辅助、养老监护和居家服务多个方面的不足,助力老年人进行合理锻炼和运动,实现运动、饮食、心理、行为的多元健康,提升内在功能和参与能力,防控疾病发生发展,提高整体健康水平和生活质量,减轻疾病照护负担。

1. 健康管理中的科技应用

（1）**智能辅助监测**：常规健康监测设备可辅以智慧助老功能，帮助老年人实现健康生活方式和精准健康管理。智能血压计在血压监测的基础上，可融合语音播报、数据分析、用药提醒和医疗预警等功能。智能体测仪可在身高、体重、体脂等基础生命成分分析的基础上，给予体育锻炼计划、饮食食谱等个性化建议。

（2）**可穿戴智能监测**：手环、手表、智能戒指等穿戴设备通过红外线、光感技术等可实时对老年人身体活动水平、血压、血氧、体温等生命体征进行动态监测，能够收集和报告个体健康数据，及时发现异常的信息，提高老年人健康管理能力。

（3）**非接触式智能监测**：利用生物雷达、高灵敏度的传感器等新兴技术，充分布局老年人居住空间环境，可实现无接触式监测心率、呼吸暂停、睡眠质量、步态分析和跌倒等行为和体征数据。基于大数据分析、疾病预测模型等计算个体风险，并与社区医院、监护人等实时分享数据和自动预警。

（4）**可植入式智能监测**：随着电子医疗技术的发展，植入式电子芯片在心脏监测、血糖监测、颅内压监测等方面也有了探索性的应用。通过在皮下植入心电图监测仪，可实时、动态监测心脏信息。可植入式电子皮肤血糖仪可实时监测体内血糖水平，实现对血糖浓度的持续监测，为伴有慢性病的老年人健康管理提供智能化方案。

2. 康复辅助中的科技应用

（1）**康复训练**：康复辅助可帮助老年人增强功能，延缓退化，维持和恢复功能水平。虚拟现实技术基于 3D 显示、动作捕捉和力反馈等科技，与虚拟环境实时交互，完成功能性训练。例如基于虚拟现实康复系统设置投篮、擦玻璃等活动任务场景，实现上肢康复训练。基于可穿戴式设备，设置虚拟超市、认知训练等游戏场景，可实现老年人认知功能康复。智能助行器通过人工智能等系列算法，可实现智能导航、跌倒保护和行走辅助支撑，从而方便日常生活和康复训练。智能轮椅可在传统功能的基础上，通过传感技术、人机交互技术等，实现老年人站立、起身、平衡和动作受力分析，从而实现辅助站立、肌肉功能训练等康复模式，减轻照护负担。

（2）**功能代偿**：老年人的视听力伴有不同程度的下降，辅助技术或设备可延缓或恢复老年人增龄过程中的机体功能下降。智能设备可通过增加显示器屏幕、自动调节的光感应技术等视觉辅助手段帮助老年人进行视觉代偿。智能助视眼镜或头盔基于增强现实技术（augmented reality，AR），可实现文字识别、语音播报等功能，作为老年低视力群体的有效辅助工具。未来技术可融合虚拟现实眼镜实现车机交互，为老年人提供视觉、语音辅助，达到辅助驾驶的功能。

电话助听耳机、无线智能辅助耳机等采用主动降噪技术，增强环境音效，可对听力轻度受损人群进行功能补偿。智能助听设备可融合人工智能技术实现听力诊断、听损评测及听力辅助器具适配和评价等功能，老年人可自主完成助听器验配和微调。

3. 养老监护中的科技应用

（1）**居家智能监测**：物联网技术的发展和完善可为老年人提供深层次的服务。养老监护的智能监测主要通过在老年人生活环境周边布设监控和传感器等设备，实现对老年人健康数据和行为特征的捕捉，可根据居住环境进行全屋定制，以满足老年人居家监测中的多方位需求。

（2）**移动定位监护**：定位监护系统可基于手环、胸牌等穿戴设备作为载体，对老年人进行实时定位监护和移动轨迹查询，也可设置电子围栏，超出活动范围可自动报警，防止老年人走失，减轻照护负担。

（3）**预警求救**：通过智能监测收集的日常行为参数和基础生命体征，结合大数据对比分析，可及时识别危险信息，主动向监护人或社区医院发出预警联动。老年人在危险情境中，也可通过一键报警装置和语音报警系统，第一时间传递危险信号，寻求专业救助。

（4）**照护辅助**：智能辅助器具可为老年人照护人员减负赋能，提高照护效率。智能床垫在睡眠等基础信息监测基础上，通过压力传感技术实现离床监测，强化夜间照明，预防跌倒，保障夜间安全，基于压力监测自动调整床垫支撑力和角度，减轻局部压力，预防压疮发生。此外，一系列辅助老年人起身、对接移位、助浴、如厕和排痰等活动的机器人设备可大大降低照护负担。

4. 居家服务中的科技应用

（1）居家服务：居家养老机器人可基于智能导航和机械臂辅助老年人完成家务，照顾日常生活等，提高老年人生活质量。老年人可通过智能平台系统缴纳水电等生活费用，也可进行生活用品的呼叫点单服务，连接社区平台进行配送。智能家居系统通过连接网络和传感器，使老年人可以通过语音控制或手机应用远程操控各种设备，如照明、温度、门锁、窗帘等，为老年人提供便捷、安全和舒适的居住环境。

ER 12-3

数字赋能，智慧助餐

（2）娱乐休闲和情感陪护：智能语音产品可通过语音识别和人工智能技术精准捕捉老年人的爱好和需求，为老年人播放音乐和影音等，也可利用大数据语言模型和虚拟现实技术实现人机对话和互动，提供个性化情感陪伴，缓解老年人的孤独感。

（二）老龄化科技应对的促进策略

1. 加强宣传教育，增强老年人智能技术的使用意愿和能力　老年人由于身体功能的退化和思维方式的固化，在适应日益发展的智能产品和服务上存在障碍，因此需要多措并举，助力老年人拥抱数字科技。

（1）老年人自身要树立终身学习的新理念，与时俱进，消除不必要的心理顾虑。

（2）家庭成员要发挥亲情优势，充分理解老年人适应新事物的滞后性，通过有效沟通为老年人提供最直接有效的应用辅导和技术支持，鼓励老年人迈出第一步，帮助老年人树立信心，增加其数字场景的使用频率，激发成就感。

（3）社区和养老服务机构应依托老年大学等开展教学、体验学习、尝试应用、经验交流、互助帮扶等智能技术应用培训活动，切实提高老年人智能技术运用能力，解决老年人运用智能技术中存在的困难。同时，要提升老年人网络安全风险甄别能力，增强老年人反诈防骗意识。

2. 围绕以老年人为核心的设计理念，丰富智能产品　现有的老年人健康促进相关智能产品和服务尚不够丰富，且未充分考虑老年人的需求。老年智能产品和服务应针对老年人群特征进行专业设计或改造，使其具备大屏幕、大字体、大音量、大电池容量等适老化特征。人机交互类产品应优化操作界面，简化操作流程，避免过多的复杂操作和动画效果，提升老年人使用体验。移动互联网相关应用应采用大字体、明亮的颜色和较为简单的布局，同时借助放大镜和语音播报等辅助功能，提高信息无障碍水平。

3. 化解老年人科技应用中的伦理问题　在老年健康促进科技中，注重"科技至上"的同时，也要强化人文情怀。科技应充分尊重老年人的生命、自由、尊严和权益，以人为中心，提升老年人自主性，侧重老年人全方位的健康需求。部分智慧产品和服务需要实时捕捉老年人行为健康数据，数据的采集、利用和管理需要严格规范，保证隐私和安全。科技照护不能替代子女孝养，避免过度依赖智慧科技而缺失孝养意识，使子女在健康照护中缺位。

知识拓展

数字反哺

"数字反哺"的概念来自"文化反哺"，指的是年轻人对老年人使用网络等数字技术的知识、能力和与之相关的价值观念的支持辅助行为。老年人由于自身文化水平、认知和记忆力下降等因素，难以适应数字时代的变革，接受数字技术的意愿和程度较低，难以享受各种科技红利。青年人作为互联网一代，应做好"数字反哺"，主动鼓励老年人拥抱科技，耐心教学，使其适应数字科技带给生活的便利，助力老年人弥合数字鸿沟，拥抱数字时代。

第三节　智慧养老

一、智慧养老的概念

智慧养老（smart senior care）又称智能化养老，最早由英国生命信托基金会提出，即不局限于时间和空间的限制，为老年人提供高质量的养老服务。智慧养老以智能产品和信息系统平台为载体，深度融合应用物联网、大数据、云计算、人工智能等新兴技术，为老年人提供全方位、个性化、便捷和安全的养老服务。

二、智慧养老的核心技术

（一）物联网技术

物联网（internet of things，IOT）技术，即以互联网为信息载体，将物物相连的泛在网络。物联网可将物品、人物、信息、服务等实体或非实体对象通过因特网进行交换，实现"万物可联"，为老年人提供生活、医疗和护理上的科技支持。物联网体系架构可分为感知层、网络层和应用层，感知层通过部署传感器实现数据信息采集，网络层利用系列算法筛选、分析、加工并处理海量信息中的有效数据，应用层进行信息的分析处理和决策，根据不同应用场景和需求制定对接方案。

1. 感知层　感知层相当于人体的感觉系统，主要用于识别和采集环境信息。在智慧养老构建体系中，感知层通过传感器可实现对老年人生理、心理和行为信息的捕捉、监测和管理。自物联网和移动设备出现以来，各类传感器发展迅速，从早期最基础的用户移动跟踪和生命体征监测发展到了各种多模态传感设备。当前的数字监测设备大致可分为四类：

（1）**可穿戴物理传感器**：可连续地测量人体物理信号，捕捉动态变化特征，如基本生命体征、心电图、血氧饱和度、步态平衡、足底压力和睡眠等。

（2）**可穿戴化学传感器**：对各种生物流体（如汗液、眼泪和唾液等）的化学成分进行连续的非侵入性监测，实时捕获人体丰富的分子数据，例如糖尿病患者的动态血糖变化水平监测、心脏病患者的钾离子水平监测等。

（3）**混合和多参数可穿戴传感设备**：这类设备常被设计成智能手表、弹性腕带、戒指、皮肤贴片、袜子、鞋子、鞋垫和眼镜等，或是直接放置于身体不同部位的皮肤上，可收集多模态数据，同时监测化学生物标志物和生命体征，这些传感技术有望成为未来诊断工具的重要组成部分，从而改善老年人的健康结局。

（4）**非可穿戴传感器**：基于智能家居数字系统的非可穿戴传感器可监测老年人行为、姿势和运动等，通过对老年人的测量数据分析，对老年人的异常情况进行预警，保障老年人的居家安全。

2. 网络层　网络层相当于人的大脑神经中枢，负责对感知层的信息进行加工和处理，为应用层的决策提供参考依据。通过无线、蓝牙、5G等通信技术将感知层的传感器信息传递至移动端设备或网络云平台，实现老年人健康数据的存储、分析和报告。例如基于日常数据生成老年人个性化健康报告，基于大数据模型的分析对比，进行用药提醒、风险事件预警等。

3. 应用层　应用层是将处理后的网络层数据连接到具体的养老需求场景，从而实现对养老服务的精确管理和科学决策。物联网在医疗、健康管理应用场景中可通过信息共享，实现家庭、社区和医疗机构的有效联动，设置一键报警系统，为老年人提供安全保障。在家居照护场景中可实现家居照护环境的优化，例如家庭自动化系统可一键控制家用电器，辅助老年人处理家庭事务，自动调节夜间照明、温度、湿度等，保障环境安全。

（二）人工智能技术

人工智能（artificial intelligence，AI）技术是模拟和模仿人类智能的科学，使机器能够模拟人类思维过程和行为的技术和系统。人工智能主要依靠机器学习、神经网络、深度学习等算法实现图像识别、自然语言处理、逻辑决策等方面的智能化，使机器能够模仿人的智力和行为，从而胜任复杂场景的智能化工作。人工智能在老年照护场景中的应用聚焦于老年人体征监测、安全监控、健康管理、应急报警等功能，以降低老年人的意外风险和照护者的照护负担，提高养老照护质量。ChatGPT是人工智能技术驱动的自然语言处理工具，通过连接大量的语料库来训练模型，拥有语言理解和文本生成能力，可根据聊天的上下文进行互动，在健康照护领域可实现与老年人进行情景对话，深度捕捉老年人的喜好偏向，帮助老年人探索新的兴趣爱好和社交活动，为老年人提供个性化的情感陪伴服务。

（三）机器人技术

机器人技术（robot technology）是指应用于机器人领域的各种技术手段，包括机器人的感知、控制、运动、学习和决策等。机器人技术在老年健康促进中主要涉及生活照护、康复辅助等领域。起身辅助机器人可将用户床的一半折叠，变成轮椅，让照护人员可以轻松地单手移动，而无须将老年人抬起，为老年人的起床站立提供安全保障，使老年人转移效率更高，同时减少照护者的身心压力。跌倒是老年人健康安全的最大威胁，智能助行器支持语音、步态和触觉触摸等多种交互模式，基于交互学习方法进行智能控制，以助力老年人移动安全。社交机器人基于交互式学习模式可实现与周围环境的主动学习，可为老年人提供情感陪护和社交支持。

ER 12-4

社交机器人

（四）虚拟现实技术

虚拟现实（virtual reality，VR）技术是一种可以创建和体验虚拟世界的计算机仿真系统，利用计算机系统、感觉反馈装置及建模技术生成可直接作用于训练者的视觉、听觉和触觉感受，并在专业装备的辅助下，刺激人体对虚拟的环境或物体进行交互观察与控制。在老年健康促进领域，虚拟现实技术可基于康复场景设置，辅助老年人进行有氧运动和康复训练，锻炼老年人心肺功能和平衡能力。结合虚拟现实技术的认知功能训练对老年人记忆力、注意力和执行功能等多个领域的认知成分具有积极效果，可预防老年人认知功能减退。虚拟现实技术还可基于搭建的社交和生活场景，为老年人提供情感陪伴。

知识链接

元宇宙（metaverse）

随着全球人口老龄化加剧，现有的各种智慧健康养老平台或系统均面临着线下运营成本增加、医护照料人员短缺等方面的挑战，元宇宙等新兴科技将可能是推动智慧健康养老平台变革的重要因素。元宇宙可被视为是一个共享的、开放的、虚实融合的时空，从互动性、共享性、虚实融合性等方面助力未来健康养老领域的发展。老年人可通过智能手机、电脑、虚拟现实或增强现实设备进入元宇宙，实现膳食方案、健康管理、运动锻炼、远程医疗、云旅游、影音体验和情感互动等健康行为促进。

（王伟梁）

1. 徐爷爷，65 岁，工作期间养成了抽烟、喝酒、久坐、大吃大喝的习惯，退休后想改变自己，不想以后给家人添麻烦，但又觉得年纪大了，一切来不及了，改不改变都没有意义了。

请思考：

（1）徐爷爷有哪些错误的主动健康观念？

（2）可以采取哪些措施促进徐爷爷的健康行为改变？

2. 李奶奶，70 岁，退休后一个在家生活，想学习使用电脑，方便网上购物，也可以用智能手机跟家人、朋友视频联系，但又担心自己学得慢，笨手笨脚，而且容易上当受骗，害怕给家里人添麻烦。

请思考：

作为李奶奶的照护者，如何做好数字反哺？

ER 12-5

练习题

［1］ 宋岳涛. 老年综合健康评估 [M]. 2 版. 北京：中国协和医科大学出版社，2019.

［2］ 胡秀英，肖惠敏. 老年护理学 [M]. 5 版. 北京：人民卫生出版社，2022.

［3］ 王芳，张红菱. 老年健康照护 [M]. 北京：中国商务出版社，2023.

［4］ 封海霞，徐翠荣. 老年社区护理与康复 [M]. 南京：东南大学出版社，2023.

［5］ 姜丽萍. 社区护理学 [M]. 5 版. 北京：人民卫生出版社，2021.

［6］ 邓红，朱秀敏，殷建营. 社区护理 [M]. 北京：中国科学技术出版社，2017.

［7］ 李惠菊，迟玉芳，卜小丽. 老年常见病的预防与照护 [M]. 北京：北京大学出版社，2022.

［8］ 郭姣. 健康管理学 [M]. 北京：人民卫生出版社，2020.

［9］ WEI Y J，HSIEH C F，HUANG Y T，et al. The influence of integrated geriatric outpatient clinics on the health care utilization of older people[J]. BMC Geriatr，2020，20（1）：379.

［10］ THANH N X，PATIL T，KNUDSEN C，et al. Return on investment of the primary health care integrated geriatric services initiative implementation[J]. J Ment Health Policy Econ，2020，23（3）：101-109.

［11］ SATO M，UCHIYAMA Y，ASAI Y，et al. Change in end-of-life care and staff thinking at a geriatric health services facility after the introduction of the "My Wishes" notebook[J]. Nihon Ronen Igakkai Zasshi，2022，59（4）：518-527.